DIAGNOSTIC ET TRAITEMENT

DES

MALADIES NERVEUSES

J. Roux. — Maladies nerveuses   *a*

TRAVAUX DE NEUROLOGIE DU MÊME AUTEUR

Des rapports de l'hémianopsie latérale droite et de la cécité verbale Thèse Lyon, 1895.

Psychologie de l'instinct sexuel, Paris, J.-B. Baillière et fils, 1899, in-16 carré, 1 fr. 50 cent. (Les actualités médicales.)

Un cas de parasitisme des centres nerveux par une mycose, dont l'action paraît avoir été uniquement mécanique (en collaboration avec M. Paviot), *Presse médicale*, 1898.

Essai de diagnostic différentiel entre la syphilis méningée, la syphilis artérielle et la syphilis gommeuse de l'encéphale (en collaboration avec M. le professeur J. Teissier) *Arch. de neurol.*, 1898, n° 1 et suivants.

Double centre cortical d'innervation oculomotrice. *Arch. de neurologie*, 1899, p. 177, n° 45.

Un cas de tumeur de la moelle (en collaboration avec M. Paviot), *Arch. neurol.*, 1898, n° 30.

Contribution à l'étude des troubles intellectuels consécutifs à la fièvre typhoïde (en collaboration avec M. Devic). *Province médicale*, 1896, page 97.

Le signe d'Argyll-Robertson. *Province médicale*, 1898.

Réflexes rétino-réliniens. *Arch. d'ophtalmologie*, juin 1898.

Mécanisme anatomique de l'attention. *Arch. de neur.* 1898, n° 36.

Contribution à l'étude du délire des affections fébriles. *Province médicale*, 1897, page 246.

A propos d'un cas de maladie d'Addison sans lésion des capsules surrénales. *Province médicale*, 1893, page 401.

Psychose polynévritique, *Loire médicale*, 1900.

Sensation douloureuse. *Province médicale*, 1896.

La Faim, *Bulletins de la Soc. d'anthropologie de Lyon*, 5 juillet 1897.

Paralysie associée des mouvements de la tête et des yeux. *Revue de médecine*, 1896, n° 5, page 412 (en collaboration avec M. Devic).

DIJON, IMPRIMERIE DARANTIERE.

DIAGNOSTIC ET TRAITEMENT

DES

MALADIES NERVEUSES

PAR

JOANNY ROUX

MÉDECIN DES HOPITAUX DE SAINT-ÉTIENNE

PRÉFACE

PAR

J. TEISSIER

Professeur à la Faculté de Médecine
Médecin de l'Hôtel-Dieu de Lyon

Avec 66 Figures intercalées dans le texte

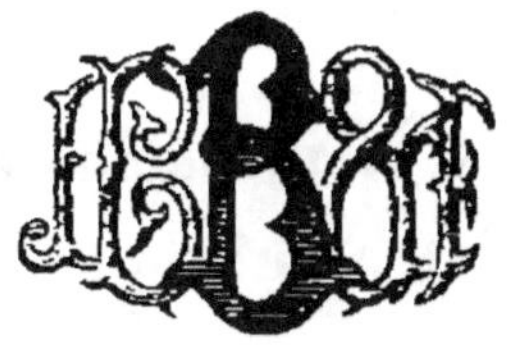

PARIS

LIBRAIRIE J.-B. BAILLIÈRE ET FILS

19, rue Hautefeuille, près du Boulevard Saint-Germain.

1901

PRÉFACE

C'est une tâche bien délicate et qui ne saurait aller, semble-t-il, sans quelque hardiesse, que d'essayer, à l'heure présente, d'exposer, en un nombre restreint de pages claires et concises, l'ensemble de nos connaissances en pathologie nerveuse ; comme de rassembler en un faisceau serré la somme des efforts réalisés depuis trente ans dans ce domaine, pour les faire servir au diagnostic précis, à l'appréciation rigoureuse des syndromes variés, sous l'apparence desquels peuvent se présenter les altérations multiples, ou, simplement, les troubles fonctionnels de tout l'appareil nerveux.

Peu de branches de la médecine en effet ont, dans ce dernier quart de siècle, subi plus de transformations fécondes, plus élargi leur cadre, plus profondément modifié leurs moyens d'investigation, suscité plus de conceptions nouvelles..... Créée par Lallemand et Ollivier d'Angers, en tant que science isolée et personnelle, enrichie par Duchenne de Boulogne d'une série de découvertes géniales, qui d'un coup la portaient au premier rang, la neuropathologie française semblait avoir atteint avec Charcot son point culminant. C'était l'heure en effet où, sous l'impulsion des admirables expériences de Ferrier et d'Hitzig, la doctrine des localisations planait en maîtresse sur l'œuvre de tous les chercheurs, expérimentateurs ou cliniciens, et où sous l'influence du chef éminent de l'école de la Salpêtrière, les divisions schématiques si séduisantes dans leur clarté, mais peut-être un peu trop simplistes, dominaient les classifications cliniques et réglaient la systématisation des inflammations et des scléroses médullaires, constituant une œuvre pleine de lucidité et de précision, dont Grasset vulgarisait les grands traits dans un livre resté classique et qui a élevé toute la génération médicale d'alors.

Mais à cette œuvre éminemment synthétique, aux vues si simples de l'École se sont substituées petit à petit des conceptions nouvelles ; la découverte des scléroses combinées et des dégénérescences médullaires d'ordre familial a jeté quelque trouble sur les systématisations spinales désormais trop schématiques ; la découverte des névrites périphériques et des dissociations sensitives, liées aux altérations syringomyéliques, ont rendu le diagnostic des localisations dans la moelle plus aléatoire, et remis à la fois en question le trajet des impressions sensitives dans le névraxe, trajet que Brown-Séquard semblait avoir définitivement établi avec cette expérience célèbre de l'*hémisection spinale* qui a gardé son nom. De plus, la conception de la segmentation métamérique de l'axe médullaire et la détermination minutieuse des territoires sensitivo-moteurs propres à chaque racine spinale, ont rendu particulièrement délicate l'appréciation des symptômes périphériques, et mis en évidence toute une *pathologie radiculaire* qui, sans avoir la prétention d'effacer les grands cadres des localisations spinales, est néanmoins appelée à les restreindre.

Joignons à cela une série de conquêtes précieuses dans l'ordre expérimental : les connexions anatomiques centrales mieux précisées, grâce à l'étude rendue plus facile des dégénérescences consécutives aux lésions en foyer, les relations du cervelet avec le mésencéphale ou la moelle, les tractus sensitifs intra-pédonculaires, les voies optiques intra-cérébrales nettement définis ; enfin, la structure des éléments nerveux plus minutieusement fouillée grâce à de merveilleux procédés d'investigation et de coloration qui ont permis de s'élever à la conception de l'élément nerveux primordial ou rudimentaire, qui depuis les travaux des Waldeyer, des Golgi, des Ramon y Cajal, et de Van Gehuchten jette une lumière éclatante sur la constitution intime et le fonctionnement des centres cérébro-médullaires comme sur l'interprétation pathogénique des symptômes morbides.

Ainsi est née toute une neuropathologie moderne, œuvre d'analyse minutieuse et patiente, dont Vulpian, en critique sévère et en chercheur consciencieux à l'excès, avait marqué le début et préparé l'avènement, et à laquelle la jeune école française, digne en tous points de ses illustres devanciers, a ajouté l'important contingent de ses labeurs et de ses découvertes.

Mais en face de l'effort colossal accompli et de l'étendue des connaissances acquises, du nombre important et toujours croissant des publications et des revues où elles sont exposées, seul l'homme de l'art exclusivement versé dans l'étude spéciale des sciences neurologiques peut prétendre se tenir au courant du progrès réalisé et se déclarer suffisamment armé pour poser des diagnostics raisonnés. Et sans parler de l'élève avide de s'initier aux éléments de la science, ou du praticien soucieux d'être mieux éclairé et plus apte à apprécier les difficiles problèmes se présentant à son observation journalière, il n'est pas jusqu'à ceux qui ont mission de vulgariser, par l'enseignement, l'ensemble de la pathologie humaine qui n'aient senti le besoin de trouver condensées et bien mises au point toutes ces notions nouvelles, au milieu desquelles il serait très facile de s'égarer.

Il était donc nécessaire que quelqu'un groupât sous une forme commode l'ensemble de ces connaissances et en établît le bilan, mettant chaque signe, chaque symptôme à sa vraie place, dans un exposé lucide et quasi brutal des faits, comme une série de réponses topiques et sans phrases aux questions impératives du praticien : tel signe étant donné, quelle est la valeur réelle et démontrée de ce signe? tel syndrome étant constitué, quelle en est la signification rigoureuse? et cela dans le but exclusif d'arriver à une analyse vraiment pratique des troubles morbides et à la détermination de leur véritable valeur clinique.

La tâche était lourde et ingrate, mais bien propre à tenter un esprit méthodique et rompu depuis longtemps à toutes les difficultés de la clinique nerveuse, ayant fait de celle-ci l'objet de prédilection de ses études et de ses méditations journalières, habitué à passer tous les faits, toutes les doctrines au crible de la critique la plus sévère et à juger chaque chose avec cette précision et cette sincérité que donne le goût de la philosophie pure et des œuvres de haute culture intellectuelle. Le Dr Joanny Roux était particulièrement bien préparé pour mener cette œuvre à bonne fin. Il nous semble, quant à nous, y avoir pleinement réussi.

Mais pour apprécier ce livre dont le style, dans sa concision obligatoire et voulue, pourra sembler parfois un peu aride, exigeant le ressouvenir de connaissances antérieures supposées conservées, ou la notion très nette de détails anatomiques rigoureux trop facilement imprécis dans la mémoire, où les tableaux cliniques sont plus ordinairement tracés avec la précision, j'allais dire avec la sécheresse d'une académie, les solutions tranchées avec la rigidité d'une équation algébrique, la lecture attentive et réfléchie devient une nécessité indispensable. Et alors ce qui de prime abord semblait avoir quelque chose d'un défaut, devient, dans un livre de ce genre, une précieuse qualité; car ce n'est pas un mince mérite que d'avoir su résumer en quelques pages fortement documentées tous les éléments des plus vastes problèmes, et de permettre au médecin d'embrasser dans un seul coup d'œil d'ensemble toutes les faces d'une question délicate, tous les éléments du diagnostic différentiel le plus compliqué.

C'est ainsi, pour prendre des exemples, qu'en moins de trente pages on trouve développée, dans le livre du Dr Roux, toute la séméiologie de la vision : modalités multiples de l'ophtalmoplégie, troubles variés de la sensibilité rétinienne, sémiotique des altérations pupillaires, procédés d'investigation nouveaux dont plusieurs tout personnels, le tout exposé avec une clarté remarquable des détails, qui jointe à une série de dessins schématiques d'une compréhension simple et nette, nous conduit aisément à préciser les diagnostics les plus difficiles, tout en nous mettant, entre temps, au courant des recherches les plus récentes sur le centre des perceptions visuelles, le double centre cortical d'innervation oculo-motrice, les discussions les plus nouvelles sur la signification clinique de l'hémianopsie, les causes de l'amblyopie croisée post-hémiplégique, et enfin la synthèse des sensations visuelles et le sens stéréognostique.

De même pour l'exposé des troubles du langage qui sont interprétés avec une clarté toute saisissante, dans un chapitre encore plus condensé et qui nous fait passer en revue les modalités les plus diverses des aphasies, depuis les cas les plus élémentaires jusqu'aux combinaisons les plus complexes, nous conduisant, grâce à la systématisation parfaite de l'interrogatoire du malade et l'analyse méthodique et impeccable de tous les troubles observés, à la détermination des territoires intéressés, et cela sous une apparence de simplicité grande, bien que du même coup, à l'aide de quelques arguments incisifs, l'auteur tranche, en nous les révélant, les questions les plus délicates afférentes à cette partie de la séméiologie encéphalique : en particulier les discussions doctrinales relatives à l'agraphie et à l'histoire des aphasies d'origine sous-corticale. Auteur d'un important mémoire sur l'hémianopsie latérale droite dans ses rapports avec la cécité verbale, M. Roux avait toute qualité pour aborder ce chapitre avec autorité.

Nous pouvons en dire autant de toute cette série d'articles concernant le diagnostic des lésions en foyer, aussi bien encéphaliques que bulbo-protubérantielles, spinales ou radiculaires, de ces dernières surtout, dont l'histoire est tracée d'une façon tout à fait magistrale, avec une précision mathématique, si bien que ce livre en mains, grâce aux schémas si limpides qui sont annexés à ce chapitre et aux tableaux synoptiques qui les accompagnent et résument l'ensemble des troubles sensitifs et moteurs correspondant à la lésion de chaque racine médullaire, le diagnostic nécessaire des lésions totales ou partielles propres à chaque plexus s'impose pour l'observateur attentif avec une rigueur quasi fatale. Même exposé topique et lumineux est fait pour les lésions en foyer des centres encéphaliques et des différentes paires crâniennes. Mais nous ne pouvons multiplier les exemples.

Qu'il nous suffise d'ajouter que, malgré les limites étroites où l'auteur a dû se mouvoir, son livre contient tout ce que les sciences neurologiques modernes renferment de conquêtes importantes et nouvelles. Tout y est, tantôt sous l'aspect de formules simples mais suffisantes, lorsqu'il vise des faits définitivement acquis, tantôt sous forme de notes plus ou moins étendues quand il s'agit de notions douteuses, encore à l'étude, ou controversées. Ainsi rien n'est omis de ce qui touche aux discussions toujours pendantes sur les fonctions du faisceau pyramidal et sur les symptômes de ses lésions, sur les myoclonies, la pathogénie du réflexe rotulien et ses variétés les plus rares, le trajet des fibres sensitives dans l'axe rachidien, la conception du vertige et les troubles de l'appareil laby-rinthique, etc., etc..., surtout quand les notions visées sont susceptibles d'une interprétation propre à éclairer le symptôme morbide et à en faire saisir le mécanisme. A signaler encore un chapitre tout à fait intéressant et plein de vues originales sur la classification des sensations et sur les troubles des sensations profondes, une analyse très fine des troubles psychiques, enfin des conceptions fort ingénieuses sur le tonus musculaire, le mécanisme de la station debout et les altérations des actes coordonnés.

Enfin il n'est pas jusqu'aux indications thérapeutiques qui n'aient été l'objet d'un soin particulier dans ce volume. Les courts articles consacrés à cette partie de l'ouvrage seront lus toujours avec profit, car ils ont une portée utili-taire réelle, et sont d'une tournure point du tout banale : ici pas de considérations générales; chaque mot est une indication, chaque phrase l'exposé d'une méthode; sim-plement l'énoncé des substances médicamenteuses, ou les grandes lignes des médications systématiques qui semblent avoir une efficacité prouvée, ou répondre, comme dans l'épilepsie ou la syphilis cérébrale, à des indications formelles et précises, et c'est tout. Par contre, l'exposé très pratique et suffisamment complet des procédés nouveaux, comme la rééducation de Frankel dans le traitement des aphasies et du tabes, et l'appréciation de la méthode de Quincke avec l'indication très nette de la technique à mettre en œuvre pour pratiquer la ponction lombaire, sa valeur diagnostique mais rarement curative, les avantages qu'on en peut retirer, les dangers qu'elle peut faire courir, le tout envisagé avec une mesure parfaite et une grande maturité de jugement.

Mais nous ne saurions insister davantage. D'ailleurs après avoir quelque peu médité ces pages si riches en faits et en idées pratiques, on acquiert vite cette conviction que tel qu'il est, ce petit volume, sous la forme d'un manuel de sémiologie spéciale, constitue cependant une œuvre originale et maîtresse, pleine d'enseignements utiles et souvent de vues générales d'un ordre particulièrement élevé, et qu'il est destiné à rapidement devenir le vade-mecum de tout praticien soucieux de baser son jugement et son diagnostic sur des notions rigoureuses et indiscutées ; il fait, en résumé, le plus grand honneur à son auteur qu'il classe d'ores et déjà parmi les représentants autorisés de la neuropathologie française.

J. TEISSIER.

Lyon, le 3 novembre 1900.

INTRODUCTION

———

Ce petit livre n'a pas pour but d'apprendre la pathologie nerveuse à ceux qui le liront. Ce n'est pas lui non plus qu'il faudra consulter pour trouver la description d'une maladie rare ou curieuse. Il aspire simplement à exposer la méthode à suivre dans l'examen clinique du malade, et la façon de grouper les symptômes pour en faire jaillir le diagnostic, et poser immédiatement quelques indications thérapeutiques *pratiques*.

Il n'est pas rare de voir dans les services hospitaliers de jeunes étudiants d'une érudition impeccable, mais d'une éducation clinique nulle. Interrogés sur les symptômes de la maladie nerveuse la plus rare, ils les énumèrent sans hésitation ; placés devant un malade atteint de la maladie la plus commune, ils ne savent littéralement « par quel bout le prendre ». Ce petit livre s'adresse à eux, il leur apprendra, je l'espère, à se servir de leur érudition toute fraîche.

En présence d'un malade, il faut d'abord le retourner sous toutes ses faces pour découvrir *tous* les symptômes qu'il présente : cet examen conduit au *diagnostic symptomatique*, à l'énumération pure et simple des symptômes. C'est l'objet de notre PREMIÈRE PARTIE.

En groupant les symptômes pour les faire converger vers le diagnostic anatomique, étiologique, ou nosologique, il faudra se poser successivement les questions suivantes :

1° *Y a-t-il une lésion en foyer ?*

2° *Y a-t-il une lésion systématique ?*

3° *Y a-t-il une lésion diffuse ?*

4° *S'agit-il d'un simple trouble fonctionnel ?*

Tels sont les quatre chapitres de notre DEUXIÈME PARTIE.

DIAGNOSTIC ET TRAITEMENT

DES

MALADIES NERVEUSES

PREMIÈRE PARTIE

DIAGNOSTIC ET TRAITEMENT DES SYMPTOMES

CHAPITRE PREMIER

LES TROUBLES DE LA MOTILITÉ

I. — Le symptôme paralysie

1ᵒ — SÉMÉIOLOGIE ET DIAGNOSTIC DU SYMPTOME PARALYSIE

I — Diagnostic du symptôme

1ᵒ *Y a-t-il paralysie?*

A. — Signes de la paralysie

1ᵒ *Modifications des attitudes.* — Les attitudes normales sont maintenues par la tonicité (1) des muscles nor-

(1) Ce n'est qu'indirectement que les attitudes pathologiques
sont symptomatiques d'une paralysie : il peut exister des paralysies sans modification du tonus (les paralysies hystériques par
exemple) et par conséquent sans attitudes pathologiques. Il peut
exister des paralysies avec contractures, hypertonus, et alors la
déviation se fait dans le sens d'action du muscle, et non en sens
inverse. Il peut même exister de l'atrophie musculaire avec hyper-

maux. Lorsque les muscles sont paralysés il y a souvent modification des attitudes, par changement du tonus des muscles atteints.

2° *L'impuissance* à réaliser certains mouvements commandés.

3° Lorsqu'on prescrit au malade d'exécuter un mouvement, non seulement ce mouvement ne s'exécute pas, mais par la palpation *on ne sent plus le muscle correspondant se durcir.*

Ces trois signes non seulement permettent de répondre à la question : *Y a-t-il paralysie?* mais en appliquant les notions de physiologie musculaire que nous exposerons plus loin, donnent la solution de cette deuxième question : *Quels sont les muscles paralysés?*

B. — DIAGNOSTIC DIFFÉRENTIEL

1° Lorsque les segments des membres sont immobilisés les uns sur les autres (arthrites, ankyloses, rétractions musculaires ou tendineuses, etc.) il y a également *impuissance à réaliser certains mouvements commandés*, il peut y avoir aussi modifications des attitudes. Mais alors : *a/* on sent les muscles se contracter normalement sous la main ; *b/* l'exécution des mouvements *passifs* est également impossible ; *c/* l'examen du malade révèle rapidement la cause de l'immobilisation.

2° *L'impotence douloureuse* doit être distinguée de la paralysie. Si la contraction doit provoquer de vives douleurs (arthrites, myosites, inflammations diverses, etc.) le malade immobilise volontairement ses muscles. Que la douleur cesse, la mobilité reparaît.

tonus de la portion restante du muscle (sclérose latérale amyotrophique). Ces réserves faites, nous verrons que les attitudes pathologiques sont d'un grand secours pour le diagnostic des paralysies localisées.

3° L'*asthénie* est différente de la parésie. Elle consiste essentiellement dans ce fait que la contractilité volontaire *s'épuise très rapidement*. Lorsqu'on fait exécuter plusieurs contractions successives, la force de chacune d'elles décroît rapidement.

4° Les *aboulies motrices* sont également distinctes. Certains malades ne peuvent pas exécuter certains mouvements parce qu'ils ne peuvent pas *vouloir ces mouvements*. Il s'agit alors non pas d'une maladie du système moteur, mais d'une affection psychique, d'une maladie de la volonté. Qu'on arrive par un artifice à les faire *vouloir*, leurs muscles obéissent parfaitement.

2° Quel est le degré de la paralysie?

Pour faire ce diagnostic avec précision, il faudrait pouvoir mesurer exactement l'*effort* et le *travail* dont est capable le muscle à examiner. Cliniquement, cela est impossible pour chaque muscle; on ne peut le faire que pour certains mouvements. Parmi les divers instruments employés pour cela, nous ne citerons que le *dynamomètre* et l'*ergographe*.

Le *dynamomètre* mesure l'*effort* maximum d'une contraction. L'*ergographe* mesure le *travail* fourni par une série de contractions jusqu'à épuisement du muscle.

Le dynamomètre employé en clinique est celui de Mathieu. Il ne peut guère servir qu'à mesurer la force de contraction des fléchisseurs des doigts. On l'utilise soit pour comparer un côté du corps à l'autre, soit pour suivre l'évolution d'une paralysie.

De tous les ergographes, celui de Mosso est le plus employé; le principe en est celui-ci : faire exécuter à un seul muscle (les faisceaux musculaires fléchisseurs du médius) une série de contractions, dont chacune répond à un travail donné (poids connu soulevé à une certaine hauteur $= p \times h$). Les contractions, continuées jusqu'à épuisement total du muscle, sont enregistrées et donnent un tracé ergographique, sur lequel il est facile de lire le mode et la quantité de travail fourni (1).

3° *Quels sont les muscles paralysés?*

C'est là le point le plus important, c'est par lui que nous commencerons à nous élever de la constatation du symptôme, à l'interprétation de sa cause. Il faut pour cela interroger successivement chaque muscle, à l'aide des trois signes que nous avons indiqués plus haut : *modification des attitudes, exécution des mouvements volontaires, sensation de durcissement du muscle.*

Il faut donc tout d'abord connaître non seulement l'anatomie de chaque muscle, mais encore sa physiologie, pour l'étude détaillée de laquelle nous renvoyons à l'immortel ouvrage de Duchenne de Boulogne (2).

Nous supposerons ces notions connues et nous montrerons simplement comment il faut les utiliser en clinique.

(1) Nous n'insistons pas sur ces instruments, car ils sont encore trop compliqués pour devenir d'un usage clinique courant. On lira une description de l'ergographe de Mosso dans l'*Année psychologique*, t. I, p 451. On consultera aussi une très intéressante étude de Binet et Vaschide dans l'*Année psychologique*, t. IV, p. 253.

Sans ergographe, avec un simple dynamomètre, on peut établir jusqu'à un certain point une courbe de fatigue, en utilisant le procédé indiqué par Binet et Vaschide (*Année psych.*, t. IV, p. 15). Faire exécuter au sujet cinq efforts successifs de pression dynamométrique: noter chaque fois le chiffre obtenu, et avec ces cinq chiffres construire une courbe.

(2) Duchenne de Boulogne, *Electrisation localisée*.

II. — Diagnostic de la localisation du symptôme.

I. — Examen de la motilité dans le membre supérieur.

Ici, surtout pour la main et les doigts, les attitudes pathologiques ont une très grande importance : nous les examinerons à part. Elles suffisent souvent à porter le diagnostic de paralysie localisée à tel ou tel muscle, diagnostic que vient ensuite confirmer l'exploration des mouvements et de la contractilité de chaque muscle.

§ 1. — ATTITUDES PATHOLOGIQUES DU MEMBRE SUPÉRIEUR

1° *La main et les doigts.*

1° *Attitude dans la paralysie des interosseux et lombricaux.* — Ces muscles étant fléchisseurs des premières

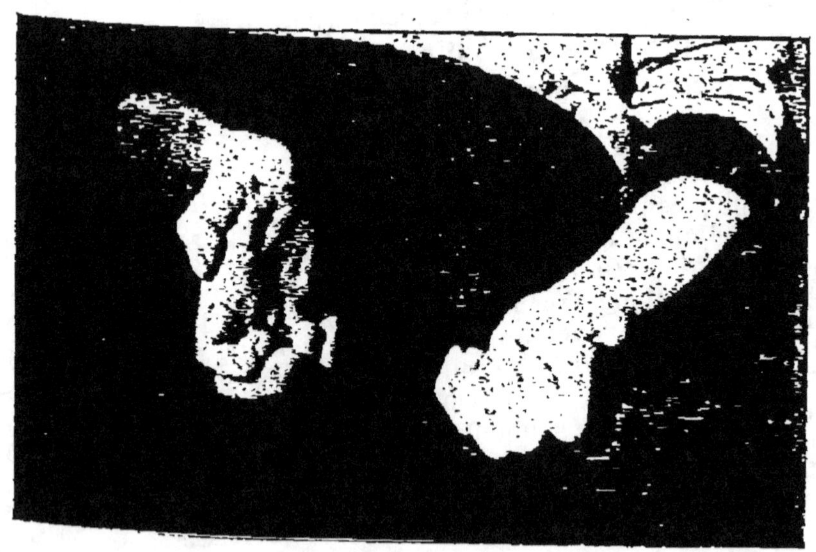

Fig 1. — Attitudes des doigts dans la paralysie des interosseux et lombricaux. Cette figure indique aussi l'attitude du pouce dans l'atrophie des muscles de l'éminence thénar (voy. p. 7). Cette malade est atteinte de sclérose en plaques.

phalanges et en même temps extenseurs des deuxièmes et troisièmes, lorsqu'ils sont paralysés, il y a *extension des premières phalanges et flexion des deuxièmes et troisièmes* (fig. 1). Cette griffe s'associe le plus souvent à une disparition du relief de l'éminence hypothénar et à la production de creux au niveau des espaces interosseux.

2° *Attitudes dans la paralysie des fléchisseurs communs sublime et profond.* — Le fléchisseur sublime tient sous sa dépendance surtout la deuxième phalange ; le fléchisseur profond surtout la troisième.

Dans la paralysie du fléchisseur sublime, il y a hyperextension de la deuxième phalange.

Dans la paralysie du fléchisseur profond, il y a hyperextension de la troisième.

3° *Attitudes dans la paralysie des extenseurs.*

A. Dans la paralysie de tous les extenseurs des doigts et de la main, tous les segments sont fléchis les uns sur les autres. C'est le type de la paralysie saturnine (fig. 2).

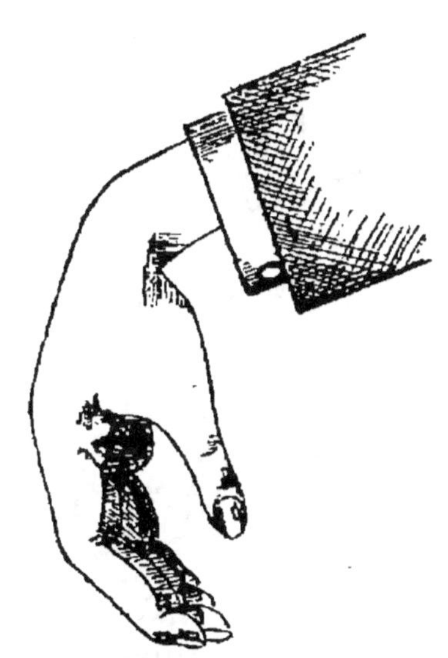

Fig. 2. — Attitude de la main et des doigts dans la paralysie des extenseurs.

B. Paralysie de l'extenseur commun avec conservation relative des extenseurs propres de l'index et du petit doigt. Le malade fait les cornes (fig. 3).

4° *Attitudes anormales du pouce.* — Comme le premier métacarpien est mobile, le pouce, quoiqu'il n'ait que deux phalanges, se compose de trois segments osseux mobiles sur le carpe et les uns sur les autres. C'est la physiologie des mouvements du premier métacarpien qu'il importe surtout de bien connaître. Son *attitude normale* diffère de celle des autres doigts : 1° placé en avant du deuxième; 2° il fait en dehors un angle rentrant avec le carpe; 3° il tourne sa face palmaire en dedans, dans un plan perpendiculaire à la direction de la face palmaire des quatre autres doigts. Cette position a pour but les mouvements d'opposition du pouce.

A. Dans l'atrophie des muscles de l'éminence thénar, le premier métacarpien : 1° vient se placer sur le même plan que le deuxième; 2° se rapproche de lui, de façon à ne plus faire d'angle avec le carpe; 3° exécute un mouvement de rotation qui dirige sa face palmaire directement en avant. La main réalise alors l'aspect dit de *main de singe* (voy. fig. 1).

B. Dans la paralysie des muscles dont les tendons forment la tabatière anatomique (long abducteur, court extenseur, long extenseur), le pouce prend une *attitude* toute autre : le premier métacarpien se porte *en dedans*, vers la paume de la main, *en avant* des autres métacarpiens; les phalanges se fléchissent, de telle sorte que les autres doigts se referment sur le pouce, qui constitue ainsi une sorte de corps étranger, extrêmement gênant pour les fonctions de la main.

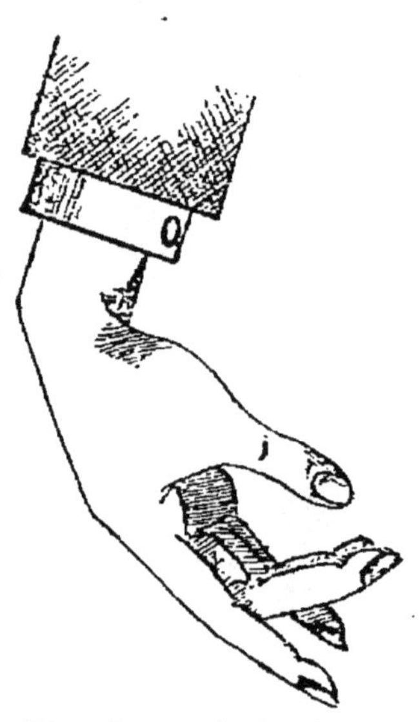

Fig. 3. — Attitudes de la main et des doigts dans la paralysie de l'extenseur commun avec conservation relative des extenseurs propres de l'index et du petit doigt.

5° *Attitudes résultant de la paralysie des muscles moteurs de la main.* — Nous avons déjà signalé que dans la paralysie de tous les extenseurs, la main est tombante (fig. 2). Dans la paralysie des fléchisseurs, la déformation est habituellement nulle ou peu accentuée, car le poids de la main, maintenue en pronation, suffit à contrebalancer l'action des extenseurs, à moins qu'il n'y ait contracture ou rétraction de ceux-ci. La main se place alors en hyper-extension (fig. 4).

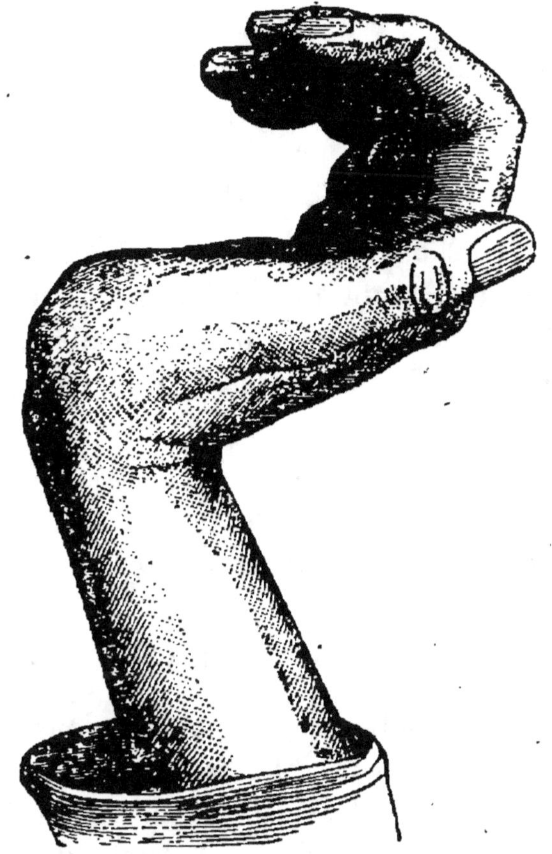

Fig. 4. — Attitude de la main dans la paralysie des fléchisseurs avec rétraction des extenseurs.

2° *L'avant-bras et le bras.*

Les attitudes anormales sont ici beaucoup moins importantes : elles sont produites beaucoup plus souvent par les contractures que par les paralysies. Les attitudes en extension ou en flexion, en pronation ou en supination, ne donneront donc que des indications relatives, d'autant plus que le poids du membre joue un grand rôle dans leur production. Il en est de même du bras.

La seule attitude pathologique intéressante, et qui soit

due à la paralysie, est celle réalisée par la paralysie flasque. Le membre supérieur est alors tombant et ballant le long du tronc.

Les autres attitudes pathologiques, celle par exemple de l'hémiplégie ancienne, sont réalisées par les contractures.

3° *L'épaule.*

Au niveau de l'épaule, l'attitude de l'omoplate est au contraire très importante à bien connaître ; mais comme elle est variable avec les mouvements exécutés par le membre supérieur, nous l'étudierons plus loin (voy. p. 22).

§ II. — EXPLORATION SYSTÉMATIQUE DES MOUVEMENTS ET DE LA CONTRACTILITÉ DE CHAQUE MUSCLE

Exploration de chaque muscle.

Les attitudes pathologiques n'ont donné que des présomptions. Pour les corroborer, il faut passer successivement en revue tous les muscles, prescrire le mouvement correspondant à chacun d'eux et noter s'il s'exécute et avec quelle force, en même temps que la palpation renseigne sur son degré de durcissement.

1° *Exploration des interosseux et lombricaux.* — Faire successivement les recherches suivantes :

α.. *Comment se fléchissent les premières phalanges sur les métacarpiens?*

Il est vrai qu'ici les fléchisseurs sublime et profond suppléent dans une certaine mesure aux contractions des interosseux et lombricaux. Mais ils ne fléchissent les premières phalanges qu'après avoir fléchi les deuxièmes et troisièmes ; leur force est alors en partie épuisée, et c'est sans énergie qu'ils agissent sur les premières. Lorsqu'un malade atteint de paralysie des interosseux ferme énergiquement la main, si on tire sur ses doigts en essayant de les étendre, on parvient très facilement à obtenir l'extension complète des premières phalanges, ce n'est qu'alors qu'on éprouve de la résistance pour compléter l'extension des doigts.

6. Comment s'étendent les premières et deuxièmes phalanges ?

Lorsqu'on prescrit à un malade d'étendre les doigts, si les interosseux sont paralysés, les premières phalanges seules s'étendent avec force, les deux autres restant fléchies.

7. Comment se font les mouvements de latéralité des doigts ?

A l'état normal les interosseux et lombricaux rapprochent les doigts les uns des autres, les font converger.

Dans la paralysie des interosseux et lombricaux, l'index exécute encore des mouvements de latéralité dans les deux sens, grâce à l'extenseur commun (divergent) et à l'extenseur propre (convergent) antagonistes pour les mouvements de latéralité. Le médius et l'annulaire peuvent encore s'écarter (action de l'extenseur commun) mais ne peuvent plus se rapprocher. Le petit doigt peut s'écarter, mais ne peut plus se rapprocher de l'annulaire.

En résumé, d'une façon générale, les interosseux et lombricaux font converger les doigts vers l'axe de la main entre le médius et l'annulaire ; au contraire, l'extenseur commun et l'extenseur propre du petit doigt les écartent de cet axe, les font diverger ; l'extenseur propre de l'index le rapproche de l'axe.

Dans la paralysie des interosseux au début. l'extenseur l'emporte. Voilà pourquoi *l'impossibilité de rapprocher*

*les doigts étendus caractérise le premier degré de la para-
lysie des interosseux.*

2º *Exploration des fléchisseurs sublime et profond.*

a) **Fléchisseur sublime.** — Est surtout fléchisseur de la deuxième phalange. S'il est paralysé, celle-ci ne peut se fléchir qu'après la flexion de la troisième (action du fléchisseur profond).

b) **Fléchisseur profond.** — Est seul fléchisseur de la troisième phalange. S'il est paralysé, celle-ci ne peut plus se fléchir. Il en résulte de très grands troubles dans l'usage des mains. Un objet ne peut plus être saisi entre le pouce et un autre doigt qu'au niveau de la deuxième phalange, car sous la pression la troisième se renverserait. Impossibilité de jouer du piano.

c) Lorsque les deux fléchisseurs communs sont paralysés, les deux dernières phalanges se renversent en extension, sous l'influence des interosseux. Les usages de la main sont presque annihilés complètement : dans ses mouvements d'opposition, le pouce ne peut plus trouver un point d'appui qu'au niveau des premières phalanges.

3º *Exploration des extenseurs des quatre derniers doigts.* — Ils étendent les premières phalanges sur le métacarpe, puis celui-ci sur le carpe et le carpe sur l'avant-bras. S'ils sont paralysés, l'extension des premières phalanges est impossible.

Quoique l'extension des deuxièmes et troisièmes phalanges soit sous la dépendance des interosseux et lombricaux, elle est gênée dans la paralysie des extenseurs, car les interosseux n'agissent bien comme extenseurs des deuxièmes et troisièmes phalanges que lorsque les premières sont préalablement étendues. Ainsi dans la paralysie saturnine, l'extension de *toutes* les phalanges semble gênée ; mais il suffit de maintenir fortement étendues les premières phalanges du malade sur son métacarpe pour voir aussitôt les deux autres phalanges exécuter facilement le mouvement d'extension dû aux interosseux. Cette épreuve est nécessaire pour éliminer la paralysie des interosseux.

L'exploration de chacun des doigts nous fera voir facilement si tous les extenseurs sont pris ou seulement l'un d'eux.

Nous avons vu que dans la paralysie des interosseux, les doigts ne peuvent plus converger (se rapprocher de l'axe de la main passant entre le médius et l'annulaire); dans la paralysie des extenseurs, ils ne peuvent plus diverger, c'est-à-dire s'écarter de cet axe : ils restent accolés.

4° *Exploration des mouvements du pouce*. — Duchenne (de Boulogne) a fait des mouvements de chacun des muscles moteurs du pouce une analyse, très fine, qu'il faut connaître et qui permet de faire le diagnostic de la paralysie isolée de chacun d'eux.

Toutefois, en pratique, il est exceptionnel d'avoir à faire ce diagnostic, et l'on se contente généralement d'un examen plus rapide.

A. *Les muscles de l'éminence thénar et les mouvements d'opposition*. — Ce sont eux qui donnent à la main toute sa valeur, et l'on sait à quelles discussions ils ont donné lieu entre les évolutionnistes et les téléologistes.

Dans le mouvement d'opposition normal, le premier métacarpien se porte en avant, puis en dedans, en même temps qu'il tourne autour de son axe, de telle sorte que la face palmaire du pouce s'*oppose* à la face palmaire des autres doigts.

Pratiquement, le mouvement d'opposition a son *amplitude normale*, lorsque le sujet peut saisir un objet entre le pouce et le petit doigt. L'amplitude est *diminuée* lorsqu'il ne peut s'opposer qu'aux trois autres doigts. Le mouvement d'opposition est *nul* dans l'attitude dite *main de singe* (fig. 1).

L'abolition des mouvements d'opposition indique en général que tous les muscles de l'éminence thénar sont plus ou moins pris (1).

B. — *Muscles de la région dorsale de l'avant-bras.* — Leur paralysie a pour caractéristique l'attitude signalée plus haut et la gêne qui en résulte (voy. p. 7).

Pour le détail de leur action, il suffira de se rappeler que le long extenseur est extenseur des deux phalanges et adducteur du premier métacarpien ; le court extenseur est extenseur de la première phalange et abducteur du premier métacarpien ; le long abducteur est abducteur et fléchisseur du premier métacarpien.

Ces trois muscles ont également une action sur la main :

(1) Si l'on voulait pousser plus loin le diagnostic, voici les notions de physiologie musculaire qu'il faut avoir présentes à la mémoire. Les muscles de l'éminence thénar peuvent se diviser en trois groupes :

a) Les faisceaux musculaires, qui se rendent au côté externe de la première phalange du pouce, portent en avant et en dedans le premier métacarpien en même temps qu'ils le font tourner sur son axe, de façon à réaliser le mouvement d'opposition. Ce mouvement est produit avec plus de force par le *court fléchisseur* que par le *court abducteur* : le premier oppose le pouce aux quatre autres doigts, tandis que le second ne peut l'opposer qu'à l'index et au médius.

De plus, ces deux muscles fléchissent la première phalange et étendent la deuxième, mouvements nécessaires à la préhension entre le pouce et les autres doigts.

b) L'opposant du pouce exécute, comme les précédents, le mouvement d'opposition, mais avec beaucoup moins de force.

c) Les faisceaux qui se rendent au côté interne de la première phalange (faisceau interne du court fléchisseur et du court adducteur) ont une action variable suivant la position initiale du pouce.

Si le pouce était à son plus haut degré d'adduction et d'opposition, ils le ramènent en dehors par un mouvement inverse.

S'il a été attiré en dehors (court extenseur) ils le ramènent en dedans.

S'il a été étendu sur le carpe (long extenseur), ils le fléchissent.

S'il a été fléchi, ils l'étendent.

En résumé, ces muscles ramènent le premier métacarpien à sa position normale.

le premier l'étend, le deuxième l'incline sur le bord radial, le troisième la fléchit.

Par leur situation le corps de ces muscles est assez difficile à palper, mais leurs tendons, très accessibles, indiquent par leur tension leur degré de tonicité ou de contraction.

Le long fléchisseur du pouce, situé à la région antibrachiale antérieure. fléchit la première phalange. Il n'a aucune importance en clinique.

5° *Exploration des mouvements de la main*.

a) Extension. — Est réalisée surtout par le cubital postérieur et les radiaux, accessoirement par les extenseurs des doigts et le long extenseur du pouce.

Si l'extension est impossible, il y a paralysie du cubital postérieur et des deux radiaux.

Si l'extension ne peut se faire qu'avec un peu d'adduction et moins de force, il y a paralysie du premier radial et quelquefois aussi du deuxième.

Si l'extension ne peut se faire qu'avec un peu d'abduction et moins de force, c'est le cubital postérieur qui est paralysé. Des trois extenseurs, en effet, le deuxième radial seul est directement extenseur ; le cubital postérieur est en même temps adducteur, le premier radial en même temps abducteur.

Dans la paralysie des extenseurs de la main, il y a *faiblesse apparente* des fléchisseurs des doigts, qui ne peuvent plus serrer un objet. Cette faiblesse n'est qu'apparente, car si l'on maintient mécaniquement le poignet en extension, on voit les fléchisseurs agir avec force. C'est que pour agir avec force les fléchisseurs ont besoin que la main ne soit pas dans la flexion, position qui, en rapprochant leurs points d'insertion, relâchent les muscles. Lorsque nous serrons un objet dans la main, nous commençons par contracter les extenseurs de la main puis les fléchisseurs des doigts (1).

(1) La connaissance de ce mouvement associé nous donne aussi

Il est facile d'ailleurs de se rendre compte sur soi-même qu'on ne peut serrer un objet avec force, le poignet étant fléchi. Le meilleur moyen de faire lâcher prise aux doigts est de fléchir le poignet.

b) Mouvements de latéralité. Sont produits par le cubital postérieur (adduction-inclinaison sur le bord cubital) et le premier radial (abduction-inclinaison sur le bord radial) accessoirement pour ce dernier mouvement par le court extenseur du pouce.

c) Flexion. — Est produite surtout par le grand et petit palmaire et le cubital antérieur, accessoirement par les fléchisseurs communs et par le long abducteur du pouce.

Il est difficile de séparer l'action des fléchisseurs de la main et de diagnostiquer la paralysie isolée de chacun d'eux. Pour cela on se souviendra que le grand palmaire fléchit davantage le bord externe, de telle sorte que la paume de la main regarde un peu en dedans; inversement, le cubital antérieur fléchit davantage le bord interne et produit même une certaine flexion du métacarpe. Duchenne de Boulogne a vu la paralysie de ce dernier muscle produire une très grande gêne chez un joueur de violon. Le grand palmaire surtout, mais aussi le petit palmaire et le cubital antérieur sont assez superficiels pour qu'on les puisse nettement sentir se contracter : cette exploration devra toujours compléter le diagnostic. Les mouvements de latéralité de la main ne sont pas modifiés par la paralysie de ces trois muscles.

Les fléchisseurs de la main jouent par rapport aux extenseurs des doigts le même rôle que les extenseurs de la main par rapport aux fléchisseurs des doigts. Il y a aussi, mais

la clef d'un phénomène clinique curieux. Si, à un malade atteint *de paralysie des fléchisseurs des doigts*, vous ordonnez de fermer la main, les doigts ne bougent pas, mais la main *s'étend brusquement sur le poignet*. L'ordre a été donné à la fois aux extenseurs de la main et aux fléchisseurs des doigts (mouvement associé), les premiers seuls ont obéi.

d'une façon moins manifeste, une *faiblesse apparente des extenseurs des doigts*, due à une paralysie des fléchisseurs de la main (1).

L'atrophie des fléchisseurs de la main n'amène ordinairement pas de modifications des attitudes; la main étant maintenue en pronation, son poids suffit à contrebalancer l'action des extenseurs.

Rappelons simplement que les fléchisseurs de la main, comme tous les muscles épitrochléens, sont fléchisseurs accessoires de l'avant-bras.

6° *Exploration des mouvements de l'avant-bras.*

a) Flexion. — L'abolition totale des mouvements de flexion annihile presque complètement l'usage du membre supérieur. Elle est réalisée par la paralysie du biceps, du brachial antérieur, du long supinateur. Les fléchisseurs accessoires, tels que les muscles épitrochléens, ne peuvent les suppléer.

La paralysie du biceps est facile à diagnostiquer, car normalement sa contraction est facile à sentir; il en est de même du long supinateur qui, dans les mouvements de flexion, forme une corde sur le bord externe de l'avant-bras. Paralysés, ces deux muscles ne se durcissent plus sous la main, lorsqu'on prescrit le mouvement de flexion et qu'on s'oppose à son exécution. Le brachial antérieur profondément situé est plus difficile à explorer. Il est seulement fléchisseur tandis que les autres, en même temps que fléchisseurs de l'avant-bras sont le biceps, supinateur, le long supinateur, tantôt pronateur, tantôt supinateur, suivant la position de l'avant-bras au début du mouvement.

b) Extension. — Est produite par le triceps brachial et

(1) C'est pour la même raison que, chez un malade atteint de paralysie des extenseurs, si on prescrit d'étendre les doigts, on voit ceux-ci rester immobiles, mais la main se fléchir brusquement.

l'anconé. En clinique, on se contente généralement de noter la force avec laquelle se produit ce mouvement. Duchenne (de Boulogne) nous a cependant appris la part qu'y prend non seulement chacun des muscles, mais chacune des parties du triceps : la longue portion étend avec peu de force, elle sert surtout à fixer la tête humérale contre la cavité glénoïde; les deux faisceaux latéraux étendent avec une égale puissance. L'anconé, en même temps que l'extension, produirait un certain mouvement de latéralité et contribuerait à la pronation, d'après Duchenne.

c) Pronation et supination.

1° Lorsque la *pronation* est impossible ou se fait sans force, trois muscles peuvent être incriminés : le *carré pronateur*, qui échappe à l'exploration directe; le *rond pronateur* (qui est en même temps fléchisseur) qui peut être senti chez les sujets maigres; le *long supinateur*, qui, en même temps que fléchisseur, est tantôt supinateur, tantôt pronateur, suivant la position initiale de l'avant-bras, et dont la contraction est facilement sentie.

2° Lorsque la *supination* est impossible ou s'exécute sans force, trois muscles doivent être explorés : le *biceps* qui est avant tout fléchisseur, le *long supinateur* qui est aussi fléchisseur et pronateur, enfin le *court supinateur*. On explore facilement les deux premiers, difficilement le troisième.

Remarque. — Lorsque la pronation et la supination sont paralysées, le malade y supplée par des mouvements de rotation du bras. Il faut se tenir en garde contre ces mouvements dans l'examen du malade : pour cela, faire exécuter les mouvements de pronation et de supination, l'avant-bras étant fléchi.

7° *Exploration des mouvements du bras.*
a) L'abduction, l'élévation et l'état du deltoïde (1). —

(1) Le deltoïde est composé de trois portions constituant presque

Le bras étant maintenu appliqué contre le tronc, par la main gauche du médecin, pendant que sa main droite palpe le deltoïde, on prescrit au malade d'écarter le bras du corps. Il est ainsi très facile de se rendre compte de l'effort réalisé et du degré de durcissement du muscle, dans ses diverses parties. Le sus-épineux prend part aussi à l'abduction et l'élévation du bras, mais son action est négligeable en clinique. Il sert surtout à fixer la tête de l'humérus.

L'élévation du bras ne peut se faire complètement qu'avec le concours d'autres muscles (grand dentelé et trapèze), de l'intégrité desquels il faudra s'assurer (Voy. plus loin).

b/ Les mouvements d'abaissement et d'adduction.

Le bras du malade étant d'abord placé horizontalement, on prescrit de l'abaisser et de le rapprocher du corps ; une main du médecin s'oppose à ce mouvement, pendant que l'autre palpe les muscles.

On se rend compte ainsi de l'action du grand pectoral (sauf dans son tiers supérieur qui n'est plus abaisseur du bras, au-dessous de l'horizontal).

Palper aussi le grand dorsal (et le grand rond) qui est un abaisseur puissant et que l'on sent se contracter sous la main, au niveau du bord postérieur de l'aisselle.

c/ Les mouvements de rotation.

Le sous-épineux et le petit rond impriment à l'humérus un mouvement de rotation en dehors sur son axe longitudinal.

Le sous-scapulaire imprime un mouvement en sens inverse.

Ces mouvements de rotation viennent en aide aux mouvements de pronation et supination.

Duchenne(de Boulogne)a signalé un fait curieux dans la paralysie des rotateurs en dehors : les sujets éprouvent une

trois muscles distincts. Duchenne (de Boulogne) a élucidé l'action particulière de chacune de ces portions (Voy. plus loin).

très grande difficulté à écrire; la main ne peut plus se porter au bout de la ligne, comme à l'état normal, et le malade est obligé de faire glisser le papier sous la plume à l'aide de l'autre main. Les troubles seraient encore plus prononcés pour les travaux de couture.

Il est facile de prescrire les mouvements correspondants pour expérimenter l'état de ces différents muscles.

d) Mouvements complexes.

Les bras étant placés horizontalement en croix, prescrire au malade de les avancer horizontalement jusqu'à ce que les mains se touchent : c'est la *portion supérieure* du grand pectoral qui est l'agent *principal* de ce mouvement.

Faire croiser les bras du malade ou bien porter la main sur l'épaule opposée : c'est la *portion antérieure du deltoïde* qui sert surtout à ce mouvement.

Faire porter la main en arrière et dedans, au niveau de la région lombaire ou sacrée : ce mouvement est impossible dans la paralysie de la *portion postérieure du deltoïde* et encore possible dans la paralysie du grand dorsal et du grand rond (d'après Duchenne (de Boulogne), contrairement aux auteurs antérieurs qui attribuaient ce mouvement au grand dorsal).

8° *Exploration des mouvements de l'épaule.*

1° MOUVEMENTS DE TOTALITÉ

Les muscles élévateurs de l'épaule sont nombreux : portion inférieure du grand dentelé, portion moyenne du trapèze, portion supérieure du grand pectoral, angulaire de l'omoplate, portion claviculaire du trapèze (par ordre d'énergie par rapport à ce mouvement) Les expériences suivantes permettront de dissocier en partie leur action.

a) Faire faire une grande inspiration forcée : les deux épaules s'élèvent; d'un seul côté, si le faisceau claviculaire du trapèze est paralysé de l'autre (1). Cette portion claviculaire est l'*ultimum moriens* du muscle.

b) Prescrire d'élever les épaules, sans s'opposer à ce mouvement = partie externe de la partie moyenne du trapèze.

c) Prescrire d'élever les épaules, en s'opposant à ce mouvement. La palpation des muscles rend compte pendant ce temps de leur degré de contraction.

d) Faire porter l'épaule en avant et en haut sans effort = tiers supérieur du grand pectoral. (C'est le mouvement qui se produit dans le sentiment de crainte, dans l'impression de froid).

Lorsque ce mouvement éprouve une résistance (action de pousser avec l'épaule) le grand dentelé joint son action au tiers supérieur du grand pectoral.

Ce sont surtout les mouvements de l'omoplate qui seront les plus utiles à étudier.

2º Mouvements des omoplates

A. — Attitude et physiologie normale des omoplates

Au repos, les deux bras tombant naturellement, les deux omoplates sont placés symétriquement de chaque côté du thorax : leur bord spinal est vertical et parallèle à la colonne ; à une distance de 5 centim., il est appliqué contre la paroi thoracique.

Les divers mouvements de l'omoplate peuvent se représenter par le schéma suivant.

A. Dans les mouvements d'élévation de l'épaule (A) l'omoplate peut soit s'élever en totalité, soit plutôt avec un mouvement de rotation autour de son angle interne (O) qui

(1) D'après Duchenne, la portion claviculaire du trapèze pourrait perdre la faculté de se contracter sous l'influence de la volonté, alors qu'il participe encore à une inspiration forcée (Duchenne, *Electrisation localisée*, p. 935).

porte en dehors son angle inférieur (I) et en haut son angle externe (O') (1).

B. L'omoplate peut se rapprocher (C) ou au contraire s'éloigner (D) de la colonne. Il s'en rapproche sous l'action de la portion inférieure et des faisceaux du trapèze qui s'insèrent à la moitié interne de l'épine.

Si ces faisceaux musculaires s'atrophient, les omoplates s'éloignent de la colonne, le dos s'arrondit, la poitrine se creuse.

Le grand pectoral et le grand dentelé produisent un mouvement inverse, ils éloignent l'omoplate de la colonne.

C. L'omoplate peut s'abaisser soit directement, soit en exécutant autour de son angle externe (O') un mouvement de rotation qui porte en dedans son angle inférieur.

Les abaisseurs de l'épaule sont les abaisseurs du bras (Voy. plus haut).

D. L'omoplate peut exécuter des mouvements de rotation, soit autour de son angle interne (O) (surtout dans les mouvements avec élévation de l'épaule) soit autour de son angle

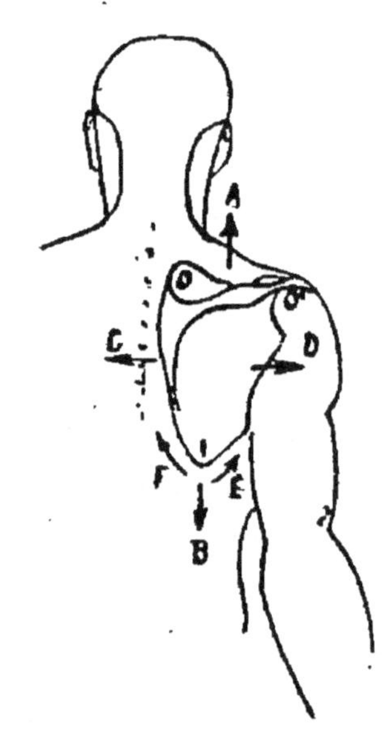

Fig. 5. — Représentation schématique des mouvements de l'omoplate : A, élévation. — B, abaissement. — C, adduction. — D, abduction. — E, mouvement de rotation portant en dehors l'angle inférieur I. — F, mouvement de rotation portant en dedans l'angle inférieur I.

(1) Les élévateurs de l'épaule sont par ordre de force la portion inférieure du grand dentelé, la portion moyenne du trapèze, la portion supérieure du grand pectoral, l'angulaire de l'omoplate, la portion claviculaire du trapèze.

Cependant c'est seulement dans l'atrophie de la portion moyenne du trapèze que Duchenne a observé l'abaissement de l'épaule.

externe (O') (surtout dans les mouvements avec abaissement de l'épaule).

Le sens de la rotation est indiqué très simplement par le
mouvement soit en dedans (F) soit en dehors (E) de l'angle
inférieur (I).

La rotation en E' est très importante, surtout dans les
mouvements d'élévation du bras; elle se fait sous l'influence :
a) de la portion inférieure du grand dentelé (rotation autour
de l'angle interne (O) et élévation de l'angle externe (O') :
b) des faisceaux de la portion moyenne du trapèze qui s'insèrent en dehors de l'acromion et sur la moitié externe de
l'épine (ces faisceaux sont en même temps élévateurs de
l'épaule).

La rotation en F = rhomboïde et angulaire.

E. Enfin il est un dernier groupe de muscles dont nous
n'avons pu figurer l'action sur le schéma. Ce sont eux qui
maintiennent l'omoplate appliqué contre le thorax ; le rhomboïde et le grand dentelé, ne faisant en quelque sorte qu'un
seul muscle avec une intersection au niveau du bord interne de l'omoplate.

B. — Attitudes pathologiques de l'épaule et de l'omoplate

1° L'épaule est-elle abaissée par rapport à celle du côté
sain? Rechercher l'état de la portion moyenne du trapèze.

2° L'omoplate est-elle écartée du tronc, son bord spinal
restant parallèle à la colonne? Paralysie ou atrophie de la
portion inférieure du trapèze et des faisceaux qui s'attachent
à la moitié interne (diagnostic avec la contracture des antagonistes : grand pectoral, grand dentelé).

Si à cette attitude anormale, se joint : *a*) un abaissement
de l'épaule; *b*) une rotation légère portant l'angle inférieur
en dedans = paralysie complète du trapèze.

3° Le bord spinal de l'omoplate n'est plus parallèle à la
colonne.

a) L'angle inférieur est dévié en dehors. Rechercher la paralysie du rhomboïde (1) (le bord spinal se détache du thorax) ou de l'angulaire (abaissement de l'épaule) (?).

b) L'angle inférieur est dévié en dedans, se rapproche de la colonne. Rechercher paralysie du trapèze (V. plus haut) ou du grand dentelé (V. plus loin).

4° Le bord spinal n'est plus appliqué contre le thorax, soulève la peau et creuse une gouttière.

Y a-t-il en même temps rotation avec déviation en dedans de l'angle inférieur? = paralysie du grand dentelé.

Y a-t-il en même temps rotation avec déviation en dehors de l'angle inférieur? = paralysie du rhomboïde.

C. — Mouvements de l'omoplate dans l'élévation du bras

1° *A l'état normal*, l'omoplate maintenu appliqué contre le thorax (rhomboïde et grand dentelé) exécute autour de son angle interne un mouvement de rotation qui porte en haut son angle externe, et en dehors son angle inférieur (grand dentelé, portion moyenne du trapèze).

2° Dans la *paralysie du grand dentelé* : non seulement ce mouvement ne s'exécute plus, mais le poids du bras élevé par le deltoïde fait basculer l'omoplate en sens inverse, en même temps que le bord spinal soulève la peau.

En résumé :

Trapèze. — 1° Paralysie de la portion claviculaire = l'épaule ne se soulève plus dans l'inspiration forcée.

2° Paralysie de la portion moyenne et des faisceaux qui s'insèrent à la moitié externe de l'épine = l'épaule corres-

---

(1) Dans la contracture du rhomboïde, l'angle inférieur de l'omo-plate est élevé, rapproché de la ligne médiane et saillant sous la peau (Duchenne (de Boulogne), *loc. cit.*, p. 950).

S'il y a en même temps contracture de l'angulaire, la tête est inclinée de ce côté et l'on sent le muscle dur dans le creux sus-claviculaire.

pondante est abaissée — légère déviation en dedans de l'angle inférieur de l'omoplate — ces faisceaux ne se durcissent plus lorsqu'on prescrit au malade de soulever un poids avec l'épaule.

3° Paralysie de la portion inférieure et des faisceaux qui s'insèrent à la moitié interne de l'épine = l'omoplate est attirée en dehors en totalité, son bord spinal restant parallèle à la colonne ; le dos s'arrondit, la poitrine se creuse (attitude du froid, de la crainte).

Angulaire. — Paralysie : l'angle inférieur de l'omoplate est légèrement dévié en dehors. Cette déviation s'accentue dans l'élévation de l'épaule (action de la portion moyenne du trapèze) (1).

Rhomboïde. — Paralysie : le bord spinal soulève la peau ; l'angle inférieur est légèrement dévié en dehors.

II. — Examen de la motilité du membre inférieur

1° EXPLORATION DES MOUVEMENTS DES ORTEILS

Dix-sept muscles servent à mouvoir les orteils ; leur action est très comparable à celle des muscles moteurs des doigts. Mais au point de vue qui nous occupe leur importance est beaucoup moindre, aussi serons-nous brefs.

Muscles extenseurs des premières phalanges = extenseur commun, extenseur propre du gros orteil, pédieux. Ils répondent aux extenseurs communs et propre des doigts.

Muscles fléchisseurs des deuxièmes et troisièmes phalanges = long fléchisseur commun et son accessoire ; ils répondent au fléchisseur profond des doigts.

(1) Le développement exagéré de l'angulaire et de la portion moyenne du trapèze = individus à cou court.
Faiblesse de ces mêmes muscles = individus à cou long.

Muscles fléchisseurs des deux phalanges = court fléchisseur commun et long fléchisseur du gros orteil. Ils répondent au fléchisseur sublime des doigts.

Muscles fléchisseurs des premières phalanges et extenseurs des deuxièmes et troisièmes = interosseux, lombricaux, adducteur du gros orteil, court fléchisseur et abducteur du gros orteil abducteur et court fléchisseur du petit orteil. Ils répondent aux interosseux et lombricaux de la main et aux muscles de l'éminence thénar et hypothénar.

Ces analogies nous dispenseront d'entrer dans le détail de l'action de ces muscles.

Cliniquement on se trouvera en présence soit de griffes, et alors on se rappellera les griffes analogues des doigts ; soit de paralysie et alors on notera simplement la paralysie des mouvements des orteils, sans arriver le plus souvent à une localisation précise.

2° EXPLORATION DES MOUVEMENTS DU PIED

Ces mouvements très complexes peuvent assez facilement être schématisés. En présence d'un malade il faudra : 1° examiner l'attitude, celle-ci donne souvent déjà des renseignements, qui indiquent les muscles qui doivent être explorés ; 2° explorer l'action de chacun des muscles, en se basant sur leur action bien connue.

1° *Exploration des extenseurs.*

Le pied est en talus. Cela nous indique déjà soit une paralysie des extenseurs soit une contracture des fléchisseurs.

Ce pied en talus peut facilement être ramené dans l'extension passive. Il ne s'agit donc pas d'une contracture.

a) Prescrire au malade d'étendre le pied :

Si ce mouvement est totalement impossible, ou se fait sans force mais directement = paralysie complète ou partielle du triceps sural et du long péronier latéral.

L'extension du pied se fait (faiblement, pas au delà de

l'angle droit) mais sans force au niveau du bord externe de l'avant-pied ; en même temps le pied est un peu creux, avec un peu d'abaissement du bord interne et un peu de valgus, de plus on ne sent pas se raidir le tendon d'Achille = paralysie du triceps avec intégrité du long péronier.

L'extension du pied se fait avec force, sauf au niveau du bord interne de l'avant-pied qui s'abaisse sans force. En même temps il y a des durillons (points d'appui anormaux) au niveau de la tête des deux derniers métacarpiens (1), le pied, en adduction est plat, la marche est pénible, douloureuse = paralysie du long péronier avec intégrité du triceps sural.

Dans ces trois cas le malade ne peut se tenir ou se tient difficilement debout sur la pointe des pieds.

Diagnostic avec les contractures.

Le pied est en talus, mais ne peut être ramené en extension passive. Il faut se demander s'il s'agit de contracture ou de rétraction fibro-tendineuse des fléchisseurs.

Le pied est-il plus élevé par son bord interne, rechercher l'état du jambier antérieur.

Est-il au contraire plus élevé par son bord externe ? Rechercher l'état de l'extenseur commun des orteils.

2° *Exploration des fléchisseurs.*

Le pied est en équinisme. S'il est facilement ramené en position normale il s'agit de déviation paralytique, sinon de contracture ou de rétractions fibro-tendineuses

, A. *Attitudes.*

L'*équinisme direct* : soit paralysie de tous les fléchisseurs (jambier antérieur, extenseur propre du gros orteil, extenseur commun) soit contracture des deux extenseurs ; soit

---

(1) Il y a souvent aussi un durillon sous la première phalange du gros orteil ; celle-ci étant fortement fléchie par les fléchisseurs du gros orteil qui essaient de suppléer l'action du long péronier, vient s'appliquer sur le sol.

simplement atonie de tous les muscles, et déviation par le poids des couvertures.

a) *Varus equin* : soit paralysie de l'extenseur commun, soit contracture du triceps sural.

b) *Valgus equin*: soit paralysie du jambier antérieur, soit contracture du long péronier (pied creux valgus).

B. *Exploration.*

Prescrire au malade de relever la pointe du pied :

a) Aucun mouvement ne s'exécute = paralysie de tous les extenseurs.

b) Le pied se relève légèrement, plus par son bord interne, la flexion avec abduction est impossible = paralysie de l'extenseur commun.

c) Le pied se relève avec assez de force, mais plus par son bord externe, la flexion avec adduction est impossible = paralysie du jambier antérieur.

3° Prendre le pied à pleine main, le tordre sur son axe, et prescrire au malade de le ramener en position normale.

Cette exploration, en montrant une faiblesse, soit de la rotation en dedans, soit de la rotation en dehors, confirmera le résultat des examens précédents.

La rotation en dehors (face dorsale tournée en dehors) a pour agent le triceps sural, et le jambier antérieur.

La rotation en dedans le long péronier latéral et le jambier postérieur.

Suivant que l'un de ces mouvements ne s'exécutera que faiblement ou avec un mouvement concomitant d'extension ou de flexion, on diagnostiquera facilement le muscle atteint.

4° Prescrire au malade de porter le pied soit en dedans, soit en dehors.

Si le pied ne peut se porter *directement* en dehors (péronier latéral, abducteur direct), mais exécute en même temps un mouvement de flexion (extenseur commun, fléchisseur abducteur), ou d'extension (long péronier latéral : extenseur abducteur) paralysie du péronier latéral.

Si le pied ne peut se porter *directement* en dedans (jambier postérieur, adducteur direct), mais exécute en même temps un mouvement de flexion (jambier antérieur, fléchisseur adducteur), ou un mouvement d'extension (triceps sural extenseur adducteur) = paralysie du jambier postérieur.

3° — EXPLORATION DES MOUVEMENTS DE LA JAMBE SUR LA CUISSE.

1° *Extension*. — Un seul muscle, le quadriceps crural est extenseur de la jambe sur la cuisse ; mais il est composé de 3 ou 4 parties dont l'action est différente. Le vaste interne attire la rotule en haut et un peu en dedans ; le vaste externe en haut et beaucoup en dehors.

Le droit antérieur agit directement comme extenseur ; en raison de son attache supérieure sur le bassin, il est en même temps fléchisseur de la cuisse sur le bassin : lorsque la cuisse est étendue, il agit avec beaucoup plus de force, comme extenseur de la jambe : lorsque la jambe est fléchie il agit beaucoup plus énergiquement comme fléchisseur de la cuisse (1). Cela est facile à comprendre, car dans ces diverses positions, il y a élongation du muscle. Ce muscle agit aussi comme ligament de l'articulation coxo-fémorale.

Dans la paralysie partielle du quadriceps le mouvement d'extension se fait avec moins de force. Si la paralysie ou l'atrophie porte seulement sur le vaste interne, l'action du

---

(1) Il est remarquable que tous les extenseurs du membre inférieur se prêtent une aide mutuelle : l'extension de la jambe, en tirant sur l'insertion fémorale des jumeaux, facilite l'extension du pied. l'extension de la cuisse en tirant sur l'insertion coxale du droit antérieur facilite l'extension de la jambe. C'est pour cela que l'extension totale du membre inférieur (saut, danse) se produit avec tant de force.

vaste externe n'étant plus contrebalancée peut luxer la rotule en dehors.

Lorsque le quadriceps est complètement paralysé, il en résulte des troubles considérables : la station debout n'est plus possible qu'à l'aide d'un artifice ; il faut que le membre inférieur soit constamment dans l'extension de façon que la ligne de gravité passe au-devant de l'articulation du genou ; si elle tombait en arrière, les genoux se fléchiraient et la chute serait infaillible.

Pendant la marche le malade s'étudie à ne prendre un point d'appui que lorsque le membre est en extension. Pour cela l'oscillation du membre est moins longue, et le bassin exécute un mouvement de rotation en avant, qui projette le poids du corps en avant ; l'appui ne se produit que lorsque le genou est tendu et que la ligne de gravité tombe en avant des genoux. La marche est encore facile en terrain plat, plus difficile en terrain montant, très difficile en montant un escalier.

Il est très facile d'explorer ce muscle : essayer de fléchir le genou en prescrivant au malade de résister et raidir le membre ; palper le muscle pendant ce temps.

2° *Flexion*. — Les fléchisseurs de la jambe sont nombreux : couturier, droit interne, demi-tendineux, longue portion du biceps, courte portion du biceps, poplité.

Ce qui permet de dissocier leur action, et de diagnostiquer leur paralysie isolée, c'est qu'en même temps que la flexion de la jambe ils produisent d'autres mouvements ; le *couturier* est en même temps fléchisseur de la cuisse, tenseur de la portion interne de l'aponévrose fémorale, légèrement rotateur de la cuisse en dehors ; *le droit interne* est adducteur de la cuisse, légèrement rotateur en dedans de la jambe (placée d'abord en rotation en dehors); le *demi-tendineux* et la *longue portion du biceps* jouent un rôle important comme extenseur du bassin sur la cuisse, le *demi-tendineux* est légèrement rotateur en dedans de la jambe (primitivement placé en rotation en dehors), le *biceps* est énergiquement rotateur en dehors de la jambe fléchie; le *poplité* est un puissant rotateur en dedans.

Exploration des muscles :

1° La jambe étant fléchie, essayer de l'étendre en prescrivant au malade de résister.

Cette épreuve ne donne qu'un renseignement vague sur les fléchisseurs pris en masse. La palpation des muscles et des tendons, la tension de l'aponévrose fémorale interne (couturier) apportent déjà quelques renseignements.

2° Examen de la marche. Si les fléchisseurs de la jambe sont paralysés, dans le premier temps de l'oscillation du membre, le pied tend à traîner par terre; le malade le fléchit alors énergiquement pour éviter que la pointe n'accroche le sol; dans le deuxième temps de l'oscillation la cuisse étant fléchie, le seul poids de la jambe suffit à la fléchir.

Dans la marche, lorsque la ligne de gravité tombe en avant de l'articulation coxo-fémorale la pesanteur tend à fléchir le bassin sur la cuisse : ce mouvement est arrêté par les fléchisseurs de la jambe, extenseurs du bassin (demi-tendineux et longue portion du biceps).

Si ces muscles sont atrophiés le malade renverse instinctivement le corps en arrière pour maintenir constamment la ligne de gravité en arrière de l'articulation coxo-fémorale. S'il oublie un instant cette précaution il tombe en avant. La course et la marche rapide sont très difficiles.

3° Le sujet étant assis sur une chaise les deux talons reposant par terre, lui prescrire de porter la pointe du pied en dedans, puis en dehors; et une main placée sur la jambe apprécie le degré de rotation, l'autre palpe les muscles et les tendons.

La rotation en dehors se fait bien et l'on sent le tendon soulever le bout externe du creux poplité si le biceps est intact.

La rotation en dedans se fait mal si le poplité est paralysé. La jambe étant placée en rotation en dehors ne peut être ramenée en position directe, s'il y a de plus paralysie du droit interne, et du demi tendineux.

Le sujet étant dans la même position, lui prescrire de rapprocher fortement les genoux, pendant que la main palpe les tendons à la partie interne du creux poplité (droit interne).

4° Les muscles fléchisseurs de la jambe agissent comme ligaments actifs de l'articulation du genou, en contribuant, avec les ligaments postérieurs, à empêcher le mouvement d'extension de dépasser la ligne droite.

Si ces muscles sont paralysés, la jambe se place en hyper-extension et fait avec la cuisse un angle ouvert en avant.

La prédominance d'action du biceps en certains cas de paralysie infantile peut rendre les genoux cagneux.

4° EXPLORATION DES MOUVEMENTS DE LA CUISSE.

1° *L'extension, le grand, le moyen et le petit fessier.*

Lorsque le grand fessier se contracte, la fesse se durcit, la cuisse s'étend puissamment sur le bassin, le membre inférieur exécute un léger mouvement de rotation en dehors. Duchenne (de Boulogne) a montré qu'il intervenait peu dans la marche en terrain plat, l'extension du bassin s'obtient alors par les fléchisseurs de la jambe, extenseurs du bassin. Il joue un rôle important lorsque la cuisse ou le bassin fortement fléchis doivent être ramenés en extension, par exemple dans la marche en terrain montant, dans l'action de monter un escalier, dans l'acte de se relever après avoir ramassé un objet. En faisant exécuter au malade ces diffé-rents actes, et en observant et palpant en même temps le grand fessier on se rendra très facilement compte de son état.

Le moyen et le petit fessier ont une action différente suivant la portion du muscle envisagée. Dans la marche leur rôle est surtout de soutenir le bassin, et d'empêcher le poids du corps de l'entraîner du côté du membre qui se soulève. Si l'on fait marcher devant soi un sujet atteint de paralysie du moyen fessier gauche par exemple, on verra qu'au moment où le membre droit quitte le sol, le membre gauche servant seul de point d'appui, il se produit une inclinaison brusque du bassin du côté droit.

De plus l'action rotatoire en dedans des fibres antérieures du moyen fessier ne venant plus contrebalancer l'action des rotateurs en dehors ; il en résulte une attitude vicieuse : la pointe du pied se tourne en dehors, la marche est troublée, le malade boite.

2° La rotation en dehors : *pyramidal, jumeaux, obturateur interne, obturateur externe, carré crural.*

Lorsque ces muscles sont paralysés, il se produit une attitude vicieuse, la pointe du pied tournée en dedans, que le sujet ne peut corriger spontanément.

3° *La flexion :psoas-iliaque, et tenseur du fascia lata.*

En même temps qu'il fléchit la cuisse (ou réciproquement le bassin) le psoas-iliaque fait tourner la cuisse en dehors. Inversement le tenseur du fascia lata la fait tourner en dedans. Tous deux ensemble la fléchissent directement.

Ces deux muscles jouent un rôle très important dans le second temps de la marche, pour faire osciller le membre inférieur d'arrière en avant.

Si le tenseur du fascia lata est paralysé le mouvement d'oscillation s'exécute bien mais il produit en même temps un mouvement de rotation en dehors (action du psoas iliaque). Cependant le sujet en y prêtant attention peut neutraliser ce mouvement à l'aide du moyen fessier. Lorsque le tenseur du fascia lata est paralysé, le doigt placé au-dessus de l'épine iliaque antérieure et inférieure ne sent plus son tendon se soulever dans la flexion de la cuisse. La contracture du fascia lata fléchit fortement la cuisse, occasionne un grand trouble de la station et de la marche, peut produire des déformations compensatrices du rachis.

La paralysie complète des deux fléchisseurs rend la marche complètement impossible. Mais il suffit qu'ils aient conservé un très faible degré de contraction pour assurer l'oscillation du membre.

Pour apprécier ce degré de contraction, mettre le sujet debout, et lui prescrire d'élever le genou jusqu'à ce que la cuisse devienne horizontale.

4° L'*adduction* : *pectiné*, les *trois adducteurs*, le *droit interne*.

Prescrire au malade de rapprocher fortement les genoux, pendant qu'on s'oppose à ce mouvement et qu'on palpe les muscles et les tendons.

Lorsque les adducteurs sont paralysés le mouvement d'oscillation de la marche ne se fait pas directement en avant, mais en avant et en dehors.

III. — Examen de la motilité du tronc

1° — Muscles de la respiration

1° *Diaphragme*. — La survie est possible après une paralysie complète du diaphragme, mais l'hématose se fait très mal, le malade reste incapable de tout effort, la voix est faible et provoque l'essoufflement, et la moindre complication broncho-pulmonaire devient très grave. La toux, l'éternuement, l'expuition, la défécation sont très pénibles.

A l'état normal, si l'on découvre un malade et qu'on observe les mouvements respiratoires, à chaque inspiration on voit la base du thorax s'élargir dans tous les sens, par élévation et abduction des côtes ; en même temps l'hypogastre et les hypochondres se soulèvent.

Lorsque le diaphragme est paralysé, la respiration affecte le type costo-supérieur, la base du thorax reste immobile, l'épigastre et les hypochondres s'affaissent. Ce mouvement est très facile à apprécier par la main appliquée sur l'abdomen (1).

La contracture du diaphragme amènerait la mort rapide par asphyxie (Duchenne).

2° *Intercostaux.* — Ce sont des agents très puissants d'inspiration ; en prenant un point d'appui sur leurs attaches supérieures ils élèvent fortement les côtes et élargissent le thorax dans tous les sens.

Lorsqu'ils sont paralysés, la respiration costo-supérieure ne se fait plus. De plus la paroi thoracique s'affaisse et se rétrécit, les côtes deviennent très obliques ; la capacité thoracique est très diminuée.

A l'état normal leur rôle est assez effacé, leur paralysie ne compromet pas la vie. Leur rôle devient très important dans la paralysie du diaphragme.

3° *Muscles inspirateurs auxiliaires.* Ce sont les scalènes, les sterno-cléïdo-mastoïdiens, la portion claviculaire du trapèze, les petits pectoraux, les sous-claviers.

Malgré leur paralysie l'inspiration costo-supérieure reste possible (intercostaux). La contraction des scalènes peut être sentie à travers le creux sus-claviculaire. Quant aux autres muscles, nous avons déjà vu (trapèze) ou nous verrons (st. cl. mast.) les signes de leur paralysie.

Pour les mêmes raisons nous ne parlerons pas des muscles auxiliaires accessoires tels que grand dentelé, rhomboïde, grand pectoral, grand dorsal.

4° *Muscles expirateurs.* — Pour se rendre compte de l'état des muscles des parois abdominales, il faut provoquer une expiration forcée par exemple prescrire au malade de tousser. La paralysie des muscles de l'abdomen est souvent

---

(1) La radioscopie a apporté un moyen très facile d'observer directement les mouvements du diaphragme, que l'on voit très nettement s'élever et s'abaisser. Elle sera certainement très utile dans les paralysies du diaphragme.

une cause de dysurie. Mais surtout il y a des troubles importants dans les mouvements de la colonne (Voy. plus loin).

2° — Mouvements de la colonne

A. — Région lombaire

1° *Mouvements d'extension*. — Les muscles moteurs de la colonne redressent le corps penché en avant, et combattent dans cette position l'action de la pesanteur. Lorsque ces muscles sont paralysés, si le sujet conserve son attitude normale la pesanteur entraînant le corps en avant, fléchirait la colonne, et la chute serait inévitable. Pour l'éviter le malade place sa colonne en hyperextension, avec lordose lombaire, pour que la pesanteur n'agisse plus dans le sens de la flexion mais bien de l'extension : les muscles abdominaux résistent à cette hyperextension. Mais cette attitude a une autre conséquence : elle reporte en arrière le centre de gravité, et la verticale qui en serait abaissée tomberait en arrière de la base de sustentation et amènerait une chute totale. Pour l'éviter le malade place ses cuisses et ses jambes en demi-flexion pour ramener la ligne de gravité sur la base de sustentation.

Lorsqu'il s'agit de simple faiblesse il est très facile d'explorer ces muscles en faisant exécuter un mouvement d'extension à la colonne.

Lorsque ces muscles s'atrophient les gouttières vertébrales se creusent.

2° *Mouvements de flexion*. — Lorsque les muscles fléchisseurs de la colonne sont paralysés, il se produit encore une lordose lombaire, par le mécanisme suivant. Lorsqu'à l'état normal, le tronc, dans les divers mouvements, se trouve porté en arrière en extension, la pesanteur tend à exagérer cette extension : le sujet résiste à l'aide de ses muscles abdominaux fléchisseurs de la colonne, sans eux il tomberait.

Lorsque ces muscles sont paralysés, il faut donc que le malade évite qu'à aucun moment la pesanteur n'agisse dans le sens de l'extension de la colonne. Pour parer à cette éventualité, il fléchit le bassin en avant, mais alors si la colonne conservait sa forme normale, la ligne de gravité du corps tomberait en avant de la base de sustentation, et la chute se produirait en avant. C'est pour cela que le haut du corps se rejette en arrière pour ramener la ligne de gravité sur la base de sustentation. De ces deux mouvements, flexion du bassin et rejet du corps en arrière, résulte l'ensellure lombaire. L'attitude est alors très comparable à celle de la double luxation congénitale de la hanche.

Pour explorer les muscles fléchisseurs de la colonne, on prescrit au malade étendu horizontalement sur le dos de se relever, sans le secours des mains, pendant que la main palpe les muscles abdominaux.

Lorsqu'il y a paralysie à la fois des fléchisseurs et des extenseurs de la colonne, la station debout, et la station assise sont impossibles. La marche à quatre pattes est encore possible.

B. — Région dorso-cervicale

1° *Extension*. — Si les muscles extenseurs de la région dorso-cervicale s'affaiblissent, la colonne s'incurve en avant en cyphose; le sujet peut encore la redresser par un grand effort, mais celui-ci ne peut être prolongé. Cette cyphose se distingue facilement d'une cyphose osseuse par sa disparition dans la position couchée. La production de cette cyphose tendant à porter en avant de la base de sustentation du corps la ligne de gravité du corps, le sujet y remédie par l'hyperextension du bassin, sur les cuisses, sans production de lordose compensatrice.

Une paralysie unilatérale produit une lordose.

C. — Mouvements de la colonne cervicale et de la tête

1° *Extension*. — Les extenseurs agissent d'une façon permanente pour empêcher la pesanteur d'entraîner la tête en avant. S'ils sont paralysés le sujet renverse la tête en arrière, pour que la pesanteur s'exerce dans le sens de l'extension.

L'exploration de ces muscles est très facile en prescrivant un mouvement d'extension et palpant la nuque.

2° *Flexion*. — Lorsque les sterno-cléido-mastoïdiens sont paralysés, le malade debout marche la tête fortement penchée en avant, pour éviter qu'elle ne soit entraînée en extension par les muscles de la nuque. Couché, il est impuissant à soulever la tête.

3° *Rotation*. — Prescrire au malade de tourner la tête à droite et à gauche, en s'opposant à ce mouvement par une main placée sur le menton, pendant que l'autre palpe le sterno-cléido-mastoïdien et le trapèze.

IV. — Exploration des muscles de la face.

I. — Etat statique

La forme du visage, son expression sont essentiellement sous la dépendance du tonus de ses muscles : si celui-ci est modifié, les traits et l'expression changent (1), et si la lésion est unilatérale, il y a asymétrie.

Hémiplégie faciale.

1° La figure est asymétrique, le côté paralysé semble plus volumineux, les traits semblent déviés du côté sain.

2° Les rides, les plis de la physionomie sont moins accusés du côté paralysé ; le sillon naso-labial est moins profond.

(1) Duchenne (de Boulogne) a étudié l'action de chacun des muscles du visage. Nous n'entrerons pas dans le détail des symptômes de la paralysie de chacun d'eux. On a très rarement à faire le diagnostic d'une telle paralysie.

J. Roux. — Maladies nerveuses. 3

3° La bouche est asymétrique, les lèvres paraissent plus volumineuses, se pincent moins du côté paralysé.

Le nez est quelquefois légèrement dévié, la narine un peu affaissée.

La fente palpébrale peut être agrandie, la paupière inférieure déversée en avant et les larmes s'écouler sur la joue.

II. — EXPLORATION DYNAMIQUE

a) Observer les mouvements : pendant la respiration (malade qui fume sa pipe) ; pendant la phonation ; pendant la mastication.

Dans tous ces mouvements on peut voir un côté rester plus ou moins inerte.

b) Prescrire aux malades certains mouvements : action de siffler, de donner un baiser, de se gonfler les joues, de rire, de flairer, de montrer les dents.

c) Exploration du *facial supérieur* : examiner le clignement des yeux ; l'occlusion volontaire ; prescrire au malade de fermer les yeux, et s'opposer à ce mouvement par les deux pouces retenant relevées les paupières ; prescrire au malade d'ouvrir les yeux et s'opposer à ce mouvement par les deux pouces placés sur les paupières abaissées ; dans ces deux explorations on peut nettement percevoir une diminution de force d'un orbiculaire ou d'un releveur. Prescrire au malade de plisser le front et comparer les plis des deux côtés.

V. — Exploration des muscles du larynx.

I. — Troubles fonctionnels.

A. — TROUBLES DE LA PHONATION

1° Aphonie complète, le malade ne parle qu'à voix basse, chuchotée.

2° Voix rauque, enrouée, bitonale.

B. — Troubles de la respiration

1° Dyspnée avec tirage; accès de suffocation, cyanose de la face = diminution plus ou moins considérable de l'ouverture glottique.

2° Impossibilité de la toux, de l'effort, de tous les mouvements qui nécessitent la fermeture de la glotte.

Remarque. — On ne peut baser un diagnostic sur les troubles fonctionnels seuls, l'examen laryngoscopique est absolument indispensable.

II. — Examen laryngoscopique.

1° *Examen.* 1° S'assurer qu'il n'existe aucune lésion inflammatoire, spécifique ou néoplasique des divers tissus.

2° Examiner : *a*) la forme de la glotte au repos; *b*) ses mouvements pendant les grandes inspirations; *c*) ses mouvements dans l'émission d'un son.

2° *Symptômes constatés et leur signification.*

A. — Symptomes unilatéraux

1° Une des cordes vocales a perdu *une partie* de ses mouvements :

a) La forme de la glotte est normale au repos ; les mouvements associés aux grandes inspirations se font normalement; dans l'*émission d'un son, une des cordes vocales ne dépasse pas la position respiratoire* = paralysie fonctionnelle unilatérale des mouvements de phonation (hystérie).

b) La forme de la glotte est normale au repos, les mouvements respiratoires se font bien ; pendant l'émission d'un son, on voit un des cartilages aryténoïdes basculer en arrière (contraction des crico-aryténoïdiens postérieurs non contrebalancée par la contraction du crico-thyroïdien), la corde vocale se bombe en haut et vibre mal = paralysie du crico-thyroïdien.

c) Une des cordes vocales reste dans la position du repos, ne s'écarte pas dans les grandes inspirations, se rapproche normalement de la ligne médiane dans la phonation, mais avec un mouvement de bascule en avant du cartilage aryténoïde = paralysie du crico-aryténoïdien postérieur (Jelenffy).

B. — Une des cordes a perdu la *totalité* de ses mouvements.

a) Cette corde est *immobilisée* en abduction extrême, dans la position qu'elle prend à l'état normal dans les mouvements inspiratoires forcés. Aucun mouvement. La corde, de l'autre côté, a des mouvements normaux ; leur amplitude peut même s'exagérer, la corde saine peut dépasser la ligne médiane dans la phonation = paralysie unilatérale des constricteurs de la glotte, avec conservation ou spasme du dilatateur (crico-aryténoïdien postérieur).

b) La corde paralysée est immobilisée en position intermédiaire. Comme dans le cas précédent, la corde saine peut dépasser la ligne médiane et arriver en contact de la corde paralysée, alors l'aphonie disparaît = *paralysie complète du récurrent.*

c) La corde vocale est immobilisée en adduction, sur la ligne médiane (1) = *lésion des récurrents.*

B. — Symptomes bilatéraux

1° *Laryngoplégies incomplètes.*

a) La forme de la glotte est normale au repos, les mouvements respiratoires se font bien, les mouvements réflexes d'adduction (toux, effort...) se font bien ; pendant les essais

(1) On n'est pas d'accord pour l'explication de ce cas, les uns admettent des paralysies, les autres des spasmes.

de phonation les cordes vocales ne se rapprochent pas ; aphonie = paralysie fonctionnelle des mouvements de phonation (aphonie hystérique).

b) La glotte prend une forme anormale dans la phonation : 1° elle ne se ferme que dans la partie ligamenteuse restée ouverte dans la portion cartilagineuse (paralysie isolée du muscle ary-aryténoïdien); 2° elle se ferme dans la glotte cartilagineuse, mais laisse une fente fusiforme entre les deux cordes (paralysie du thyro-aryténoïdien interne).

Dans tous ces cas il s'agit de paralysies partielles, soit hystériques, soit de causes locales (laryngite, nodule des chanteurs, fatigue par surmenage, etc.).

c) Insuffisance de tension = paralysie du crico-thyroïdien (laryngé supérieur).

2° *Laryngoplégies complètes.*

a) Larynx immobile, les cordes en abduction extrème aphonie, toux aphone, impossibilité de l'effort = paralysie hystérique.

b) Cordes immobilisées en position intermédiaire = paralysie double du récurrent.

c) Cordes immobilisées en adduction, tirage, asphyxie (1).

VI. — Exploration des muscles du pharynx.

I. — Troubles fonctionnels.

a) *Phonation.* — Voix nasonnée de la paralysie du voile du palais. Ne pas la confondre avec la voix nasonnée de l'obstruction des fosses nasales (rhinolalie fermée). Vérifier par l'examen direct si la rhinolalie ouverte n'est pas due à une perforation du voile ou de la voûte du palais (congénitale,

---

(1) On n'est pas d'accord sur l'interprétation de ces cas : soit paralysie du dilatateur, soit spasmes des constricteurs, soit spasmes de tous les muscles.

gomme...) ou à une insuffisance de développement (insuffisance vélo-palatine).

b) *Déglutition.* — Peut être absolument impossible (paralysie complète). Rejet des aliments surtout des boissons par le nez (paralysie du voile). Pénétration de particules alimentaires dans le larynx : toux et suffocation.

II. — Examen direct.

a) Asymétrie du voile, flasque et tombant d'un côté, normal de l'autre ; déviation de la luette = paralysie unilatérale.

b) Voile du palais, flasque et tombant des deux côtés = paralysie bilatérale.

c) L'abaisse-langue ou le doigt est porté jusqu'à la base de la langue et au palais, pour déterminer des efforts de vomissements. On voit alors nettement si les muscles se contractent normalement des deux côtés, d'un seul côté ou pas du tout.

d) Examen pendant l'émission d'un son.

VII. — Les sphincters et les réservoirs.

a) Paralysie des sphincters de la vessie = incontinence d'urine.

b) Paralysie des fibres longitudinales de la vessie : rétention d'urine, nécessité du cathétérisme, miction par regorgement.

c) Paralysie du sphincter anal = incontinence des matières.

d) Atonie du rectum : constipation opiniâtre.

Remarque. — Vérifier toujours la perméabilité des voies d'excrétion.

III. — Signification générale du symptôme paralysie

Dans l'exécution d'un mouvement volontaire, l'influx nerveux partant de l'écorce au niveau des circonvolutions dites motrices, suit d'abord le neurone moteur central, à travers le centre ovale, la capsule interne, les pédoncules, la protubérance et la moelle. Puis passant dans le neurone moteur périphérique, va jusqu'au muscle, à travers les racines antérieures, les plexus nerveux, les nerfs périphériques.

Lorsqu'il y a paralysie c'est qu'une lésion organique ou un trouble fonctionnel (1) siège sur un point quelconque de ce long trajet des voies motrices.

Si l'on envisage ce seul symptôme isolé, les hypothèses que l'on peut faire pour l'expliquer, les *possibilités* de siège pour la lésion sont donc très nombreuses.

Mais nous verrons plus loin comment par le fait de la combinaison de plusieurs paralysies les possibilités diminuent déjà ; comment ensuite par la combinaison des paralysies avec d'autres symptômes ces possibilités se restreignent de plus en plus, jusqu'à une seule qui est le diagnostic anatomique cherché.

§ II. — TRAITEMENT DU SYMPTOME PARALYSIE

Il n'y a pas de traitement *médicamenteux* s'adressant au *symptôme* paralysie.

Les *agents physiques* peuvent au contraire rendre les plus grands services.

(1) Remarquons que ce trouble *fonctionnel* des voies motrices peut avoir pour cause une lésion organique, siégeant en dehors de celles-ci : la section des racines *postérieures* des nerfs d'une patte peut déterminer la paralysie de celle-ci ; une lésion des lobes occipitaux peut déterminer de l'hémiplégie.

1° Le *massage* des muscles paralysés : *a*) favorise la circulation, la rend plus active, améliore la nutrition ; *b*) favorise les échanges osmotiques, accélère l'apport des matériaux de nutrition, et le départ des produits de désassimilation ; *c*) rend plus active la *respiration* du muscle ; *d*) excite la contraction idio-musculaire et peut ainsi favoriser le retour de la contractilité.

Les massages trop violents ont l'inconvénient de favoriser l'apparition des contractures dans certains cas où celles-ci sont imminentes (hystériques). Dans ce cas il est bon de les remplacer par les *mouvements passifs*.

2° *Les mouvements passifs* peuvent être exécutés de différentes façons. On a inventé pour cela des appareils très compliqués fondés sur la physiologie des différents muscles. Le meilleur instrument est encore la main d'un opérateur intelligent connaissant le fonctionnement des muscles et des articulations. Les mouvements passifs imprimés aux diverses articulations ne seront que la reproduction des mouvements physiologiques de celles-ci, avec leur amplitude normale. Ils seront exécutés lentement et progressivement et ne devront jamais provoquer de douleurs un peu vives.

Ces mouvements passifs ont l'avantage : 1° de maintenir le jeu des articulations, d'empêcher la production des arthropathies, de prévenir les ankyloses et rétractions fibro-tendineuses ; 2° par les alternatives d'élongations et de raccourcissement des muscles, elles exercent un véritable *massage interne ;* 3° elles retardent ou empêchent la production des contractures ; 4, elles préviennent les rétractions musculo-tendineuses ; 5° en provoquant des contractions réflexes des muscles, elles favorisent le retour de la motilité.

3° *Les mouvements actifs*. — Le meilleur excitant des muscles est l'excitant physiologique. Toutes les fois qu'il persiste un certain degré de contractilité il faudra mettre en jeu celle-ci par des exercices méthodiques. A certains moments déterminés et réglés d'avance, d'une façon variable dans chaque cas particulier, le malade s'exercera à obtenir des muscles parésiés le maximum de contraction. Ces contractions ne seront pas poussées jusqu'à la fatigue. On pourra les combiner aux mouvements passifs, en ordonnant au malade de résister aux mouvements que l'opérateur imprime à ses membres.

4° L'*électrothérapie* (1) ne s'adresse pas uniquement au symptôme. Ses indications sont variables suivant les cas.

D'une façon générale employer l'électricité sous la forme où elle excite le mieux la contractilité musculaire.

Pas de courants faradiques toutes les fois qu'il y a menace de contractures.

5° *Prothèse musculaire.* Lorsque certains muscles sont plus ou moins définitivement supprimés fonctionnellement, on peut essayer de suppléer leur action par des appareils prothétiques.

La prothèse n'est possible que dans les paralysies *bien localisées ;* elle suppose l'intégrité des antagonistes. C'est en empruntant la force de ceux-ci qu'elle essaye de restituer aux segments de membre les mouvements perdus. On comprendra mieux par un exemple.

Supposons une paralysie complète et définitive des extenseurs de la main et des doigts (Voy. p. 6). Il y a impotence presque complète de la main, car les fléchisseurs eux-mêmes sont gênés dans leur action (V. p. 14). Plaçons sur l'avant-bras un bracelet, sur le carpe un gantelet, réunissons-les par un ressort dont la force est proportionnelle à celle des fléchisseurs de la main : le poignet est maintenu en extension et la faiblesse apparente des fléchisseurs disparaît. Ajoutons un anneau sur chacune des premières phalanges des quatre derniers doigts ; réunissons ces anneaux au gan-

---

(1) On ne trouvera pas dans ce livre de chapitre « électrothérapie » : il existe trop d'articles et de traités spéciaux pour que nous ayons voulu donner des notions que le cadre de cet ouvrage aurait rendues trop succinctes.

telet du carpe par des ressorts appropriés : les premières phalanges sont maintenues étendues et l'extension des 2e et 3e (lombricaux, interosseux) n'est plus gênée (Voy. p. 9-10). Avec un tel appareil on restitue à la main presque tous les mouvements perdus (1) : pendant les mouvements de flexion du poignet et des 1res phalanges, les ressorts empruntent aux fléchisseurs une force qu'ils restituent ensuite en produisant le mouvement antagoniste. Sans doute l'action des fléchisseurs s'en trouve diminuée d'autant : mais sous l'influence de l'exercice ils ne tardent pas à s'hypertrophier.

Le principe de la prothèse musculaire est donc celui-ci : emprunter aux muscles sains, ordinairement aux antagonistes, la force nécessaire pour suppléer l'action des muscles paralysés.

Dans son application la prothèse suppose une connaissance exacte et minutieuse de l'action des muscles qu'il s'agit de remplacer.

Ses avantages sont : 1º de prévenir la production d'attitudes pathologiques, qui seraient préjudiciables à l'action des muscles restés sains, et tendraient à devenir permanentes, par rétractions fibro-tendineuses ; 2º de restituer artificiellement des mouvements perdus.

Dans certains cas on se contente de rechercher le premier résultat. Ainsi dans la paralysie du grand dentelé, les mouvements d'élévation du bras sont très compromis par le mouvement de bascule de l'omoplate (Voy. p. 23). Il suffit de fixer cet os pour que l'élévation du bras se fasse bien jusqu'à l'horizontale. Dans le but d'obtenir cette fixation de l'os, on a eu recours à des tentatives chirurgicales (fixation de l'omoplate aux côtes).

La paralysie des muscles fléchisseurs de l'avant-bras pro-

______

(1) Il n'est pas jusqu'aux mouvements de latéralité des doigts qu'on ne puisse récupérer, par une direction convenable des ressorts.

duit une impotence complète du membre supérieur : les mouvements de la main, même intacts, deviennent presque inutiles, puisque la main ne peut être portée là où elle est nécessaire. Un simple appareil immobilisant le coude à angle droit lui rend la plus grande partie de ses usages.

Les développements que nous avons donnés plus haut au diagnostic des muscles paralysés montreront suffisamment l'utilité que peut avoir un appareil prothétique dans chaque cas particulier (1).

6° *Intervention chirurgicale.* — Lorsque près d'un muscle complètement paralysé se trouvent des muscles sains on peut essayer de leur emprunter tout ou partie de leurs fibres en les suturant au tendon du muscle paralysé.

II. — Modifications du tonus musculaire.

A l'état de repos les muscles *vivants* ne sont jamais complètement relâchés, comme ils le sont sur le cadavre, par exemple. Ils présentent toujours un certain état de tension, qu'on appelle le *tonus* musculaire.

I. — Physiologie normale et pathologique.

Le tonus musculaire est le résultat d'une *élasticité active* absolument analogue à *l'élasticité active* de contraction.

Pour bien comprendre la signification de cette *élasticité active*, et de ses modifications cliniques, rappelons en quelques mots quel en est le mécanisme.

L'élément musculaire contractile peut, d'une façon très schématique, être conçu de la façon suivante (fig. 8). 1° *Au repos complet* (jamais réalisé), une sphère (A) liquide ou

(1) Il sera utile d'avertir le malade que le soulagement qu'il procure ne sera pas immédiat ; une nouvelle coordination des mouvements doit d'abord s'établir.

demi-liquide, contenue dans un milieu, également liquide (B) ; le tout entouré, enveloppé par des formations élastiques et de soutien figurées schématiquement par l'enveloppe (C).

Les deux liquides A et B ne sont pas miscibles : ils restent séparés par leur tension superficielle. Au repos complet le liquide A prend la forme sphérique (comme le fait une goutte d'huile dans un liquide de même densité) en vertu de sa tension superficielle. En vertu de cette même tension

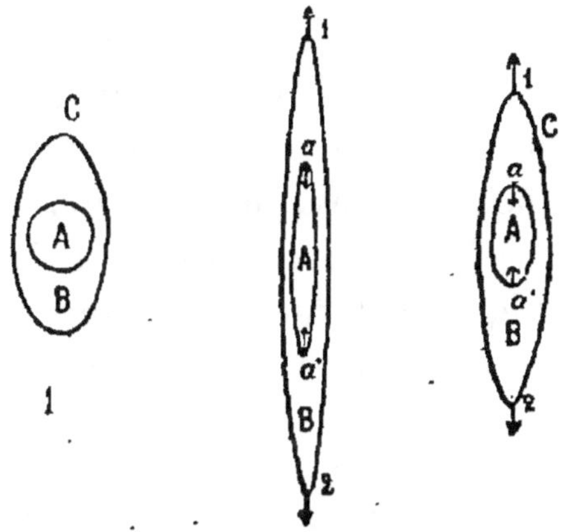

Fig. 8. — *Schéma de la fibre musculaire à l'état théorique de repos complet.* — Le liquide A prend la forme sphérique, il est limité par la zone de tension superficielle, qui le sépare du liquide non miscible B.

2. — *État de tonus à l'état statique.* — Des actions extérieures (1 et 2) par l'intermédiaire des forces élastiques et de soutien (C) ont déformé la sphère liquide (A). Celle-ci réagit par sa tension superficielle, en développant des forces (a et a') égales et contraires aux actions extérieures (1 et 2). L'équilibre s'établit.

3. — *État de contraction.* — La sphère A ayant brusquement augmenté sa tension superficielle, les forces (a et a' sont devenues supérieures aux actions extérieures (1 et 2) ; d'où mouvement = contraction musculaire, la fibre s'est raccourcie.

superficielle, le liquide A réagit contre toute cause susceptible d'altérer sa forme sphérique.

2° *A l'état de tonus.* — Les formations élastiques et de

soutien figurées par la membrane (C), sollicitées par les actions extérieures (par exemple tractions en 1 et 2) tendent à déformer la sphère A ; celle-ci réagit par sa tension superficielle. L'équilibre s'établit lorsque la force déployée par la tension superficielle (force d'autant plus grande que la déformation est plus considérable) est égale à celle que lui opposent les actions extérieures. Telle est l'origine du tonus musculaire à l'état statique. La déformation de la sphère A est d'autant plus petite que les actions extérieures sont plus faibles, et que la tension superficielle est plus grande.

3° *A l'état de contraction.* — Supposons que dans cette sphère A la tension superficielle devienne tout d'un coup plus considérable, les actions extérieures restant les mêmes (ou étant moins augmentées que la tension superficielle) ; les deux forces qui se faisaient équilibre deviennent inégales : la sphère A corrige sa déformation et transmet son mouvement aux pièces élastiques et de soutien. C'est la contraction musculaire.

L'élasticité active du tonus comme de la contraction est donc le résultat de la tension superficielle. Celle-ci est variable, et ses variations sont sous la dépendance de processus physico-chimiques, encore inconnus, mais qui aboutissent à la combustion des corps hydrocarbonés, et à la transformation en force vive de la force latente qu'ils contenaient.

Ces processus physico-chimiques sont probablement les mêmes dans l'état de simple tonus, et dans l'état de contraction.

Ils sont sous la dépendance du système nerveux, par l'intermédiaire du nerf moteur.

En dernière analyse nous pouvons résumer tout ceci de la façon suivante : Le nerf moteur conduit jusqu'au muscle de l'énergie nerveuse : celle-ci détermine dans l'élément musculaire contractile des processus physico-chimiques, dont le résultat est la production d'une élasticité active par l'intermédiaire des variations de tension superficielle. Cette élasticité active porte le nom de tonus musculaire, lorsqu'elle fait simplement équilibre aux actions extérieures: pression des muscles les uns contre les autres, poids des membres, etc... ses variations sont lentes, elles modifient l'état de tension des muscles, ne déterminent pas de mouvements.

La contraction ne diffère du tonus que par la grandeur et la *brusquerie* de la variation, aboutissant à la production de mouvements.

Il est facile de voir à quoi sert le tonus à l'état normal : 1° Il maintient les pièces du squelette, en contact, et les tient prêtes à se mouvoir dans de bonnes conditions, sans chocs, sans heurts. Un organisme dans lequel le tonus musculaire serait brusquement supprimé ressemblerait à une machine dans laquelle on aurait desserré tous les écrous: quelques heures de fonctionnement suffiraient à l'user ou à la briser. 2° Le tonus musculaire tient le muscle prêt à fonctionner : au lieu d'être un état nouveau, un changement qualitatif des processus vitaux, la contraction n'est qu'un changement quantitatif, une augmentation brusque des actes physico-chimiques tenant sous leur dépendance permanente la tension superficielle. Le muscle à l'état de tonus est une locomotive sous tension. 3° Le système nerveux possède deux moyens d'exécuter un mouvement: dans la flexion de l'avant-bras par exemple, il peut exciter les fléchisseurs (contraction, augmentation brusque du tonus) ou bien inhiber (diminution du tonus) les extenseurs. Dans tout mouvement il est probable que ces deux éléments entrent simultanément en jeu.

Comment agit le système nerveux pour produire ces modifications? Ici règne une grande obscurité.

1° Tout le monde admet que le nerf moteur, le neurone centrifuge périphérique, est excitateur du tonus. Il est peu probable qu'il contienne des fibres inhibitrices.

Le tonus musculaire traduit en résumé le tonus du neurone moteur périphérique. Celui-ci est soumis à des influences diverses, les unes excitatrices, les autres inhibitrices.

2° Le neurone sensitif périphérique exerce certainement une action excitatrice (hypotonus dans la section des racines postérieures, dans la plupart des névrites périphériques, dans le tabes).

Contient-il en même temps des fibres inhibitrices ? On ne peut l'affirmer.

3° L'action du faisceau pyramidal est actuellement l'objet de vives discussions. Avec Charcot et ses élèves, la question parut quelque temps très simple : la contracture était fonction des lésions du faisceau pyramidal. Pour Charcot, le faisceau pyramidal était excitateur du tonus; sa sclérose agissait comme excitant permanent. Marie admet que le FPy était inhibiteur du tonus, d'où hypertonus, lorsqu'il était lésé. La conception de Marie était mieux adaptée à ce que nous savons de physiologie nerveuse (invraisemblance de l'excitation permanente par la sclérose), et pouvait seule s'appliquer à certains faits d'absence de développement du FPy (Mal. de Little).

Mais bientôt des protestations s'élevèrent sur le terrain clinique d'abord : on montra que la lésion du FPy n'avait pas forcément pour conséquence la contracture.

Lorsque les travaux de Ferrier, Luciani, etc., eurent démontré l'action sur le tonus du cervelet, des théories nouvelles s'édifièrent. V. Gehuchten admit que l'écorce cérébrale agissait sur les cellules des cornes antérieures et sur le tonus, par deux voies : une voie directe, cortico-médullaire, par le FPy ; une voie indirecte, cortico-ponto-cerebello-médullaire. La première était inhibitrice, la seconde excitatrice. Si les deux étaient lésées, il y avait hypotonus (section complète de la moelle); si la voie cortico-médullaire était seule atteinte, il y avait hypertonus et contracture. Malgré les efforts de Mya et Levi pour appliquer la théorie de Marie à tous les cas, et malgré l'autorité de Brissaud expliquant par des lésions méconnués de l'arc réflexe, la flaccidité de la paralysie dans certaines sections de la moelle, la théorie de Van Gehuchten gagne du terrain. Celle de Grasset n'en est guère qu'une variante.

Cependant il est une théorie un peu différente qui nous semble être celle de l'avenir, c'est celle basée sur les recherches de Mann.

Chacun de nos mouvements nécessite la coopération de deux ordres de fibres : des fibres excitatrices, provoquant la contraction de certains muscles; des fibres inhibitrices, provoquant la diminution du tonus dans les muscles antagonistes : le travail à accomplir se trouve ainsi réduit au minimum. Les fibres excitatrices de tel groupe musculaire sont mélangées aux fibres inhibitrices du groupe antagoniste : si une lésion siège sur ce mélange, il y aura : a) paralysie et diminution du tonus dans le groupe musculaire correspondant aux fibres excitatrices lésées; b) augmentation du tonus et contractures dans le groupe antagoniste dont les fibres inhibitrices sont du même coup supprimées.

Il n'est plus du tout nécessaire de chercher un trajet et une origine différents pour les fibres excitatrices ou inhibitrices : elles sont mélangées. Ce mélange des fibres inhibitrices et des fibres excitatrices est une notion féconde en physiologie nerveuse. Prouvée depuis longtemps pour les nerfs vaso-moteurs, elle vient aussi d'être démontrée pour les mouvements oculaires. Il est probable qu'il s'agit d'une loi générale.

II. — Modifications du tonus.

A l'état normal déjà le tonus musculaire peut subir d'importantes modifications. A l'état pathologique, ces variations, beaucoup plus considérables, sont très intéressantes pour le diagnostic. Elles se produisent dans deux sens : *en moins*, hypotonie et atonie; *en plus*, hypertonus et contractures (1).

I. — *Diminution du tonus musculaire.* — *Hypotonie et atonie.*

A. — Lorsque l'hypotonie est *localisée* à certains muscles, la statique est troublée; les leviers qui composent nos membres s'inclinent du côté des antagonistes dont le tonus est resté normal : tel est le mécanisme des attitudes pathologiques étudiées plus haut.

B. — L'hypotonie peut être *généralisée* et alors elle est beaucoup plus difficile à diagnostiquer :

a) Les masses musculaires sont flasques et pendantes : *à la vue*, elles ne produisent pas leurs reliefs anormaux; ceci est surtout appréciable au niveau du biceps, des mollets, des fesses, des parois abdominales; les traits expriment la tristesse et l'abattement. A la *palpation*, la flaccidité de ces masses musculaires est encore plus appréciable, elles se laissent déprimer, malaxer, dévier de leur direction, avec la plus grande facilité. Elles n'ont plus leur élasticité normale.

b) Lorsqu'on mobilise les divers segments les uns sur les autres, on s'aperçoit qu'on peut leur faire exécuter sans résistance, et sans provoquer de douleurs, des *excursions exagérées*. C'est ainsi, par exemple, que la jambe étendue sur la cuisse peut être amenée en contact avec la face, que les deux cuisses peuvent être placées en abduction exagérée, que l'avant-bras se place en hyperextension sur le bras, etc. Les mouvements passifs des membres sont exagérés dans leur amplitude (Frenkel). Il y a habituellement en même

(1) Grasset décrit de plus une *ataxie du tonus* auquel il attribue les mouvements involontaires qu'on observe quelquefois chez les tabétiques : cette ataxie du tonus suppose des variations brusques, et alors qu'est-ce qui le séparera de la *contraction* ?

temps, mais non forcément, une diminution de la force musculaire. Cette atonie généralisée est trop peu soùvent recherchée; elle est importante dans certaines affections (mélancolie, neurasthénie, tabes).

Elle s'étend non seulement aux fibres striées, mais aux fibres musculaires lisses : flaccidité de tous les tissus, bourses pendantes, varicocèle, dilatation de l'estomac, atonie de l'intestin, etc.

II. — *Augmentation du tonus musculaire*

Tant qu'elle ne dépasse pas les limites physiologiques, elle se caractérise simplement par des modifications inverses des précédentes : reliefs musculaires bien dessinés, attitudes fermes, muscles durs et élastiques à la palpation, mouvements passifs limités dans leurs excursions.

Si l'augmentation du tonus se localise dans certains muscles, elle produit des attitudes pathologiques dont le mécanisme est inverse de celui des paralysies. A l'aide des notions de physiologie musculaire exposées plus haut, il est toujours facile de dire quel est le muscle contracturé.

Il faut distinguer de la contracture :

1° *Les rétractions musculaires et tendineuses*, immobilisant aussi les membres dans des attitudes pathologiques. Mais ces attitudes sont fixées plus solidement : si on essaie de les mobiliser, on éprouve une résistance sans élasticité. Tandis que dans la contracture les segments semblent immobilisés les uns sur les autres par un lien solide *mais élastique*, dans la rétraction le lien ne se laisse pas distendre, les mouvements sont quelquefois possibles dans certaines limites, au delà de ces limites le mouvement est brusquement et complètement arrêté.

Dans les cas douteux on aura recours à l'anesthésie générale, qui fait disparaître la contracture, sans modifier aucunement les rétractions ; de même l'application d'une bande d'Esmarch fait cesser les contractures au bout de 5 à 10 minutes (Brissaud).

2° Dans la maladie de Parkinson il y a une *rigidité musculaire*, qui tient sans doute à une augmentation du tonus, comme la contracture, mais qui se distingue nettement de celle-ci par les caractères suivants : si on mobilise les membres d'un parkinsonnien on triomphe aisément de la rigidité musculaire ; cette mobilisation, si elle est répétée pendant quelques secondes, fait disparaître la rigidité pour quelque temps.

3° Dans la maladie de Thomsen il y a aussi augmentation du tonus musculaire, mais celle-ci atteint son summum au début des mouvements volontaires dure quelques secondes, puis disparaît.

III. — Signification générale des modifications du tonus musculaire

Le tonus musculaire, avons-nous dit, est le résultat d'une *élasticité active* qui est elle-même sous la dépendance directe du nerf moteur. Le tonus musculaire traduit le tonus du nerf moteur.

Le tonus du nerf moteur est sans cesse, soit excité, soit inhibé par les impressions périphériques, par les centres supérieurs, par le cerveau, par le cervelet.

Nous examinerons successivement l'influence qu'exercent sur le tonus musculaire :

1° Lésions portant sur l'axe réflexe sensitivo-moteur ;
2° Lésions portant au-dessus de celui-ci dans la moelle ;
3° Lésions cérébrales ;
4° Lésions cérébelleuses.

1° *Lésions portant sur l'arc réflexe sensitivo-moteur.*

a) Toutes les lésions qui portent sur le neurone moteur périphérique déterminent de l'hypotonus en même temps que de la paralysie (1).

(1) Certaines lésions irritatives portant sur les nerfs périphéri-

b) Les lésions qui portent sur le neurone sensitif périphérique provoquent habituellement de l'hypotonus. Ainsi la section des racines postérieures détermine toujours de l'hypotonus, quelquefois de la paralysie (par atonie). Cependant les lésions irritatives peuvent provoquer de l'hypertonus: par exemple les lésions articulaires s'accompagnent assez souvent de contractures, de même aussi certaines névrites périphériques, les névrites alcooliques, absinthiques surtout.

2° *Lésions portant au-dessus de l'arc réflexe sensitivomoteur, sur la moelle.*

La question est ici très discutée, ainsi pour ne prendre que le cas le plus simple, le plus schématique, celui de la section complète de la moelle, nous nous trouvons en présence de deux opinions diamétralement opposées.

Pour les uns (Bruns, Bastian, V. Gehuchten,etc.), cette section de la moelle détermine de la paraplégie flasque; pour les autres au contraire de la paraplégie spasmodique (Charcot, Marie, Mya et Levi, Brissaud, etc.).

Même incertitude en ce qui regarde les lésions incomplètes transversales de la moelle. Elles peuvent donner soit de la paraplégie flasque (lorsqu'elles sont récentes), soit de la paraplégie spasmodique (surtout quand elles sont anciennes).

Pratiquement (1) la question se pose ainsi : un malade est atteint de paralysie par lésion transverse de la moelle (mal de Pott, fracture de la colonne, etc...). quelles conclusions devons-nous tirer de la constatation soit de la flaccidité, soit de l'état spasmodique.

quos peuvent cependant donner des contractures ; pour les nerfs mixtes le fait n'est pas embarrassant, on peut invoquer l'excitation des filets centripètes, et l'action réflexe. Pour les nerfs exclusivement moteurs, le facial par exemple, cette explication est moins satisfaisante. Il est néanmoins difficile d'admettre qu'un cylindre axe centrifuge puisse être excité d'une façon permanente de façon à produire une contraction permanente.

(1) Pour la discussion théorique, voy. pages 51 et 52.

A. *La paralysie est flasque.* — Si la lésion est très récente, il n'y a pas de conclusion à tirer de cette flaccidité, car elle peut se voir aussi bien avec une simple compression qu'avec une section complète.

Si la lésion est ancienne, les opinions sont très partagées ; pour les uns (Bastian, Bruns, V. Gehuchten) c'est le signe que toutes les connexions sont supprimées avec les centres supérieurs, que la moelle est sectionnée ; pour Brissaud, c'est que les lésions s'étendent plus bas sur l'arc réflexe ; pour d'autres enfin ce serait l'indice qu'il y a seulement compression de la moelle, sans section, ni dégénérescence du FPy.

B. *La paralysie est spasmodique.* — C'est le cas de beaucoup le plus fréquent, et l'état spasmodique indique simplement l'intégrité de l'arc réflexe sensitivo-moteur. Pour quelques-uns cela indiquerait de plus que toutes les connexions ne sont pas supprimées avec les centres supérieurs.

3° *Lésions cérébrales.*

A. — *Lésions récentes :* a) *destructives.* Elles provoquent de la paralysie flasque avec hypotonus (ramollissement, hémorrhagies, etc.) ; b) *irritantes.* Elles peuvent provoquer des contractures (lésions méningées, hémorrhagies méningées, inondation ventriculaire, etc...).

B. — *Lésions anciennes.* — Lorsqu'elles ont déterminé de la sclérose descendante du faisceau pyramidal, elles provoquent toujours de l'hypertonus, des contractures.

4° *Lésions cérébelleuses.*

Provoquent presque toujours de l'hypotonie mais avec exagération des réflexes et trépidation épileptoïde, sauf dans les cas de tumeur, où il y a habituellement de l'abolition des réflexes.

En résumé :

1° La flaccidité d'une paralysie ne comporte pas d'indications absolues : elle peut se voir avec des lésions périphériques, des lésions médullaires, des lésions cérébrales.

Dans les lésions périphériques, elle est habituelle.

Dans les lésions médullaires, la flaccidité signifie soit que la lésion est récente (absence de dégénérescence du FPy); soit que la section est complète (pour Bruns, Bastian, V. Gehuchten, Marinesco); soit enfin qu'elle s'accompagne de lésions de l'arc réflexe (Brissaud).

Dans les lésions cérébrales, la flaccidité indique qu'il n'y a pas de dégénérescence descendante du FPy.

2° L'hypertonus, la contracture ne comporte pas non plus d'indication absolue : elle peut se voir dans les lésions périphériques, dans les lésions médullaires, dans les lésions cérébrales, dans les lésions cérébelleuses.

Dans les lésions périphériques, elle est très rare et se trouve dans des cas assez particuliers (excitation du neurone sensitif périphérique : strychnine, arthropathies, névrites absinthiques).

Dans les lésions médullaires, la paraplégie spasmodique est très fréquente.

Dans les lésions cérébrales, la contracture est l'indice soit d'une lésion irritante (méningite, hémorrhagies méningées, inondation ventriculaire, etc ..), soit d'une dégénérescence du FPy.

Dans les lésions cérébelleuses, l'exagération des réflexes et la trépidation sont habituelles, sauf dans les tumeurs où il y a souvent de l'hypotonus avec abolition des réflexes.

IV. — *Traitement des modifications du tonus musculaire.*

1° *Hypotonie et atonie.*

A. — TRAITEMENT MÉDICAMENTEUX. — Est très restreint. Il vaut autant s'en abstenir.

La *strychnine*, par la bouche (1), ou en injections sous-cutanées (2) paraît bien relever le tonus musculaire, mais son action est fugace, et il est douteux qu'elle soit bienfaisante.

L'*ergotine* ne paraît guère agir que sur le tonus des fibres lisses.

B. — TRAITEMENT PAR LES AGENTS PHYSIQUES — Les excitations légères et répétées des extrémités sensitives sont le meilleur excitant du tonus musculaire. Le massage et les mouvements passifs sont à ce point de vue d'un excellent effet. Il faudra y ajouter les excitations cutanées : frictions excitantes, douches froides, électrisation avec le balai électrique, bains statiques avec effluves et étincelles.

Chéron et M. de Fleury, dans le but d'exciter les terminaisons sensitives des tissus, injectent 3 à 10 cent. cubes de la solution suivante :

Sulfate de soude. . . . . ⎫
Phosphate de soude . . . . . ⎬
Chlorure de sodium . . . . . ⎬ *ãã* 1 gr.
Acide phénique neigeux . . . . ⎭
Eau stérilisée. . . . . 100 gr.

2° *Hypertonus et contractures.*

1° *Il y a simplement menace de contracture*, massage léger; mobilisation quotidienne des articulations, par l'exé-

(1) Prescrire :
       Poudre de noix vomique . 0,025 mg. à 0,30
ou : Teinture de noix vomique. 0,50 à 2 gr.
ou : Gouttes amères de Baumé. 3 à 10 gouttes
ou : Strychnine . . . . . 0,001 à 0,015 milligr.
(2) Injecter 1 à 15 cent. cubes de la solution suivante :
   ⎰ Strychnine . . . . . 0,02 centig.
   ⎱ Eau distillée . . . . . 20 gr.

cution de mouvements passifs; exercices méthodiques de mouvements actifs simples, de mouvements coordonnés, de marche, etc...

2° *La contracture est constituée et s'accroît progressivement*, envahissant ou non de nouveaux muscles.

. Se borner à un traitement d'attente : massage, mobilisation, mouvements actifs. S'il est nécessaire, endormir le malade pour mobiliser les articulations et prévenir la formation de rétractions et d'ankylose en mauvaise position.

C'est à cette période qu'on pourra, mais sans en espérer un grand résultat, essayer un traitement médicamenteux : bromure de potassium.

On ne fondera pas grand espoir non plus sur la faradisation combinée avec les douches froides (O' Heilly) ; sur les courants galvaniques faibles et prolongés sur la colonne (Erb) ; sur les bains chauds, les eaux thermales chaudes (Taplitz, Ragatz, Wildbad) ; sur la suspension.

3° *La contracture constituée est stationnaire*, n'a pas de tendance à envahir de nouveaux muscles.

Il existe des positions vicieuses qui gênent le fonctionnement des muscles restés sains. Si l'on peut espérer que ceux-ci puissent encore servir à quelque chose, on est autorisé à corriger chirurgicalement les positions vicieuses (sections de tendons, ruptures, mobilisations forcées sous anesthésie).

Si les contractures sont généralisées, s'il n'y a rien à attendre des manœuvres précédentes, se borner à un traitement palliatif, en s'opposant aux déviations excessives et à leurs conséquences (en empêchant par exemple que les ongles ne pénètrent dans la paume de la main).

III. — Contractions musculaires involontaires.

Les contractions se produisant en dehors de la volonté peuvent affecter quelques fibres seulement (contractions fibrillaires); un muscle entier ou un groupe musculaire anatomique (spasmes); un groupe musculaire physiologique, répondant à une fonction (Tics); successivement presque tous les muscles de l'organisme (dans la chorée, par exemple).

Elles peuvent être *cloniques*, c'est-à-dire brèves suivies de relâchement, produisant un mouvement; ou bien *toniques*, c'est-à-dire durant un certain temps, immobilisant le segment du membre correspondant.

Plus ou moins généralisées, successivement toniques puis cloniques, elles constituent les *convulsions*.

Elles peuvent se produire soit au repos, soit à l'occasion de mouvements volontaires.

Régulièrement rythmées, elles constituent les tremblements.

1º SÉMÉIOLOGIE ET DIAGNOSTIC DES CONTRACTIONS INVOLONTAIRES

1º *Les contractions fibrillaires* sont très faciles à constater : il suffit de découvrir le malade, pour voir la peau être, à chaque instant et en de multiples endroits, soulevée comme par une corde sous-jacente.

Les contractions fibrillaires peuvent être localisées à certains muscles en voie d'atrophie : leur importance diagnostique est alors très grande.

Elles peuvent être généralisées, se montrer partout et sous de multiples influences, froid, excitations cutanées, émotion, etc... Elles doivent alors être rangées dans les myoclonies et n'ont pas d'autre signification que d'indiquer un terrain nerveux (voy. plus loin).

2º *Les spasmes.* — Contractions musculaires, produisant des mouvements non coordonnés, non systématisés, non dirigés vers un but.

a) Spasmes réflexes. — Le cas le plus fréquent et le plus simple est le tic de la face ayant pour origine une excitation du trijumeau ; exemple : tic douloureux de la face consécutif à une névralgie dentaire ; clignement réflexe produit par une affection oculaire, etc.

Le mouvement peut persister alors que l'excitation causale a disparu : c'est là l'origine d'un certain nombre de cas de tics non douloureux de la face. Il est probable qu'il y a alors un terrain spécial de dégénérescence et ces cas servent de transition avec les myoclonies.

b) Convulsions localisées. — Soit d'origine périphérique (exemple : irritation du facial ?) soit d'origine centrale (exemple : convulsion de la face par lésion corticale).

c) Spasmes fonctionnels. — Contractions musculaires involontaires, se produisant *à l'occasion d'une fonction* et la troublant ou l'empêchant.

L'exemple le mieux connu est celui décrit par Duchenne sous le nom de crampe des écrivains : un sujet dont la main possède intacts tous les mouvements, veut-il écrire ? immédiatement les muscles de l'avant-bras se contractent, la main se dévie en pronation, quelquefois en supination, l'acte d'écrire est impossible. Le spasme dure tant que dure la tentative d'écrire, cesse avec elle. L'écriture traduit ce spasme.

Tous les mouvements peuvent être l'occasion d'un spasme fonctionnel.

3° Myoclonies.

On désigne sous ce nom différentes variétés de spasmes musculaires cloniques, qui ont d'abord été décrites séparément et dont la synthèse a été faite depuis peu (1).

______

(1) Les diverses variétés cliniques (tremblement fibrillaire, paramyoclonus, chorée fibrillaire de Morvan, chorée électrique de Hénoch-Bergeron, tic non douloureux de Trousseau, les différents tics, certaines chorées) furent d'abord décrites comme autant de maladies différentes. Puis on s'aperçut bientôt que, même au seul

Diagnostic de la variété clinique.

1° *Tremblement fibrillaire des neurasthéniques :* c'est la variété décrite plus haut et qu'il faut distinguer des contractions fibrillaires des muscles en voie d'atrophie.

2° *Paramyoclonus multiplex de Friedrich :* petites secousses convulsives cloniques, habituellement symétriques, non rythmiques, ne produisant aucun déplacement des membres, respectant la face, continuelles pendant la veille, cessant pendant le sommeil ; atténuées par les mouvements volontaires ; exagérées par l'émotion, le froid, les excitations cutanées, les attitudes, mettant les muscles dans le relâchement. Leur fréquence est d'environ 10 à 50 par minute (1).

La force musculaire, l'excitabilité électrique, les sensibilités sont intactes. Les réflexes sont exagérés.

La chorée fibrillaire de Morvan est la même chose que le paramyoclonus de Friedreich (2).

point de vue clinique, ces cas n'étaient pas purs, qu'il existait entre eux une foule de transitions, qu'il fallait non pas les séparer, mais les réunir en les mettant en série. De plus, on vit qu'au-dessous de ces manifestations existait quelque chose de plus important : les modifications du terrain, dont ils sont l'expression. Actuellement en présence d'une myoclonie, ce qu'il importe de fixer, c'est non pas tant la variété clinique que le degré de dégénérescence sous-jacent. Nous verrons que cette dégénérescence peut aller depuis le degré le plus simple, constitué par quelques stigmates seulement, jusqu'à l'idiotie complète, en passant par l'hystérie, la neurasthésie, l'épilepsie.

(1) Depuis la description de Friedreich (1881) on a publié des cas de paramyoclonus, ne respectant pas la face, persistant pendant le sommeil, s'accompagnant de mouvements, prédominant parfois d'un côté.

(2) Sous le nom de *myokimie,* M. G. Biancone (*Riv. sperim. di freniatria e di med. leg.,* XXIV, 2) après Kny, Schultze, Bastianelli, Hoffmann, Bernhardt, un trouble caractérisé comme le paramyoclonus par des contractions cloniques, fasciculaires, généralisées à tout le corps et à la face. La myokimie se distingue du paramyoclonus : *a*) par l'adjonction de troubles de la sensibilité, d'un affaiblissement général et d'une sensation de fatigue intense ; *b*) par son apparition chez des sujets indemnes de toute tare névro-

3º Chorée électrique de Henoch-Bergeron. Tic non douloureux de la face de Trousseau.

Secousses convulsives très rapides de la face, du cou, des épaules, avec mouvements expressifs.

4º Les tics.

Avec Brissaud on doit les distinguer des spasmes avec lesquels ils ont été longtemps confondus : le tic est un *mouvement coordonné, systématisé, reproduisant en l'exagérant un acte physiologique appliqué à un but fonctionnel.*

Les tics sont très nombreux et très variés, puisque tous les actes fonctionnels sont susceptibles de devenir un tic. Ce qui est surtout important ce sont les symptômes concomitants, et le terrain.

A. — *Tics survenant chez des individus ne présentant aucune tare, aucun autre phénomène pathologique apparent.*

Ce sont en somme de mauvaises habitudes, des actes se reproduisant d'une façon inconsciente, par suite de leur répétition. Ils ne sont pas impulsifs, la volonté peut les réprimer.

a) Tics des gestes ou de l'attitude. — Il est peu de personnes qui n'aient un geste ou une attitude préférée.

Ils ne deviennent des tics que lorsqu'ils se manifestent à chaque instant et hors de propos.

b) Il en est de même des *tics de la voix*, des exclamations, des jurons, etc...

c) De même ordre sont aussi les *tics du langage*, les tournures de phrases toujours les mêmes, les phrases incidentes émaillant le discours, etc...

Tous ces tics présentent ce caractère d'être le *produit*

pathique, à la suite d'un surmenage physique ou d'un refroidissement ; *c)* par sa guérison complète en quelques mois.

Biancone croit à une forme abortive de la polynévrite. Les caractères qu'il donne ne sont peut-être pas suffisants pour éliminer les myoclonies.

d'une mauvaise habitude, de la répétition du même acte, mais *sans caractère impulsif ni obsédant ;* la volonté peut les réprimer sans qu'il en résulte aucun malaise.

B. — *Tics survenant sur un terrain spécial, accompagnés d'autres symptômes.*

1° Dans le cas le plus simple, ce sont tous les tics précédents, simplement favorisés par leur éclosion, et leur persistance, par un *terrain de dégénérescence* (cas de Noir).

La volonté peut encore avoir une influence, mais beaucoup plus difficilement.

2° Le tic mental de Brissaud, le spasme polygonal postfonctionnel de Grasset, dénote déjà une atteinte plus profonde du terrain.

Dans le torticolis mental de Brissaud par exemple, la tête tourne invinciblement *sans que le malade puisse l'empêcher,* et s'il essaye de résister il éprouve un *grand malaise,* de *l'angoisse.* Si l'on essaye de replacer la tête dans la rectitude on éprouve une résistance invincible.

Mais le malade peut encore résister à son tic à l'aide d'un artifice : il lui suffit de placer le doigt sur le menton pour empêcher le mouvement de se produire : il s'agit là évidemment d'une influence psychique.

Le tic mental se distingue nettement du tic d'habitude, par son *caractère impulsif* et *angoissant.*

3° Un degré de plus, c'est la maladie de Gilles de la Tourette (1), dans laquelle les tics ont plus nettement encore un caractère impulsif, et s'étendent aux centres du langage. L'écholalie et la coprolalie observées par Gilles de la Tourette ont en effet la valeur de tics du langage. Ces tics ont de plus un caractère obsédant manifeste : si le malade essaye de résister à l'impulsion qui le pousse à dire un mot ordu-

____

(1) Gilles de la Tourette, *Etude sur une affection nerveuse caractérisée par de l'incoordination motrice accompagnée d'écholalie et de coprolalie* (Arch. de Neur., 1885, t. IX, p. 19-159.

rier, il éprouve un sentiment d'angoisse tellement profonde qu'il ne peut résister.

Quelquefois les tics peuvent alors prendre l'aspect de mouvements cloniques : c'est la chorée variable des dégénérés (voy. plus loin).

3° Un degré de plus encore et nous voyons le terrain devenir de plus en plus pathologique : les malades présentent des obsessions, des phobies, des impulsions, des stigmates de dégénérescence (Charcot, Guinon) (1).

4° Enfin au dernier échelon nous tombons dans l'imbécillité et l'idiotie.

a) Idiots éprouvant un plaisir à se cogner, se frapper, se mordre (krouomanie de Roubinowitch).

b) Imbéciles accomplissant sans fin le même mouvement : acte de rouler un morceau de bois, de ficelle, etc.

c) Idiots aveugles exécutant des mouvements rapides avec leurs doigts devant leurs yeux.

d) Idiots sauteurs, grimpeurs, tourneurs, etc., etc.

4° *Mouvements choréiques.* — Contractions musculaires, cloniques, irrégulières, illogiques, ne répondant à aucun mouvement coordonné, se produisant au repos et pendant les mouvements ; gênant la marche et tous les mouvements ; augmentées par l'émotion, cessant pendant le sommeil ; pouvant atteindre tous les muscles de l'organisme.

La chorée rythmique est celle dans laquelle les mouvements suivent un rythme plus ou moins régulier.

La chorée molle s'accompagne de faiblesse et même de paralysie.

L'hémichorée n'atteint qu'un côté du corps.

5° *Mouvements athétosiques.* — Les mouvements athétosiques sont également le résultat de contractions muscu-

---

(1) Il est probable que c'est à cet échelon qu'il faut placer les cas exotiques insuffisamment connus : Jumping du Maine, Latah des Malais, Myriachytz (voy. Le Latah maladie mentale des Malais, *Journal of Mental sciences*, janvier 1897.

laires involontaires, irrégulières, illogiques, se produisant
au repos et pendant les mouvements, pouvant atteindre tous

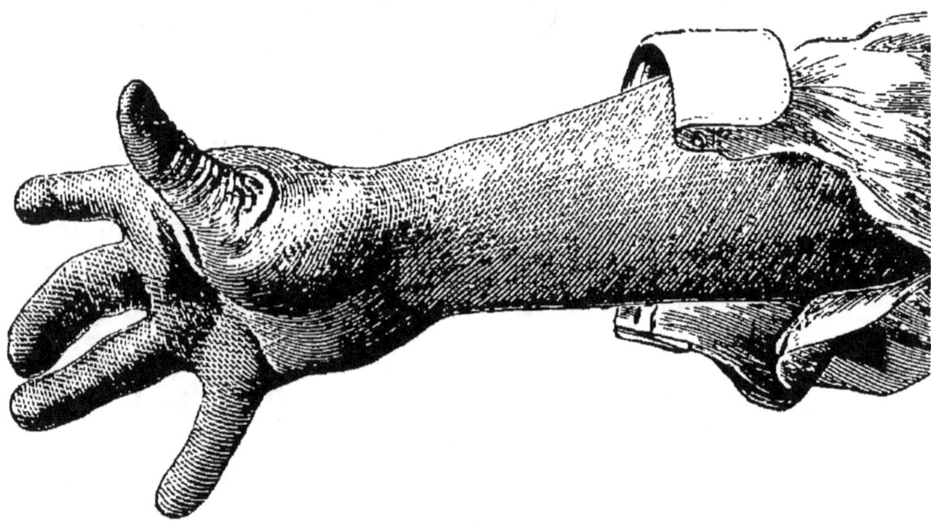

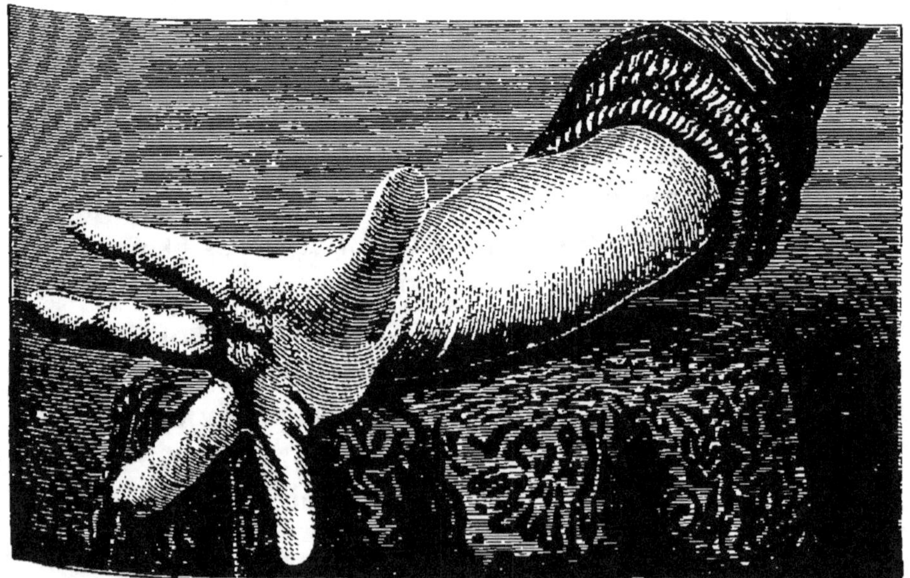

Fig. 7 et 8. — Altitudes et mouvements athétosiques.

les muscles, mais surtout ceux des extrémités. Ils se distinguent des mouvements choréiques : *a*) par l'amplitude
exagérée des mouvements, l'excursion des divers segments
du membre les uns sur les autres, est poussée à ses der-

nières limites ; il en résulte des attitudes bizarres qui sont absolument caractéristiques (fig. 7 et 8).

b) Par la lenteur de ces mouvements qui contraste avec la brusquerie des mouvements choréiques ; cette lenteur a été comparée à celle des mouvements de reptation.

6° *Les tremblements.* — On a essayé des tremblements diverses classifications, basées sur leur caractère intentionnel ou non, sur la fréquence de leurs vibrations, etc. Nous nous contenterons de les décrire tels qu'ils se présentent à l'examen.

A. — TREMBLEMENTS APPARENTS AU PREMIER EXAMEN SE PRODUISANT AU REPOS

Il n'y a pas besoin de les chercher, ils sautent aux yeux en quelque sorte, et mettent immédiatement sur la voie du diagnostic.

1° *Tremblement de la paralysie agitans.* — Est tellement caractéristique qu'il permet le diagnostic à distance : contractions rythmiques, uniformes, produisant des mouvements alternatifs, ordinairement d'extension et de flexion. Aux mains : mouvement du pouce sur les autres doigts réunis, simulant l'action de rouler une cigarette : mouvements alternatifs d'extension et de flexion des diverses articulations des membres.

Ce tremblement est continu au repos ; diminue un peu d'intensité au début des mouvements volontaires. C'est un tremblement lent, 3-4 par seconde.

2° *Tremblement sénile*, tremblement lent, 3,8 par seconde. — Très analogue à celui de la paralysie agitans ; atteint d'abord la tête et lui imprime des mouvements de négation ou d'affirmation ; puis les muscles de la mâchoire, les lèvres, la langue (on a comparé ce tremblement au mouvement du lapin qui broute) ; moins souvent les membres supérieurs ; rarement les membres inférieurs.

Disparaît dans la résolution musculaire du repos complet, ou du sommeil ; ne présente pas un temps d'arrêt momentané, au début des mouvements volontaires, comme le tremblement Parkinsonien. Il n'est pas uniquement fonction de l'âge, car il existe chez des gens relativement jeunes, manque chez des vieillards très âgés.

B. — TREMBLEMENTS APPARAISSANT PENDANT L'EXÉCUTION DES MOUVEMENTS VOLONTAIRES

1° *Tremblement de la sclérose en plaques.* — Au repos il n'y a pas de contractions musculaires. Si l'on prescrit un mouvement quelconque, on voit celui-ci être contrarié par un tremblement à grandes oscillations, augmentant d'intensité à mesure que le but approche. Le malade veut-il par exemple porter son verre à sa bouche, le mouvement est à peine commencé que déjà quelques secousses agitent le contenu du verre, ces secousses augmentent d'intensité, et lorsque le verre va atteindre la bouche, son contenu peut être projeté, le verre heurte les arcades dentaires..... Ce tremblement a un aspect spasmodique.

2° *Tremblement intentionnel des affections cérébelleuses.* — Il ressemble beaucoup au précédent, cependant les secousses sont *moins rythmiques, plus irrégulières, moins spasmodiques.*

Ce tremblement tient le milieu entre celui de la sclérose en plaques et l'incoordination tabétique.

C. — TREMBLEMENTS APPARAISSANT AU COURS DE L'EXAMEN

1° *Tremblement hystérique.* — Est multiforme. On peut trouver les variétés suivantes :

α) Trépidation rythmée des membres inférieurs, apparaissant dès que le malade essaye de mettre le pied par terre et quelquefois assez intense pour empêcher la station debout et la marche (astasie-abasie trépidante).

b) Trépidation spasmodique des deux membres inférieurs provoquée par les excitations cutanées, par exemple par la recherche du réflexe rotulien, ou par l'exploration de la sensibilité.

c) Pseudo-trépidation épileptoïde (voy. plus loin).

d) Tremblement vibratoire des membres supérieurs, lorsqu'on fait étendre les mains ou serrer un objet.

e) Tremblement intentionnel analogue à celui de la sclérose en plaques.

D. — Tremblements qu'il faut rechercher

Pour les déceler : 1° faire étendre les bras, les doigts écartés ; 2° se faire serrer la main : on sent les trémulations ; 3° faire écrire le malade : le tremblement se traduit par des irrégularités dans l'écriture ; 4° inscrire le tremblement à l'aide d'un appareil enregistreur.

1° *Tremblement de la paralysie générale*, tremblement rapide, menu et fin se traduisant surtout dans l'écriture.

2° *Tremblements toxiques.*

a) Dans *l'alcoolisme chronique* : tremblement menu et rapide des mains et des doigts ; les doigts tremblent individuellement.

Dans *l'alcoolisme subaigu* : même tremblement, mais plus facile à faire apparaître, se montrant quelquefois même au repos.

Dans *l'alcoolisme aigu* et le *delirium tremens* : trémulations de tous les muscles, traversées de temps en temps de secousses plus étendues, convulsives.

b) *Intoxication mercurielle.* — Tremblement plus lent (4-6 par seconde), existant au repos, mais augmentant dans les mouvements volontaires, se rapprochant de celui de la sclérose en plaques. Il est d'ailleurs assez variable et doit probablement être mis sur le compte de l'hystérie.

c) *Saturnisme :* tremblement se rapprochant de celui de l'alcoolisme chronique ; mais augmentant par la fatigue, devenant très apparent surtout à la fin de la journée.

d) Dans les intoxications par l'arsenic, le sulfure de carbone, le tabac, la morphine, le thé, le café, le haschich, le camphre, etc., on a observé aussi des tremblements, à caractères peu tranchés, se rapprochant de celui de l'alcoolisme.

3° *Tremblement héréditaire.* — Son principal caractère est d'être *familial :* il se rencontre chez plusieurs personnes de la même famille, atteignant surtout les hommes, respectant souvent les femmes, oscillations rapides (8-10 par seconde) présentant (Ughetti) (1) des phases d'accélération et de ralentissement assez analogues au rythme de Cheyne-Stokes. Surtout accusé aux membres supérieurs et à la nuque. Le froid, l'ischémie ou l'hyperhémie du membre, la fatigue, les émotions (peur, colère, acte sexuel), les excitants (vin, café, thé) augmentent l'étendue mais non la fréquence des oscillations. Cesse pendant le sommeil, devient plus intense pendant les mouvements volontaires, s'accroît le matin, s'atténue le soir.

Est incurable, mais ne s'accompagne d'aucun autre trouble nerveux, n'a pas de signification fâcheuse. Coexiste souvent avec l'éreuthophobie.

5° *Tremblement de la maladie de Basedow.*

Menu, oscillatoire, rapide. Les doigts ne tremblent pas individuellement mais participent au *tremblement en masse* de tout le membre supérieur.

Ce tremblement en masse se traduit souvent par les se-

(1) Ughetti, *Conferenze clin. italiane,* 1, 8, analysé in *Sem. méd.,* 1899, p. 34.
Voy. aussi pour la bibliographie, Labbé. *Presse médicale,* 24 avril 1897, p. 185 ; Bonetti *Rivista sper. di fren.* vol. XXIII, f. 1897.

cousses ou vibrations imprimées aux vêtements, à la racine du membre.

7° LES CONVULSIONS.

1° *Crise convulsive épileptique*.

Trois phases : a) Chute brusque, foudroyante, souvent accompagnée d'un cri initial.

b) Convulsions d'abord *toniques :* membres raidis en extension, animés de trémulations rapides ; pouce en pronation dans la main, poings fermés ; globes oculaires convulsés en haut ou par côté, puis en strabisme convergent ; pupilles dilatées et immobiles ; poitrine immobilisée, respiration arrêtée, face cyanosée ; hypertension artérielle, puis veineuse, souvent hémorragie des muqueuses.....

Puis *convulsions cloniques :* mouvements saccadés des membres, du tronc, de la tête, de la face, des muscles oculaires et palpébraux, de la mâchoire... écume à la bouche.

Ces secousses s'apaisent peu à peu puis :

c) Résolution musculaire, coma, stertor.

Au bout d'un temps variable, *réveil,* avec un certain degré d'abrutissement. Le malade s'aperçoit qu'il s'est mordu la langue, que ses vêtements sont souillés d'urine, et quelquefois de matières fécales. Il n'a aucun souvenir de ce qui vient de se passer.

2° *Crises épileptiformes modifiées.*

a) Le malade peut sentir venir sa crise ; la chute est précédée d'un trouble particulier, que l'on appelle aura (1).

---

(1) Il faut distinguer les auras, des prodromes de la crise. Souvent en effet elle est annoncée plusieurs jours ou plusieurs heures à l'avance ; par des modifications du caractère ou de l'intelligence, par des sensations particulières (picotements, chatouillements, bourdonnements d'oreilles, photophobie, sensation gustative, excitation génitale, etc...) par des phénomènes moteurs (tremblements, secousses musculaires, mâchonnements, grincements des dents), par des éruptions cutanées (urticaire, érythème, etc.).

L'aura peut être constituée par un trouble psychique, un phénomène moteur, une sensation anormale. Les auras ont une grande valeur au point de vue de la *localisation de la lésion*, c'est pourquoi nous en renvoyons l'étude à la IIe partie.

b) La chute et la perte de connaissance peuvent être précédées de convulsions débutant dans certains muscles, ne se généralisant qu'ensuite. Le malade assiste alors au début de sa crise, il voit et sent les muscles de l'un de ses membres se convulser ; il voit ces convulsions se généraliser, et ne perd habituellement connaissance que lorsque les convulsions gagnent la face.

c) Les convulsions débutent comme dans le cas précédent, mais au lieu de se généraliser, elles restent localisées à un côté du corps = épilepsie jacksonnienne.

d) Les convulsions peuvent même rester localisées soit au membre inférieur, soit au membre supérieur, soit à la face : épilepsies partielles.

Dans ces deux cas, il peut ne pas y avoir de perte de connaissance même si la face est prise.

e) Au lieu de se terminer par la résolution musculaire, le sommeil comateux, puis le réveil, la crise épileptique peut être suivie d'un délire souvent très violent et très dangereux.

f) Les crises peuvent se succéder d'une façon subintrante, sans que le malade ait le temps de reprendre connaissance = état de mal.

2° *Crises convulsives hystériques.*

A. On peut trouver dans l'hystérie :

a) La grande crise épileptique absolument typique. Tous les signes que l'on a donnés pour distinguer la crise d'épilepsie, de la crise d'hystérie n'ont qu'une valeur relative.

En présence d'une crise convulsive il n'est jamais possible d'affirmer qu'il ne s'agit pas d'hystérie.

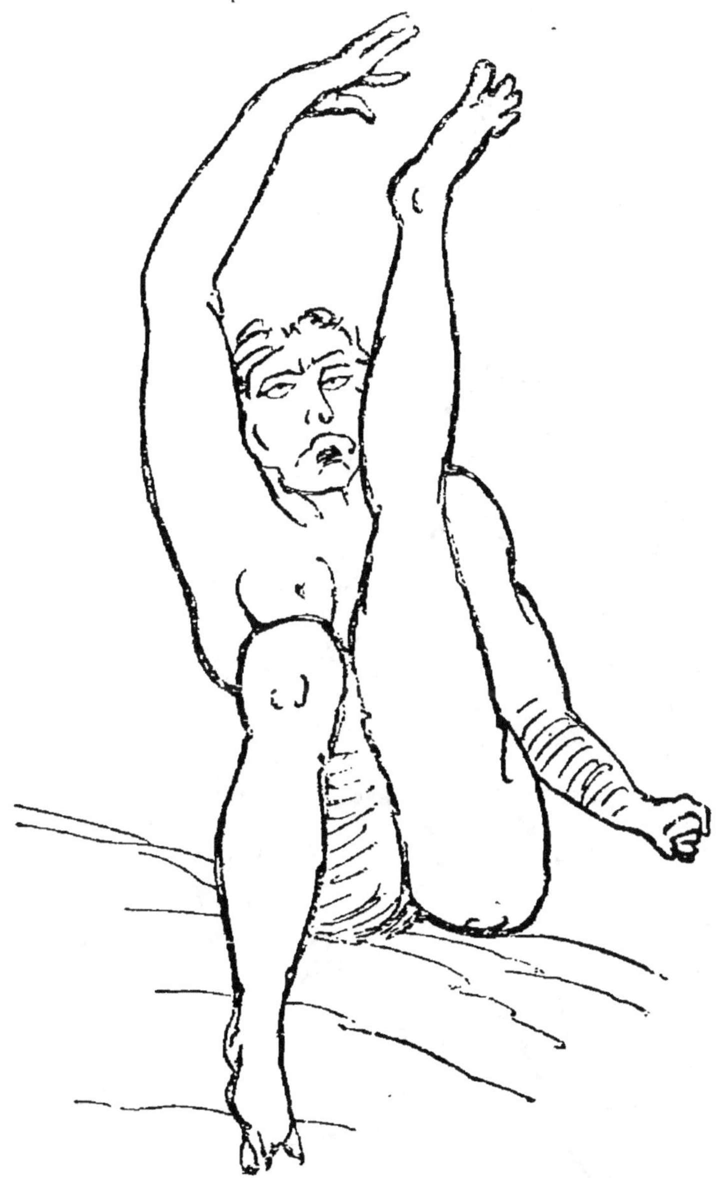

Fig. 9. — Grande crise d'hystérie. Période des contorsions.

b) Les crises frustes modifiées de l'épilepsie. L'hystérie peut donner toutes les variétés que nous avons signalées.

B. S'il n'est jamais possible d'affirmer qu'une crise con-

vulsive n'appartient pas à l'hystérie, l'inverse n'est pas vrai :
il est souvent possible d'affirmer qu'une crise relève de
l'hystérie.

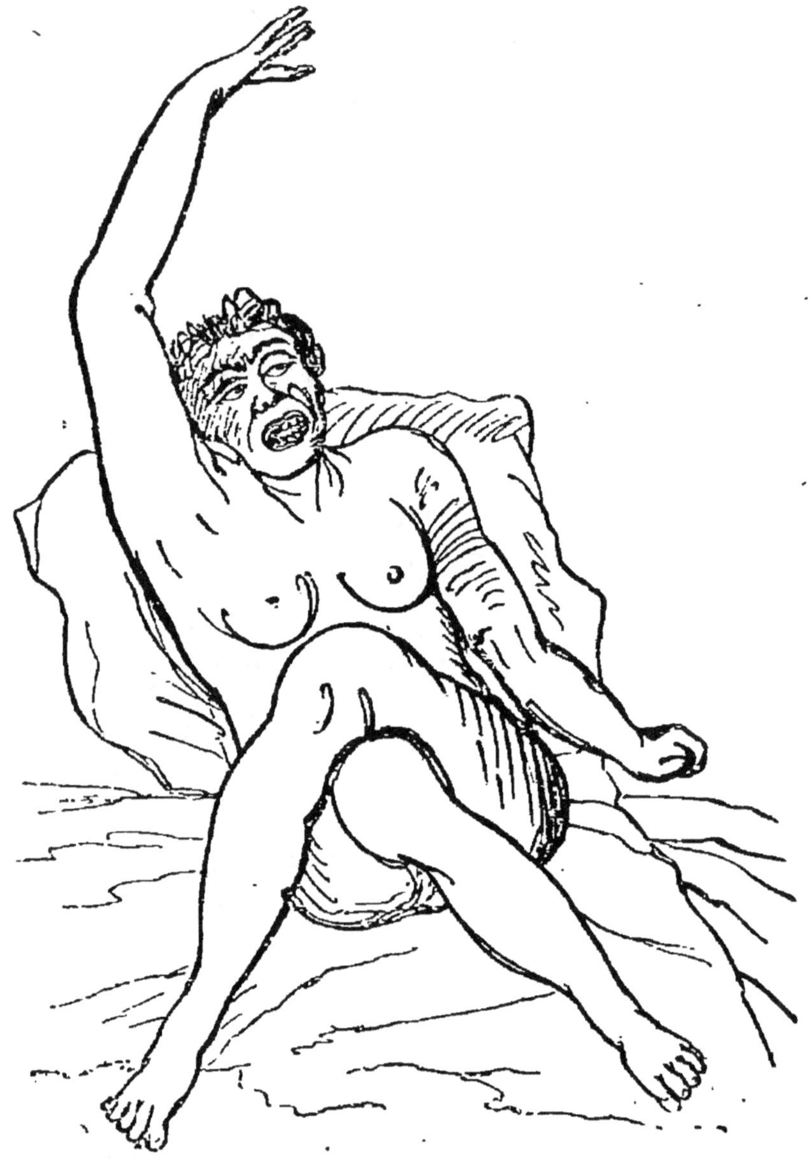

Fig. 10. — Grande crise d'hystérie. Période des contorsions.

1° *Grande attaque d'hystérie.*— On peut distinguer cinq
phases :

a) Début : annoncée par des modifications du caractère et de l'intelligence, des hallucinations, des troubles psychiques divers ; l'attaque débute souvent par une *sensation de boule*, s'élevant de la région ovarienne au pharynx, avec strangulation. Le malade sent venir sa crise et peut souvent s'asseoir ou se coucher. Cependant la chute brusque est fréquente aussi.

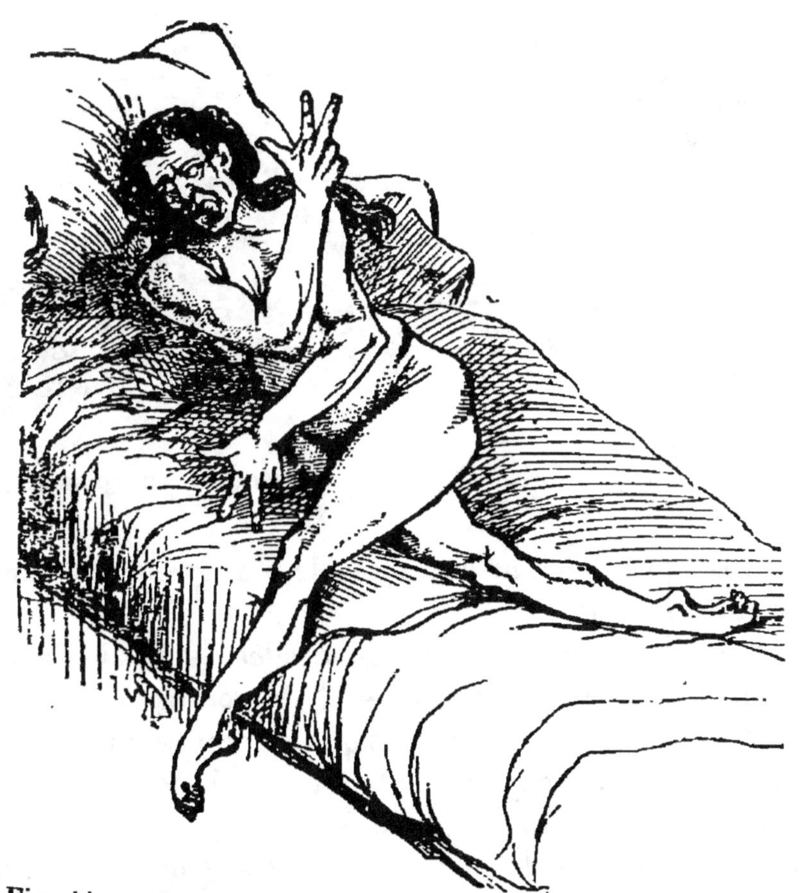

Fig. 11. — Grande crise d'hystérie. Période des contorsions.

b) Période épileptoïde, pendant laquelle se succèdent les convulsions toniques, les convulsions cloniques, la résolution musculaire comme dans l'attaque d'épilepsie.

c) Période du clownisme, caractérisée soit par des mou-

vements et contorsions (fig. 9, 10 et 11), soit par les attitudes les plus clownesques (fig. 12).

Pendant ce temps, les malades parlent, vocifèrent, crient;
et dans les phrases hachées qu'ils prononcent on peut souvent saisir des lambeaux qui mettent sur la voie de la cause
de leur maladie. Pendant ces crises, *les malades revivent*

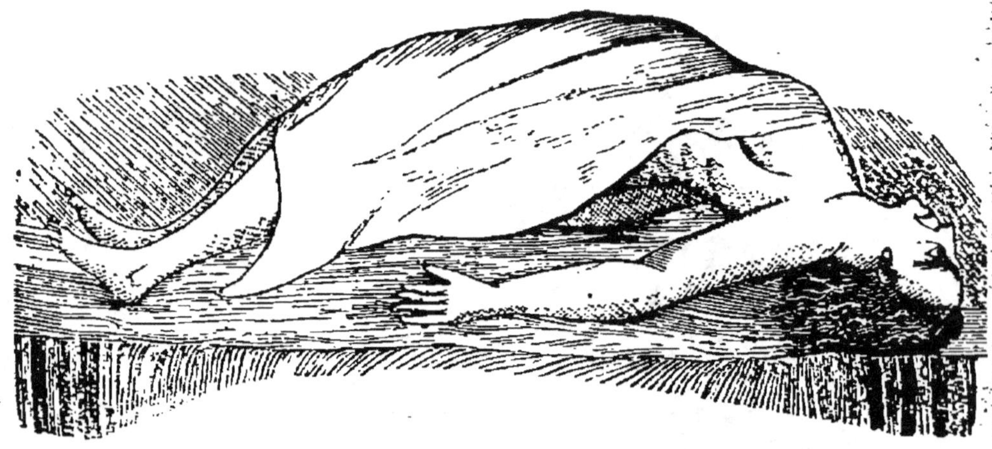

Fig. 12. — Grande crise d'hystérie. Période du clownisme.

un événement antérieur qui a joué le plus grand rôle dans
l'étiologie des accidents.

d) Période des attitudes passionnelles. — Les malades
continuent à revivre cet événement, ils poursuivent leurs
rêves et traduisent les sentiments qu'ils éprouvent par leurs
attitudes : attitudes exprimant la terreur, la joie, l'excitation érotique, le délire religieux (fig. 13).

e) Période délirante. — Le rêve se poursuit, mais plus
calme. Ce délire peut se poursuivre pendant très longtemps
et conduire les malades dans un asile d'aliénés.

C. Crises hystériques modifiées.

Il est impossible de les décrire toutes, car les variétés de
forme sont infinies. On peut dire que chaque malade fait
sa crise à sa façon. Les trois dernières périodes sont souvent
absentes ou seulement ébauchées. La perte de connaissance

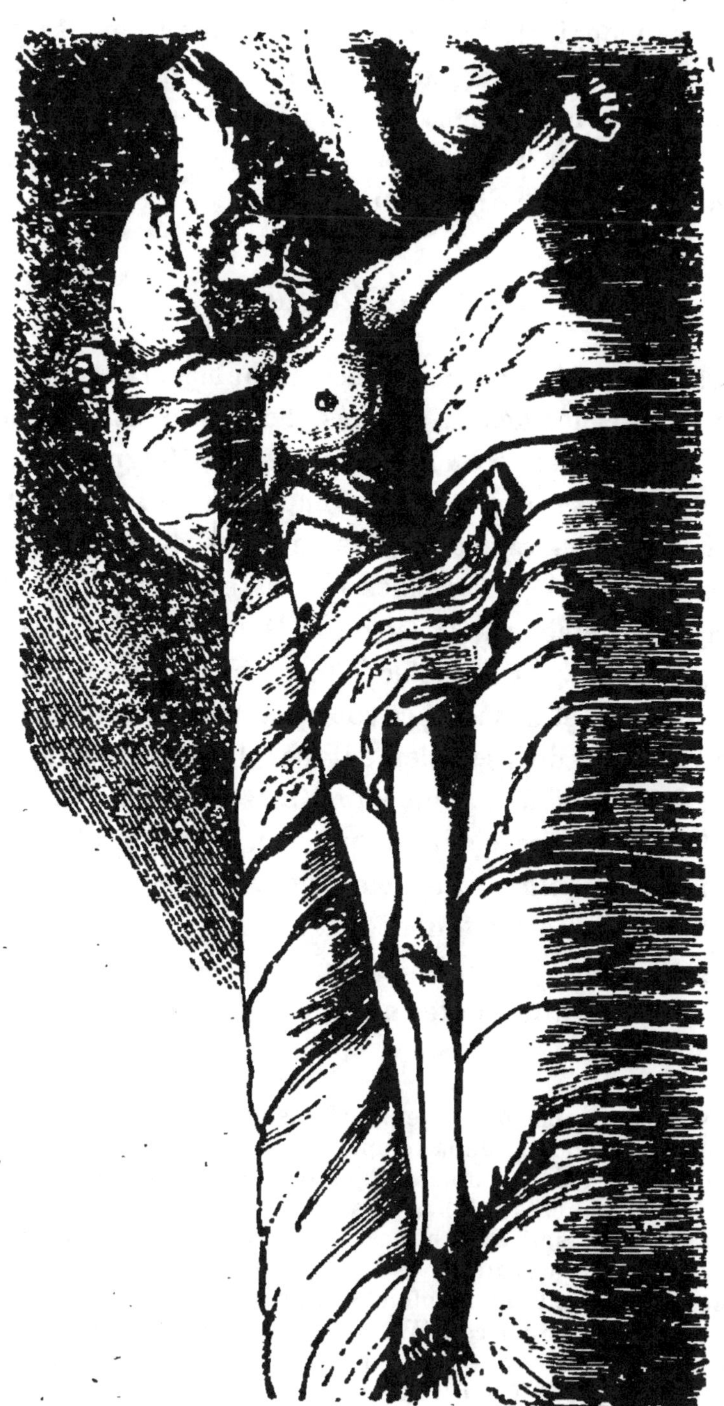

Fig. 18. — Grande crise d'hystérie. Attitude passionnelle (délire religieux).

peut manquer, ou au contraire constituer toute la crise (attaques syncopales). La période de sommeil peut se prolonger très longtemps (narcolepsie). Les attitudes extatiques et passionnelles peuvent exister seules, etc.

Tous les éléments de la grande crise peuvent exister seuls ou se combiner diversement.

III. — *Tétanie*.

Contractures survenant par accès, habituellement localisées aux muscles des extrémités, les mains et les pieds ; s'étendant quelquefois à tout le membre, atteignant exceptionnellement les muscles abdominaux (Herard), les sternocléido-mastoïdiens (Marotte), les muscles de la mâchoire (Barthez et Rilliet), de la face (Trousseau), du larynx, le diaphragme (Duchenne, Lasègue). Dans certains cas ces contractures peuvent rappeler le tétanos ou l'attaque d'épilepsie (Bouveret et Devic). Les contractures peuvent être très légères et se traduire seulement par le durcissement du muscle ; le plus souvent elles produisent des attitudes caractéristiques : la main s'immobilise en forme de cône, dans la position dite, *main d'accoucheur ;* le pied se place en flexion forcée la pointe tournée en dehors.

Les accès sont variables comme durée et comme fréquence : ils sont augmentés par toutes les excitations sensitives (1).

(1) Pour n'avoir pas à y revenir disons un mot des autres symptômes et du diagnostic de la tétanie.

Il y a souvent des troubles subjectifs de la sensibilité : picotements, fourmillements, arthralgies.

La compression soit des vaisseaux, soit des nerfs provoque un accès (signe de Trousseau).

Les accès pourront quelquefois être provoqués par la compression du sympathique au cou (Weiss), par les excitations cutanées.

La percussion du tronc d'un nerf provoque la contraction des muscles qu'il innerve (Chvosteck).

La percussion au niveau de l'angle externe de l'œil provoque une

2° SIGNIFICATION GÉNÉRALE DES CONTRACTIONS INVOLONTAIRES

Est excessivement vague : la cause d'une contraction involontaire peut se trouver dans le muscle (contractions idio-musculaires), dans le nerf moteur périphérique, dans le neurone moteur central, dans les centres de projection, dans les centres d'association, dans le système nerveux centripète.

La contraction involontaire n'a donc qu'une signification très générale : celle d'un fonctionnement anormal des voies motrices.

En présence d'une contraction involontaire en rechercher la cause.

1° D'abord sur les voies motrices elles-mêmes périphériques ou centrales.

2° Sur toutes les parties du système nerveux capables d'envoyer des excitations aux voies motrices.

contraction brusque fulgurante de la moitié correspondante de la face.

La pression des apophyses épineuses peut provoquer de la douleur et réveiller les spasmes tétaniques (Berger).

Il y a hyperexcitabilité des muscles aux courants galvaniques et faradiques.

Diagnostic de la cause. — Rechercher une des étiologies suivantes : 1° *Tétanies infectieuses.*

a) Tétanie endémo-épidémique.

b) Tétanie survenant au début ou au cours des maladies infectieuses.

2° *Tétanies toxiques* : A. Par auto-intoxication.

a) État puerpéral ; tétanie des femmes enceintes.

b) Lactation : tétanie des nourrices.

c) Dilatation de l'estomac, surtout avec hyperchlorhydrie.

d) Extirpation de la thyroïde : tétanie strumiprive.

e) Tétanie des rachitiques.

f) Tétanie des ostéomalaciques.

g) Tétanie des urémiques.

B. *Par intoxication exogène :* alcool, chloroforme, ergot de seigle, extrait de fougère mâle, oxyde de carbone.

Les contractions involontaires n'ont de valeur sémiologique que lorsqu'elles se groupent en syndrome (spasmes, tics, myoclonies, chorée, etc...).

3° TRAITEMENT DES CONTRACTIONS INVOLONTAIRES (1)

a) Il n'y a pas de traitement s'adressant au .symptôme contractions fibrillaires.

b) En présence d'un spasme réflexe, en dehors du traitement causal, si le spasme est gênant par son intensité, on essayera de le modérer par le bromure de potassium.

Le traitement des spasmes fonctionnels doit être psychique comme leur cause, et avoir comme base la rééducation et l'entrainement suggestif.

c) Le traitement des myoclonies est variable suivant leur forme.

On ne s'inquiétera guère du tremblement fibrillaire.

Contre le paramyoclonus, en dehors du traitement général s'adressant au terrain de dégénérescence on pourra essayer :

1° L'électricité sous forme de courants continus (Lowenfeld, Homen, Henoch), de bains statiques, de franklinisation (Raymond).

2° Les bains sulfureux.

3° L'atropine, l'ésérine, l'hyoscyamine, l'hyoscine.

Le traitement des tics est avant tout psychique, comme leur cause.

d) Dans le traitement des mouvements choréiques on s'inspire surtout de considérations étiologiques et pathogéniques. Cependant on peut tirer quelques indications du symptôme lui-même.

(1) Nous n'aurons en vue ici que le traitement s'adressant au symptôme en dehors de toute interprétation pathogénique.

J. ROUX. — Maladies nerveuses   5.

Les mouvements choréiques sont légers, peu intenses, la volonté exerce sur eux une certaine action d'arrêt = Par le massage, les mouvements passifs, et surtout la gymnastique et l'exécution de mouvements actifs méthodiquement réglés, on peut accélérer la guérison. Les séances d'exercice seront courtes, ne provoqueront jamais de fatigue ; on s'arrêtera immédiatement si l'on s'aperçoit qu'au lieu d'être diminués les mouvements choréiques sont exagérés.

Les mouvements choréiques sont exagérés par toute excitation sensitive, par l'émotion, par les mouvements involontaires = maintenir le malade au lit dans une pièce isolée, sans bruit.

Les mouvements choréiques sont intenses, généralisés, troublent l'alimentation, épuisent le malade, empêchent le sommeil, traumatisent les téguments = adopter le traitement de Joffroy : chloral à haute dose de façon à obtenir le sommeil, enveloppement dans un drap mouillé.

Veiller à ce que l'alimentation se fasse bien ; faire manger le malade avec patience, essayer même un peu de suralimentation, avec de la viande crue pulpée, avec de la somatose, etc...

Veiller avec soin à l'intégrité des téguments, antisepsie rigoureuse de la peau.

e) La thérapeutique des *tremblements* se réduit à peu de chose. Souvent d'ailleurs ce n'est qu'un symptôme accessoire auquel on néglige de s'adresser. Dans les cas où par son intensité, il devient pénible et constitue une gêne considérable, on se trouve souvent désarmé. Parmi les nombreux médicaments qui ont été proposés, retenons simplement ; la solanine (Grasset) (0,10, 0,20 cg. par jour); l'hyoscyamine cristallisée (Charcot) (1 mg. pour commencer, augmenter progressivement jusqu'à 5 ou 6, puis diminuer progressivement), le chlorhydrate ou le bromhydrate d'hyoscine (1-3 milligr.).

f) En présence d'une *crise convulsive* il n'y a habituel-

lement qu'à lui laisser suivre son cours en prévenant simplement les complications : desserrer les vêtements, empêcher que le malade ne se traumatise ; si on le peut, introduire
un bouchon entre les mâchoires pour prévenir la morsure
de la langue ; maintenir le malade sans violence ; prévenir
la suffocation, ouvrir les fenêtres ; respecter le sommeil qui
suit.

Lorsque la crise est annoncée par des prodromes ou une
aura, on peut quelquefois la faire avorter. La compression
des carotides peut rarement être utilisée. Lorsqu'il existe
une aura bien nette les excitations cutanées partant de cette
région peuvent empêcher la crise. Les cas les plus favo-
rables sont ceux où il y a une aura aux extrémités des
membres, la crise peut alors souvent être prévenue par une
traction violente exercée sur cette extrémité ; par une *constriction* au-dessus du siège de l'aura soit avec la main, soit
avec un bracelet spécial, soit par un lien circulaire.

Dans d'autres cas la crise est arrêtée par des excitations
périphériques très variables suivant les sujets, toujours les
mêmes, chez le même sujet : flagellation, eau froide, ingestion d'un verre d'eau, excitations sensorielles...

Lorsqu'il y a une aura psychique, le sujet peut parfois
arrêter sa crise, en fixant fortement son attention sur un
autre objet.

Ces divers moyens, lorsqu'ils réussissent, sont précieux,
car ils donnent au malade une grande sécurité, en lui donnent la certitude qu'il n'aura pas sa crise dans un lieu public,
dans l'exercice de ses fonctions, etc...

Malheureusement la crise arrêtée laisse souvent à sa suite
une impression de malaise persistante, au lieu de l'allège-
ment que provoque la décharge motrice.

Dans certains cas très rares cette méthode peut même devenir curative. Lorsqu'il y a une aura partant d'une extrémité, en plaçant au-dessous un vésicatoire circulaire, on
peut supprimer les crises pour un temps. En renouvelant

le vésicatoire la cessation peut être permanente. Souvent alors l'aura se déplace, passe à un autre membre ; on la poursuit alors par les mêmes moyens. En poursuivant ainsi l'aura de place en place on a pu dans certains cas très rares amener une guérison permanente.

Lorsqu'il s'agit d'une crise convulsive hystérique, le mieux est habituellement de lui laisser suivre son cours, en éloignant toutefois de la malade toutes les personnes qui n'ont pas manqué d'être attirées et dont l'empressement curieux et indiscret est du plus fâcheux effet. La malade étendue sur son lit, maintenue sans violence, protégée contre les traumatismes, déroule sa crise sans qu'on intervienne. On pourrait souvent juguler la crise par la compression d'une zone hystérogène, il vaut autant s'en abstenir. Ce n'est que lorsque la crise entre dans sa période délirante, et surtout si elle tend à se prolonger qu'on interviendra pour provoquer le sommeil. Nous sommes peu partisan des manœuvres de suggestion et d'hypnotisme, qui d'ailleurs échouent le plus souvent, et peuvent avoir des conséquences fâcheuses en mettant le malade dans un état somnambulique. Mieux vaut ici avoir recours aux agents médicamenteux : faire respirer du chloroforme à faibles doses, puis lorsque la malade est calme, commence à somnoler, administrer un lavement avec 2-4 gr. de chloral. Si cela est possible donner 1-2 gr. de sulfonal par la bouche.

Le traitement de la tétanie doit avant tout s'inspirer de la cause. Contre le symptôme convulsif : obscurité, silence, éloignement de toute irritation sensitive ou sensorielle ; bains chauds, bromure, chloral s'il y a de l'insomnie.

CHAPITRE II

TROUBLES DE LA SENSIBILITÉ

Classification des sensations.

Les diverses sensations apportées au centre par le système nerveux centripète, peuvent se diviser en deux grands groupes :

1° Les *sensations externes* ont leur excitant causal en dehors de nous, elles nous renseignent sur le monde extérieur. Ce sont : 1° les sensations cutanées ; 2° les sensations visuelles ; 3° auditives ; 4° olfactives ; 5° gustatives.

2° Les *sensations internes* ont leur excitant causal en nous, dans notre propre organisme ; elles nous renseignent sur tout ce qui s'y passe :

On ne peut encore actuellement donner une nomenclature des différentes sensations internes. Nous savons simplement qu'elles nous renseignent : 1° sur l'existence de notre corps, d'où résulte la notion de notre personnalité physique (sensations cœnesthésiques) ; 2° sur la position de notre corps dans l'espace et de ses divers segments par rapport les uns aux autres (sens des attitudes segmentaires, nerf vestibulaire) ; 3° sur les besoins *généraux* de l'organisme (faim, soif, besoin sexuel, sensation de dyspnée) ; 4° sur les besoins *spéciaux* de chaque organe (appétit, besoin de mastication, de défécation, de miction, nausée, besoin d'exercice, etc., etc.); 5° sur le fonctionnement général de l'organisme (cœnesthésie) et spécial de chaque organe (sensation d'innervation centrale, sens musculaire, etc.).

Cette division rationnelle de nos sensations est difficilement applicable à la clinique : c'est ainsi, par exemple, que la sensation douloureuse et les sensations données par le nerf vestibulaire, quoique devant être rattachées aux sensations internes, seront étudiées d'une façon plus profitable, la première en même temps que les sensations cutanées, la seconde en même temps que les sensations auditives.

Nous suivrons la division clinique suivante :

I. — Sensibilité générale.

1° Séméiologie et diagnostic

- **A. Troubles subjectifs**
  - Sensations douloureuses.
  - — paresthésiques.
  - — hallucinatoires.
  - Signe de Biernacki.

- **B. Troubles objectifs**
  - **1° Sensibilités cutanées**
    - 1° Sensations élémentaires
      - a) Méthode d'exploration.
      - b) Symptômes constatés.
    - 2° Synthèse de ces sensations élémentaires.
  - **2° Sensibilités profondes**
    - 1° Sensations élémentaires.
    - 2° Synthèse de ces sensations élémentaires.
  - 3° Synthèse des sensations cutanées et des sensations profondes.
  - 4° Synthèse des sensations actuelles et des sensations anciennes. Reconnaissance.

- **C. Sensations organiques et viscérales.**

2° Traitement des troubles de la sensibilité générale.

II. — Organes des sens

1° Séméiologie de l'appareil de la vision ;

2° — des organes de l'audition ;

3° — de l'olfaction ;

4° — de la gustation.

1o — SÉMÉIOLOGIE ET DIAGNOSTIC DES TROUBLES DE LA SENSIBILITÉ GÉNÉRALE

A. — TROUBLES SUBJECTIFS DE LA SENSIBILITÉ GÉNÉRALE

1o *Sensations douloureuses. Algies.*

Peuvent siéger dans tous les points de l'organisme : le nom qu'elles portent indique le point où le malade les localise : céphalalgie, rachialgie, etc., ou bien leur siège anatomique présumé : névralgie, myalgie, osteoalgie, néphralgie, etc.

En présence d'une sensation douloureuse subjective accusée par le malade, le médecin doit :

a) Préciser exactement le siège et les limites de la région douloureuse.

b) Rechercher quelle est l'influence des mouvements actifs, des mouvements passifs, de la pression superficielle, de la pression large, de la percussion, du chaud et du froid, de la lumière, des divers agents physiques, etc...

c) Etudier les réactions motrices qui viennent corroborer les dires du malade : état de la pupille, expression de la physionomie, contractures, contractions involontaires, troubles vaso-moteurs et sécrétoires.

On peut rattacher aux algies les *psychro-œsthésies* (sensation subjective de froid) et les psychro-algies (sensation douloureuse de froid) tantôt diffuses, tantôt localisées, le plus souvent aux extrémités, quelquefois à la fesse, à la jambe, au mollet, à la face.

2o *Sensations paresthésiques.* — Sous ce nom on groupe un grand nombre de sensations subjectives de mécanisme et de signification sans doute variable, mais que l'on connaît mal et qui résultent probablement soit de troubles complexes des sensations élémentaires, soit de troubles dans leur interprétation. Les malades expriment le plus souvent ces sensations par des comparaisons et il est difficile de les rapporter toujours à un mode spécial de sensibilité. Les sensations de frôlements, de chatouillement appartiennent probablement à la sensibilité tactile; les fourmillements, picotements à la sensibilité douloureuse; les sensations de chaleur, de froid à la sensibilité thermique; les sensations de mouvement aux sensations musculaires, etc., etc...

Ce qu'il importera de noter, c'est si ces sensations sont cutanées ou profondes et quelle est leur localisation en largeur (1).

3° *Hallucinations de la sensibilité générale.* — Elles commencent lorsque les malades interprètent les sensations pathologiques : par ex. : lorsqu'ils croient avoir leurs membres changés, ou bien contenir des bêtes, etc..., ou bien encore lorsqu'ils croient n'avoir plus de jambes, plus de nez, plus d'estomac, etc., etc. (idées de négations).

4° *Signe de Biernacki* (2). — Si l'on comprime le tronc du cubital en arrière de l'épitrochlée, on obtient : *a*) une réaction motrice locale, du côté des doigts et du muscle palmaire cutané; *b*) une réaction générale, mouvements du

---

(1) Ces sensations paresthésiques peuvent constituer presque toute la maladie. Tel est, par exemple, le syndrome de Bernhardt, ou méralgie de Roth. Après quelques instants de station debout ou de marche : fourmillements, picotements, puis vives douleurs siégeant sur la face antérieure et externe de la cuisse et pouvant rendre la marche impossible.

A l'examen : 1° diminution de la sensibilité dans tout le territoire du fémoro-cutané, quelquefois avec hyperesthésie tactile (Lop) :

2° Modifications vaso-motrices; tantôt aspect normal, tantôt peau rouge, violacée, chaude, raidie (Lop); tantôt peau refroidie (Sabrazès et Cabannes);

3° Modifications sécrétoires ont été trouvées par Sabrazès et Cabannes, à l'aide de la pilocarpine (injection de 0,001 mg. sur chacune des cuisses).

Guérison peut être obtenue par l'essence de wintergreen (Lop), par le salicylate de soude (Sabrazès et Cabannes) : par la résection du fémoro-cutané (Chipault).

Dans plusieurs cas, on a trouvé des lésions de névrite.

(2) *Neur. Centralblatt.*, 1894.

bras, de la face, cris de souffrance, etc...; *c*) une *sensation spéciale de fourmillement* que le sujet accuse dans la région du petit doigt, en même temps qu'une douleur locale à l'endroit comprimé.

Le signe de Biernacki consiste dans l'abolition de ces sensations subjectives. On le trouve chez les paralytiques généraux (3/4 Cramer, 58 0/0 Mali...) dans le tabes; chez des aliénés non paralytiques généraux (30-40 0/0 Mali).

Il n'a pas une très grande importance.

B. — Troubles objectifs de la sensibilité générale

1° *Sensibilités cutanées.*

1° *Sensations élémentaires.*

A. — *Méthodes d'exploration.*

a) *La sensibilité tactile.* — Il faut apprécier et autant que possible mesurer quatre éléments : la finesse des sensations tactiles, l'exactitude de leur localisation, leurs modalités, la finesse du sens du lieu.

α) *La finesse des sensations tactiles* se mesure à la délicatesse du contact suffisant pour le provoquer. On se sert généralement pour l'exploration du tact d'un objet dur et résistant, tel qu'un crayon, un porte-plume; il vaut mieux se servir d'un objet souple tel, par exemple, qu'un *pinceau* : promené sur la peau, il n'aura pas, comme les objets durs, l'inconvénient de mettre en jeu d'autres sensibilités. Il est très difficile, pour ne pas dire impossible, de *mesurer* cliniquement le degré de finesse du tact; car s'il est intact, l'excitant minimum est si petit qu'il échappe à la mesure; si le tact est diminué, l'excitant causal fait intervenir d'autres sensibilités.

Frey a imaginé une méthode ingénieuse, mais difficilement applicable à la clinique pour mesurer la sensibilité tactile : il prend un certain nombre de cheveux, de calibre et de résistance différents, qu'il adapte à l'extrémité d'une sorte de manche. Pour chaque cheveu il mesure : 1° la superficie de sa section (au microscope); 2° le poids qu'il est nécessaire d'appliquer sur l'extrémité du cheveu pour produire sa flexion (avec une balance, dont un plateau contient des poids, dont l'autre plateau supporte l'effort du cheveu). Un cheveu ainsi gradué lui permet de produire en un point quelconque de la peau un contact qui est exactement mesuré par les deux éléments : superficie de section et poids nécessaire pour produire la flexion.

Rappelons simplement la loi de Weber qui exprime la relation qui existe entre une sensation et son excitant : lorsque l'excitant croît suivant une progression géométrique, la sensation croît suivant une progression arithmétique. Ce que l'on exprime encore en disant que l'intensité d'une sensation est proportionnelle au logarithme de l'excitant. Ainsi lorsque l'excitant 1 d'une sensation devient successivement 2, 4, 8, 16 fois plus considérable, la sensation devient 1, 2, 3… C'est une loi applicable à toutes les sensations, mais qui n'est qu'approximative.

β) *La localisation des sensations tactiles* est exacte lorsque le sujet indique exactement le point qui a été touché, sans le secours de la vue, bien entendu. L'inexactitude de la localisation est mesurée par l'écart qu'il y a entre le point touché par le médecin et le point indiqué par le malade. Il y a *allochirie* lorsque le malade indique, de l'autre côté du corps, un point symétrique de celui touché par le médecin.

γ) Les *modalités* des sensations tactiles sont très diverses. Le *temps perdu* d'une sensation est le temps qui s'écoule entre l'excitation causale et le fait interne de conscience, la sensation elle-même : physiologiquement, il peut varier dans d'assez grandes limites. Nous n'avons aucun moyen de mesurer le *temps perdu* d'une sensation, car s'il nous est permis de noter exactement le moment précis de l'excitation, nous ne pouvons noter semblablement l'apparition de la sensation dans la conscience. Celle-ci, en effet, se traduit bien soit par la parole, soit par un signal convenu. Mais entre la sensation et le signal, il y a aussi un temps perdu variable. Tout ce qu'on peut mesurer, c'est le temps qui s'écoule entre l'excitation causale et la réaction motrice convenue : c'est ce qu'on appelle le temps de réaction. La mesure des temps de réaction est appelée à rendre des services en clinique psychologique; mais les appareils étant coûteux et compliqués, on se contente, en clinique ordinaire, de noter s'il s'écoule un temps notable entre l'excitation et la réponse du malade ; on dit alors qu'il y a *retard de la sensation*.

Il peut y avoir *prolongation de la sensation :* celle-ci ne disparaît pas avec l'excitation, mais lui survit quelques instants.

D'autres fois enfin, il y a *rappel* d'une sensation : après avoir disparu, elle réapparaît pour quelques instants.

Ces diverses modalités pourraient permettre de construire une courbe de la sensation dans chaque cas.

δ) *Le sens du lieu de la peau* est la faculté que nous avons de distinguer l'une de l'autre deux sensations semblables et très voisines. Si nous appliquons sur la peau les deux pointes très rapprochées d'un compas, nous ne sentons qu'un contact ; si nous écartons progressivement les pointes du compas, il arrive un moment où le contact est senti double : la finesse du sens du lieu de la peau en ce point est mesurée par l'écartement des branches du compas.

La finesse du sens du lieu de la peau est très variable suivant l'endroit exploré : c'est là une notion dont il faut tenir compte.

La fig. 14 donne la courbe des distances qui séparent les deux pointes du compas, suivant l'endroit exploré.

b) La sensibilité à la douleur. — Elle s'apprécie le plus souvent avec une épingle piquant la peau. Pour mesurer l'excitant causal on a inventé un certain nombre d'*algésiomètres.*

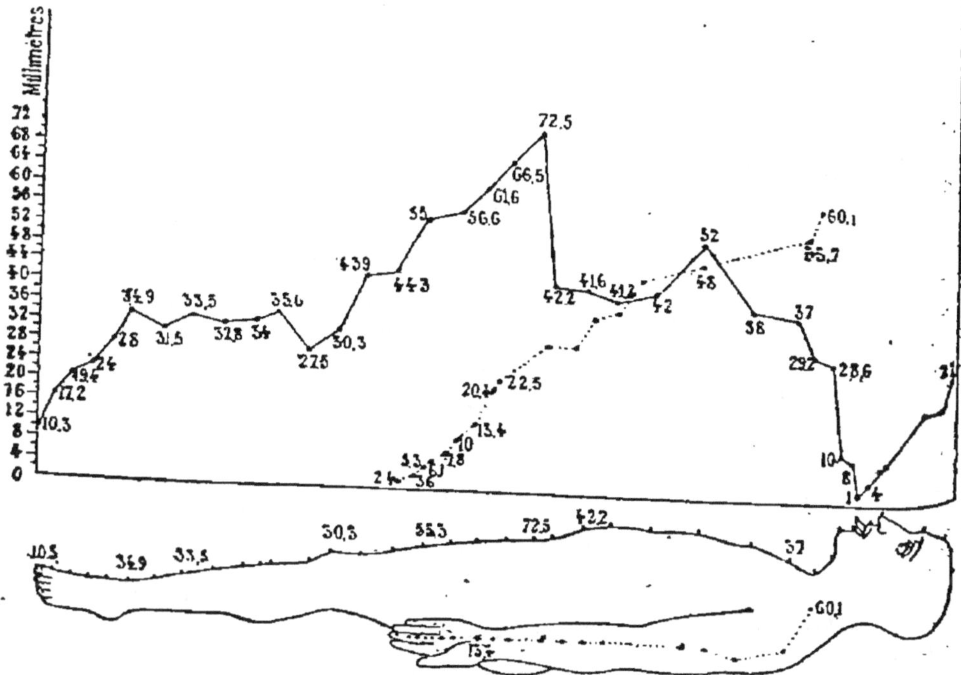

Fig. 14. — Prise de la physiologie de Vierordt, 5e édition, 1877, p. 34, reproduite dans un excellent article de V. Henri, in *Année psychologique*, 2e année 1895.

Nous avons fait construire un instrument (fig. 15) basé sur le principe suivant : une aiguille, dont la pointe a été cassée, est fixée à une tige actionnant un ressort à boudin. La pointe de l'aiguille est appuyée sur l'endroit à explorer jusqu'à ce que se produise la sensation douloureuse. A ce moment la pression exercée est mesurée en grammes, sur une graduation expérimentale.

En connaissant la section de la pointe cassée et la pression exercée en grammes, on a une évaluation absolument exacte de l'action mécanique exercée.

Le manche de l'instrument porte un compas de Weber.

c) La sensibilité thermique est la faculté de distinguer les corps chauds des corps froids, par rapport à la température de la région qui sent. L'écart entre la température de la peau et le corps qui est appliqué sur elle mesure la finesse de la sensibilité thermique dans un sens ou dans un

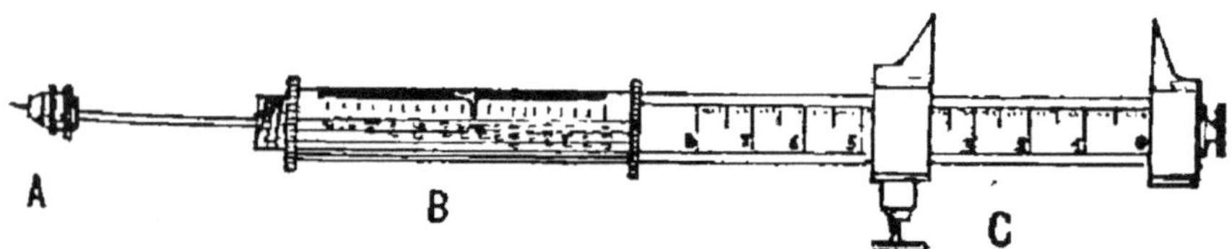

Fig. 15. — Æsthésiomètre. — En A pointe dont la section est connue. En B tube contenant un ressort à boudin à son intérieur ; — sur sa face externe court un petit index le long d'une graduation indiquant en grammes la pression exercée par la pointe A. En C compas de Weber.

autre. Pratiquement on se contente de mesurer la t° de l'excitant. Pour cela on se sert soit d'une cuvette métallique contenant un thermomètre ; soit beaucoup mieux du procédé suivant (Toulouse et Vaschide) (1) : avec un compte-gouttes donnant des gouttes de 0,10 cg. ; on fait tomber de la hauteur de moins de 1 cm. une goutte d'eau à des températures variables ; à la température du corps une telle goutte n'est pas sentie ; à 100° elle détermine une douleur vive, mais n'a pas assez de calories pour brûler.

B. — *Symptômes constatés.*

L'examen de ces différents modes de sensibilité aboutira à la constatation des symptômes suivants :

1° Les *anesthésies*, ont plusieurs degrés, depuis la simple diminution (hypoesthésie) jusqu'à la complète disparition (anesthésie absolue) de la sensibilité. L'anesthésie peut être

(1) *Académie des sciences*, 22 janvier 1900.

totale, c'est-à-dire affecter les différents modes de la sensibilité, ou bien dissociée, c'est-à-dire n'affectant qu'un des modes. On peut avoir par exemple de l'anesthésie douloureuse et thermique, avec conservation de la sensibilité au contact.

2° Les *hyperesthésies* sont une exaltation de la sensibilité. Elles peuvent affecter isolément ou simultanément les différents modes de la sensibilité cutanée. Il est douteux cependant qu'il existe une hyperesthésie du sens du lieu de la peau.

3° *Les anesthésies hyperesthésiques* consistent dans ce fait qu'un des modes de la sensibilité cutanée peut être diminué ou aboli, les autres étant exaltés. On peut avoir par exemple de l'anesthésie au contact, avec de l'hyperesthésie à la douleur : un contact léger n'est pas senti, un contact plus fort ou bien la plus légère piqûre provoquent une vive douleur.

4° Les *paresthésies* consistent dans ce fait qu'une sensation peut être déterminée par un excitant autre que son excitant habituel : par exemple un simple contact pourra déterminer une vive sensation de froid (1). Il y a encore paresthésies lorsque la sensation est modifiée dans ses diverses modalités (retard, prolongation, rappel, etc.).

Il faudra toujours non seulement apprécier et mesurer ces divers troubles, mais en fixer exactement le siège et l'étendue, et autant que possible fixer sur des schémas (analogues à ceux représentés fig. 25, 26, etc.), les troubles de la sensibilité présentés par chaque malade.

2° *Troubles dans la synthèse des sensations cutanées.*

La peau nous donne un certain nombre de sensations ou notions qui sont le résultat de la synthèse des sensations

(1) Il est fort possible, probable même, que les paresthésies ne sont que des anesthésies hyperesthésiques.

élémentaires : telles sont la sensation de l'humide, du visqueux, du gluant, de l'onctueux, du rugueux, etc., qui résultent de l'association à doses diverses de sensations tactiles, douloureuses, thermiques.

Il serait intéressant de rechercher les troubles de ces notions : cette recherche n'a jamais été faite à notre connaissance du moins. Nos recherches personnelles sont encore trop peu précises pour que nous en parlions.

2° *Sensibilités profondes*.

1° *Examen de la sensibilité profonde, sensations élémentaires*.

Les sensibilités profondes sont beaucoup plus difficiles à explorer que les sensibilités cutanées, d'abord parce qu'elles n'ont pas dans la conscience une représentation aussi précise, mais surtout parce que lorsqu'elles sont supprimées, les sensibilités cutanées masquent leur disparition et y suppléent. Aussi est-ce d'abord chez les sujets présentant des anesthésies cutanées qu'il faut les étudier.

a) Sensation de pression. — Si sur un membre présentant de l'anesthésie cutanée complète, on exerce une pression un peu forte, le sujet accuse une sensation vague et mal localisée, ou bien ne sent rien du tout suivant que les sensations profondes de pression sont conservées ou non. Sur un membre présentant une sensibilité cutanée intacte, il est impossible de rechercher l'existence de la sensation de pression, car elle est masquée par la sensation tactile.

c) Sensation douloureuse. — Chez un sujet présentant une anesthésie cutanée à la douleur, il est facile par des piqûres profondes d'explorer la sensibilité de chacun des tissus profonds. Lorsque cette sensibilité cutanée est intacte, il sera encore possible par des piqûres profondes de déceler soit une anesthésie profonde complète, soit au contraire une hyperesthésie.

L'exécution de mouvements passifs exagérés provoque chez des sujets normaux des douleurs au niveau des muscles et des téguments : l'absence ou l'exagération de ces douleurs pourront encore apporter un élément au diagnostic de l'anesthésie ou de l'hyperesthésie des muscles et des téguments à la douleur.

L'hyperesthésie des muscles pourra également se traduire par la douleur à la palpation, celle des os par la douleur à la percussion.

d) *Les sensations cœnesthésiques* qui nous révèlent l'existence de notre propre corps peuvent être troublées de diverses façons. On attribue à un trouble, une diminution des sensations cœnesthésiques, la dépression profonde des mélancoliques, la tristesse invincible qui s'empare, sans motifs extérieurs, de certains neurasthéniques.

Inversement la joie, la sensation intense, de vie, de force des maniaques et de certains intoxiqués seraient le résultat de l'augmentation générale des sensations cœnesthésiques.

Lorsque les sensations cœnesthésiques ont disparu d'un membre avec toutes les autres sensibilités, le membre n'est plus senti, il est, pour le malade, comme s'il n'était pas (1).

e) *Sens de l'effort musculaire.* — On a beaucoup discuté sur son existence et sa nature. Il est bien certain que lorsque nous contractons un muscle ou un groupe de muscles, non seulement nous sentons le muscle se contracter, le membre correspondant se mouvoir, etc., mais nous avons conscience de l'effort déployé, du degré de contraction obtenue. Dans le cas particulier où nous soulevons un poids, nous pouvons évaluer approximativement cet

---

(1) C'est sans doute à la disparition des sensations cœnesthésiques qu'il faut attribuer certains troubles psychiques tels que les *idées de négation.*

effort en grammes. Le sens de l'effort musculaire existe donc bien. Mais en clinique, lorsque nous voulons le rechercher, nous voyons qu'il nous échappe, qu'il nous est impossible de nous débarrasser d'autres sensations qui le masquent ou le déforment. Toutes les expériences qui ont pour but d'explorer le sens de l'effort musculaire font intervenir d'autres sensations. Même dans le cas le plus simple, lorsque soulevant par un fil un poids attaché, nous essayons d'apprécier son poids, il nous est impossible d'éliminer les sensations cutanées déterminées par le fil, les sensations profondes de pression, de tension ligamenteuse, etc. Voilà pourquoi on a pu dire que le sens de l'effort musculaire n'existait pas.

Sans nier son existence nous renvoyons son examen aux troubles complexes dans la synthèse des sensations profondes.

f) Sensibilité osseuse. — Egger (1) dans le service de Dejerine, recherche la sensibilité osseuse à l'aide d'un diapason, à 128 vibrations. Outre la sensation tactile, il y a une sensation de *trépidation*, qui disparaît dans certains cas (syndrome de Brown-Séquard, du côté paralysé), hémianesthésie, tabes (seulement à la période d'ataxie) ; syringomyélie.

2º *Troubles dans la synthèse des sensations profondes.*

Il est en effet un certain nombre de notions qui paraissent données non par une seule sensation, mais par la synthèse de plusieurs sensations. Telles sont par exemple la notion que nous avons de la position occupée par nos membres, la sensation spéciale qui nous apprend que nos membres se meuvent, dans quelle direction, avec quelle force. La physiologie arrivera sans doute à dissocier, à analyser

(1) Egger, *Journ. de physiol. et de path. générale,* mai 1899.

les éléments de ces notions. Le clinicien ne peut guère à l'heure actuelle que constater leurs troubles.

a) Sens des attitudes segmentaires. — Nous savons exactement, à chaque instant, où sont nos membres. Le sujet, qui a une anesthésie cutanée et une anesthésie profonde complètes, a perdu cette notion : si on lui ferme les yeux, il ne sait plus où est sa main gauche, par exemple, et si on lui commande de la prendre avec la main droite, il la cherche partout et ne la trouve qu'en prenant d'abord la racine du membre, puis en descendant le long du bras jusqu'à la main.

S'il y a anesthésie profonde, mais conservation des sensibilités cutanées, les mêmes troubles existent, mais moins accentués car le contact des objets extérieurs le renseigne encore. En diminuant ceux-ci, par exemple en plaçant le membre en l'air, on augmente le trouble.

b) Sensation de mouvements.

De même qu'au repos, nous savons à chaque instant quelle est la position dans l'espace des diverses parties de notre corps (sens des attitudes); de même pendant le mouvement (actif ou passif) nous avons conscience du déplacement imprimé.

Pour les mouvements passifs, la sensation des mouvements se confond avec le sens des attitudes; c'est en scmme une sorte de cinématographie, l'enregistrement de diverses positions successives.

Pour les mouvements actifs, il s'y joint quelque chose de plus, le sens de l'effort musculaire. La sensation de mouvement actif, ce qu'on appelle improprement le *sens musculaire*, est le résultat de la synthèse du sens des attitudes et du sens de l'effort musculaire.

Dans l'exploration du sens musculaire (qu'il ne faut pas confondre avec le sens de l'effort musculaire) on fera usage des épreuves suivantes :

a) Lorsque le sens musculaire disparaît, le malade est

incapable d'apprécier les différences de poids de divers objets. Normalement, dans l'appréciation du poids des objets, les sensibilités cutanées nous apportent leurs secours, ainsi que la sensation de pression. Inversement, le sens de la vue peut être la source d'illusions. Pour faire cette épreuve, il faudra donc autant que possible supprimer cette cause d'erreur et faire usage de poids suspendus à un fil, dont le malade tient l'extrémité, les yeux étant fermés. C'est là une épreuve délicate qui n'est pas toujours réalisable en clinique.

β) Lorsque le sens musculaire a disparu, en même temps que les sensibilités cutanées et les autres sensibilités profondes, le malade est incapable d'exécuter un seul mouvement sans le secours des yeux. C'est ce qu'on appelle le syndrome de Lasègue : certains hystériques, ayant une anesthésie totale d'un ou plusieurs membres, se servent normalement de ceux-ci, ont une force musculaire normale, ne présentent ni incoordination, ni trouble moteur d'aucune sorte, tant que les yeux sont ouverts. Fermez-leur les yeux, le membre devient inerte, incapable du plus léger mouvement.

γ) Un malade ayant les yeux bandés, si on place un de ses membres dans une position donnée, et qu'on lui ordonne de reproduire la même position avec l'autre membre, l'ordre n'est exécuté que s'il n'y a aucun trouble des sens des attitudes, ni des sensations des mouvements.

δ) Un malade ayant perdu le sens musculaire ne peut se tenir debout les jambes à demi fléchies.

Il peut exister de véritables hallucinations du sens musculaire : certains malades croient sentir leurs membres s'agiter ; ils les regardent et sont tout étonnés de les trouver immobiles.

3° Troubles de la synthèse des sensations cutanées et des sensations profondes.

Lorsque notre main appliquée sur un objet le palpe, en apprécie les qualités extérieures de forme, de relief, de densité, etc., etc. il y a là non pas un sens spécial, mais la synthèse de sensations diverses cutanées et profondes... C'est ce qu'on a appelé assez improprement le *sens stéréognostique*. Ce n'est pas là un sens à part, mais le résultat d'une combinaison de sensations. Lorsque je tiens une bille de marbre dans la main, j'utilise pour la reconnaître toutes les sensations cutanées et toutes les sensations profondes. Les sensations tactiles, thermiques (sensation de froid), le sens du lieu (sensation de poli) m'indiquent qu'il s'agit de quelque chose de froid, lisse, sec, etc... Le sens des attitudes, combiné avec la localisation des sensations cutanées, m'apprend sa forme ronde. Le sens de l'effort musculaire, joint aux sensations de pression, profondes, m'indique son poids, etc., etc... Le sens stéréognostique est donc un composé complexe : *ce n'est pas une sensation, c'est un jugement.*

4° Synthèse des sensations actuelles et des sensations anciennes. — Reconnaissance.

Les yeux fermés nous palpons un objet quelconque, qui donne à notre main un grand nombre de sensations. Nous avons vu comment, par la synthèse successive des sensations cutanées, des sensations profondes et des deux ordres de sensations entre elles, nous prenions connaissance des propriétés de l'objet.

Pour que nous reconnaissions cet objet, il faut de plus

que ces sensations actuelles s'allient aux sensations anciennes de même ordre ; pour que nous en indiquions l'usage, il faut qu'une foule de souvenirs soient éveillés ; enfin, pour que nous en disions le nom, il faut une association avec le centre du langage.

Or voici un malade atteint de ce qu'on a appelé l'*astéréognoscie* : on lui a bandé les yeux et placé dans la main un objet quelconque, une clef par exemple ; il la sent, la retourne dans tous les sens, la palpe, mais ne peut ni en indiquer l'usage, ni en dire le nom.

Voilà le fait brut, trop souvent on s'est contenté de cet examen ; il faut l'analyser, pousser plus loin l'examen.

a) Il faut écarter, bien entendu, les cas où il y a anesthésie soit cutanée, soit profonde : il est bien évident alors que les sensations élémentaires manquant, leur synthèse ne peut pas se faire.

b) Dans d'autres cas, il y a des troubles légers des sensations élémentaires ; leur exploration a fait constater une hypoesthésie légère. L'absolue impossibilité de reconnaître les objets contraste avec la légèreté de cette hypoesthésie. Il est probable néanmoins que c'est le trouble des sensations élémentaires qui est encore à incriminer : celles-ci sont encore assez fortes pour être senties isolément, elles se prêtent mal au travail délicat de synthèse et de reconnaissance.

Nous verrons qu'il existe des cas analogues pour la vue et l'ouïe.

Nous avons observé un cas où ce syndrome était dû à une lésion protubérantielle du ruban de Reil.

c) Les sensations élémentaires sont absolument intactes, la reconnaissance est impossible : plusieurs cas sont encore à distinguer :

Le malade peut décrire l'objet, en indiquer l'usage ; il ne peut dire le nom (trouble de l'association avec le centre du langage).

Il peut décrire l'objet (synthèse des sensations actuelles),

J. Roux. — Maladies nerveuses 6.

mais ne peut ni en indiquer l'usage (souvenirs) ni en dire le mot.

Dans ces deux cas d'ailleurs, le trouble est presque toujours complexe, existe semblable du côté des autres sens.

C. — SENSATIONS ORGANIQUES ET VISCÉRALES

1° *Sensations organiques traduisant un besoin général de l'organisme.*

La sensation de faim (1) peut être altérée quantitativement (anorexie ou boulimie), qualitativement (pica, malacia), désir de choses n'ayant aucune valeur nutritive. Elle peut être inhibée par des processus mentaux : certains malades ont l'horreur des aliments (sitiophobie).

La soif présente des modifications analogues.

Les modifications du besoin sexuel sont trop spéciales pour que nous en parlions ici.

La sensation dyspnéique rentre dans l'étude des sensations organiques.

2° *Sensations viscérales.*

a) Modifications des sensations normales : nos organes ne doivent traduire leur existence dans la conscience que par le besoin de fonctionner : appétit pour l'estomac; besoin de défécation, de miction, etc.

Celles-ci peuvent être augmentées, ou diminuées, ou complètement abolies, ou encore se produire en dehors de leur excitant normal (exemple : besoin de défécation des tabétiques). Elles peuvent en somme être hyperesthésiées, anesthésiées, paresthésiées.

b) Toutes les fois que nos organes sont le point de départ d'autres sensations, celles-ci sont anormales.

Par leur exploration, on recherchera s'ils sont doulou-

(1) V. Dʳ J. Roux, La Faim, *Soc. d'anthropologie de Lyon*, 1897.

reux, si la palpation éveille la même sensation que normalement (testicule, rein).

2° TRAITEMENT DES TROUBLES DE LA SENSIBILITÉ GÉNÉRALE

Au point de vue du traitement, il faut distinguer nettement les symptômes *irritatifs* (douleurs, paresthésies, hallucinations) des symptômes de déficit (anesthésies diverses).

Les premiers seuls sont justiciables d'un traitement symptomatique. Il est bien certain qu'en présence d'une névralgie, par exemple, à défaut du traitement causal et pathogénique, il faut savoir se contenter du secours précieux qu'apporte le traitement symptomatique.

Il n'y a plus la même urgence à faire disparaître une anesthésie.

Le remède par excellence de la *douleur*, c'est l'opium sous toutes ses formes, mais en particulier l'injection sous-cutanée de morphine, ou encore la méthode endermique, l'application sur le derme dénudé par un vésicatoire. L'opium et ses diverses préparations, leurs doses, leurs avantages, leurs inconvénients sont trop connus pour que nous insistions ici. Dans toute douleur qui doit durer ou se renouveler, se méfier de la morphine et de la morphinomanie menaçante.

A côté de l'opium se placent un grand nombre d'analgésiques : en tête l'*antipyrine* dont l'action est merveilleuse contre certaines douleurs (migraines, névralgies) et qui peut se donner par la bouche ou en injections sous-cutanées. L'*acétanilide* à la dose de 0^{gr},50-1 gr. peut remplacer l'antipyrine ; elle paraît très efficace contre les douleurs des ataxiques (Lépine). La méthylacétanilide ou exalgine, à la dose de 0^{gr},25-0^{gr},60 en une seule fois, ou de 0^{gr},40-0^{gr},80 en 2 ou 3 fois dans les 24 heures, présente les mêmes indications que l'antipyrine et peut lui être substituée si celle-ci est mal supportée. Le *phényluréthane* (1gr,50-2 gr.), ou euphorine ; la *phénacétine* (1-2 gr. par doses de 0gr,25 ou 0gr,50) ; l'*acétylphénylhydrazine* ou *hydracétine* (ne pas dépasser 0gr,10 par jour en deux doses) peuvent aussi être employés comme succédanés de l'antipyrine.

L'aconitine est parfois très active, mais son emploi toujours dangereux ne doit pas être recommandé. L'alcoolature de racine d'aconit est peu efficace contre la douleur.

Loco dolenti on pourra essayer de diverses applications : la *réfrigération* par des compresses froides, une vessie de glace, des pulvérisations d'éther, de chlorure d'éthyle, de chlorure de méthyle ; dans d'autres cas, les *applications chaudes*, compresses, cataplasmes ; les *enveloppements humides* avec des compresses recouvertes d'une toile de gutta ; les applications de pommade belladonée, de baume tranquille, d'huile de camomille camphrée.....

Dans les cas de douleurs absolument rebelles on pourra avoir recours aux interventions chirurgicales (élongation, dissociation, hersage des nerfs ; section, arrachements des nerfs ; section des racines). On se proposera alors soit d'obtenir une modification du nerf, soit de supprimer sa conductibilité. Mais ces interventions supposent que l'on n'en est pas resté au diagnostic symptomatique ; nous y reviendrons plus tard.

Dans les cas d'anesthésie complète le seul traitement s'adressant au symptôme consiste à en prévenir les conséquences, par exemple les traumatismes, les brûlures, les plaies diverses...

II. — Organes des sens.

1o SÉMÉIOLOGIE DE L'APPAREIL DE LA VISION

A cause de leur importance pour le diagnostic des maladies nerveuses, nous avons réuni en un seul chapitre tous les symptômes que peut faire constater l'exploration de l'appareil de la vision.

Nous examinerons successivement :

1° LES TROUBLES OCULO-MOTEURS.

2° LES TROUBLES DES SENSATIONS RÉTINIENNES.

3° TROUBLES DE LA SENSIBILITÉ GÉNÉRALE DE L'ŒIL.

4° TROUBLES DES PROCESSUS SUPÉRIEURS DE LA VISION.

5° EXAMEN OPHTALMOSCOPIQUE.

6° TROUBLES TROPHIQUES DE L'ŒIL.

I. — Troubles oculo-moteurs.

1° *Séméiologie et diagnostic*

On peut observer des troubles moteurs dans trois systèmes distincts :

1° La musculature externe : *a*) des globes oculaires ; *b*) des paupières.

2° La musculature interne : *a*) iris ; *b*) accommodation.

3° La musculature lisse.

I. — Musculature externe

A. — Muscles moteurs des globes oculaires.

§ 1. — PHYSIOLOGIE

La physiologie de chacun des six muscles oculo-moteurs peut se résumer par la fig. 16 qui indique la position que vient prendre le centre de la pupille par l'action de chacun des muscles.

§ 2. — SÉMÉIOLOGIE DES PARALYSIES OCULAIRES

L'interrogatoire apprend qu'il y a eu *vertige* et *diplopie*.

Les examens à faire subir sont de trois ordres : 1° quelle est la position des axes visuels à l'état de repos ? 2° com-

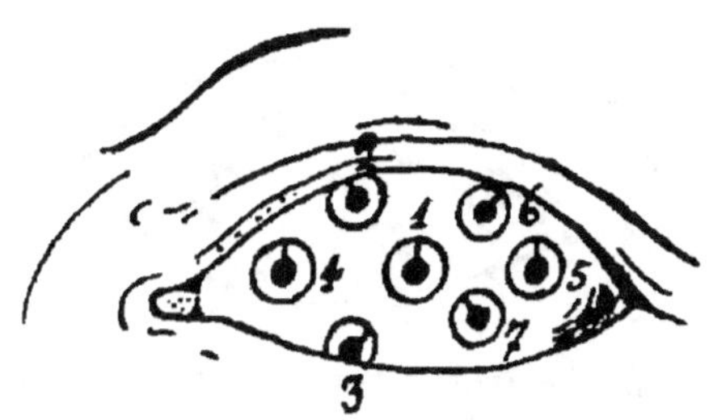

Fig. 16. — Fig. schématique représentant les positions que vient occuper la pupille sous l'action de chacun des muscles oculaires.

Chaque pupille minuscule indique la position que fait occuper au centre de la pupille la contraction d'un muscle.

Le centre de la pupille se place en :

1 lorsqu'aucun muscle ne se contracte.
2 lorsque le droit supérieur se contracte.
3 — — inférieur —
4 — — interne —
5 — — externe —
6 — petit oblique —
7 — grand oblique —

Le trait placé en haut de chaque pupille minuscule indique le sens des mouvements de rotation du globe oculaire.

ment s'exécutent les mouvements de chaque œil ? 3° quels sont les troubles de la vision ?

Les symptômes que l'on constate sont également de trois ordres : 1° *Troubles de la statique ;* 2° *Troubles de la dynamique ;* 3° *Troubles de la vision.*

1° *Troubles dans la statique.*

α) Le globe oculaire est maintenu dans sa position normale par la tonicité des divers muscles qui s'y attachent. Qu'un de ceux-ci soit paralysé, l'œil se déviera dans la direction directement opposée à celle de l'action du muscle.

La fig. 17 indique cette déviation pour chaque cas particulier.

6) *Mesure de la déviation.*

On peut le plus souvent se contenter du procédé suivant :
marquer au crayon dermographique le point de la paupière

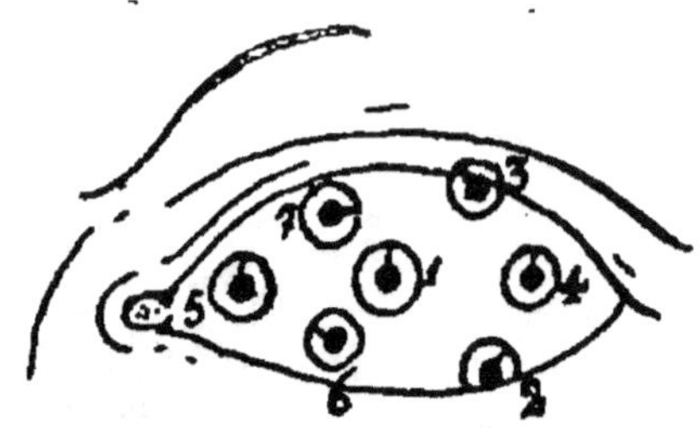

Fig. 17. — Fig. schématique représentant la position de la pupille dans les paralysies oculaires : chaque pupille minuscule indique la position du centre de la pupille dans la paralysie de chacun
des muscles.

La pupille vient se placer en :
1 dans l'absence de paralysie.
2 dans la paralysie du droit supér.
3   —   droit infér.
4   —   droit interne
5   —   droit externe
6   —   petit oblique
7   —   grand oblique.
Le trait placé en haut de chaque pupille minuscule indique le
sens de la rotation de l'œil dans chaque cas.

inférieure qui correspond au centre de la pupille, lorsque
l'œil regarde directement en avant ; puis faire regarder directement en avant avec l'autre œil, l'œil examiné se dévie :
on marque sur la paupière un second point correspondant
au centre de la pupille dans sa nouvelle position. L'écart
entre les deux points mesure le strabisme dans le sens horizontal.

Pour des observations plus délicates on aura recours aux
strabomètres dont on trouvera la description dans tous les
traités d'ophtalmologie.

γ) Les deux yeux peuvent avoir simultanément une attitude anormale, de telle façon que leurs axes restent encore conjugués et qu'il n'y ait pas de strabisme. C'est le cas de la *déviation conjuguée* latérale, qui s'accompagne le plus souvent d'une déviation semblable de la tête. Il n'y a pas alors de paralysie musculaire proprement dite, mais paralysie d'un mouvement associé, et quelquefois même simple modification du tonus.

δ) Les paralysies oculaires peuvent modifier l'attitude non seulement des globes oculaires mais de la tête. En effet dans les paralysies oculaires les troubles de la vision augmentent lorsque le regard se dirige dans le sens de l'action du muscle paralysé, diminuent dans le cas contraire : voilà pourquoi instinctivement les malades placent la tête dans une position telle que les yeux n'aient pas à faire effort du côté paralysé. Ainsi un malade ayant une paralysie du droit externe de l'œil droit, place la tête dans la rotation à droite, etc., de même dans la paralysie des obliques le malade incline la tête sur une épaule, de façon à corriger le mouvement de rotation, etc. Ces attitudes de l'extrémité céphalique peuvent donc apporter quelques renseignements pour le diagnostic.

2° *Troubles dans la dynamique.* — Il faut examiner les mouvements des yeux simultanément et séparément.

A. *Simultanément.* — Lorsqu'on explore les yeux simultanément chez un sujet qui a la vision binoculaire, il ne faut pas oublier que l'œil fait des efforts inconscients et réflexes, pour corriger la déviation (si elle existe) et éviter ainsi la diplopie : c'est ce qu'on a appelé les efforts d'*adaptation* musculaire ou réflexe de la vision binoculaire. Une parésie très légère pourrait ainsi passer inaperçue.

L'exploration simultanée des deux yeux peut par contre servir à déceler *l'insuffisance de convergence* : le doigt fixé par le malade, étant rapproché peu à peu, on voit le mouvement de convergence se produire d'abord normalement puis s'arrêter. Mais il faut que l'insuffisance soit notable ;

nous avons des moyens plus précis de diagnostiquer une insuffisance légère.

L'exploration simultanée des deux yeux sert surtout à déceler la *paralysie des mouvements conjugués*. Dans l'attitude signalée plus haut, de déviation conjuguée des yeux, il faut toujours s'assurer si les yeux peuvent exécuter le mouvement inverse. Souvent on trouvera que les yeux peuvent revenir en position médiane, mais sans réussir à la dépasser. Il y a alors paralysie des mouvements latéraux à droite ou à gauche.

Parinaud a décrit de plus des paralysies des mouvements associés en haut et en bas ; Parinaud et Dor des paralysies de la divergence. Ces cas sont beaucoup plus rares et encore discutés.

J'ai signalé un syndrome clinique particulier et très important au point de vue physiologique. Chez certains malades il y a *conservation de tous les mouvements réflexes dont l'impression lumineuse est le point de départ ;* le malade suit une lumière, converge, etc., paraît regarder à droite et à gauche, etc. Il lui est *impossible d'exécuter un mouvement commandé.* Ce syndrome représente pour la musculature externe de l'œil, ce qu'est la paralysie pseudo-bulbaire aux muscles innervés par le bulbe (1).

B. *Séparément.* — 1° Lorsqu'un œil est fermé, la vision binoculaire étant supprimée, les efforts d'adaptation musculaire disparaissent. L'œil est alors examiné dans tous ses mouvements : *si l'excursion est limitée dans un sens,* il est facile, à l'aide des notions de physiologie musculaire exposées plus haut, de se rendre compte du muscle atteint.

2° Il est fréquent, lorsqu'un muscle paralysé est en train de guérir, de noter des secousses nystagmiformes lorsque la direction du regard le met en jeu.

(1) Dr J. Roux, Double centre cortical d'innervation oculo-motrice, *Arch. Neurologie,* 1899, n° 45.

J. Roux. — Maladies nerveuses   7

3° Si à un sujet normal on recommande de fixer un objet, puis qu'on couvre et découvre alternativement chacun des deux yeux, ceux-ci restent immobiles. S'il y a une parésie ou une insuffisance quelconque : au moment où il est découvert, chacun des yeux exécute de légers mouvements. C'est que lorsque l'œil est couvert, la vision binoculaire et les efforts d'adaptation qui en découlent étant supprimés, l'œil revient à l'état de repos, pour retourner à l'état de fixation lorsque l'œil est découvert et la vision binoculaire rétablie. Ces mouvements doivent faire soupçonner une parésie ou une insuffisance quelconque.

3° *Troubles de la vision.*

A. — Diplopie spontanée.

C'est le premier symptôme dont s'aperçoit le malade, qui est tout surpris de voir deux fois le même objet. L'explication de la diplopie est très simple : les objets vus par un œil sont localisés dans l'espace, *d'après les éléments rétiniens impressionnés. Ils sont vus au point où ils devraient être, pour impressionner les mêmes éléments rétiniens, si l'axe visuel n'était pas dévié.*

Expliquer la diplopie, c'est en somme expliquer pourquoi un œil localise faussement l'objet dans l'espace (fig. 18).

Soit par exemple l'œil droit OD en léger strabisme externe : l'objet A, situé en face du malade, formera son image a à droite et à une distance oa de la macula.

Supposons maintenant le même œil ramené en position normale O'D'. Pour former son image au même point que précédemment à une distance $o'a' = oa$ de la macula, l'objet A devrait être placé en A'.

L'œil OD en strabisme externe localisera l'objet A en A'. Si l'OG sain continue à localiser exactement en A, il y aura deux images, c'est-à-dire diplopie.

Il est facile de voir, d'après la même figure, que *l'objet est dévié en sens opposé de la déviation de l'œil* : dans la déviation, en dehors de l'œil droit par exemple, l'image déviée est reportée à gauche de l'image donnée par l'œil sain ;

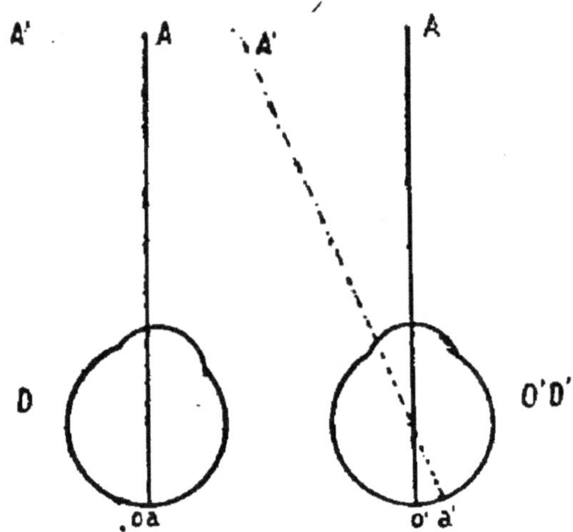

Fig. 18. — *A gauche :* œil droit représenté, en strabisme externe, l'objet A forme son image, *a* à une distance *oa* de la macula. *A droite :* même œil supposé ramené en position normale : pour que l'objet A impressionne les mêmes éléments rétiniens que précédemment, il devrait se trouver en A'.

L'œil localisant les objets d'après les éléments rétiniens impressionnés, l'objet en question, au lieu d'être localisé en A sera localisé en A'.

inversement, c'est ce que l'on exprime en disant que la diplopie est homonyme dans le strabisme convergent, croisée dans le strabisme divergent.

De la position exacte de l'image déviée, nous pouvons inversement conclure exactement le sens de la déviation oculaire (en sens inverse) et de celle-ci le muscle paralysé (comme plus haut pour les attitudes).

La fig. 19 nous indique la position de l'image pathologique par rapport à l'image normale dans chacun des cas.

Assez souvent le malade peut lui-même rendre compte de sa diplopie, indiquer le sens de la déviation. Il a pu noter déjà aussi que la diplopie a son maximum dans certaines positions du regard, son minimum dans la position inverse.

Ces notions doivent être corroborées et complétées par l'*examen avec des verres colorés*.

Habituellement le malade sait très bien distinguer l'i-

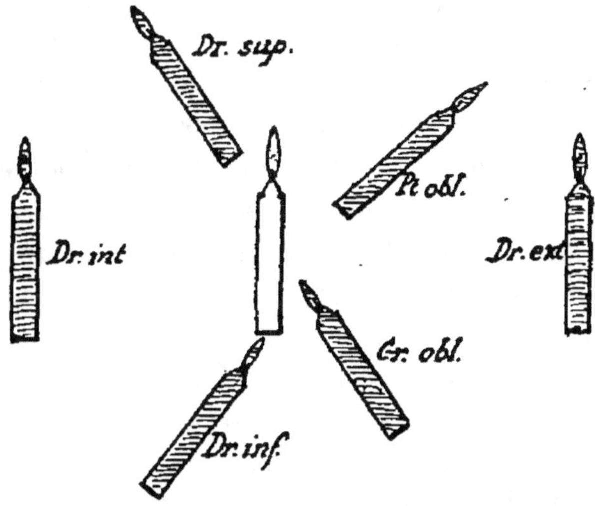

Fig. 19. — C'est l'œil droit qui présente une paralysie; c'est lui qui voit la bougie figurée en sombre, tandis que la bougie centrale en clair est vue par l'OG sain.

L'image étant déviée en sens inverse de la déviation de l'œil, et cette déviation étant elle-même en sens inverse de l'action du muscle : *l'image pathologique est déviée dans le sens d'action du muscle paralysé.*

mage pathologique de l'image normale, mais il ne sait pas toujours à quel œil correspond l'image déviée. Les examens précédents (troubles de la statique et de la dynamique) ont souvent déjà pu trancher la question, sinon, en mettant un verre coloré devant un œil, il sera facile, par la coloration de l'image correspondante, de distinguer l'image due à chacun des yeux, et par conséquent de répondre à cette question : quel est l'œil malade ?

L'examen avec des verres colorés a, de plus, l'avantage de rendre la diplopie plus apparente et de la faire réapparaître lorsqu'elle a disparu depuis peu.

B. — Diplopie provoquée

Nous avons expliqué plus haut comment, pour éviter la diplopie, par désir de la vision binoculaire, l'œil faisait des efforts réflexes et inconscients d'*adaptation musculaire* pour corriger les effets d'une paralysie légère. Ces efforts d'adaptation peuvent faire disparaître une diplopie symptomatique d'une paralysie ou d'une insuffisance légère.

Lorsque devant l'un des deux yeux on place un prisme à base supérieure ou inférieure, on dissocie les deux images, on produit de la diplopie : sur un sujet normal les deux images seront exactement superposées dans le sens vertical ; s'il y a de l'insuffisance de convergence, la diplopie sera croisée, s'il y a excès de convergence ou insuffisance de divergence, la diplopie sera homonyme (1).

(1) Nous avons fait construire un appareil très simple qui permet de supprimer plus complètement encore le réflexe de vision binoculaire : les yeux se mettent à l'état de repos, et les parésies légères ou les insuffisances deviennent très apparentes.

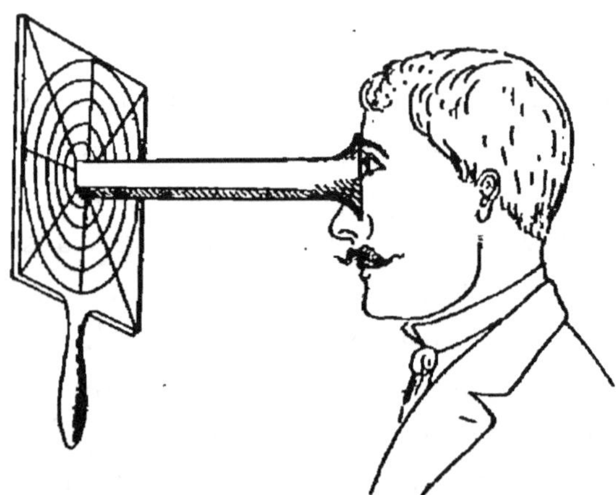

La fig. 20 nous dispense de décrire longuement cet appareil : il se compose essentiellement d'un carton carré au centre duquel se dresse un tube quadrangulaire, à travers lequel on fait regarder le malade à examiner.

C. — Localisation des objets dans l'espace

Un œil ayant un ou plusieurs muscles paralysés localise mal les objets dans l'espace : c'est la raison de la diplopie.

Avec l'œil qui est devant le tube, le patient voit une ouverture rectangulaire, l'autre œil restant ouvert voit le carton : les deux yeux ne voyant pas la même chose, le réflexe de vision binoculaire est supprimé.

Si le patient accommode pour l'infini (pour cela lui faire fixer un objet éloigné), il voit le rectangle se projeter en des points différents suivant sa statique oculaire.

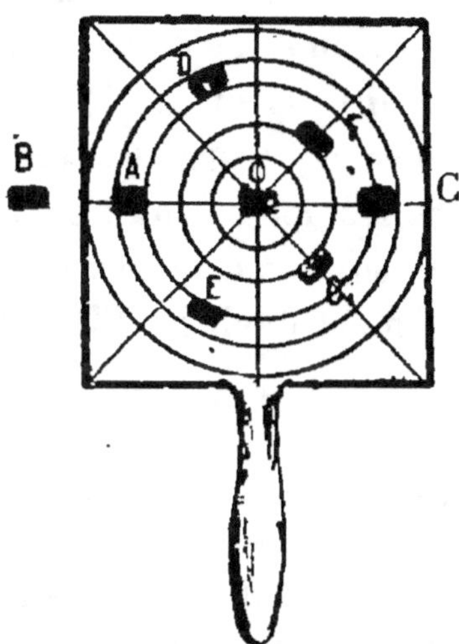

Fig. 21. — L'œil droit regardant dans l'appareil (fig. 20) et accommodant pour l'infini, voit l'orifice O se projeter en :

A, Si l'équilibre musculaire est parfait (axes visuels parallèles).
B, S'il y a insuffisance de convergence.
C, —   excès de convergence.
D, —   parésie du droit supérieur.
E, —   —   du droit inférieur.
F, —   —   du petit oblique.
G, —   —   du grand oblique.
L'inclinaison du grand axe du rectangle indique le sens de la rotation.

Supposons par exemple que dans l'état de repos complet les deux axes optiques deviennent parallèles, et que l'œil droit soit placé devant l'appareil : le rectangle sera vu en A en face de l'OG et à une distance du centre O égale à la distance qui sépare les yeux.

Si les axes visuels, au lieu d'être parallèles, sont *divergents* (in-

La fausse localisation dans l'espace est très facile à mettre en relief lorsqu'il y a diplopie, lorsqu'un œil sain donne à côté de la localisation fausse, une localisation exacte qui sert de point de comparaison.

Chez un malade qui n'a qu'un œil il est plus difficile de la dépister : en plaçant un objet à environ 50 cm. du malade on lui prescrit de mettre rapidement, sans hésiter, le doigt sur cet objet ; si l'œil présente une parésie même légère, on voit le doigt se placer à côté du but ; en répétant l'expérience on voit que l'erreur est toujours à peu près la même et de même sens. Cette expérience a la même signification et la même valeur que la recherche de la diplopie : elle indique le sens et la grandeur de la déviation de l'image, et le schéma de la fig. 19 est encore ici applicable.

Cette expérience rend encore des services lorsqu'il existe des paralysies dans les deux yeux : en expérimentant successivement sur chaque œil, on voit alors que les deux images sont toutes deux déviées. Elle est surtout utile chez les borgnes.

D. — Troubles de l'orientation subjective

On sait maintenant qu'il n'y a pas un seul nerf de l'espace, que l'orientation est une opération complexe, à la-

suffisance de convergence, parésie de l'un des droits internes), le rectangle s'éloigne du côté de B.

Si les axes visuels sont convergents (parésie des droits externes, paralysie de la divergence), le rectangle se dirige vers O, le dépasse vers C. Il est facile de voir de même que dans la parésie du droit supérieur, le rectangle vient en D ; en E dans la paralysie du droit inférieur ; en F dans la paralysie du petit oblique ; en G dans l'insuffisance du grand oblique.

L'explication est absolument la même que dans la diplopie.

Le seul mérite de cet instrument est, en supprimant le réflexe de vision binoculaire, de faire apparaître la déviation des images symptomatique de parésie très légères. Son grand défaut est d'être trop sensible et de nécessiter de la part du patient une certaine intelligence pour comprendre ce qu'on veut de lui.

quelle prennent part tous nos nerfs centripètes, les uns pour *situer* notre propre corps, notre moi, les autres pour *situer* le non moi.

Mais certaines sensations ont une importance prépondérante, le sens de la vue par exemple. Au début d'une diplopie l'orientation est fortement compromise, puisque l'œil malade localise les objets, le non moi, dans un lieu où ils ne sont pas. Cette désorientation *objective* peut amener, par un mécanisme qu'a bien expliqué Bonnier (1), une désorientation subjective c'est-à-dire le *vertige*. Le vertige est un symptôme fréquent des paralysies oculaires. Il dure tant que le malade n'a pas appris à distinguer l'image pathologique, et à la négliger, en attendant qu'il l'annihile complètement (disparition de la diplopie, puis à la longue amblyopie ex anopsia).

§ II. — DIAGNOSTIC DES PARALYSIES OCULAIRES

Lorsqu'on a fait subir au malade tous ces examens, du groupement et de la concordance des symptômes, on peut tirer un diagnostic exact. Voici les diverses questions qu'on se posera successivement :

1° *Y a-t-il strabisme ?*
2° *Est-ce un strabisme paralytique ? y a-t-il paralysie ?*
3° *Quel est l'œil paralysé ?*
4° *Quel est le muscle paralysé ?*

A. — Cas simples.

Voilà le cas le plus simple, celui où il y a un seul muscle paralysé ; il faudra ensuite aborder les cas où il s'agit de

(1) *L'oreille*, collection Leauté.

simples parésies ou insuffisances ; et ceux où il existe des paralysies multiples.

1° *Y a-t-il strabisme ?*

Il faudra se méfier de ce qu'on a appelé le stabisme apparent.

1° Le *strabisme apparent.* — Pour juger du strabisme d'un malade, nous prenons comme point de repère le centre cornéen. Or l'axe visuel ne passe pas par ce centre mais un peu en dedans (c'est ce que les ophtalmologistes appellent l'angle α : chez les sujets *normaux* cette distance est très petite, et nous pouvons pratiquement la négliger. Dans certains cas (hypermétropie) cette distance est plus grande, de telle sorte que lorsque les axes visuels sont parallèles ou même convergent légèrement, l'observateur prenant le centre cornéen comme point de repère *croit* les voir diverger.

Dans d'autres cas (myopie) au contraire l'axe visuel passant en *dehors* du centre cornéen, l'observateur, non prévenu, pourrait croire à un strabisme convergent.

2° *Il y a bien strabisme. S'agit-il d'un strabisme paralytique ?*

Ne s'agit-il pas du strabisme dit *concomitant ?*

La déviation des globes oculaires peut en effet être réelle, mais ne pas tenir à une paralysie motrice : tous les muscles ont leur tonicité normale, mais maintiennent l'œil dans une position vicieuse. Ce strabisme qu'on appelle *concomitant* coïncide habituellement avec des défauts de réfraction. Il se distingue du strabisme paralytique par le symptôme suivant.

Un malade nous regarde par exemple avec l'OD pendant que l'OG est dévié en dehors : fermons l'OD fixateur et prescrivons au malade de nous regarder avec l'OG ; puis lorsque

celui-ci est devenu fixateur, découvrons l'OD, nous le trou-
verons à son tour fortement dévié en dehors : c'est là ce
qu'on appelle la *déviation secondaire*. Or dans le strabisme
concomitant la déviation secondaire est *égale* à la déviation
primitive ; dans le strabisme paralytique la déviation secondaire est *supérieure* à la déviation primitive.

Par l'appréciation ou la mesure successive de la déviation
primitive et de la déviation secondaire nous aurons un
moyen facile de distinguer le strabisme paralytique du
strabisme concomitant.

De plus, tandis que dans le strabisme paralytique l'écart
entre les axes visuels s'atténue lorsque le regard se dirige
du côté de la déviation de l'œil malade, augmente dans le
cas contraire ; dans le strabisme concomitant, l'écart entre
les axes visuels reste le même dans toutes les positions du
regard.

3° *Il s'agit bien d'un strabisme paralytique. Quel est l'œil paralysé ?*

En effet la paralysie d'un muscle donne la même discordance des axes visuels que la paralysie du même muscle
dans l'œil opposé, exemple : la paralysie du droit externe
de l'OD donne le même strabisme convergent que la paralysie du droit externe de l'OG.

L'œil paralysé est *habituellement* celui qui est dévié,
l'œil sain regardant. Cependant ce n'est pas constant : si
l'œil paralysé a une acuité bien supérieure à l'œil sain, c'est
lui qui fixe et c'est l'œil sain qui se dévie.

L'œil paralysé est indiqué plus sûrement par les examens
suivants : *a*) ses excursions sont limitées; *b*) c'est l'image
pathologique qui est colorée en rouge lorsqu'on place un
verre rouge devant lui.

4° On a reconnu : 1° qu'il s'agissait bien d'une paralysie ; 2° quel était l'œil paralysé. On se demande quel est le muscle paralysé ?

C'est celui dont l'action s'exercerait :

a) En sens inverse de la déviation statique de l'œil ;

b) Dans le sens où les excursions de l'œil sont limitées ;

c) Dans le sens où est déviée l'image pathologique.

B. — CAS COMPLEXES.

1° Il n'existe pas de troubles statiques, pas de strabisme ; mais des troubles dynamiques et des troubles de la vision.

Le diagnostic se fait de même.

2° Il n'existe que de la diplopie : celle-ci est encore à elle seule capable de faire faire le diagnostic.

3° Il n'existe ni strabisme, ni limitation nette de l'excursion, ni diplopie soit spontanée, soit avec les verres rouges. Faut-il admettre l'absence de paralysie ? Non, car comme nous l'avons vu, une parésie très légère peut être dissimulée par les efforts d'adaptation musculaires produits par le désir, le réflexe de la vision binoculaire.

Pour faire apparaître la paralysie avec ses symptômes, il faut supprimer la vision binoculaire. C'est alors que notre procédé (voy. p. 113-114) peut rendre des services.

3° Plusieurs muscles à la fois sont paralysés *dans un même œil*.

La déviation de l'œil au repos apporte déjà quelques renseignements : l'œil occupe une situation intermédiaire à celles qu'il aurait si un seul des muscles atteints était paralysé. Ainsi dans la paralysie du droit interne et du droit supérieur, la pupille vient se placer dans une position intermédiaire à 2 et 4 (voy. fig. 17).

Il en est exactement de même pour l'image pathologique dans l'examen de la diplopie.

Mais c'est surtout l'exploration des mouvements de l'œil qui fait faire le diagnostic : *l'excursion est limitée dans plusieurs directions.*

3° Plusieurs muscles sont paralysés *dans chacun des deux yeux.*

Le diagnostic est alors très difficile, car on n'a plus l'œil sain pour apprécier la déviation de l'œil malade, ou la déviation de l'image pathologique.

L'exploration des mouvements rend encore les plus grands services : le diagnostic se base surtout sur la limitation des excursions des globes oculaires.

Dans les cas de parésie très légère d'un œil avec paralysie plus accentuée de l'autre, alors que les excursions sont à peine limitées, on serait tenté de croire un seul œil atteint, et de mettre sur son compte toute la déviation de l'œil et de l'image. Si l'on a par exemple une paralysie complète du droit externe droit et une parésie très légère du droit externe gauche, celle-ci est très difficile à dépister ; elle tend en effet à augmenter le strabisme divergent et la diplopie croisée, mais ces deux symptômes étant suffisamment expliqués par la paralysie du droit externe D ; si la parésie du droit externe G est assez légère pour que l'excursion de l'OG soit à peine limitée en dehors, elle a beaucoup de chances pour passer inaperçue. C'est alors qu'on pourra utiliser l'expérience décrite plus haut (p. 115), sur la localisation dans l'espace. On verra alors, en effet, que les deux yeux localisent mal et que, dans l'écartement des images diplopiques, l'OG a aussi sa part.

§ III. — AUTRES TROUBLES MOTEURS

a) Contractures. — La contracture des muscles de l'œil est très difficile à diagnostiquer, car elle produit exactement les mêmes symptômes que la paralysie des antagonistes.

Dans les deux cas, la discordance des axes visuels augmente lorsque le regard se porte du côté opposé à la déviation.

La rétraction et le raccourcissement se distinguent au contraire facilement parce que la discordance des axes visuels est la même dans toutes les positions du regard.

b) Spasmes. — Les spasmes des muscles se distinguent par leur brusquerie et leur brièveté, souvent aussi par des phénomènes douloureux concomitants.

c) Il y a *nystagmus* lorsque les globes oculaires sont agités par des mouvements oscillatoires.

α) Le nystagmus peut se produire constamment dans toutes les positions de l'œil, au repos, ou quand le malade fixe un objet. C'est le *nystagmus vrai* dont les mouvements oscillatoires peuvent être horizontaux, verticaux, rotatoires ou de circumduction.

ϐ) Le nystagmus peut se produire dans les deux yeux à la fois et dans toutes les positions extrêmes du regard.

γ) Le nystagmus peut enfin ne se produire que dans une seule position du regard et dans un seul œil : il indique alors habituellement une parésie musculaire.

B. — Mouvements de la paupière. — Paralysie.

1° Nous connaissons déjà la *paralysie de l'orbiculaire* et des muscles innervés par le facial supérieur (voy. p. 38).

La paralysie du *releveur de la paupière* se traduit par le ptosis ; la paupière tombe comme un voile inerte devant l'œil.

2° La *parésie* de ces muscles demande, pour être diagnostiquée, un examen plus délicat :

a) Après avoir placé les deux pouces sur l'arcade sourcilière, on commande au sujet de fermer les yeux, pendant que les pouces s'opposent à ce mouvement. On trouvera souvent une différence de force dans la contraction des deux orbiculaires.

b) Le malade fermant les yeux, on place les deux pouces sur les paupières, on commande au malade d'ouvrir les yeux et on note s'il y a une différence dans la contraction des deux côtés.

c) En mesurant la fente palpébrale de chaque côté, au repos, puis les yeux ouverts au maximum : on notera souvent des différences.

3° *Diagnostic*. — *a*) Il est impossible de confondre la paralysie complète du releveur avec le spasme de l'orbiculaire. Mais il n'en est pas de même de la parésie incomplète qui peut être confondue avec un léger spasme de son antagoniste. Un très bon signe est alors l'abaissement de la queue du sourcil, dans le spasme de l'orbiculaire.

b) Il ne faut pas confondre non plus la parésie du releveur avec le faux ptosis d'origine sympathique (Voy. plus loin).

4° *Mouvements anormaux.*

a) Blépharospasme, contraction tonique permanente, le plus souvent d'origine réflexe.

b) Tic des paupières : clignement spasmodique, se produisant à chaque instant.

c) Tremblement vibratoire des paupières, se produisant seulement lorsqu'on ordonne au malade de fermer les yeux = bon stigmate d'hystérie.

5° *Paralysie des mouvements volontaires avec conservation de tous les mouvements réflexes.*

Il s'agit alors d'un phénomène absolument analogue à celui que nous avons signalé plus haut pour les mouvements des globes oculaires (voy. p. 109).

II. — Musculature interne.

A. — Iris.

1° L'examen comparé des deux pupilles à l'état statique permettra de reconnaître, soit une dilatation anormale (mydriase), soit une constriction exagérée (myosis), soit une inégalité (anisocorie). Dans ce dernier cas il faudra encore se demander si l'inégalité est due à la mydriase de l'une ou au myosis de l'autre.

2° Examen des *mouvements* de la pupille. Il n'y a pas de mouvements volontaires ; les mouvements réflexes se produisent sous deux influences : la lumière, la vision rapprochée.

a) Il y a perte du réflexe lumineux, lorsque la pupille reste immobile, en présence d'une source lumineuse suffisamment intense : bougie, faisceau lumineux du miroir ophtalmoscopique.

Il faut rechercher le réflexe lumineux en éclairant successivement les différentes zones de la rétine, c'est-à-dire en plaçant la lumière successivement dans les divers segments du champ visuel. Nous verrons que cela a de l'importance surtout dans l'hémianopsie.

Il faut rechercher aussi si l'éclairage d'un œil fait contracter la pupille de l'œil opposé (réflexe consensuel). Cela a de l'importance surtout lorsque, pour une raison quelconque, la pupille de l'œil examiné est immobilisée (adhérences, paralysie de la IIIe paire).

Il y a réflexe paradoxal lorsqu'en présence de la lumière la pupille se dilate au lieu de se contracter.

b) Chez un sujet normal, si un objet fixé se rapproche progressivement la pupille se contracte progressivement : c'est le réflexe irien de la vision rapprochée. C'est à tort qu'on appelle ce réflexe *réaction de la pupille liée à la convergence ou à l'accommodation :* constriction de l'iris, accommodation et convergence sont trois réflexes *parallèles*, mais nullement subordonnés (1).

Le signe d'Argyll-Robertson consiste dans la disparition du réflexe lumineux, avec conservation du réflexe de la vision rapprochée. Lorsque les deux réflexes sont supprimés, c'est l'immobilité réflexe de la pupille.

c) La pupille présente encore des mouvements (de dilatation) sous l'influence des excitations douloureuses. Mais cette *réaction à la douleur* est très variable suivant les sujets. Son existence pourra quelquefois donner des renseignements ; de son absence on ne tirera aucune conclusion.

B. — Accommodation.— Chez un sujet emmétrope plus l'accommodation est forte plus la vision rapprochée est bonne, plus le punctum proximum se rapproche de l'œil.

Lorsque l'accommodation s'affaiblit, la vision rapprochée est moins bonne, le punctum proximum s'éloigne de l'œil.

Lorsque l'accommodation est paralysée le punctum proximum se confond avec le punctum remotum.

Pratiquement on soupçonne une paralysie de l'accommodation, lorsque rapidement le malade se verra dans l'impossibilité de lire de près, alors que la vision au loin existe bonne. On ne sera sûr de cette paralysie que lorsqu'on aura *mesuré* l'état de la réfraction statique et l'amplitude de l'accommodation, ce qui est du ressort des spécialistes.

Les spasmes de l'accommodation comme aussi certaines paralysies passagères, se traduisent par des phénomènes subjectifs intéressants, la *macropsie* et la *micropsie* : le malade voit les objets grossir démesurément ou au contraire rapetisser. La polyopie monoculaire paraît aussi sous la dépendance de spasmes accommodateurs.

(1) Dr J. Roux, Le signe d'Argyll-Robertson, *Province méd.*, avril 1898.

III. — Muscles lisses de l'orbite et des paupières.

a) Faux ptosis d'origine sympathique décrit par Horner (1869). La paupière est à demi tombante et vient recouvrir la partie supérieure de l'iris.

Il y a alors paralysie des fibres lisses qui s'attachent aux bords postérieurs des cartilages tarses et servent à élargir la fente palpébrale.

Il y a alors en même temps le plus souvent *rétraction du globe* oculaire dans l'orbite, et *diminution de la tension* oculaire. La rétraction correspond à une paralysie du muscle de Müller, qui a pour action de projeter l'œil en avant.

La diminution de la tension, puis quelquefois l'atrophie de l'œil est la conséquence de la paralysie vaso-motrice.

Ce syndrome correspond à la paralysie du sympathique orbitaire. Il peut s'y joindre de la constriction de la pupille.

b) L'excitation du sympathique donne les symptômes inverses : œil grand ouvert et projeté en avant avec dilatation de la pupille.

Traitement symptomatique des troubles de la motilité oculaire.

Dans les premiers jours d'une paralysie, la diplopie et le vertige sont très pénibles pour le malade : on pourra les supprimer par un bandeau placé sur l'œil paralysé.

Si la paralysie se prolonge ces inconvénients disparaissent bientôt, le sujet neutralisant l'image pathologique, il n'y a plus ni diplopie, ni vertige. A côté de cet avantage, la neutralisation de l'image a un inconvénient, c'est que prolongée trop longtemps elle supprime le réflexe de la vision binoculaire : il peut en résulter que plus tard celle-ci se rétablira mal même après la guérison de la paralysie. Il sera donc utile pour le malade d'exercer la vision de l'œil paralysé, et de faire des efforts de vision binoculaire soit à l'aide d'un prisme, soit à l'aide d'un appareil stéréoscopique.

Les exercices avec l'appareil stéréoscopique deviennent surtout utiles, au moment où la paralysie commence à guérir.

Après la guérison de la paralysie il peut subsister un strabisme concomitant, celui-ci est alors justiciable de la strabotomie.

L'usage des verres prismatiques pourra être très utile dans l'insuffisance de convergence ou de divergence.

II. — Troubles des sensations rétiniennes

1º *Champ visuel.* — Il faudra en fixer l'étendue, soit grossièrement à l'aide de deux doigts progressivement écartés, jusqu'à ce que l'un d'eux disparaisse, soit à l'aide de deux bougies dont l'une est fixée, l'autre promenée dans le champ visuel, en notant le point où elle disparaît, soit beaucoup mieux, et toutes fois que les examens précédents auront fait soupçonner des modifications, à l'aide du *campimètre* qui en fixera nettement les limites.

Les modifications du champ visuel peuvent se ramener à plusieurs types : *a/ rétrécissement concentrique régulier*, lorsqu'il est limité par une ligne courbe; *b/ rétrécissement en secteurs*, lorsqu'il est limité par une ligne brisée; *c/ hémianopsie*, lorsque la moitié du champ visuel a disparu (1); dans l'hémianopsie, tantôt la ligne qui sépare

(1) L'hémianopsie est latérale lorsque c'est une des moitiés latérales, droite ou gauche, du champ visuel qui est abolie. L'hémianopsie est verticale, supérieure ou inférieure, lorsque c'est la moitié supérieure ou inférieure du champ visuel qui est abolie.

En considérant les deux yeux, on distingue pour les hémianopsies latérales :

a) L'hémianopsie latérale droite (ou gauche) homonyme = abola moitié abolie de la moitié saine du champ visuel est verticale ; tantôt elle dessine une encoche. On dit alors que la vision centrale est intacte ; *d) scotome*, lorsqu'il existe une tache obscure environnée de portions où la vision est conservée : le scotome peut être central ou périphérique.

2° *Acuité visuelle.* — On l'*apprécie* grossièrement en faisant lire des caractères plus ou moins gros, distinguer des objets, ou lorsqu'elle est presque entièrement nulle, distinguer le jour de la nuit. On la *mesure* avec des échelles spéciales (1), la réfraction étant préalablement corrigée.

lition de la vision dans les moitiés droites (ou gauches) du champ visuel, de chaque œil ;

b) L'hémianopsie hétéronyme, bi-temporale = abolition de la vision dans les moitiés externes, ou temporales des champs visuels ;

c) L'hémianopsie hétéronyme bi-nasale = abolition de la vision dans les moitiés internes, nasales, des champs visuels.

(1) Ces échelles sont constituées par des caractères d'imprimerie, d'une grandeur déterminée, que le sujet doit reconnaître à une certaine distance (5 m.). L'acuité visuelle est soit en raison inverse de la grandeur des caractères, soit en raison directe de la distance à laquelle ils sont reconnus.

Lorsque les sujets ne peuvent reconnaître les lettres (soit qu'ils ne sachent pas lire, soit qu'ils aient de la cécité verbale), on emploie des tableaux portant des figures dont le sujet doit reconnaître la direction. Mieux encore, on emploie des tableaux portant des groupes de points noirs plus ou moins gros et plus ou moins rapprochés et que le sujet doit compter.

Suffisante en pratique, cette méthode ne détermine que très approximativement l'acuité visuelle, car elle met en jeu un facteur, cérébral, psychologique, la *reconnaissance* qui est variable suivant les sujets. Il est bien certain qu'un illettré, sachant à peine lire, *reconnaît* moins facilement des lettres qu'il *voit* aussi bien qu'un homme instruit habitué à lire.

Si l'on voulait mesurer exactement la sensibilité de la rétine, il faudrait faire les deux expériences suivantes :

a) Le sujet placé dans une chambre noire fixe sur fond noir un cercle de grandeur donnée, dont l'éclairage est diminué progressivement jusqu'à ce qu'il disparaisse : la sensibilité à la lumière est en raison inverse de l'éclairage. On peut ainsi mesurer la sensibilité rétinienne pour les diverses couleurs. On peut aussi mesurer la sensibilité, non seulement du point de fixation, de la macula, mais des portions périphériques de la rétine.

b) Le sujet étant placé dans une chambre noire fixe deux points qui

3° *Vision des couleurs.* — On l'*apprécie* grossièrement avec des corps colorés quelconques; avec des cubes colorés et un campimètre, on peut déterminer le champ visuel pour chaque couleur. Il y a dyschromatopsie pour telle ou telle couleur lorsque celle-ci n'est pas distinguée. Il y a achromatopsie lorsque aucune couleur n'est distinguée, que tout est vu gris. Il y a hémiachromatopsie lorsque la vision des couleurs est abolie seulement dans une moitié du champ visuel.

3° Troubles de la sensibilité générale de l'œil (1) et de l'orbite.

L'œil dans toutes ses parties accessibles doit être exploré au point de vue des différents modes de sensibilité,

sont progressivement rapprochés jusqu'à ce que l'œil les confonde en un seul : leur distance à ce moment mesure l'acuité visuelle. Cette expérience est à la rétine ce que le compas de Weber est à la peau : c'est le sens du lieu de la rétine. L'expérience peut être faite successivement pour la macula et pour les portions périphériques de la rétine.

Les Arabes connaissent depuis longtemps cette expérience, ils appellent certaines étoiles doubles : *l'épreuve de la vue.* N'est considéré comme ayant une bonne vue que celui qui parvient à les dissocier.

(1) La sensibilité générale de l'œil joue un rôle très important dans la vision : celle-ci n'est pas une sensation simple, c'est le résultat d'une synthèse de sensations, c'est un jugement.

Lorsque nous regardons un objet, que nous en apprécions la forme, le contour, le relief, la rétine n'est pas seule à nous apporter des renseignements. Seule elle nous donnerait le profil de l'objet, sa couleur, son éclairage plus ou moins intense. Les deux rétines fonctionnant simultanément nous donneront de plus la sensation du relief, la vision stéréoscopique. Mais pour que nous localisions exactement l'objet dans l'espace, pour que nous apprécions exactement ses dimensions en profondeur, il faut qu'interviennent une foule de sensations parties du globe oculaire, de l'orbite, des muscles oculomoteurs, etc...

Lorsque nous localisons un objet en un point de l'espace, par exemple, il faut : a) que par le nerf vestibulaire nous ayons une connaissance exacte de la position dans l'espace (par rapport à la comme tout le reste de l'organisme ; on pourra y trouver les mêmes modifications. Les seules particularités à signaler, c'est que la sensibilité de la conjonctive et celle de la cornée sont jusqu'à un certain point indépendantes et peuvent varier en sens inverse.

4° Troubles des processus supérieurs de la vision.

Jusqu'ici nous n'avons examiné que les sensations *élémentaires*, simples. Il nous faut pousser l'exploration plus loin, et voir comment ces sensations élémentaires s'associent entre elles, avec les sensations antérieures, avec les autres sensations, etc.

C'est par toute une série de processus de synthèse que s'opèrent la vision, l'appréciation des qualités d'un objet, sa

verticale, c'est-à-dire à la pesanteur) de l'extrémité céphalique ; *b*) que par le trijumeau nous ayons la notion exacte de la position du globe oculaire par rapport à l'extrémité céphalique ; *c*) que par la rétine nous ayons la connaissance exacte de la position de l'objet par rapport à l'axe visuel ; *d*) enfin que par les sensations dont la convergence et l'accommodation sont le point de départ, nous sachions à quelle distance cet objet se trouve de l'œil.

Nous voyons donc que la vision est un phénomène complexe, le résultat de la synthèse d'un grand nombre de sensations. La vision peut donc être troublée même alors que la rétine et les conducteurs visuels sont intacts. Voilà pourquoi les lésions de la capsule interne, sans toucher les conducteurs visuels (sans par conséquent déterminer de l'hémianopsie), en donnant de l'hémianesthésie, peuvent troubler la vision : telle est l'explication de l'amblyopie croisée dans les lésions des hémisphères.

Lannegrâce, puis Bechterew (*Neur. Centr.*, XIII, 94, analysé *in Arch Neur.*, 95, p. 143, t. II), avaient déjà admis que dans les lésions cérébrales l'amblyopie croisée était sous la dépendance des troubles de la sensibilité générale. Kuprewitsch, détruisant la racine descendante du trijumeau, a en effet obtenu de l'amblyopie. Ces auteurs invoquent soit des troubles trophiques, soit des troubles vaso-moteurs. Notre interprétation est un peu différente. Elle peut s'appliquer aussi au moyen que Chibret nous a donné de diagnostiquer les hémianesthésies latentes (voy. *Congrès d'ophtalmologie*, mai 1898).

reconnaissance, etc... A chacun de ces processus correspond un trouble, un symptôme particulier.

1° *Synthèse des sensations de chacun des deux yeux. Vision binoculaire.*

Un objet vu par les deux yeux est vu par chacun de ceux-ci, sous un angle, par conséquent sous un aspect un peu différent ; les deux images ne sont pas équivalentes. Dans l'écorce du lobe occipital ces deux images se fusionnent, se synthétisent en une seule, qui nous donne la sensation du relief : vision stéréoscopique (1).

Après avoir examiné la façon dont se fait la vision par chacun des deux yeux, il faudra rechercher l'état de la vision binoculaire, stéréoscopique. Pour cela on emploiera le stéréoscope, instrument suffisamment connu pour que nous n'ayons pas besoin d'insister (2).

2° *Synthèse des sensations visuelles et des sensations du globe et de l'orbite.*

Les sensations rétiniennes fournissent la notion d'intensité lumineuse, de couleur, le profil des objets dans l'espace.

Les sensations générales de l'orbite fournissent la notion de position des globes oculaires et de leurs axes visuels ;

(1) Nous n'avons pas encore de théorie satisfaisante de la vision binoculaire. Du jour où on connaîtra exactement le mécanisme de la vision binoculaire, on connaîtra le mécanisme du jugement. La vision est un jugement, avons-nous dit.

(2) Voici par exemple un cas où cette épreuve sera très utile. On vient d'examiner une hystérique et on a constaté que l'œil droit était complètement amaurotique. On prend alors un stéréoscope : devant l'un des yeux (le gauche par exemple) est placée l'image d'une cage vide, devant l'autre l'image d'un oiseau. Le malade amaurotique de l'œil droit ne devrait voir que la cage : cependant il dit immédiatement voir un oiseau dans une cage. Les deux images ont donc été vues, puisqu'elles ont pu se fusionner en une seule. L'amaurose d'un œil avec conservation de la vision binoculaire, est caractéristique de l'amaurose hystérique (ou de la simulation).

renseignent sur les mouvements du globe oculaire, de l'accommodation, de l'iris.

La synthèse de ces deux ordres de sensations aboutit à l'appréciation de la profondeur, du relief, de la forme, complète les notions fournies par la vision binoculaire.

Il est assez difficile de se rendre compte des troubles de cette synthèse. On examinera la façon dont se fait l'appréciation monoculaire de la profondeur. Suivant le degré d'acuité, deux épingles, deux doigts, deux bougies allumées seront placés l'un légèrement en avant de l'autre : le sujet dira quel est le plus rapproché, et quelle distance les sépare (1).

3° *Synthèse des sensations rétiniennes des sensations orbitaires et des sensations vestibulaires.*

Les sensations vestibulaires localisent notre extrémité céphalique par rapport à la pesanteur, à la verticale.

Les sensations internes de l'orbite localisent l'œil et l'axe visuel par rapport à l'extrémité céphalique.

Les sensations rétiniennes localisent l'objet vu par rapport au globe oculaire et à l'axe visuel.

La synthèse de ces trois ordres de sensations a pour résultat la localisation exacte dans l'espace du monde extérieur, du non-moi *vu*.

Nous avons vu plus haut (note de la page 128) comment cette synthèse est troublée par des sensations orbitaires fausses. Nous verrons plus loin comment elle peut aussi être troublée par des sensations vestibulaires fausses.

Mais les éléments de cette synthèse (sensations rétiniennes, sensations orbitaires, sensations vestibulaires) peuvent

(1) Cette épreuve ne donne pas des résultats très satisfaisants. C'est qu'en effet d'autres éléments entrent en jeu dans l'appréciation monoculaire de la profondeur.

être intacts et la synthèse être troublée dans son processus intime.

Certains malades atteints de cécité psychique éprouvent le trouble suivant entre autres : ils voient très bien les objets (sensations rétiniennes) ; quelquefois les reconnaissent (association avec les images anciennes) mais ne peuvent se rendre compte de leur position dans l'espace. Ils voient les objets qui les entourent, mais veulent-ils marcher, ils se heurtent à tout ce qu'ils rencontrent. Ils sont incapables de se rappeler la disposition des lieux qu'ils connaissent bien (leur chambre, leur maison, la ville qu'ils habitent). Ils ne peuvent reconnaître leur droite et leur gauche; quelquefois cependant ils y arrivent par un artifice, en faisant un signe de croix par exemple (association des sensations internes du bras et des sensations vestibulaires). Une jeune fille de Noichevski (1) ne pouvait plus faire de musique, parce qu'elle ne se rendait plus compte de la position respective des notes sur la portée. Une malade de Badal (2) ne pouvait s'habiller car elle ne se représentait plus la place que devaient occuper les différentes pièces de son vêtement. Elle ne pouvait manger pour la même raison. Le malade de Bernheim (3) pouvait tracer toutes les lettres ; mais lorsqu'il écrivait il ne savait placer ces lettres qui chevauchaient les unes sur les autres.

4° Synthèse des sensations rétiniennes, orbitaires, vestibulaires, avec les diverses sensations dont la synthèse donne ce qu'on a appelé le sens stéréognostique (V. plus haut p. 100 et précédentes).

C'est grâce à cette synthèse que l'œil fait son éducation.

(1) Noichevski, *Congrès des médecins russes*, 1893, in *Rev. Neur.*, 1894, p. 449.
(2) Badal, *Arch. d'opht.*, 1888, p. 97.
(3) Bernheim, *Rev. de médecine*, 1885, p. 625.

et arrive à une appréciation exacte de la forme. Lorsque l'éducation est faite, l'œil peut jusqu'à un certain point se passer du contrôle du sens stéréognostique.

D'ailleurs la clinique ne nous a pas donné de troubles isolés de cette synthèse, et très probablement ne nous en donnera jamais. Le sens stéréognostique, en effet, a son siège dans les circonvolutions centrales et c'est là aussi que siègent les sensations vestibulaires. Nous retombons donc dans les troubles analysés dans le paragraphe précédent.

5° *Synthèse avec les sensations emmagasinées, les souvenirs. Reconnaissance.*

a/ Lorsque nous voyons un objet quelconque, par exemple une *bille rouge*, nous savons immédiatement, nous reconnaissons qu'elle est rouge, qu'elle est sphérique, c'est-à-dire en somme que nous associons la sensation actuelle avec les sensations rouges antérieures, avec les sensations d'objets sphériques : c'est une première synthèse, une identification primaire.

Le malade de Nodet (1) savait ce que c'était qu'un cercle, un carré, une croix (images anciennes conservées); il ne pouvait retrouver ces figures dans un groupe de figures géométriques (la synthèse de la sensation actuelle et des sensations anciennes était abolie). Il savait ce qu'était la couleur rouge; il ne pouvait montrer cette couleur au milieu d'autres; cependant il faisait la distinction puisqu'il savait choisir les carrés de même couleur. Il en était de même du malade de Lissauer.

b/ La sensation visuelle de bille rouge s'associe ensuite avec d'autres sensations, tactiles (palpation) auditives (bruit qu'elle fait en roulant), etc.....

De ces multiples synthèses résulte la connaissance des

(1) Nodet, *loc cit.*, p. 119.

qualités de l'objet. Les malades atteints de cécité psychique et dont nous avons déjà parlé, ne savent plus ni les propriétés ni l'usage des différents objets qu'on leur présente (1). Cependant ils connaissent ces objets. On présente une montre à un de ces malades, il en indique la forme, les qualités... ne peut dire ce que c'est, ni à quoi cela sert. Un instant après, on lui demande ce que c'est qu'une montre ; il le sait parfaitement, peut la décrire, indiquer son usage.

Donc il y a intégrité d'une part des perceptions actuelles de l'objet, d'autre part des souvenirs laissés par les perceptions antérieures du même objet : la synthèse des deux est seule atteinte (2).

6° *Synthèse des sensations précédentes avec les images verbales.*

En même temps que les synthèses précédentes nous font connaître les qualités d'un objet, il se fait une association avec le centre du langage, avec les images verbales ; le *mot* bille apparaît dans la conscience.

Certains malades voient les objets, reconnaissent leurs propriétés, savent leur usage... mais ne peuvent les nommer : la communication avec le centre du langage est coupée, la synthèse avec les images verbales ne se fait plus ; l'idée a perdu son substitut, le mot.

5° Examen ophtalmoscopique.

Nous ne pouvons entrer ici dans le détail du diagnostic ophtalmoscopique, que doit savoir faire tout neurologiste. Nous indiquerons seulement les deux choses que tout praticien doit connaître : l'atrophie de la papille et la papille étranglée (voy. plus loin).

(1) Voy. les différentes observations réunies par Nodet, thèse Lyon, 1899.

(2) Lire l'observation de Lissauer in Nodet, *loc. citato.*

6° Trophicité de l'œil.

a) L'œil peut subir des modifications trophiques aiguës, pouvant aboutir à la fente purulente (zona ophtalmique).

b) Il peut subir des modifications lentes, se traduisant par une diminution de tension, puis une véritable atrophie (ophtalmomalacie).

2° — ORGANE DE L'AUDITION

1° *Exploration des sensations auditives.*

1° *Examen de l'acuité auditive par conduction aérienne.* — Tous les procédés se réduisent à deux méthodes générales : faire entendre un bruit variable à une distance invariable, ou bien faire entendre un bruit invariable à une distance variable. On emploie le premier procédé lorsqu'on fait entendre à une distance invariable le bruit décroissant d'un diapason; on emploie le second lorsqu'on fait entendre, à une distance de plus en plus grande, le bruit d'une montre (1). L'acuité auditive est d'autant plus grande que la montre est entendue plus loin.

(1) Dans le but de produire un bruit d'une intensité donnée, qui serve en quelque sorte d'unité auditive, on a inventé un grand nombre d'acoumètres (V. Bonnier, *L'Oreille*, t. IV, p. 23). Aucun d'eux n'a vu son usage se généraliser. Il serait sans doute précieux de posséder cette unité auditive, qui, en permettant une mesure exacte, rendrait les observations comparables entre elles. Mais en attendant que sur cette unité l'accord se soit fait entre les physiciens, les physiologistes et les cliniciens, nous croyons que la montre et le diapason peuvent remplacer tous les acoumètres actuellement existants. Le médecin se servant toujours de la *même* montre a un élément suffisant pour comparer les différentes auditions entre elles et avec la sienne propre.

Nous verrons aussi qu'avec le diapason, en comparant l'audition du malade à la sienne propre, il peut juger de l'acuité auditive avec une précision suffisante.

A l'aide du diapason, l'observateur peut comparer l'audition du malade à la sienne propre, soit (Bonnier) en plaçant le pied du diapason sur le milieu d'un tube qui réunit son oreille à celle du malade, soit plus simplement en reportant vivement le diapason devant sa propre oreille, lorsque le malade a cessé d'entendre. Le nombre de secondes qui s'écoulent entre la fin de l'audition chez le malade et chez l'observateur exprime la différence des acuités auditives.

2° *Conduction solidienne.* — Si l'on place le pied d'un diapason vibrant sur le front, le menton, l'occiput, la mastoïde, ou entre les dents, les vibrations auditives sont conduites à l'oreille interne par les parties osseuses. C'est la conduction solidienne.

En plaçant le diapason sur le front du malade, puis au moment où celui-ci cesse d'entendre en le reportant rapidement sur son propre front ; mieux encore en plaçant le pied du diapason sur le milieu d'une règle rigide dont les deux extrémités s'appuient sur le front de l'examinateur et celui de l'examiné, on pourra juger de l'acuité auditive par conduction solidienne.

A l'état normal, la durée de l'audition n'est pas la même dans ces diverses expériences : le diapason qui cesse d'être entendu sur le front, est encore entendu quelques secondes sur l'apophyse mastoïde ; lorsqu'il cesse d'être entendu sur celle-ci, il peut encore être entendu lorsque le pied est saisi entre les dents. Enfin (expérience de Rinne), le diapason qui cesse d'être entendu par conduction solidienne peut encore l'être lorsque les branches sont placées devant le conduit auditif (conduction aérienne).

A l'état normal, lorsque le pied du diapason est placé sur le front, le son n'est localisé dans aucune des deux oreilles. A l'état pathologique, il n'en est pas toujours de même (expérience de Weber) (voir plus loin, diagnostic des lésions de la VIIIᵉ p.).

3° *Champ auditif :* localisation des sensations auditives.

Nous localisons le point de départ des bruits qui nous entourent soit avec les deux oreilles (audition stéréacoustique), soit avec une seule.

Le sujet ayant les yeux bandés, d'abord avec ses deux oreilles ouvertes, puis avec l'une d'elles fermée, il sera utile de lui faire reconnaître d'où viennent différents bruits. Si jusqu'ici nous ne connaissons presque rien de précis sur les résultats de cet examen, c'est qu'il n'est presque jamais pratiqué.

4° *Etendue de l'audition*.

Il faudra rechercher la limite pour les sons graves avec une série de diapasons, la limite pour les sons aigus avec le sifflet de Galton.

Il serait utile aussi de rechercher si dans l'échelle des sons du plus grave au plus aigu qu'est susceptible d'entendre le malade, il n'existe pas des lacunes, des scotomes de l'audition.

5° *Justesse de l'oreille*.

L'oreille est juste lorsque le malade reconnaît la tonalité d'un son et est susceptible de la reproduire.

6° *Processus supérieur de l'audition*.

Jusqu'ici nous n'avons examiné que les sensations auditives élémentaires à l'aide du diapason ou de la montre. Il faudra ensuite examiner des sensations plus complexes, dans lesquelles intervient un élément cérébral, soit synthèse de plusieurs sensations, soit éveil d'images. On se posera les questions suivantes :

L'acuité auditive est-elle moindre pour la parole que pour les bruits simples (1)?

Le malade reconnaît-il, les yeux fermés, la voix des personnes auxquelles il est habitué ?

---

(1) Dans l'audition de la parole, indépendamment de l'éveil des images qui détermine la reconnaissance et la compréhension, intervient l'audition du timbre et des harmoniques.

Reconnaît-il des bruits connus, sons d'une cloche, etc. Comprend-il le langage parlé?

. 7° *Interrogatoire du malade.*

1° Quels sont les troubles subjectifs qu'il a observés? diminution de l'ouïe, bourdonnements, sifflements, hallucinations.

2° Quelle est l'histoire de ces troubles? mode de début, variations.

3° Comment actuellement ces troubles se comportent-ils? sous diverses influences? matin ou le soir — avant ou après le repas — debout ou couché — dans le silence ou au milieu du bruit — bâillement, mastication, etc...

2° Classification des symptômes

1° *Surdité*, commence à une simple diminution de l'acuité auditive.

Ne pas la confondre avec la surdité verbale (voir plus loin) avec la démence, l'inattention, etc.

2° *Hyperacousie*. Elle peut être vraie lorsque véritablement les malades entendent même des bruits imperceptibles pour d'autres. Il ne faut pas la confondre avec l'irritation auditive, lorsque les moindres bruits sont pénibles et provoquent des réflexes.

3° *Paracousie* lorsque les sensations auditives sont perverties.

On donne le nom de *paracousie de Willis* à la faculté qu'ont certains malades de mieux entendre au milieu du bruit que dans le silence.

On appelle *échoacousie* la répétition, le rappel d'un son unique, qui est entendu deux fois de suite. Elle est facile à distinguer de la *diplacousie échotique* dans laquelle le bruit entendu par une oreille retarde sur celui entendu par l'autre. La diplacousie disparaît alors en bouchant une oreille. Il en est de même de la *diplacousie dysharmonique*, dans laquelle un bruit unique donne la sensation de deux bruits, non parce qu'une des sensations retarde, mais parce que sa tonalité est abaissée par suite d'une lésion unilatérale.

Il existerait aussi des cas de diplacousie mono-auriculaire dont la pathogénie est encore mal connue (1).

4° *Bruits subjectifs et hallucinations.* — Les *bruits subjectifs* sont excessivement variés : bourdonnements, sifflements, explosion, etc...

Ils deviennent les *illusions auditives* lorsque le malade est tenté de leur attribuer une origine extérieure, objective. Rien ne les sépare alors des *hallucinations* à l'objecticité desquelles le malade croit ordinairement, invinciblement (2). Les hallucinations peuvent avoir pour cause une lésion de la VIII⁰ paire.

5° *Défaut de reconnaissance. Asymbolie auditive.* — La reconnaissance des bruits, des sons, de la parole, suppose : 1° qu'un certain nombre de sensations auditives sont synthétisées dans l'écorce ; 2° qu'elles y éveillent des images antérieures.

L'asymbolie auditive peut être produite par un double mécanisme.

Un certain nombre des sensations élémentaires, destinées à être synthétisées, n'arrivent pas à l'écorce. Ainsi dans certains cas de lésions périphériques les malades ayant une acuité presque normale à la montre et au diapason, ne comprennent que la parole à voix haute. C'est que dans l'audition de la parole interviennent des harmoniques qui peuvent être supprimées. La synthèse est troublée par défaut de certaines sensations.

2° Toutes les sensations élémentaires parviennent bien

(1) Voy. Letiévant, *Annales des maladies de l'oreille, du larynx,* 1898.

(2) Il ne faut pas confondre les hallucinations auditives avec les hallucinations verbales psycho-motrices.

à l'écorce. Celle-ci lésée ne peut pas les synthétiser, ni éveiller les images correspondantes.

3º — GUSTATION

1º *Examen des sensations gustatives.* — Le goût est une fonction complexe dans laquelle entrent en jeu : 1º des sensations gustatives proprement dites : le *doux*, l'*amer*, le *salé*, l'*acide* ;

2º Des sensations générales, tactiles, douloureuses, thermiques, sens du lieu, comme dans les divers points du tégument cutané ;

3º Des sensations olfactives.

Dans l'exploration des sensations gustatives proprement dites, il faudra donc se servir de substances n'exerçant aucune action sur la sensibilité générale ou sur l'odorat. Celles qui nous paraissent les meilleures sont : le sucre, le sulfate de quinine, le chlorure de sodium, l'acide phosphorique.

Pour les employer il faut se servir soit de pointes en forme de crayons (Zwaardemaker), soit mieux de solution titrée, que l'on dépose sur la langue avec un compte-gouttes, ou bien avec un morceau de moelle de sureau (Zwaardemaker).

2º *Symptômes.* — 1º *Agueusie* : soit totale, soit partielle, et dans ce cas fixer la région insensible : moitié de la pointe (corde du tympan) ou moitié de la base (glosso-pharyngien).

La diminution de la sensibilité générale ou bien l'abolition des sensations olfactives peuvent avoir pour conséquence une agueusie apparente.

2º *Hypergueusie* ; rare, a été observée dans l'hystérie. Il ne faut pas la confondre avec l'hyperesthésie tactile.

3º *Altération des sensations gustatives.* — *Paragueusie* Est assez fréquente : *a*) dans les maladies du tube digestif, du foie, de la bouche ; *b*) chez les hystériques, perversion du goût, pica, malacia ; *c*) chez les aliénés, illusions, hallucinations.

4° — OLFACTION

Exploration des sensations olfactives.. — Elle est assez difficile et a donné jusqu'ici assez peu de résultats. Il faudra d'abord s'assurer de l'*intégrité des fosses nasales*.

Il faudrait ensuite pouvoir mesurer la sensibilité olfactive ; Zwaardemaker a bien inventé un olfactomètre, mais il est peu applicable à la clinique courante.

Zwaardemaker et Reuter (1) ont montré que la sensibilité olfactive n'est pas la même pour toutes les odeurs, dans tous les cas ; la perception d'une odeur peut être abolie à l'exclusion d'une autre. Il y aurait un trouble analogue à la dyschromatopsie. Dans le but d'éclairer ce point ils ont commencé à établir une classification des odeurs. Toutes ces recherches ne sont pas encore applicables à la clinique.

En pratique, après s'être assuré que les fosses nasales sont saines, fermer une des narines et faire sentir une substance, qui ne puisse exciter les nerfs de sensibilité générale. On pourra avoir une solution titrée dont on versera un certain nombre de gouttes. Passy (2) laisse tomber une quantité connue de substance odorante au fond d'un flacon à large ouverture, dont il chauffe légèrement le fond.

Garbini emploie dix solutions de menthe à 1/400, 1/200, 3/400, 1/100, 2, 3, 4, 5, 6, 7 0/0.

Toulouse (3) emploie l'eau camphrée (solution de 1, 2... 10 p. 10.000) dans des flacons en verre blanc, à large goulot, bouchés à l'émeri.

(1) Zwaardemaker et Reuter, *Arch. fur Laryng. et Rhin.*, Bd. IV, Hft 1, 1896.
(2) *Année psychologique*, 1898, p. 363.
(3) *Soc. de biol.*, 20 mai 1899 et *Rev. de méd.*, 10 nov. 1899.

CHAPITRE III

FONCTIONS DE RELATION

1º SUPPRESSION DES FONCTIONS DE RELATION

I. — Syndromes cliniques.

1º Le malade est comme dans un sommeil profond, dont on ne peut le tirer que par des excitations très fortes. Cependant le malade réagit encore quelquefois aux piqûres; il exécute quelquefois des mouvements coordonnés de défense; il se retourne dans son lit. Les fonctions organiques sont intactes = *Narcolepsies*.

2º Le malade ne réagit plus aux excitations sensitives; il ne présente aucun mouvement. Les fonctions organiques sont peu atteintes, cependant la respiration, la circulation, la température, les sphincters sont assez souvent modifiés = *Comas* (1).

3º Non seulement la sensibilité, l'intelligence, la motilité sont supprimées; mais le cœur et la respiration s'arrêtent = *Syncope*.

(1) Il est absolument impossible de séparer complètement la narcolepsie du coma. A son plus haut degré la narcolepsie touche au coma.

II. — Modes de production.

§ 1. — SUPPRESSION BRUSQUE. LES ICTUS

1° L'*ictus apoplectiforme*. — Brusquement, sans prodromes, le malade est tombé; cette chute est suivie d'un
coma plus ou moins complet et durable.

2° *Ictus épileptiforme*. — Chute brusque avec perte de
connaissance et suivie de convulsions épileptiformes et de
perte de connaissance plus ou moins durable.

3° *Ictus vertigineux*. — La chute et la perte de connaissance sont précédées d'une sensation vertigineuse.

4° *Ictus laryngé*. — La chute et la perte de connaissance
sont précédées d'une sensation de picotement, puis de constriction laryngée avec menaces d'asphyxie.

§ 2. — DÉVELOPPEMENT PROGRESSIF ET GRADUEL

D'abord somnolence invincible, puis torpeur, enfin coma.

III. — Diagnostic.

1° La *narcolepsie* se distingue facilement du *sommeil*
ordinaire par l'impossibilité de réveiller *complètement* le
malade; du *coma* par la possibilité, au contraire, d'obtenir
un réveil *partiel*, de provoquer quelques réactions motrices.
Cependant les formes très prononcées des narcolepsies touchent au coma, et dans certains cas la distinction n'est pas
possible : telles peuvent être par exemple les narcolepsies (1)
dans des intoxications (opium...)ou auto-intoxications (hé-

(1) Voy. Lamack, *Rev. de méd.*, 1897, p. 700.

patiques, gastro-intestinales, dyscrasiques...) des maladies nerveuses (tumeurs cérébrales, paralysie générale).

La narcolepsie hystérique peutêtre absolument complète, les fonctions de relation peuvent être totalement abolies ; ce sont ces cas qu'on a décoré du nom d'apoplexie ou de coma hystérique ; habituellement le diagnostic est très simple, il se fait pour ainsi dire à première vue, par le *mouvement vibratoire des paupières abaissées ;* ce mouvement vibratoire s'exagère et il se produit un certain degré de blépharospasme, si l'on essaie d'ouvrir les yeux. Si ce signe manque, l'intégrité absolue de l'état général et des fonctions organiques, la recherche des zones hystérogènes, surtout dans les régions ovariennes et vers la pointe du cœur, font faire facilement le diagnostic. Il est exceptionnel aussi que la piqûre de la cloison des forces nasales ne provoque quelques réactions motrices.

2° Le *coma* se distingue facilement de la syncope par l'intégrité presque complète de la respiration et de la circulation.

L'existence du coma complique beaucoup l'examen méthodique du malade. Prenons le cas le plus difficile : on est en présence d'un malade dans le coma, *sans aucun renseignement,* que faut-il faire ?

a) Examen soigneux de tout le corps, et surtout de l'extrémité céphalique, pour rechercher la trace d'un traumatisme (plaie, contusion, fractures du crâne, etc., etc...).

b) Y a-t-il paralysie ? Soulever successivement les bras et les jambes, les laisser retomber ; mobiliser les articulations, en faisant exécuter des mouvements étendus pour rechercher l'état du tonus musculaire (hypotonie, contractures).

Recherche des réflexes tendineux, du signe de Babinski (V. plus loin), du signe de Rosenbach.

Examen de la face, déviée, soulevée d'un côté par le courant d'air (malade fumant sa pipe).

c) Quelle est l'odeur de l'haleine? alcoolique (intoxication alcoolique); chloroformique (diabète...).

d) Examen des pupilles (intoxication par l'atropine, l'hyosyamine); des téguments (éruptions); des vomissements (intoxication) des matières fécales.

e) Sonder le malade et examiner les urines.

f) Prendre la température.

g) Examen méthodique des divers organes.

3° La *syncope* se distingue facilement des *narcolepsies* et des *comas* par l'arrêt plus ou moins complet de la respiration et de la circulation; de l'*asphyxie* par la teinte pâle du visage.

4° Dans l'*asphyxie*, il y a suppression des fonctions de relation, arrêt du cœur et de la respiration et *cyanose des extrémités, de la face et des muqueuses.*

IV. — Traitement.

1° Le traitement des narcolepsies est surtout causal et pathogénique : les excitations cutanées répétées peuvent bien dans certains cas faire sortir le malade de sa torpeur, mais pour un temps seulement. On en usera pour obtenir du malade qu'il s'alimente, boive, vaque à ses besoins, etc.

2° Il n'y a pas non plus de traitement s'adressant au syndrome coma : les dérivatifs (saignée, ventouses, purgatifs, sangsues); l'application de glace sur la tête; les diurétiques, les lavements froids, les injections de sérum artificiel... s'inspirent toujours de quelque idée pathogénique.

Faire boire le malade; veiller à ce qu'il vide sa vessie, évacue ses matières; prévenir la formation des escharres, faire l'antiseptie de la peau et des muqueuses.

3° Le traitement *symptomatique* de la syncope et de l'asphyxie est plus actif, mais ici nous sortons du domaine exclusif des maladies nerveuses : excitation des téguments des muqueuses ; eau froide, air frais, respiration artificielle, traction de la langue, marteau de Mayor ; électrisation du phrénique, etc., etc.

2o TROUBLES DANS LES ACTES COORDONNÉS

1o *Division des actes coordonnés.*

La coordination des mouvements est le résultat d'une série de réflexes :

1° *Actes coordonnés automatiques innés ou instinctifs.* Le poussin est à peine sorti de l'œuf qu'il se tient debout, marche, court, prend sa nourriture... Tous ces mouvements sont le résultat d'excitations périphériques multiples, s'élevant vers les centres, traversant ceux-ci à travers des voies déterminées d'avance, par la structure du névraxe. La structure du névraxe a elle-même été déterminée par des acquisitions ancestrales multiples, résultant d'expériences répétées, se fixant par l'hérédité, d'après les lois de l'évolution.

Chez l'homme, à part les mouvements de la vie organique on ne peut guère citer que la succion comme acte coordonné automatique inné.

2o *Actes coordonnés volontaires.* Voulons-nous exécuter un acte pour la première fois : nous avons d'abord la représentation intérieure des diverses positions à réaliser ; nous ébauchons le mouvement vers la première de ces positions ; notre système nerveux centripète (surtout les sensations internes et la vue.....) nous apprend aussitôt si ce mouvement est bien celui qu'il fallait réaliser ; puis nous passons à la seconde position à réaliser... et ainsi de suite jusqu'à l'accomplissement de toutes les positions, du mouvement voulu.

Mouvement centrifuge, sans cesse contrôlé par un mouvement centripète correspondant, telle est la formule de ce qui se passe dans le névraxe pendant l'exécution d'un acte coordonné volontaire.

3° *Actes coordonnés automatiques appris.*

Si nous répétons un très grand nombre de fois l'acte coordonné volontaire précédent, son exécution devient de plus en plus facile : le passage du courant nerveux se créant des voies de moindre résistance, comme la rivière creuse son lit. Il arrive un moment où ce passage du courant nerveux est tellement facile qu'il n'éveille plus de phénomènes de conscience correspondant. Il est devenu inconscient : l'acte est dit *automatique.*

La seule différence qui existe entre l'acte automatique inné, et l'acte automatique appris, c'est que le premier est *appris par l'espèce*, le second *appris par l'individu*. Telle est par exemple la marche chez le poussin et la marche chez l'homme.

Les mouvements coordonnés instinctifs ne comprennent chez l'homme que les mouvements réflexes et les mouvements de la vie organique.

En raison de leur importance les mouvements réflexes seront étudiés dans un chapitre à part ; quant aux mouvements de la vie organique nous ne pourrions entreprendre leur étude avec fruit qu'en sortant du domaine de la pathologie nerveuse.

Nous étudierons successivement :

1° Les mouvements coordonnés volontaires ;

2° Les mouvements coordonnés automatiques appris ou secondaires.

a/ La parole ;

b/ La station debout ;

c/ La marche.

I. — Exécution des mouvements volontaires.

Les mouvements volontaires peuvent être troublés : 1°
soit qu'un ou plusieurs muscles n'obéissent plus (paralysie);
2° soit que des contractions musculaires involontaires (myoclonie, chorée, tremblements, etc…) viennent troubler les
contractions volontaires ; 3° soit enfin que la coordination
de ceux-ci se fasse mal.

Nous n'avons plus à examiner que cette troisième hypothèse.

Coordination des actes volontaires.

A. — *Exploration des mouvements des membres inférieurs.*

Prescrire des mouvements exigeant une coordination plus
ou moins délicate : placer le talon sur le genou de l'autre
côté, sur le cou de pied — élever le pied jusqu'à une certaine hauteur — toucher avec le gros orteil un objet situé
de façon variable au-dessus du lit.

S'il y a incoordination (tabes par exemple) on voit le
mouvement s'ébaucher, puis s'écarter de la direction, s'en
rapprocher aussitôt, enfin atteindre le but après une série
d'oscillations irrégulières. C'est que (dans le tabes) les sensations internes étant altérées, le courant centripète de contrôle fait défaut ; le malade y supplée en partie par la vue
(et c'est là la base de la rééducation des mouvements chez
les ataxiques — méthode de Frenkel). Si les yeux sont
fermés, l'incoordination est plus considérable.

Il faut distinguer l'incoordination ou ataxie, du trouble
des mouvements par l'intervention de mouvements involontaires : dans le tremblement de la sclérose en plaques
par exemple (voy. p. 69). Dans certains cas le trouble est

complexe, il y a à la fois de l'incoordination et du tremblement intentionnel ; tel est par exemple le tremblement des affections cérébelleuses (voy. p. 69).

B. — *Exploration des mouvements des membres supérieurs.*

Elle se fait de la même manière en prescrivant une série d'actes : toucher avec l'index le bout du nez; porter un verre d'eau à la bouche, etc... faire un signe de croix, etc..· L'incoordination est très évidente, il suffit de la distinguer des mouvements troublés par des contractions involontaires (V. plus haut).

Faire écrire le malade.

C) L'incoordination des mouvements des lèvres, de la langue, du larynx se traduit par les modifications de la parole.

II. — Exécution des mouvements coordonnés automatiques appris ou secondaires.

1° LA PAROLE (1)

La parole suppose la coordination très exacte d'un grand nombre de mouvements des lèvres, de la langue, du pharynx, du larynx, de la paroi thoracique. Elle peut être troublée soit par la paralysie de l'un de ces mouvements, soit par un trouble dans leur incoordination.

a) Dysarthrie : les sons sont émis normalement au niveau du larynx, mais ne prennent pas les qualités voulues dans les cavités respiratoires supérieures : *l'articulation* fait défaut. On reconnaît quelquefois encore le mot à l'intonation que lui donne le mouvement de la paroi thoracique, mais

---

(1) Nous n'étudions ici que la parole, résultat d'un ensemble de mouvements coordonnès, et non le langage (V. plus loin).

il est impossible d'y reconnaître voyelles et consonnes comme à l'état normal

b) *Parole pâteuse*, lente, embarrassée des états paralytiques.

c) *Parole scandée, explosive* des états spasmodiques (sclérose en plaques, hérédo-ataxie, sclérose du cervelet...).

d) *Bégaiement* congénital ou acquis.

e) Timbre nasonné, *rhinolalie* ouverte (non fermeture par le voile du palais) ou fermée (obstruction du nez).

2° LA STATION DEBOUT (1)

Toutes les fois qu'une cause majeure ne s'y opposera pas, telle que la paralysie des membres inférieurs, par exemple,

(1) Pour bien comprendre les troubles de la station debout et de l'équilibre, il faut en connaitre le mécanisme. On peut distinguer l'équilibre total du corps et l'équilibre de ses diverses parties par rapport les unes aux autres.

a) *L'équilibre total* du corps suppose que la ligne verticale abaissée du centre de gravité tombe dans la base de sustentation. Si l'équilibre est rompu, un mécanisme automatique intervient, des contractions musculaires se produisent, qui ramènent la verticale dans la base de sustentation.

b) *Equilibre des diverses parties* les unes sur les autres. Le corps étant composé de segments articulés, mobiles, chacun de ces segments est en équilibre sur celui qui le supporte. Ainsi dans l'équilibre parfait, la ligne de gravité passe non seulement dans la base de sustentation, mais sur la ligne qui réunit les deux articulations tibio-tarsiennes. Si le corps se penche en avant, la ligne de gravité tombant en avant de la ligne réunissant les deux articulations tibio-tarsiennes, le corps serait entrainé à se mouvoir en avant. Mais aussitôt intervient un mécanisme automatique, les jumeaux entre autres se contractent pour rétablir l'équilibre. Des dispositions analogues interviennent au niveau du genou, de la hanche, de la colonne, de la tête : il y a autant d'équilibres partiels qu'il y a de segments posés les uns sur les autres. D'une façon générale, c'est toujours la même loi qui intervient : la ligne de gravité doit tomber sur la base de sustentation. Mais il y a des dispositions particulières. Lorsque la ligne de gravité tombe en dehors de la base de sustentation (exemple : ligne de gravité tombant en arrière de la ligne il faudra voir comment le malade se tient debout, avec puis sans point d'appui, les jambes écartées puis les talons réunis, les yeux ouverts puis les yeux fermés, sur les deux pieds puis sur un seul.

Voici les principaux symptômes que l'on constatera.

a) Impossibilité de la station debout due simplement soit

réunissant les articulations sacro-fémorales ; en avant de la ligne réunissant les articulations condyliennes occipito-atloïdienne, etc.) les segments sont maintenus immobiles soit par des ligaments fibreux, soit par la tonicité de certains muscles. *Sans la tonicité musculaire, il serait aussi impossible de faire tenir debout un homme que le polichinelle qui sert à amuser les enfants.* La station debout est la résultante d'un perpétuel conflit entre la pesanteur et la tonicité musculaire.

En quoi consiste le *mécanisme automatique,* qui règle les contractions et la tonicité musculaire ayant pour but le maintien de la station debout ?

Lorsque l'équilibre (soit total, soit partiel) est rompu, la pesanteur tend à produire un mouvement, une chute. Mais par suite de cette rupture d'équilibre des appareils nerveux périphériques (canaux demi-circulaires, sensations musculaires, tendineuses, articulaires, etc...) sont excités ; l'excitation s'élève à travers le système nerveux centripète, jusqu'au cervelet ; puis de là se réfléchit sur la moelle, où sont produites les modifications du tonus et les contractions destinées à maintenir l'équilibre.

L'équilibre de la station debout est donc le résultat de réflexes multiples dont les *voies centripètes* sont : le neurone sensitif périphérique, les colonnes de Clarke, les voies médullo-cérébelleuses ; le *centre :* le cervelet ; les *voies centrifuges :* les voies cérébello-médullaires, le neurone moteur périphérique. Le grand volume du cervelet chez l'homme a pour principale raison d'être la station debout.

La station debout est troublée lorsque le trajet de ces réflexes est le siège soit d'une lésion, soit d'un trouble fonctionnel.

Cette lésion peut donc porter sur :

1° *Le neurone sensitif périphérique.*

a) Interruption des sensations vestibulaires : lésions de l'oreille — de la 8e paire — du bulbe.

b) Interruption des sensations profondes en général (musculaires, tendineuses, osseuses, etc.). = Névrites périphériques, tabes.

2° *Les voies médullo-cérébelleuses* = Maladie de Friedreich.

3° *Le centre réflexe.* Toutes les lésions cérébelleuses.

4° *Les voies cérébello-médullaires.*   (?)

5° *Le nerf moteur périphérique et le muscle.* Toutes les paralysies, à la paralysie, soit à des phénomènes douloureux, symptômes précédemment constatés.

b) Signe de Romberg. Le sujet se tient bien debout les deux talons réunis, tant que les yeux sont ouverts : s'il ferme les yeux, il oscille et tomberait. Il peut très difficilement se tenir sur un pied les yeux ouverts, pas du tout les yeux fermés.

Le signe de Romberg indique une lésion de la portion centripète de l'appareil d'équilibration. Lorsque les canaux demi-circulaires sont lésés, et que les sensations profondes (musculaires, tendineuses, articulaires...) sont interrompues ou troublées, la vue intervient pour renseigner l'organe central, sur les changements de position et les troubles d'équilibre ; le cervelet peut encore réagir pour maintenir la station debout par des contractions musculaires ou des modifications du tonus. Si alors on ferme les yeux, le cervelet, insuffisamment renseigné, devient impuissant.

Lorsqu'existe le signe de Romberg, il faut chercher la lésion soit au niveau de l'appareil vestibulaire, soit dans les sensations profondes.

Il existe un moyen de mettre mieux en évidence le trouble des sensations profondes. A l'état normal, l'équilibre partiel qui se produit au niveau du genou ne met pas ou très peu en jeu les muscles : il ne se produit pas de mouvement à ce niveau parce que la ligne de gravité passe soit au niveau de l'articulation, soit en avant, et que dans ce dernier cas ce sont les ligaments qui entrent en jeu. Mais lorsqu'on se tient debout les genoux légèrement ployés, la pesanteur tend à mouvoir la partie supérieure du corps autour des genoux. C'est alors qu'intervient l'appareil d'équilibration pour faire contracter le quadriceps crural et empêcher la chute. Un sujet (tabétique) dont les sensations profondes sont altérées ne peut pas se tenir debout les genoux à demi ployés (1).

(1) C'est à tort que Brissaud avait voulu faire de ce signe l'indice

c) Astasie cérébelleuse. — Ataxie statique.

Certains malades ne peuvent se tenir debout parce que leur position d'équilibre est sans cesse modifiée : on les voit osciller d'un côté, puis corriger cette oscillation par une contraction volontaire, mais aussitôt il se produit une nouvelle oscillation, etc. Il n'y a au début qu'une sorte d'*instabilité*, les malades bougent constamment, courant constamment après leur centre de gravité et le rattrapant. Puis l'instabilité augmente, le malade réussit moins facilement à corriger les oscillations, et enfin la déséquilibration devient complète.

Dans ces cas l'équilibration *automatique* cérébelleuse est détruite : le cerveau y supplée quelque temps par une équilibration *volontaire*.

L'astasie cérébelleuse n'est pas augmentée par l'occlusion des yeux.

d) Astasie-abasie (Charcot et Blocq, 1883).

Certains malades n'ayant aucune paralysie, exécutant au lit tous les mouvements commandés, avec une amplitude et une force normale et sans aucune incoordination *s'effondrent* littéralement dès qu'ils essayent de mettre le pied par terre. La station debout est impossible : les membres inférieurs qui ont pourtant toutes leurs forces lorsqu'il s'agit d'autres mouvements ne peuvent plus les porter s'il s'agit de la station debout ou de la marche.

Il s'agit alors d'une désorganisation totale, mais fonctionnelle (presque toujours hystérique) de l'appareil d'équilibration.

Il ne faut pas confondre l'astasie-abasie avec la basophobie (1).

de l'absence du sens musculaire : il traduit l'altération de *toutes* les sensations profondes.

(1) La basophobie peut s'associer à un trouble organique. Certains ataxiques ne peuvent se tenir debout, non pas à cause de leur incoordination, mais à cause de la peur qu'ils ont de tomber. Ils

Dans l'astasie-abasie, les malades font tous leurs efforts pour se tenir debout ; ils n'éprouvent pas de sensation spéciale.

Dans la basophobie, les malades, toujours des névropathes et des dégénérés, éprouvent, au moment de se tenir debout, la sensation spéciale d'angoisse, qui accompagne toutes les phobies. Cette angoisse ne cesse que lorsqu'ils cessent de vouloir se tenir debout ; dominés par elle les malades sont incapables de se mettre sur leurs pieds, comme d'autres phobiques sont incapables de traverser une place, etc. (Binswanger, Seglas, Debove et Boulloche, Bouveret, Régis, Hallion, Charcot).

On distingue plusieurs variétés d'astasie-abasie=*astasie-abasie paralytique* lorsque le sujet s'effondre purement et simplement ; *trépidante*, lorsque les membres inférieurs sont pris d'un tremblement convulsif. Il est fréquent alors que la recherche des réflexes ou de la trépidation épileptoïde fasse naître le même tremblement qui doit être rattaché aux tremblements hystériques (v. p. 69-70). *Choréique*, lorsque la station debout détermine des mouvements choréiques et est empêchée par eux.

On a décrit aussi une forme sautillante (Pitres), oscillante (Surmont et Brunelle) avec rigidité des membres (Paul Richer).

La station debout peut être possible et la marche seule empêchée.

e) Les tremblements et mouvements involontaires.

Toute contraction musculaire, quelle qu'elle soit, tend à déranger plus ou moins l'équilibre, soit directement en déplaçant les segments en équilibre les uns sur les autres ; soit indirectement (par exemple les mouvements du membre supérieur) en déplaçant le centre de gravité (v. plus loin).

présentent à ce moment tous les signes des phobies (Parisot, *Congrès d'Angers*).

Dans tous les tremblements (sclérose en plaques, paralysie agitans, etc...) dans tous les mouvements involontaires (tics, myoclonies, chorée, etc), l'appareil d'équilibration est donc sans cesse en jeu pour maintenir la station debout.

Dans certains cas (la chorée par exemple) la déséquilibration produite par les mouvements est telle que l'appareil ne peut suffire au maintien de l'équilibre, la station debout devient impossible.

f) Les attitudes normales tiennent le plus souvent à des symptômes déjà constatés : paralysies, contractures, rétractions tendineuses.

Nous avons étudié plus haut les principales de ces attitudes (v. p. 5-38), nous n'y reviendrons pas. Lorsque la paralysie est localisée à certains muscles, le corps prend une attitude telle que ces muscles n'aient pas à entrer en jeu Cela est surtout fréquent dans les myopathies (fig. 64 et 65).

Les modifications de l'attitude peuvent enfin tenir soit à des contractions, soit à des rétractions fibro-tendineuses, soit à des lésions du squelette, que l'examen fait facilement découvrir.

3º TROUBLES DE LA MARCHE

1. — *La marche normale.*

La marche est un phénomène très complexe dans lequel interviennent des éléments multiples. Pour simplifier nous étudierons successivement comment se maintient *l'équilibre*, et de quelle façon se fait la *progression*.

A. *Equilibre pendant la marche.* — La marche comme la station debout est la résultante d'un conflit perpétuel entre le tonus et la contraction musculaire d'une part, la pesanteur de l'autre. Le mécanisme est le même dans les deux cas (V. p. 150), mais dans la marche le jeu en est plus complexe, car d'une part tout mouvement déplace le sens de gravité du corps, et d'autre part la base de sustentation change à chaque instant ; il y a lieu et pour les mêmes raisons de distinguer l'équilibre *total du corps*, et l'équilibre *partiel* de chacune de ses parties. Ils peuvent être troublés ensemble ou séparément.

B. *Progression pendant la marche.* — Elle se fait à l'aide du pas, chaque membre se portant tour à tour en avant, pendant que l'autre sert de point d'appui.

Prenons la marche au moment où le membre gauche par exemple servant d'appui, le membre droit va osciller, pour se porter en avant, et servir à son tour d'appui. Le talon quitte le sol, la pointe conservant son appui, le pied s'étend sur la jambe, la jambe sur la cuisse, celle-ci sur le bassin (contraction des extenseurs du membre inférieur), tout le corps est poussé en avant, la ligne de gravité, d'abord en arrière de la base de sustentation du pied gauche, passe sur celle-ci, puis en avant (phase de propulsion).

La pointe du pied quitte le sol à son tour : contraction des fléchisseurs de la cuisse (psoas-iliaque et tenseur du fascia lata) de la jambe (muscles de la région postérieure de la cuisse) et du pied (jambier antérieur, fléchisseur commun). La cuisse se fléchit davantage, la jambe reste fléchie par son propre poids, la pointe du pied est maintenue relevée.

Tout le membre se porte en avant, en même temps que le corps est aussi entraîné en avant par la pesanteur. Enfin le pied droit se pose en avant du gauche (phase d'oscillation).

En somme la progression en avant, dans un premier temps, est le résultat de la contraction des extenseurs : l'extension du pied sur la jambe, de la jambe sur la cuisse et de celle-ci sur le bassin, pousse en avant le centre de gravité pendant la phase de double appui. Pendant la phase de simple appui, le centre de gravité continue sa progression en avant, d'abord par sa vitesse acquise, puis lorsque la ligne de gravité a dépassé la base de sustentation, sous l'influence de la pesanteur. Celle-ci finirait par entraîner la chute en avant, si l'autre membre ayant terminé son oscillation, ne venait se poser à terre pour recevoir le poids du corps, et servir à son tour d'appui.

Tant que le membre inférieur gauche n'a pas quitté le sol l'appui est double, et à ce moment la ligne de gravité du corps passe en arrière du pied droit. Le pied gauche ne quitte le sol que lorsque cette ligne de gravité a atteint ou légèrement dépassé le pied droit. Pendant l'oscillation du membre gauche, le droit supporte le poids du corps. En terrain plat le genou est alors en extension ; en terrain montant, il est en flexion, et doit s'étendre pour élever tout le corps.

Pendant ces divers mouvements, le membre postérieur est maintenu en position, la pointe du pied légèrement en dehors, par la contraction ou le tonus de ses différents muscles. D'autre part le tronc exécute des mouvements correspondants soit pour aider à la progression, soit pour maintenir l'équilibre. Enfin au moins dans la marche rapide les membres supérieurs oscillent rythmiquement. Il n'est donc presque pas un muscle qui ne puisse être mis en jeu pendant la marche.

II. — *Exploration de la marche.*

A. *Epreuves à faire subir.*

1° Faire exécuter quelques pas.

2° Faire suivre une ligne droite tracée sur le plancher (équilibre, coordination, mouvements involontaires).

3° Faire exécuter au commandement, un changement de direction, un demi-tour en marchant (équilibre, coordination).

4° Marcher en terrain montant ou descendant. Monter ou descendre un escalier.

5° Marcher les yeux fermés; en portant un fardeau ; un verre plein d'eau (équilibre pendant la marche).

6° Marcher à cloche-pied. Marcher à quatre pattes. Saut. Danse.

7° Inscrire les troubles de la marche. Trois méthodes ont été employées : les ampoules élastiques actionnant des leviers (Marey) ; la chronophotographie (Marey) (1) ; la méthode des empreintes plantaires (Gilles de la Tourette). Cette dernière seule est clinique :

Une longue bande de papier portant une ligne droite en son milieu, est étendue sur le plancher. On enduit la plante des pieds du malade avec du noir de fumée, ou du sesquioxyde de fer, et on lui prescrit de marcher sur la feuille de papier, en suivant la ligne droite. Chaque appui du pied laisse une empreinte, et sur le tracé général on peut lire : 1° les modifications de la forme du pied et de ses appuis normaux, 2° la façon dont se pose le pied, et s'il reste immobile une fois posé ; 3° la façon dont la ligne droite est suivie ; 4° la longueur du pas ; 5° l'écartement de chacun des pieds.

III. — *Troubles de la marche.*

I. — TROUBLES DE L'ÉQUILIBRE PENDANT LA MARCHE

A. *Troubles de l'équilibre total.* — Il reconnaît les mêmes causes que le trouble de l'équilibre dans la station debout. Il se caractérise par la *démarche ébrieuse ou titubante.*

A son degré le plus considérable la marche est complètement impossible ; placé debout, le sujet oscille et tombe. Soutenu fortement, il peut encore mouvoir presque correctement les membres inférieurs, mais à chaque instant, il

(1) Récemment Marinesco a appliqué cette méthode à la clinique. Voy. *Sem. médicale,* 1899, p. 225-228 et 1900, p. 71.

est entraîné de côté, en avant ou en arrière, et il faut presque le porter.

A un degré moindre elle se caractérise par la titubation ; il suffit pour la définir de dire qu'elle est absolument analogue à la titubation d'un homme ivre.

Lorsque le trouble est léger, il faut pour le déceler prescrire au sujet de marcher en suivant une ligne droite tracée sur le plancher ; on le voit osciller légèrement de côté et d'autre de cette ligne, marcher en hésitant, en écartant les pieds pour élargir la base de sustentation, et en raccourcissant le pas pour diminuer le temps d'appui simple.

Les troubles très légers pourront être décelés en rendant l'équilibre plus difficile : faire marcher sur une poutre ou une planche étroite posée à terre ; faire marcher en tenant à la main un verre plein d'eau.

Diagnostic. — Il ne faut pas confondre cette déséquilibration primaire, résultant d'une lésion de l'appareil d'équilibration (soit dans sa portion centripète, soit dans sa portion centrale) ; de la déséquilibration secondaire résultant, soit de l'incoordination des mouvements de la marche, soit de l'intervention de mouvements anormaux.

La démarche ébrieuse coïncide avec l'astasie cérébelleuse (1) ; elle s'accompagne ou non de sensation vertigineuse.

B. — *Troubles des équilibres partiels.*

Ils résultent soit d'attitudes vicieuses par lésion du squelette ; soit de troubles dans le système musculaire.

____

(1) Sous le nom d'*asynergie cérébelleuse*, Babinski (*Soc. Neur.*, 9 nov. 1899) a décrit un trouble partiel de l'équilibration cérébelleuse : son malade se tenait debout, et dans la marche les membres inférieurs exécutaient leurs mouvements d'une façon correcte ; mais le tronc n'exécutait pas les mouvements concordants d'inclinaison en avant et restait en arrière. Il y avait asynergie, non concordance entre les mouvements du tronc et ceux des membres inférieurs.

Nous n'avons pas à nous occuper des premières, qui sont très variées, le plus souvent d'ordre chirurgical et pour le diagnostic desquelles l'examen de la marche n'est pas d'un grand secours (1).

Les troubles de l'appareil moteur produisent des modifications très intéressantes de l'équilibre pendant la marche, mais nous les avons déjà étudiées et nous n'y reviendrons pas (V. attitudes pathologiques du pied, p. 25-26 ; troubles de l'équilibre dans la paralysie du quadriceps crural, p. 29, dans la paralysie des extenseurs de la cuisse, p. 30, dans la paralysie des muscles moteurs de la colonne, p. 35, dans la paralysie du moyen fessier, p. 31).

II. — Troubles de la progression.

Avec Blocq, on peut établir deux grandes divisions suivant que les troubles sont unilatéraux ou bilatéraux.

A. — Troubles unilatéraux de la marche

Ils peuvent être dus soit à une lésion du squelette, soit à un trouble de l'appareil locomoteur. Nous ne nous occuperons pas des premiers, faciles à découvrir et à diagnostiquer, sans le secours de la marche.

a) *Type paralytique* :

1° Paralysie localisée à quelques muscles. Nous avons déjà décrit les troubles de la marche correspondante ;

2° Impotence de tout le membre. Si le membre inférieur est complètement paralysé, il pend absolument inerte, la marche n'est possible qu'avec des béquilles. Le membre inférieur se comporte alors absolument comme un appendice

---

(1) Rappelons que la luxation congénitale double de la hanche donne une attitude et une démarche très comparable à celle produite par la paralysie des fléchisseurs de la colonne.

inerte et gênant. Le pied traîne sur le sol et laisse une trace continue sur les tracés obtenus par le procédé de Gilles de la Tourette (marche helcopode, ἕλκω, je traîne). Cette monoplégie, absolument complète et flasque, n'est guère réalisée que par l'hystérie.

Lorsque le membre inférieur est paralysé à ce degré par une lésion organique, le membre inférieur de l'autre côté est toujours pris à quelque degré. La marche n'est pas possible même avec des béquilles.

Lorsque le membre inférieur n'est pas totalement paralysé, il peut servir encore à quelque chose. Le malade le traîne bien presque inerte après lui, dans son oscillation, le pied traîne par terre et ne peut dépasser l'autre pied ; mais il peut encore servir d'appui pendant que l'autre membre oscille avant son tour. Suivant le degré de l'impotence, la marche est possible avec ou sans béquille. Quelquefois elle se traduit par une simple boiterie.

Dans ces divers cas, tous les temps de la marche s'accomplissent du côté paralysé aussi mal les uns que les autres.

b) Type spasmodique (1).

Lorsque la contracture est localisée à un ou plusieurs muscles, elle produit une attitude pathologique facile à diagnostiquer d'après les notions de physiologie musculaire exposées plus haut.

Dans la contracture plus ou moins généralisée, qui survient chez les hémiplégiques, le membre raidi en extension

---

(1) Nous avons observé un trouble de la marche curieux et de diagnostic difficile : la malade n'avait ni paralysie ni contracture. Voulait-elle marcher ; dès que le pied droit se soulevait du sol pour se porter en avant des *spasmes multiples* se produisaient immobilisant le membre inférieur dans la position suivante : gros orteil étendu, pied en varus équin, jambe et cuisse demi-fléchies.

Il s'agissait nettement d'un *spasme fonctionnel* absolument analogue à la crampe des écrivains, se produisant à l'occasion des mouvements de la marche comme la crampe des écrivains se produit à l'occasion des mouvements de l'écriture.

peut servir de point d'appui, mais il ne peut se fléchir pour osciller d'arrière en avant. Pour empêcher que le pied ne heurte le sol, le malade est obligé d'user d'un artifice : ne pouvant fléchir les divers segments du membre inférieur, il lui fait exécuter un mouvement de circumduction à l'aide duquel le pied décrivant un arc de cercle (d'où le nom de marche *helicopode*) évite de traîner par terre. Ce mouvement se passe en grande partie au niveau du bassin et de la colonne lombaire.

c) *Type douloureux*. Lorsqu'un mouvement doit déterminer de la douleur, le malade l'évite instinctivement : d'où des troubles aussi variés que l'est lui-même le siège de la douleur. C'est tantôt une plaie cutanée du pied (soldats en marche), tantôt une affection articulaire ou osseuse, tantôt une névralgie ou névrite, etc., etc.

B. Troubles bilatéraux de la marche

1o *Type paralytique.*

Nous ne reviendrons pas sur les troubles résultant de paralysie localisée.

Lorsqu'il y a paraplégie complète des membres inférieurs, la marche est totalement impossible.

Lorsque la paraplégie est incomplète la marche est possible avec ou sans béquilles : les pas sont courts, les pieds écartés traînent sur le sol, la progression met en jeu des mouvements auxiliaires du bassin et de la colonne lombaire, l'équilibre est incertain.

2o *Type spasmodique.*

Est réalisé à son plus haut degré par la maladie de Little et les diplégies de l'enfance. Les cuisses légèrement fléchies et serrées l'une contre l'autre sont à peu près immobiles ; les jambes à demi fléchies ; les pieds en varus équins sont presque immobiles aussi. Pour progresser, le malade s'aidant de mouvements du bassin et de la colonne lombaire, projette péniblement un pied devant l'autre, les pointes des pieds s'embarrassent l'une contre l'autre, et traînent par terre, les genoux frottent l'un contre l'autre, le corps est quelquefois poussé en avant, le malade court après son centre de gravité.

A un degré moindre : le pas est raccourci les pieds frottent légèrement contre le sol, en faisant un bruit appréciable.

3° *Type tabétique.* Incoordination des mouvements de la marche.

Le pied est projeté avec force en avant et quelquefois un peu par côté, il est ramené avec violence sur le sol qu'il frappe du talon. L'équilibre est troublé secondairement.

4° *Marche troublée par l'intervention de mouvements involontaires.*

La marche est alors très variable mais il est facile de découvrir la cause du trouble (voir plus haut).

5° *Démarche Parkinsonnienne.*

Attitude voûtée, corps et tête penchée en avant ; au commandement le malade reste un instant immobile (difficulté de la mise en train) puis tout d'un coup il part, tout d'une pièce, faisant des petits pas précipités, paraissant entraîné en avant malgré lui, courant après son centre de gravité.

6° *Marche dans la maladie de Thomsen.*

Au commandement le malade ébauche un commencement de mouvement, il va marcher ; puis tout d'un coup il est comme immobilisé par la contracture de tous ses muscles ; il reste ainsi quelques secondes puis le mouvement ébauché s'achève et continue normalement. Mais veut-il accélérer son allure, faire un demi-tour, changer simplement de direction, le même spasme l'immobilise encore quelques secondes.

V. — Traitement des troubles des mouvements coordonnés.

Le traitement des troubles précédents est presque toujours causal : traitement des paralysies, des contractures, des rétractions, des tremblements, des mouvements involontaires, etc., etc.

En dehors des moyens palliatifs grossiers tels que cannes, béquilles, appareils prothétiques, cages analogues à celle à l'aide de laquelle les enfants apprennent à marcher... il n'y a guère qu'un traitement s'adressant directement au symptôme ; la *rééducation des mouvements.*

La rééducation des mouvements est indiquée non seulement dans le tabes (Frankel) mais encore (Golscheider) dans la sclérose en plaques, dans la chorée, dans l'athétose, dans la crampe des écrivains, dans le tremblement hystérique ; nous ajouterons, dans l'hémiplégie hystérique, dans la paralysie hystérique, l'astasie-abasie, la névrose traumatique. Elle donnera surtout de bons résultats dans les cas où avec une incoordination même très accusée, il n'y a ni paralysie, ni atrophie musculaire ni rétractions fibro-tendineuses, ni arthropathies, ni troubles trophiques, ni troubles de la sensibilité.

Technique de la rééducation.

1° *Principes généraux.* — A. On commencera par des mouvements très simples, et on ne passera aux mouvements plus compliqués que lorsque les mouvements simples seront exécutés très correctement. Il faut se garder de vouloir aller trop vite ; c'est pour cela que, au moins pour les premières séances, les exercices doivent être faits en présence et sous la direction du médecin. Sans cela le malade passe d'un exercice à l'autre et bientôt se décourage.

B. Le malade doit concentrer toute son attention, et fixer ses regards sur le membre qui se meut : il faut en effet qu'il appelle à son secours toutes les sensations encore persistantes dans ce membre, et supplée par la vue à celles qui lui manquent, pour la coordination.

2° *Rééducation des membres supérieurs.* — A. Mouvements simples d'extension, de flexion, de latéralité, des doigts, de la main, de l'avant-bras, des bras.

B. Placer les divers segments du membre supérieur, dans telle position indiquée par le médecin.

C. Exécuter un acte simple : porter la main à la bouche, sur le nez, les yeux, les épaules.

D. Saisir un objet avec les doigts.

E. Saisir un objet, le porter à sa bouche, à son front, etc.

F. Prendre un objet délicat, le placer en un point précis : par exemple : prendre une petite cheville et la placer d'un seul coup dans l'un des orifices d'une planche percée de trous.

G. Exécuter les actes journaliers : manger, boire, écrire, s'habiller, se boutonner.

3° *Rééducation des membres inférieurs.* — A. *Mouvements exécutés au lit :* 1° Mouvements simples d'extension, de flexion, de latéralité des divers segments.

2° Placer le membre dans une position donnée.

3° Exécuter un acte simple : placer le talon droit sur le genou, le cou-de-pied, le gros orteil de l'autre côté. Suivre avec le talon la crête du tibia.

4° Placer le talon en un point déterminé, précis indiqué par le médecin.

B. *Mouvements exécutés assis :* Mêmes exercices que précédemment ; de plus simuler avec les deux pieds les mouvements de la marche en les portant en avant, puis les ramenant en arrière. Pour cela les deux pieds étant posés près de la chaise, la pointe légèrement en dehors, on circonscrit leurs contours sur le parquet avec un morceau de craie, puis les portant à 0,20-0,30 cm. en avant, on circonscrit de nouveau leurs contours : le malade s'exerce ensuite à les placer alternativement et très exactement dans chacune de ces positions.

C. *Apprendre à se tenir debout :* 1° d'abord avec un soutien de chaque côté pour lui donner de la sécurité ; 2° puis en se tenant debout simplement à la barre du lit, ou au dossier d'un fauteuil ; 3° enfin sans appui ; 4° essayer de se tenir debout les genoux à demi fléchis.

D. *Apprendre à se lever et s'asseoir :* 1° le pied droit placé en avant, le pied gauche un peu en arrière, essayer de se lever d'abord avec un soutien de chaque côté, puis en se tenant à la barre du lit. Au début le tabétique se lève tout d'un coup par une violente secousse qui compromet son équilibre : il s'appliquera à se lever lentement.

2° S'asseoir de même lentement, et sans se laisser retomber lourdement comme le font les tabétiques.

E. *Exercice de marche sur place.* Le malade debout, appuyé contre son lit ou contre le dossier d'un fauteuil, soulève alternativement chacun des pieds et le porte en avant, pour le ramener en arrière, comme il le faisait dans la position assise.

Il s'exerce à se tenir quelques instants sur un seul pied.

F. *Exercices de marche.* D'abord avec un aide de chaque côté pour lui donner de la sécurité, puis en s'appuyant au dossier d'un fauteuil qu'il pousse devant lui ; enfin sans soutien.

Dans tous ces exercices il est bon de tracer d'avance sur le plancher le chemin que le malade doit parcourir, et d'en marquer les étapes, en indiquant par un trait le point où le pied doit se poser.

Enfin le malade s'appliquera à marcher les bras croisés sur la poitrine, ou derrière le dos. Il ne regardera plus ses pieds, mais fixera un point déterminé devant lui. Enfin il pourra essayer de marcher en laissant errer ses regards ou même en fermant les yeux. Il montera et descendra un escalier. Il marchera dans un terrain semé d'obstacles : chaises renversées, bouteilles, etc.

3° TROUBLES DU LANGAGE

I. — *Diagnostic des aphasies*

Le cadre restreint de cet ouvrage ne nous permet d'aborder ni la physiologie normale et pathologique du langage, ni la symptomatologie complète des aphasies. Nous maintenant exclusivement sur le terrain clinique du diagnostic séméiologique, nous indiquerons les examens à faire subir en vue d'arriver au diagnostic.

On divise les aphasies en : 1° aphasies de transmission ; 2° aphasies de réception.

Les aphasies de transmission comprennent :
1° Aphasie motrice ou aphémie.
2° Agraphie.
Les aphasies de réception comprennent :
1° Cécité verbale.
2° Surdité verbale.

§ 1. — DIAGNOSTIC ANALYTIQUE

1ᵉʳ cas : aphasie motrice

Voici le cas le plus ordinaire : appelé auprès d'un malade, on le trouve bredouillant des sons inarticulés ou des mots bizarres sans signification, ou encore des mots normaux, mais sans suite, sans lien entre eux.

A. — *S'agit-il d'aphasie motrice ?*

α) L'interrogatoire de l'entourage, l'évolution des accidents, l'aspect du malade, sa conduite, ses actes, tout indique si l'on a affaire ou non à un trouble psychique, se traduisant par un trouble du langage (v. plus loin).

β) L'examen des lèvres, de la langue, du pharynx nous montre qu'il ne s'agit pas d'une paralysie des organes périphériques de la parole.

γ) Dans le cas où il s'agirait non d'une paralysie des organes de la parole mais d'un trouble dans la coordination de leurs mouvements, il s'agit non pas d'aphasie, mais de *dysarthrie* qu'il faut bien savoir distinguer.

Dans la dysarthrie, la parole est lente, pâteuse, embarrassée ; les mots très mal prononcés sont à peine distincts. Mais avec de l'attention ils sont encore reconnaissables : le malade les articule mal, mais il ne met jamais un mot, ni une syllabe pour une autre. Il trouve très facilement tous ses mots, mais il est impuissant à les articuler normalement.

Dans l'*aphasie sans dysarthrie*, le malade ne peut trouver les mots qui expriment sa pensée, il dit un mot pour un autre, change une ou plusieurs syllabes dans le corps d'un mot, quelquefois répète indéfiniment les mêmes mots ou les mêmes syllabes. *Mais ces mots et ces syllabes employés à tort et à travers sont articulés normalement.*

Très souvent les deux troubles coïncident, et il y a à la fois dysarthrie et aphasie.

δ) Le *mutisme* est facile à distinguer de l'aphasie. Dans le mutisme le malade ne fait aucun effort pour parler, l'aphasique, au contraire, fait des efforts et se désespère.

Cependant dans le mutisme hystérique, le malade fait aussi des efforts pour parler. Mais : 1° il y a presque toujours en même temps de l'aphonie, tandis que l'aphasique n'est pas du tout aphone ; 2° il y a d'autres signes et des stigmates d'hystérie ; le début et l'évolution ont une allure particulière.

Malgré cela le mutisme hystérique est très voisin des aphasies, et doit peut-être rentrer dans le même groupe.

B. — *Il s'agit bien d'aphasie motrice. Quel en est le degré et l'étendue ?*

a) Dans l'aphasie motrice *totale, complète*, le sujet n'a plus un seul mot à sa disposition. Il n'émet plus que des sons inarticulés, ou des syllabes sans signification.

b) A un degré un peu moindre, le malade a conservé un vocabulaire de quelques mots et les emploie à tort et à travers. Il est encore impuissant à exprimer sa pensée.

c) A un degré moindre encore, le vocabulaire est un peu plus étendu ; le malade peut, en s'aidant de signes, exprimer quelques idées simples. Lorsqu'il veut parler on le voit commencer une phrase, puis s'arrêter cherchant un mot, s'impatientant de ne pas le trouver; disant un mot pour un autre, se reprenant, etc. jusqu'à ce qu'on ait compris et qu'on lui souffle ou qu'il trouve spontanément le mot cherché. C'est la *paraphasie*.

d) D'autres fois les mots conservés sont assez nombreux, mais ils sont altérés ; le sujet change certains mots ou certaines lettres, sans paraître s'en apercevoir. C'est ce qu'on a appelé la *jargonaphasie*.

e) Dans certains cas plus rares il y a une certaine systématisation dans les mots conservés ou perdus. Certains malades ont oublié les verbes, ou bien ne les conjuguent plus, *parlent nègre*, disent par exemple : *moi vouloir sortir* pour *je veux sortir*.

f) Lorsque le malade parle plusieurs langues, il peut perdre la faculté de s'exprimer, en une ou plusieurs, en conservant l'autre ou les autres. Dans ce cas ce sont toujours les langues apprises les dernières qui disparaissent : *aphasie des polyglottes* (1).

(1) Pitres, Aphasie des polyglottes (*Revue de médecine*, 1898).

g) Certains malades ne pouvant exprimer leurs pensées, peuvent néanmoins réciter correctement ce qu'ils ont appris depuis longtemps, le pater par exemple. C'est là en quelque sorte un *langage réflexe*, un mot en appelant, en *décrochant* un autre.

i) L'intonation qui accompagne et donne de l'expression aux mots, peut être conservée ou détruite indépendamment de leur articulation. Tantôt les malades ont conservé l'intonation, la musique, sans les paroles ; ils peuvent par exemple fredonner un air sans pouvoir dire les mots (1). Tantôt au contraire disent les mots, mais ont perdu l'air (V. amusie).

C. — *Y a-t-il d'autres troubles du langage ?*

a) S'il n'y a pas d'autres troubles du langage, il s'agit d'*aphasie motrice pure*. La signification de celle-ci est très importante, elle nous indique que la lésion est sous-corticale.

b) S'il y a d'autres troubles du langage il s'agit d'aphasie complexe (V. plus loin).

2e cas. — *Agraphie.*

Quoique la main droite ne soit nullement paralysée, que la coordination de ses mouvements se fasse bien, le sujet est incapable d'exprimer sa pensée par l'écriture.

A. — *S'agit-il d'agraphie ?*

Il suffit de signaler le diagnostic avec : 1° la paralysie ou l'incoordination des mouvements de la main ; 2° la crampe des écrivains, spasme immobilisant la main, au moment où le sujet veut écrire (voy. p. 62) ; 3° la graphophobie et

(1) « Romances sans paroles », Brissaud, *Semaine médicale*, 1897.

l'aboulie, troubles psychiques qui font ou bien que le malade ne peut *vouloir écrire*, ou bien qu'au moment d'écrire
il éprouve une angoisse qui l'oblige à cesser (1).

B. — *Il s'agit bien d'agraphie. — Quel en est le degré, la forme, l'étendue?*

a) Pour le degré et l'étendue, il existe comme pour l'aphasie motrice toutes les transitions, depuis l'impossibilité
absolue, même de signer son nom, jusqu'à la simple omis-
sion de mots, de lettres, de syllabes, etc...

b) Le sujet, incapable d'exprimer sa pensée, peut *copier*
correctement. Il est très important de voir si en copiant un
imprimé, il le traduit en écriture *cursive*, ou bien le copie
servilement en dessinant chaque lettre.

c) Il faudra encore : 1° prescrire au sujet de former des
phrases ou des mots donnés, avec des lettres découpées, ou
des cubes portant une lettre, ou encore avec la machine à
écrire; 2° lui faire écrire un mot ou une phrase avec la
main gauche (2), le pied ou toute autre partie du corps;
3° lui faire écrire sous dictée.

C. — *Y a-t-il d'autres troubles du langage?*

En dehors de l'agraphie hystérique, l'agraphie n'est jamais pure.

3ᵉ cas. — *Surdité verbale.*

Le malade ne comprend pas le langage parlé.

(1) Voy. au sujet de ces dysgraphies psychiques : Séglas, *Bulletin,
Soc. méd. hóp.*, 1890, p. 291; Féré : *Soc. biol.*, 1891, p. 1 ; Féré :
Soc. biol., 1896, p. 907.

(2) On observe souvent alors l'*écriture en miroir*, dont la signification est mal connue. Elle paraît être un stigmate d'infériorité
intellectuelle (Lochte, *in Revue de Neurologie*, 1897, p. 80.

A. — *S'agit-il de surdité verbale?*

a) Il est très facile de voir qu'il ne s'agit pas de surdité simple. Le malade entend les moindres bruits, se retourne, etc.

b) Les troubles psychiques sont facilement décelés.

c) Il faudra évidemment s'informer si le sujet comprenait la langue qu'on lui parle.

d) Lorsque le sujet atteint d'aphasie motrice ne peut répondre aux questions qu'on lui pose ; s'assurer qu'il comprend bien ce qu'on lui dit, en lui prescrivant des actes simples : tirer la langue, fermer les yeux, lever la main, etc... ou plus compliqués : mettez le doigt sur le bout du nez... donnez-moi tel objet, etc...

B. — *Il s'agit bien de surdité verbale.— Quel en est le degré, la forme et l'étendue?*

Le plus souvent la surdité verbale est très incomplète, et il faut la chercher. Si dans une phrase, par exemple, un seul mot n'est pas compris, le sens général est néanmoins compris. Dans ce cas, il faut varier l'interrogatoire, répéter par exemple une question, en changeant un ou deux mots qui changent le sens, par exemple : levez la main, donnez la main, fermez la main, etc.

On pourra aussi faire une question en épelant chaque mot.

L'examen devra enfin porter sur les différentes langues parlées par le malade.

C. — *Y a-t-il d'autres troubles du langage?*

a) La surdité verbale peut être *pure*, mais le fait est rare. Sa signification n'est pas encore nettement établie.

b) Le plus souvent il y a d'autres troubles du langage :

1° Presque toujours il y a en même temps des troubles de la lecture, par extension de la lésion au pli courbe.

2° Les aphasies sensorielles (surdité et cécité verbales)

déterminent par elles-mêmes des troubles de la parole
parlée ou écrite.

Inversement les troubles primitifs de la parole parlée
(lésion du centre de Broca) déterminent secondairement des
troubles de l'écriture et de l'audition verbale.

4e cas. — *Cécité verbale*.

Le sujet ne peut comprendre la parole écrite.

A. — *S'agit-il de cécité verbale?*
a) La cécité simple est facile à diagnostiquer.
b) Il est facile aussi de distinguer la dyslexie résultant
de troubles de l'accommodation, d'asthénopie, de fatigue
oculaire, de phobies, etc.

**B. — *Il s'agit bien de cécité verbale. Quel en est
le degré, la forme, l'étendue?***
a) Faire lire de l'écriture imprimée, manuscrite, en plusieurs langues.
b) S'il y a de l'aphasie motrice, prescrire par écrit des
actes simples ou compliqués, comme précédemment.
c) Faire épeler les lettres, les syllabes.
d) Si le trouble est peu prononcé, quoique certains mots
ne soient pas compris, le sens général est deviné. Pour dépister les troubles légers, varier les phrases comme précédemment par exemple, en prescrivant successivement par
écrit : levez la main, fermez la main, donnez la main, etc.
e) Quelquefois le malade ne peut épeler ni les lettres, ni
les syllabes d'un mot, mais il reconnaît celui-ci à son allure,
son aspect général, surtout les mots très connus, comme
son nom propre, celui de ses parents... celui de la localité
qu'il habite.

Lorsqu'on s'est assuré qu'il comprend ces mots écrits normalement, lui présenter les mots écrits verticalement. Si par exemple il a lu exactement, *Paris*, *Lyon*, *Saint-Etienne*, lui présenter ces mots écrits verticalement.

P	L	S^t
a	y	E
r	o	t
i	n	i
s		e
		n
		n
		e

Faire ces épreuves pour chacune des langues parlées par le malade (aphasies des polyglottes).

f) Faire lire des chiffres — des emblèmes connus, etc.

C. — *Y a-t-il d'autres troubles du langage ?*

a) La cécité verbale peut être *pure* et ceci a une très grande importance pour la localisation de la lésion.

b) La cécité verbale, lorsqu'elle est produite par une lésion corticale, s'accompagne toujours : 1° d'un certain degré de surdité verbale ; 2° d'agraphie ; 3° de troubles de la parole parlée.

§ 2. SYNDROMES APHASIQUES ET LEUR SIGNIFICATION

I. — *Les aphasies pures.*

A. — *Aphasie motrice pure*, sans agraphie, sans troubles ni de la lecture, ni de l'audition verbale.

Il y a alors intégrité complète du langage intérieur ; le le mot est intact dans la conscience, mais il ne parvient pas à s'extérioriser.

Toutes les fois que l'aphasie motrice est pure, il s'agit d'une aphasie de conductibilité, d'une lésion sous-corti-

cale, siégeant au-dessous de la circonvolution de Broca, coupant les communications de celle-ci avec les zones de projection des lèvres, de la langue, du larynx, etc.

Lichtheim donnait comme caractéristique de cette forme d'aphasie, le fait que le malade, qui ne peut prononcer un mot, peut néanmoins indiquer combien ce mot contient de syllabes, par exemple en serrant les mains un certain nombre de fois.

Ce signe est très peu sûr, car on peut se rendre compte du nombre de syllabes contenu dans un mot, non seulement en épelant ce mot, mais en en ayant la vision mentale.

B. — *Agraphie pure.*

L'agraphie pure par lésion organique n'existe pas, ou se confond avec la paralysie de la main.

L'agraphie pure sans paralysie de la main, sans aucun autre trouble du langage, *est une agraphie hystérique.*

C. — *Surdité verbale pure*, sans aphasie motrice, ni agraphie, ni cécité verbale.

Sa signification est encore mal déterminée (1).

D. — *Cécité verbale pure*, sans surdité verbale, sans aphasie motrice, sans agraphie.

Il s'agit alors d'une lésion de conductibilité : le centre du langage est intact, mais ses communications sont coupées avec les deux centres visuels.

Théoriquement ceux-ci peuvent être intacts, et la lésion

---

(1) Par analogie avec ce qui se passe pour les autres aphasies pures, on aurait été tenté d'admettre une lésion sous-corticale (Lichtheim). Il est fort probable, en effet, que si une lésion interrompait les connexions des *deux* centres auditifs avec la *zone* du langage, il y aurait surdité verbale pure. Une lésion détruisant le centre auditif gauche, associée à une lésion (du corps calleux, par exemple) détruisant les connexions du centre auditif droit avec le côté gauche, produirait aussi la surdité verbale pure.

Dans le cas de Pick, il y avait un double ramollissement des lobes temporaux. Dans le cas de Dejerine et Sérieux (*Biol.*, 18 déc. 1899), il y avait aussi une lésion double et symétrique des lobes temporaux (atrophie des circonvolutions, polyencéphalite chronique).

couper seulement les fibres qui de chacun d'eux vont au pli courbe (1). Mais pratiquement la lésion siégeant alors dans le lobe occipital gauche atteint en même temps le centre visuel ou les radiations optiques et détermine de l'hémianopsie latérale droite.

II. — Aphasies complexes.

Plusieurs cas sont à considérer suivant la nature du symptôme prédominant et les symptômes concomitants.

A. — *Le trouble prédominant est l'aphasie motrice.* Mais en même temps :

1o Il y a quelques troubles de la lecture et de l'audition verbale.

Ces troubles sont variables suivant la profession et le degré d'éducation du sujet. Ceux qui lisent peu, dont l'éducation est rudimentaire, lisent les mots en épelant chaque lettre, chaque syllabe. Ceux au contraire qui lisent beaucoup, les gens cultivés n'épellent plus en lisant; ils reconnaissent d'emblée à leur aspect, leur physionomie générale, chaque mot et chaque phrase. Même pour ceux-ci lorsqu'il se présente dans la phrase un mot insolite, un nom propre, ils le lisent en épelant. D'autre part, pour les gens non cultivés, il y a toujours certains mots qui sont lus sans épeler : leur nom propre, celui de leurs parents, de leur pays, etc... Tout le monde est forcé d'épeler lorsque le mot est écrit d'une façon anormale, verticalement par exemple.

Or l'épellation se fait avec le centre moteur d'articulation, avec la circonvolution de Broca. Lorsque celle-ci est détruite, en même temps qu'aphasie motrice, il y a *impossibilité de lire les mots qui devraient être épelés*, ainsi que les mots écrits verticalement.

(1) Voy. Dr J. Roux, *Rapports de l'hémianopsie latérale droite et de la cécité verbale*, Th. Lyon, 1895.

Les troubles de l'audition verbale ont un mécanisme absolument semblable : les mots entendus sont compris soit après épellation, soit sans épellation. La proportion des uns et des autres est variable suivant le degré d'éducation des sujets. Dans le cas de lésion de la circonvolution de Broca, les troubles de l'audition verbale sont aussi variables.

2° Il y a en même temps de l'agraphie et pour la même raison. Pour passer de l'idée au mot écrit, il faut d'abord que nous pensions le mot, puis que nous le décomposions en syllabes et en lettres (épellation, mécanisme moteur), enfin que nous ayons la vision mentale de chaque lettre, que la main doit tracer.

Si la circonvolution de Broca est détruite, un échelon de cette chaîne manque (la décomposition du mot en syllabes et en lettres), il y a agraphie.

Dans cette forme d'agraphie le sujet peut copier, et *en copiant il transcrit l'imprimé en cursive.* Dans l'acte de copier, en effet, la décomposition en syllabes et lettres est toute faite et la circonvolution de Broca n'intervient pas.

Conclusion. — L'aphasie motrice avec agraphie et avec des troubles de la lecture et de l'audition verbale variables suivant les sujets, est symptomatique d'une lésion de la circonvolution de Broca.

Suivant l'étendue de la lésion, il y a ou non hémiplégie droite concomitante. Il n'y a pas d'hémianopsie.

B. — *Le symptôme prédominant est l'aphasie sensorielle* (1). — Mais il y a en même temps :

1° *De l'agraphie :* c'est qu'en effet, après avoir décomposé (dans la circonvolution de Broca) le mot en syllabes et en lettres, il faut avoir la vision mentale de celles-ci pour les tracer.

Cette vision mentale a son siège dans le pli courbe.

(1) Nous ne distinguons pas ici la cécité verbale de la surdité verbale, car dans le cas de lésion corticale, les deux sont toujours réunis à des doses variables.

Cécité verbale pure sans agraphie = intégrité du centre visuel des mots, lésion sous-corticale, de conductibilité.

Cécité verbale avec agraphie = centre visuel des mots atteint, lésion corticale, du pli courbe.

Si l'on fait copier un tel malade, il copie servilement, en dessinant chaque lettre d'après le modèle.

2° *Des troubles de la parole.* — Lorsque nous parlons, notre oreille nous renseigne à chaque instant sur la correction des mots prononcés. Dans la lésion du centre auditif des mots, ce contrôle manque, les mots sont souvent prononcés de travers, des syllabes sont omises ou transfigurées, il y a de la *jargonaphasie.*

Conclusion. — L'aphasie sensorielle avec agraphie et troubles de la parole, est due à une lésion de la partie postérieure du centre du langage.

Suivant que la lésion s'étend plus ou moins en avant, il y a ou non de l'hémiplégie droite.

Les radiations optiques, dont la lésion détermine de l'hémianopsie, sont sous-jacentes au pli courbe. Suivant que la lésion est profonde ou très superficielle (cas rare), il y a ou non de l'hémianopsie latérale droite.

En résumé il y a :

1° Trois sortes d'aphasie motrice :

a) Par lésion sous-corticale : aphasie motrice pure.

b) Par lésion du centre de Broca : aphasie motrice avec troubles secondaires de l'écriture, de la lecture, de l'audition verbale.

c) Par lésion de la partie postérieure du centre du langage : aphasie sensorielle avec troubles secondaires de la parole.

2° Trois sortes de surdité verbale :

a) Par lésion sous-corticale (?) ou surdité verbale pure.

b) Par lésion de la partie postérieure du centre du langage : aphasie sensorielle avec troubles secondaires de la parole et de l'écriture.

c) Par lésion du centre de Broca : troubles de l'audition verbale dans l'aphasie motrice.

3° Trois sortes de cécité verbale :

a) Par lésion sous-corticale : cécité verbale pure.

b) Par lésion de la partie postérieure du centre du langage (pli courbe) = aphasie sensorielle avec agraphie et troubles de la parole.

c) Par lésion de la circonvolution de Broca : troubles de la lecture dans l'aphasie motrice.

4° Trois sortes d'agraphie :

a) Dans l'hystérie : agraphie pure.

b) Par lésion du centre de Broca : aphasie motrice avec agraphie.

c) Par lésion de la partie postérieure du centre du langage : aphasie sensorielle avec agraphie.

4° TROUBLES DE L'EXPRESSION AUTRES QUE L'APHASIE

I. — *Le langage des gestes.*

Dans tous les temps, chez tous les peuples, même chez les animaux, les gestes peuvent exprimer la pensée, la communiquer d'un individu à un autre. Il y a des gestes dont la signification est universelle, comprise de tous les peuples, puisqu'ils ne sont que la représentation directe des objets ou des actes. Il y a des gestes dont la signification est au contraire tout à fait arbitraire, conventionnelle et qui ne sont compris que des initiés.

A. — *Amimie réceptive,* c'est l'équivalent des aphasies sensorielles : le malade voit les gestes, il n'en reconnaît plus la signification. Elle n'existe jamais seule, et coïncide soit avec l'aphasie (1), soit avec la cécité psychique.

(1) Lorsque la surdité verbale ne s'accompagne pas d'amimie réceptive, elle est toujours moins complète : le malade lit les paroles

B. — *Amimie de transmission*; c'est l'équivalent de l'aphasie motrice, c'est pour le malade l'impuissance à exprimer sa pensée par les gestes, la mimique.

C. — *Aphasie de la main droite chez les sourds-muets* (1). — Le langage par gestes des sourds-muets est un véritable langage analytique, absolument semblable au langage parlé, ou écrit. Le sourd-muet écrit sa pensée dans l'espace, par des gestes fugitifs, au lieu de la fixer sur un plan par des gestes dont le tracé reste.

L'aphasie de la main droite chez les sourds-muets est donc absolument l'équivalent de l'agraphie : sa signification est la même.

II. — *Le langage émotionnel.*

Le langage ordinaire a une valeur émotionnelle par les idées exprimées, l'intonation, les gestes... Cette valeur émotionnelle peut être troublée dans les idées exprimées (V. plus loin troubles psychiques) dans l'intonation, dans les gestes.

L'expression des émotions se fait, en dehors du langage, par les gestes, l'expression de la physionomie, le rire et le pleurer.

A. *Rire et pleurer spasmodiques.* — Certains malades ne peuvent commander à ces deux actes : leur physionomie reste habituellement immobile, figée, sans aucune expression (masque de la paralysie pseudo-bulbaire...).

Mais lorsqu'on leur parle, qu'on s'occupe d'eux, sous l'influence de la moindre excitation, quelquefois spontané-

sur les lèvres de son interlocuteur, et supplée ainsi à l'incompréhension des sons. On sait que c'est là d'ailleurs la base de toute une méthode d'éducation des sourds-muets. Cette méthode a aussi été employée dans la rééducation des aphasiques et a donné les meilleurs résultats (Voy. plus loin).

(1) Voy. Grasset, *Leçons cliniques*, 1898, p. 118 et *Progrès médical*, 31 oct. 1896, n° 44.

ment en apparence on les voit atteints d'un rire inextinguible qu'ils ne peuvent modérer ; ou bien au contraire pleurer de la même façon spasmodique et involontaire.

Ils ne peuvent ni pleurer ni rire volontairement ; lorsque le rire et le pleurer sont produits d'une façon réflexe, ils ne peuvent les faire cesser volontairement (1).

Rummo a observé en même temps que les accès de rire et de pleurer, des crises incoercibles de *bêlement*.

B. *Troubles de l'expression de la physionomie.* — Nous n'avons à considérer ici que les cas où il s'agit d'un trouble dans l'expression, et non d'un trouble dans les émotions exprimées.

Certains malades ont une physionomie dont l'expression ne correspond pas à l'état émotif. Dans ce cas il y a souvent asymétrie dans l'expression de chacun des côtés du visage : un côté pouvant par exemple sourire, l'autre exprimer la tristesse.

III. — *La musique.*

La musique participe à la fois du langage articulé et du langage émotionnel ; du langage articulé par ses moyens, du langage émotionnel par ses effets.

Les troubles que l'on observe dans ce domaine sont parallèles à ceux du langage articulé.

A. *Amusies de transmission.* — 1° Impossibilité de chanter (2) ou de jouer d'un instrument connu du malade.

---

(1) D'après Bechterew, Brissaud, Rummo, il existe un centre du rire et du pleurer, au niveau de la partie antérieure du noyau caudé et du thalamus. Ce centre est excité ou inhibé par l'écorce du lobe frontal (bras antérieur de la capsule interne). Si les connexions avec l'écorce sont supprimées, il y a immobilité habituelle de la physionomie, avec de temps en temps (sous une action réflexe) des accès de rire et de pleurer que le sujet est impuissant à réprimer.

(2) Se rapproche ainsi de l'aphasie d'intonation.

2° Impossibilité d'écrire de la musique.

B. *Amusies de réception.*
1° Incompréhension de la musique entendue.
2° Incompréhension de la musique lue. Impossibilité de déchiffrer.

IV. — *Troubles dans le développement du langage* (1).

Ont une grande importance pour juger des étapes qu'a suivies le développement intellectuel. Chez les idiots et les imbéciles il y a toujours un retard, et souvent un développement incomplet. Au plus bas degré il n'y a que des cris et des sons inarticulés ; au deuxième degré, des syllabes fortement articulées, des interjections auxquelles le sujet attache une signification ; à la troisième étape l'idiot apprend à rattacher des mots à des images objectives. Il s'élève rarement à l'emploi et à la compréhension des mots abstraits.

V. — *Amnésies verbales.*

Un sujet entend et comprend, lit et comprend ce qu'il lit ; écrit couramment. Mais voici que lorsqu'il veut exprimer sa pensée certains mots lui échappent complètement, il sait très bien quel est l'objet concret qu'il veut nommer, quelle est l'idée générale qu'il veut émettre, le mot manque, *il l'a oublié.* Son interlocuteur comprend, il lui souffle le mot ; celui-ci est émis sans difficulté et chaque fois qu'il revient dans le courant de la conversation il n'est plus du tout oublié. S'agit-il là d'une forme d'aphasie ? Aphasie amnésique (Pitres) ou aphasie sus-corticale (Grasset). Quel est celui d'entre nous alors, qui n'a jamais été aphasique, au moins pour les langues étrangères ?

(1) V. Séglas, *Troubles du langage chez les aliénés ;* Bibl. Charcot-Debove.

Le même sujet voit un mot écrit, il l'épelle, le lit correctement ; ou bien il l'entend, en a la représentation exacte, peut le répéter, l'écrire, le reconnaît même pour un mot appartenant à telle ou telle langue, sait souvent à quelle catégorie (substantif, verbe...) il appartient... Mais il ne sait quelle en est la signification. En un mot la représentation du mot est intacte, elle n'éveille pas la notion de l'idée correspondante. S'agit-il encore d'aphasie ? d'aphasie suscorticale ideo-sensorielle (Grasset) ? alors nous sommes tous plus ou moins aphasiques ; à ceux qui en douteraient je conseille de relire Homère ou Sophocle.

Il s'agit là d'un défaut de mémoire, et quoique les aphasies ne soient autre chose que des amnésies partielles, nous croyons qu'il y a confusion regrettable à confondre ces deux ordres de troubles.

Le mot est le substitut de l'image ou de l'idée. Le mot n'est pas seulement indispensable pour le langage ; il est nécessaire à tout raisonnement un peu complexe. Sans doute nous pouvons cérébrer sur des images, ou des idées pures, sans leur substitut, le mot. Mais ce raisonnement est toujours rudimentaire (1).

Le raisonnement opérant sur de simples images (idiots, animaux) est au raisonnement opérant sur les mots, ce que l'arithmétique est à l'algèbre. Dans l'algèbre nous devons toujours saisir ce qu'il y a sous le signe ; dans le raisonnement nous devons toujours savoir ce qu'il y a sous le mot. Si nous obéissions toujours à cette règle l'accord dans les discussions serait aussi facilement obtenu que sur un problème d'algèbre. Dans tout raisonnement il y a un passage incessant de l'image concrète, de l'idée générale ou abstraite au substitut le mot et inversement : une représentation en éveille une autre. Ce passage peut être interrompu ; la représentati on de l'image n'éveille plus celle de son substitut

(1) Voy. à ce sujet Ribot, *Évolution des idées générales.*

(amnésie du mot) ou inversement la représentation du mot n'éveille plus celle de l'idée ou de l'image (amnésie de l'idée).

5° TRAITEMENT DES TROUBLES DU LANGAGE

La plupart des aphasies sont justiciables d'un traitement symptomatique, la *rééducation* (1).

Lorsque l'enfant fait son apprentissage du langage, il s'établit des connexions particulières dans une zone spéciale de la corticalité de son cerveau, la zone du langage. Mais cette zone peut être entièrement détruite (encéphalopathies de l'enfance) et cependant l'enfant apprendra à parler correctement. C'est donc que les connexions nerveuses nécessaires au langage ont pu s'établir ailleurs.

De même chez l'adulte, si la zone du langage est lésée, la rééducation peut établir ailleurs des connexions nouvelles ; la suppléance se fait d'autant plus facilement, que la lésion étant plus limitée les parties restantes peuvent servir à la rééducation de parties nouvelles.

RÉÉDUCATION DES APHASIQUES

1° *Les aphasiques moteurs.*

Les résultats sont variables suivant le type d'aphasie.

A. Les *aphasiques moteurs purs*, sans troubles de l'écri-

(1) Voir à ce sujet : *Gutzmann, Arch. f. psych.*, vol. XXVIII, fasc. 2, 1896 ; — *Danjou*, Essai de traitement pédagogique de l'aphasie motrice, *Rev. internat. de l'enseignem. des sourds-muets*, avril-mai 1896; —l'aphasie chez l'enfant, traitement pédagogique, *Rev. intern. de l'enseignem. des sourds-muets*, oct. 1896 ; — *Féré*, traitement pédagogique de l'aphasie motrice, *Biol*, 1895, p. 735 ; — le traitement pédagogique de la surdité et en partic. de la surdité mentale, *Rev. internat. de l'enseignem. des sourds-muets*, avril-mai, 1896 ; — Rééducation des aphasiques, *Rev. génér. de clin. et de thérap.*, 12 décembre 1896 ; — Thomas et Roux, *Biol.*, 1895, p. 733 ; — Thomas et Roux, *Biol.*, 1897.

ture, ni de la lecture, ni de l'audition ; par lésion sous-corticale, se rééduquent très facilement.

En effet la notion du mot est intacte, d'autre part la coordination des mouvements volontaires des organes de la parole se fait bien. Il suffit de rétablir la connexion entre ces deux éléments.

Le malade dans ce cas n'a pas besoin d'éducateur ; par l'audition verbale qui est intacte il se rend compte de chaque défectuosité de sa parole ; s'il s'attache à les corriger, il y arrive très facilement.

C'est pour cela qu'on voit habituellement cette forme d'aphasie disparaître très rapidement : le malade a fait instinctivement sa propre rééducation.

B. — Les *aphasiques moteurs* avec agraphie, troubles de la lecture et de l'audition verbale.

La rééducation est ici plus difficile, il manque au malade deux éléments : la décomposition du mot en syllabes, l'épellation ; la coordination des mouvements nécessaires à la parole.

a) C'est à l'épellation qu'il faut d'abord s'adresser ; nous savons que c'est au défaut d'épellation que sont dus les troubles de la lecture et de l'écriture (V. p. 176 et 177).

Le malade doit se servir de ce qui lui reste de son centre du langage dans sa zone postérieure : *il apprendra à parler en lisant*. On lui fera épeler un livre comme à l'enfant qui apprend à lire.

b) En même temps se fera la coordination des mouvements de la parole. Un mot, une fois lu et compris, sera décomposé en syllabes, chaque syllabe sera répétée jusqu'à ce que son émission soit correcte. Puis deux, puis trois syllabes seront réunies et émises ensemble.

Pour la coordination des mouvements de la parole, les sensations parties de la langue, des lèvres... sont de la plus grande utilité. Pour l'émission de chaque syllabe, l'éducateur doit montrer au malade quelle position donner à la langue, aux lèvres, etc... Le malade s'exercera à reproduire ces différentes positions, et pour cela s'aidera au besoin d'une glace (1).

Dans cette rééducation il faut de la patience, ne pas vouloir aller trop vite ; ne prononcer un mot entier que lorsque chacune des syllabes a été prononcée correctement. La rééducation se fait d'autant plus facilement que le malade a moins de troubles de la lecture et de l'écriture, c'est-à-dire qu'il était plus cultivé (V. p. 176). La portion saine du centre du langage fait l'éducation des portions nouvelles : le centre auditif verbal sert de correcteur.

C. *Les aphasiques moteurs par aphasie sensorielle.* — V. plus loin.

2° *Les aphasies de réception.*

A. *La cécité verbale pure.* — La rééducation paraît devoir être ici assez difficile. Le sujet doit réapprendre complètement à lire. Il lui faudra retrouver la signification de chacune des lettres, de chacun des signes. Il pourra appeler à son aide la mémoire motrice de la main ; en suivant avec la plume le contour des lettres, il pourra éveiller leur notion dans la zone du langage (J.-B. Charcot).

B. *La surdité verbale pure.* — Les mêmes considérations peuvent s'appliquer à la surdité verbale pure. Le malade devra réapprendre la valeur de chaque son. Il s'aidera également de la mémoire motrice en répétant les mots entendus.

C. *Aphasies sensorielles par lésion de la partie postérieure du centre du langage, avec troubles de la parole et de l'écriture.*

On s'adressera tout d'abord au trouble de la parole articulée : celle-ci est défectueuse (jargonaphasie) parce qu'elle

(1) C'est là la méthode employée pour l'éducation des sourds-muets.

n'est plus surveillée, dirigée, corrigée par la partie sensorielle du centre du langage.

C'est alors surtout que la méthode d'éducation des sourds-
muets (reproduction d'attitudes données des lèvres, de la
langue...) rendra de grands services. Avant de faire prononcer une syllabe, un mot, l'éducateur fera voir et fera
reproduire l'attitude voulue. Le malade s'exercera ensuite
devant une glace. Les sensations internes parties de la langue, des lèvres, du larynx, de la cage thoracique viendront
ainsi exercer la surveillance qui était auparavant dévolue à
la partie sensorielle du centre du langage.

Lorsque la jargonaphasie aura disparu, on s'adressera
au trouble de la lecture et de l'audition. Ces derniers dispa-
raîtront très facilement, car il est probable que même à
l'état normal, l'audition verbale met en jeu les deux hémisphères; l'hémisphère droit étant sain supplée très facilement. Il n'en est plus de même des troubles de la lecture,
c'est toute une éducation nouvelle à faire, et il faudra y
procéder comme chez l'enfant.

3° TROUBLES PSYCHIQUES

Il ne peut être question ici de faire un exposé complet du
diagnostic des maladies mentales. Nous indiquerons la façon
de *découvvir* les troubles psychiques, mais non de les interpréter. En présence d'un malade, notre seul but sera de
répondre à cette question : *y a-t-il des troubles psychiques ?*

En présence d'un aliéné, il faut :

1° Avoir pris auprès de l'entourage des renseignements
minutieux : *a*) sur tous les membres de sa famille ; *b*) sur
ses antécédents personnels ; *c*) sur le début et l'évolution
de l'affection actuelle.

2° L'aborder franchement, se présenter comme médecin,
et s'il manifeste de la défiance ou de l'irritation, prendre

pour prétexte les soins donnés à l'un des siens, femme, enfants, etc. Eviter toute feinte, tout subterfuge.

3° Regarder, observer, laisser parler.

4° Interroger.

5° Faire un examen somatique rigoureux et complet.

I. — Inspection générale.

A. — L'ATTITUDE ET L'EXPRESSION DU VISAGE.

1° Si le malade est sans cesse en mouvement, marche, s'agite, fait des gestes, parle à voix haute. Si sa physionomie, animée, exprime la colère... = soupçonner l'*excitation maniaque*.

2° Le malade est-il au contraire, assis ou couché, complètement immobile, sans gestes, ne se dérangeant pas quand on l'approche... Sa physionomie exprime-t-elle une tristesse profonde, un accablement extrême, une souffrance vive... = Soupçonner la *dépression mélancolique*, la *mélancolie* avec stupeur, ou encore la *confusion mentale* avec stupidité.

3° Une attitude théâtrale, un air de dédain, de souverain mépris... mettront sur la voie du *délire des grandeurs*. Un air béat de satisfaction intense, coïncidant très facilement avec des larmes, ou leur succédant instantanément, caractérise plus spécialement le délire des grandeurs des paralytiques généraux.

4° L'air sournois, défiant, l'œil oblique, la mine fermée... sont le propre des persécutés.

5° Les hallucinations donnent souvent une attitude spéciale. Le malade semble voir un être imaginaire, en être effrayé, ou bien au contraire causer avec lui. L'halluciné de l'ouïe tend l'oreille, écoute, répond. Les hallucinations de l'odorat provoquent des expirations forcées, un air de dégoût; celles du goût s'accompagnent de salivation, d'expuitions répétées. Les hallucinations de la sensibilité générale peuvent provoquer des attitudes spéciales.

B. — LE VÊTEMENT, LES SOINS CORPORELS, LA COQUETTERIE.

Les négligences de la mise, la saleté, les déchirures sont communs à la manie, à la mélancolie, aux délires diffus.

Un maintien correct est presque de règle dans les délires systématisés. Dans ceux-ci cependant certaines particularités peuvent quelquefois mettre sur la voie de l'idée délirante. Pour se défendre contre des persécutions imaginaires; pour résister à des hallucinations obsédantes, les aliénés ont inventé les vêtements les plus bizarres, des casques, des armures, etc.

La recherche dans les vêtements, des ajustements voyants, de mauvais goût, destinés à attirer le regard, l'abus des parfums, la singularité du maintien, joints à une certaine expression de l'œil, brillant et mouillé, feront soupçonner des idées érotiques.

C. — LES ACTES.

L'agitation, l'incohérence des actes, les violences feront porter le diagnostic d'*excitation maniaque.*

Dans la *confusion mentale* il peut aussi y avoir une excitation intense, de l'incohérence des actes, des violences, mais alors les hallucinations sont évidentes, il y a délire diffus; souvent le malade est dans un état de rêve d'où on peut quelquefois le tirer par des excitations, des raisonnements, en le réveillant en quelque sorte.

On peut assister quelquefois à des tentatives de suicide.

Les actes enfin peuvent se rapporter à une idée délirante systématisée, sur la voie de laquelle ils mettent le médecin.

L'inspection générale du malade, l'examen de son attitude, de l'expression du visage, des vêtements, des actes, des paroles, etc... donnent toujours des renseignements précieux. Avant tout interrogatoire, avant tout examen, il peut quelquefois suffire à faire porter son diagnostic.

D. Les paroles

1º Un flux anormal de paroles, *paraissant* sans suite ; des cris, des injures, des menaces... viendront confirmer le diagnostic d'excitation maniaque soupçonnée d'après les examens précédents.

Dans la confusion mentale il y a aussi souvent un flux anormal de paroles... Mais tandis que dans la manie, l'incohérence n'est qu'apparente, est due à la succession trop rapide des idées, allant plus vite que les paroles, d'où des omissions, des ellipses (1)... ; dans la confusion mentale, l'incohérence est réelle, il y a un véritable délire.

2º La répétition continuelle des mots avec une intonation théâtrale grandiloquente contrastant avec la pauvreté des idées exprimées, s'accompagnant de grands gestes stéréotypés... verbigération de la catatonie.

3º La voix est basse, chuchotée dans la mélancolie, par dépression ; dans le délire des persécutions, par défiance ; dans le délire d'énormité, par peur d'ébranler les maisons.

4º Le mutisme est plus difficile à interpréter.

Il peut tenir à la dépression extrême, à la souffrance morale intense, rendant extrêmement pénible la parole = *mélancolie.*

Il peut être le résultat d'une indigence complète de pen-

(1) Ce n'est d'ailleurs que l'exagération d'un processus normal que Loti a caractérisé par une jolie image, lorsqu'il parle des lettres « sans queue, ni tête, ni rime, ni raison ». Une de ces lettres où l'imagination galope, suivie par la plume, qui, elle, ne fait que trotter, et encore en butant comme une vieille rossinante de louage. » (Loti, *Aziyadé,* p. 27).

sées, d'une absence totale de cérébration = *confusion mentale* avec stupidité.

Le malade peut être un *aboulique* impuissant à vouloir parler.

Il peut se taire volontairement par défiance = *persécuté*.

Il peut se taire parce qu'une voix, une hallucination lui défend de parler.

Il peut se taire parce qu'il se croit *indigne* de communiquer avec ses semblables = *mélancolie*.

Il peut se taire parce qu'il est persuadé ne plus posséder les organes de la parole = *délire des négations*.

Enfin malgré ses efforts, malgré l'intégrité de sa pensée, il peut être impuissant à exprimer celle-ci, parce que le mécanisme de la parole est faussé = *mutisme hystérique*.

5° Enfin par leur sens, par les idées exprimées, les paroles mettent sur la voie des idées délirantes, que l'interrogatoire aura ensuite à préciser (1).

II. — Interrogatoire du malade

Après avoir observé, laissé parler, écouté le malade ; le médecin doit lui adresser la parole, provoquer des réponses, essayer de se rendre compte de la façon dont s'accomplissent les fonctions psychiques.

Il est impossible de formuler ici des règles générales, car la méthode d'examen, les questions à poser varient avec chaque malade.

D'une façon générale l'attention se portera successivement sur :

1° *La mémoire*, la façon dont sont conservés, évoqués les souvenirs, les sensations anciennes.

---

(1) Pour l'étude des *néologismes*, des *hallucinations verbales*, de *l'onomatomanie*, des *impulsions verbales*, voir Seglas, Troubles du langage chez les aliénés, Bibl. Charcot-Debove.

2° *Les sensations actuelles*, recherche des illusions et hallucinations.

3° *La synthèse des souvenirs*, des sensations anciennes et des sensations actuelles — les processus d'idéation.

4° *Les troubles de l'émotivité.*

5° *Les troubles de l'activité volontaire.*

6° *Les modifications des sentiments affectifs et moraux.*

1° La mémoire.

A. Amnésies

L'affaiblissement de la mémoire *doit être recherchée.* Sans doute un grand nombre de malades accusent eux-mêmes la diminution de leur mémoire ; sans doute l'interrogatoire seul suffit quelquefois à déceler l'insuffisance de celle-ci. Mais souvent aussi il faut interroger spécialement la mémoire pour découvrir des lacunes, qui ont passé inaperçues. Il arrive souvent qu'un malade ayant à peu près répondu aux questions, affirmant qu'il a conservé la mémoire, ne peut dire ni en quelle année on se trouve, ni ce qu'il a fait le matin même.

L'exploration de la mémoire doit être méthodique : il faudra tout d'abord interroger ce que l'on peut appeler le champ de la mémoire, allant de nos plus anciens souvenirs aux plus récents, et se demander si tous ces souvenirs sont intacts ; s'ils sont altérés tous au même degré (1) ; s'il y a des lacunes dans le champ de la mémoire, et quelle est l'étendue de celles-ci.

Il faudra ensuite interroger les différentes catégories de souvenir, les mémoires partielles.

(1) Même lorsque l'affaiblissement de la mémoire est général, il est rare que suivant la loi posée par Ribot, les souvenirs récents ne soient pas plus atteints que les anciens.

L'amnésie est *totale* ou *partielle* : elle est *totale* lorsqu'elle porte à peu près également sur tous les souvenirs, anciens ou récents; elle est *partielle* lorsqu'elle ne porte que sur une portion de la vie. Le champ de la mémoire peut être obscurci en totalité ou aboli dans une de ses parties seulement. Dans ce dernier cas, il y a en quelque sorte un *scotome* de la mémoire. Cette lacune peut être extrêmement courte, embrasser un seul fait ou un seul groupe de faits : telle est par exemple l'amnésie épileptique portant sur la crise, et les faits qui se sont passés pendant cette crise.

Elle peut être plus étendue, embrasser, plusieurs jours, toute une période de la vie même : telle est, par exemple, l'amnésie qui suit certains traumatismes : le malade ne se souvient plus soit simplement du traumatisme, soit de celui-ci et des événements qui l'ont précédé (amnésie rétrograde de Charcot).

L'amnésie, tout en embrassant une période plus ou moins considérable de la vie passée, peut consister surtout dans l'impossibilité de fixer les événements récents ou actuels. Le sujet oublie à l'instant ce qu'il vient de faire ou de dire. A son degré extrême toute idéation est supprimée : le sujet oublie le commencement de la phrase, avant de pouvoir la terminer (amnésie rétro-antérograde de Charcot, amnésie continue de Janet).

L'amnésie peut enfin être systématisée, elle ne porte que sur une catégorie de souvenir. L'étude des aphasies nous a donné des exemples typiques de ces amnésies partielles.

Classification des amnésies.

1° Amnésie totale portant sur tous les souvenirs, dans le temps et l'espace.

2° Amnésies partielles.

A. — Dans le temps : *a)* Lacune plus ou moins grande portant sur un ou plusieurs événements.

b) Amnésie rétrograde : la lacune s'étend en amont sur les événements antérieurs.

c) Amnésie rétro-antérograde : la lacune s'étend non seulement sur les événements antérieurs à la cause provocatrice, mais aux événements qui suivent. S'il y a impossibilité de fixer de nouveaux souvenirs = amnésie continue.

B. — Dans l'espace : *Amnésies systématiques* portant uniquement sur certains groupes de faits, d'idées...

B. — Dédoublement de la mémoire

Dans certains cas où il semble y avoir une lacune dans les souvenirs, cette lacune n'est qu'apparente. Les souvenirs en question ne sont pas absents, mais ils ne sont pas rattachés à la personnalité du sujet qui est interrogé. Dans certains cas, en effet (hystérie), il se produit deux ou plus de deux personnalités alternantes ayant chacune leur champ de mémoire propre : ce qui appartient à l'une de ces personnalités est ignoré de l'autre. Il faut alors s'adresser successivement à chacune des personnalités : c'est ainsi par exemple qu'une hystérique ignore tout ce qu'elle a fait en état de somnambulisme. Placée en état somnambulique, elle raconte tout ce qui s'est passé dans les états analogues antérieurs.

C. — Pseudo-réminiscences

1° Dans certains cas, les souvenirs apparaissent dans la conscience, mais sont mal localisés dans le temps. Une malade atteinte de psychose polynévritique présentait une amnésie partielle rétro-antérograde portant sur huit années de sa vie. Si on lui demandait ce qu'elle avait fait la veille, elle racontait comme tout récents les événements qui s'étaient passés huit années auparavant (1).

2° Dans certains cas, les souvenirs évoqués sont mal loca-

(1) V. Devic et Roux, *Province médicale*, 1896, p. 97.

lisés dans l'espace ; il y a erreur dans l'attribution des souvenirs : la même malade que précédemment nous raconta un jour qu'elle allait se marier, qu'elle avait vu son fiancé, nous donna son nom, la rue où il habitait, etc... Renseignements pris, c'était à sa voisine que s'attribuaient ces souvenirs.

D. — Hypermnésie

Des souvenirs oubliés peuvent réapparaître ; des souvenirs anciens se présenter avec une vivacité accoutumée... toute notre vie ancienne paraît défiler devant nous en quelques heures...

Cette hypermnésie a beaucoup moins d'importance diagnostique que l'amnésie.

E. — Sensation du déja vu

Phénomène très curieux consistant en ceci : en présence d'un paysage vu pour la première fois, d'une personne inconnue, d'un objet quelconque, nous avons la conviction intime, absolue, que ce n'est pas la première fois que nous avons cette sensation.

2° Les sensations actuelles.

Recherche des illusions et des hallucinations.

Nous avons vu plus haut comment les sensations pouvaient pécher par déficit, lorsqu'une excitation donnée ne provoque plus la sensation correspondante.

Nous allons voir comment une sensation peut apparaître en dehors de son excitant causal habituel.

Entre les illusions et les hallucinations il n'y a qu'une question de degré. Un sujet timoré, en présence d'un arbre qui oscille dans la nuit, croit voir un fantôme : c'est une illusion. Un aliéné persécuté entendant près de lui un bruit quelconque sans signification, y perçoit des paroles malveillantes, c'est encore une illusion. Le même aliéné, quelque temps plus tard, croit entendre les mêmes paroles malveillantes dans le silence le plus profond : c'est une hallucination.

Tantôt l'hallucination est reconnue comme telle par le malade, qui *sait* qu'à la sensation subjective dont sa conscience est témoin, ne répond rien d'objectif. Le diagnostic est alors facile, le malade signale lui-même la présence d'hallucinations, qu'il suffit de préciser par l'interrogatoire.

Le plus souvent l'hallucination n'est pas reconnue comme telle ; le sujet est absolument persuadé de l'objectivité de la sensation qu'il éprouve. Le diagnostic est alors beaucoup plus difficile. Il se basera sur :

a) *L'attitude du malade.* — Paraît-il écouter et converser avec un sujet absent ? Son regard se porte-t-il vers un interlocuteur imaginaire ? Semble-t-il terrifié par une scène effrayante ? Des attitudes et des mouvements lascifs mettront sur la voie d'hallucinations génitales. Une salivation abondante, l'expuition répétée, l'expression de dégoût feront soupçonner des hallucinations de l'ouïe ou de l'odorat. Certains mouvements de défense, l'action de se gratter, mettront en éveil du côté de la sensibilité tactile.

b) *L'examen du malade* devra porter sur toute la sensibilité, mais spécialement sur le mode qui paraît en jeu dans l'hallucination présente ou ancienne.

Si l'hallucination auditive est unilatérale, le sujet tient la tête penchée et tournée de côté. Chez des sujets ayant des hallucinations de l'ouïe depuis très longtemps, on peut (Féré) voir au-devant du tragus des rides verticales qui seraient dues à la contraction répétée du muscle auriculaire antérieur profond.

Dans les hallucinations de la vue, on peut voir des alternatives de dilatation et constriction pupillaire.

Dans les hallucinations psycho-motrices on peut, en examinant de près, voir quelquefois les lèvres et la langue remuer à l'insu du malade.

c) L'interrogatoire du malade, lorsqu'il est possible, nous permet de connaître quelles sont ses sensations actuelles, et il nous est facile de savoir si elles ont un objet auquel elles répondent exactement (sensation normale); si elles ont un objet auquel elles ne répondent pas exactement (illusion); enfin si elles n'ont pas d'objet (hallucinations).

Mais il faut savoir que certains sujets dissimulent soigneusement leurs hallucinations. Lorsqu'un malade atteint du délire des persécutions entre dans un asile, il ne tarde pas à s'apercevoir que, si on le retient, si on refuse de signer sa sortie, c'est parce que le médecin considère comme pathologiques les sensations dont il lui a fait part (paroles entendues, menaces, injures, sensation d'électrisation, etc.). Comme en dehors de son idée délirante le malade raisonne parfaitement bien, il comprend qu'il lui faut dissimuler tout cela, s'il veut obtenir son exeat. Il *veut* tromper son médecin, et y arrivera souvent, si celui-ci n'est sur ses gardes.

La recherche des hallucinations doit être méthodique et suivra l'ordre suivant :

1° *Hallucinations sensorielles*. — *a*) Vue; *b*) ouie; *c*) odorat ; *d*) goût ; *e*) tact.

2° *Hallucinations de la sensibilité générale*. — Interroger le malade : *a*) sur les contacts qu'il éprouve ; *b*) sur les sensations qu'il éprouve dans son corps, dans ses membres, dans ses viscères (1), *c*) sur les sensations génitales (incubat, succubat).

3° *Hallucinations verbales*. — Sont de trois ordres :

(1) Certains malades disent n'avoir plus de corps ; ou bien leur corps a été changé, est en verre, en plomb, etc... ou bien, ils n'ont plus d'estomac, plus de bouche... d'autres sont morts... sont immortels, etc...

a) Hallucinations visuelles : mot écrit vu.

b) Hallucinations auditives : mot prononcé entendu.

c) Hallucinations psycho-motrices verbales : ces dernières demandent quelques explications. Certains malades disent entendre une voix intérieure ; ils insistent sur ce fait que ce n'est pas par l'oreille qu'ils entendent cette voix : elle leur parle dans leur estomac, dans leur gorge, dans leur tête.....

Séglas a montré que ces hallucinations ont leur siège dans la circonvolution de Broca : c'est une hallucination psycho-motrice ; c'est le souvenir des mouvements nécessaires à l'articulation d'un mot, qui éveille ce mot : ce souvenir devient une hallucination au même titre que le souvenir du même mot écrit.

3° Synthèse des souvenirs, des sensations anciennes et des sensations actuelles : les processus d'idéation.

Cette synthèse, l'idéation, peut être troublée : *a*) soit par un trouble de l'un de ses éléments (amnésie, délire amnésique — hallucination crue vraie et interprétée), *b*) soit par un trouble propre.

Objectivement, cliniquement on peut avoir :

1° Une exagération du processus de l'idéation, hyperidéation ; 2° une diminution l'hypo-idéation ; 3° une idéation anormale.

1. — *Hyperidéation.*

Dans certains cas (manie, début des intoxications) il semble y avoir une augmentation de l'activité intellectuelle : les idées se pressent en foule, le raisonnement se fait avec une grande rapidité, la parole est rapide, facile,

quelquefois brillante, animée, persuasive. Subjectivement
le sujet éprouve une satisfaction profonde, il lui semble
être doué d'une activité décuplée.

Il est douteux toutefois que l'intelligence soit réellement
accrue dans ces circonstances. L'intoxiqué par le haschich
croit faire des rêves grandioses : revenu à son état normal,
il juge bien pauvres les conceptions qu'il admirait sous l'influence du toxique. Il est bien probable que dans la manie,
dans les autres intoxications il en est de même, et que l'hyperidéation ne soit qu'une illusion. Cependant entre ces
états et l'état appelé inspiration, il est certain qu'il existe un
certain rapport, peut-être plus qu'une ressemblance superficielle.

II. — *Hypo-idéation.*

Dans la mélancolie, dans la neurasthénie, dans certaines
tristesses, à la deuxième période des intoxications, on
observe les phénomènes inverses : de la difficulté de
l'attention, de l'impossibilité de cérébrer, etc... Objectivement l'attitude est affaissée, la parole lente, la réponse
aux questions est difficile, se fait attendre, etc., etc... Il
semble bien dans ces cas que ce soit le processus d'idéation
lui-même qui est atteint.

Dans la démence, il y a aussi une hypo-idéation très
marquée, mais l'affaiblissement porte sur tous les processus cérébraux : mémoire, sensations, etc...

III. — *Idéation anormale.*

A. — Idée fausse. Délire

Le délire aboutit à l'idée fausse, mais il est bien évident
que l'idée fausse ne suffit pas à caractériser le délire. L'idée
est délirante lorsque non seulement elle est fausse et même

manifestement fausse; mais lorsqu'elle s'est formée en dehors des processus normaux et *résiste aux raisonnements les mieux conduits et à la preuve de sa fausseté.*

Mécanisme. — *a*) Idée délirante par point de départ anormal. Nous avons vu que dans l'illusion ou l'hallucination tantôt le sujet les reconnaît comme telles, sait qu'elles n'ont pas d'objectivité, tantôt au contraire il croit fermement, invinciblement à leur objectivité. Dans ce dernier cas, les illusions et hallucinations sont le point de départ d'un raisonnement qui même bien conduit aboutit à l'idée fausse, délirante.

b) Idée délirante, par troubles du raisonnement et jugement.

Dans ce cas il peut n'y avoir ni illusions, ni hallucinations; ce sont les sensations normales qui servent de point de départ au raisonnement, mais celui-ci est faussé.

Séméiologie. — 1° Le délire est diffus lorsque le trouble porte sur tous les phénomènes intellectuels. Le type du délire diffus est le délire fébrile et aussi celui de la confusion mentale.

2° Les idées délirantes systématisées.

Le trouble ne porte alors que sur certaines catégories d'idées. Tant que le malade parle de sujets étrangers à son délire, il raisonne très bien, paraît absolument sensé. Aussi ces malades sont-ils souvent très difficiles à examiner : il s'agit de dépister l'idée délirante; quelquefois le malade, dont c'est le sujet préféré, s'étend complaisamment sur cette idée. Mais d'autres fois il se défie, sait qu'on veut l'amener sur ce sujet et résiste.

Les idées délirantes sont extrêmement nombreuses, et nous ne pouvons ici qu'énumérer les principales.

1° *Les idées de grandeur* sont habituellement faciles à déceler, il suffit d'interroger le malade sur sa personne, sa fortune, sa condition sociale, ses projets.

2° *Les idées de persécution* sont plus souvent dissimulées : il ne faudra pas contrecarrer le malade, l'aborder de biais, lui demander s'il est vrai qu'on lui en veut, qu'on cherche à lui faire du mal..... par quels moyens on le fait, etc.....

3° *Idées de culpabilité.* — Le malade, au lieu d'accuser ses voisins d'être la cause de ses maux, se condamne lui-même : il a fait une mauvaise première communion... il a commis des vols, des crimes... c'est pourquoi il sera damné... il est indigne d'être enterré en terre sainte... les gendarmes sont venus... on va le guillotiner, etc...

4° *Idées de négation.* — Le malade dit n'avoir plus de nez, plus de cœur, plus d'estomac..... il n'a plus de corps, il est mort..... et par une déduction logiquement bizarre, puisqu'il est mort, il ne peut mourir, il est immortel ....

5° *Délire d'énormité.* — Il est immense, sa parole ébranle les murs, et c'est pour cela qu'il parle bas... ses urines inonderaient le monde, et il n'ose pisser... Il est colossalement endetté, doit cinq milliards, etc...

B. — Idée fixe

La condition normale du raisonnement, de la comparaison, du jugement est la polyidéation, en vertu de laquelle les idées défilent successivement dans la conscience.

Dans l'idée fixe, la même idée envahit la conscience et y demeure, en chassant toutes les autres : c'est la convulsion de l'idée.

Tantôt il s'agit d'un phénomène purement intellectuel sans valeur émotive ; plus souvent il s'y joint un état émotif, angoissant, très pénible, c'est l'*idée fixe obsédante*.

4° Troubles de l'émotivité.

La faculté de ressentir des émotions normales peut être augmentée, diminuée, troublée.

A *Hyper-émotivité.* — Elle est très fréquente, mais il est très difficile, parmi les gens qui rient ou pleurent sans raison, de reconnaître s'il s'agit d'un trouble de l'émotivité elle-même, ou d'un trouble de son expression.

B. *Hypo-émotivité.* — La même remarque s'applique à l'hypo-émotivité. Ces gens qui paraissent indifférents à tout, qui apprennent sans troubles les plus grands malheurs, n'éprouvent-ils réellement aucune émotion, ou bien ne la laissent-ils pas paraître ?

C. *Emotions morbides.* — Toutes les émotions sont susceptibles de devenir morbides soit par leur intensité, soit par les conditions anormales dans lesquelles elles apparaissent.

1° Les émotions sthéniques, la joie, la colère se voient dans la manie, le délire des grandeurs, le début des intoxications.

2° Les émotions hyposthéniques, la tristesse, se rencontrent dans la neurasthénie, la mélancolie, la dernière période des intoxications.

3° L'émotion sexuelle et l'émotion religieuse, l'érotisme et le mysticisme vont très souvent de pair. Il faut en rechercher la cause dans les antécédents héréditaires et personnels, dans l'éducation.

4° Deux troubles de l'émotivité sont surtout importants à étudier, ce sont les *obsessions* et les *phobies*.

Toutes deux consistent essentiellement en un sentiment profond d'*angoisse* extrême, de souffrance morale indéfinissable. Ce sentiment d'angoisse est-il provoqué par une hallucination ? c'est l'hallucination obsédante. Accompagne-t-il une idée fixe qui s'installe dans la conscience ? c'est l'idée fixe obsédante. Est-elle le résultat d'une question que se pose le malade, et à laquelle il ne peut trouver une réponse ? c'est le délire du doute. En même temps qu'il éprouve cette angoisse, le malade est-il invinciblement poussé à prononcer un mot, le plus souvent ordurier ; à accomplir un acte criminel ou non, etc... ? c'est l'impulsion obsédante. Le substratum de cette émotion morbide, de cette angoisse est donc très variable. Cette émotion ne disparaît que lorsqu'a disparu l'hallucination ou l'idée fixe ; lorsqu'une réponse à la question a été trouvée ; lorsque la parole a été prononcée, l'acte accompli.

Les *phobies* s'accompagnent d'un sentiment d'angoisse très analogue, et de plus de tous les signes objectifs de la peur : immobilisation, faiblesse des jambes, effrondrement, tremblement, pâleur, petitesse du pouls, sueurs froides, etc. Les phobies sont provoquées par une sensation actuelle, toujours la même pour le même sujet, excessivement variable chez différents sujets. On a créé un grand nombre de mots pour désigner des variétés de phobies, suivant leur excitant causal (agoraphobie, aichmophobie, sidérodromophobie, zoophobie, etc...). Cela est parfaitement inutile, car il n'est pas un objet dont l'action sur les sens ne soit susceptible de déterminer l'apparition d'une phobie. On pourrait créer autant de variétés de phobies qu'il y a de noms dans le dictionnaire.

5° Troubles de l'activité volontaire. — Aboulies. — Impulsions.

L'activité volontaire peut être troublée en totalité ou en partie.

A. *En totalité :* a) Dans l'excitation maniaque, au début de la paralysie générale, dans certaines intoxications commençantes, il y a une exaltation générale de l'activité volontaire.

b) Dans la dépression mélancolique, la neurasthénie, les intoxications, les infections, l'activité volontaire est au contraire profondément déprimée.

B. *En partie :* a) *Les aboulies :* certains sujets sont incapables d'exécuter un acte quelconque, parce qu'ils ne peuvent pas vouloir cet acte. Quelques-uns ne peuvent pas vouloir écrire, et il faut bien se garder de les confondre avec des agraphiques, ou avec les malades atteints de crampe des écrivains. D'autres ne peuvent pas vouloir se lever et marcher ; et il ne faut pas les croire ni paralytiques, ni ataxiques. Les aboulies peuvent d'ailleurs se systématiser sur tous les actes de la vie : il n'en est pas un que le malade ne puisse être incapable d'exécuter par aboulie.

b) Les impulsions : c'est le contraire de l'aboulie ; malgré lui, malgré la résistance qu'il essaie d'opposer, le malade est forcé d'exécuter certains actes, qu'il voudrait ne pas exécuter. Tantôt cet acte est exécuté sans que le malade en ait conscience, sans qu'il s'en souvienne aussitôt après. Tantôt le malade a parfaitement conscience, mais il ne peut résister ; s'il essaye de résister, il éprouve ce sentiment d'angoisse que nous avons vu caractériser l'obsession, à un tel degré qu'il est bientôt obligé de céder. Dès qu'il a cédé l'angoisse disparaît, remplacée par une sensation de bien-être.

6° Les sentiments moraux et affectifs.
Absence.
Développement exagéré. — Perversions.

Ce sont surtout les antécédents du malade, les actes qu'il a commis, la façon dont il se comporte avec ses amis, qui mettront sur la voie. Dans l'interrogatoire il faut tenir compte d'une dissimulation bien naturelle.

III. — Traitement des troubles psychiques.

A propos des troubles psychiques se pose la très grave question de l'*internement*. Quand le médecin doit-il conseiller l'internement d'un malade? Quand, cédant aux sollicitations de l'entourage, peut-il et doit-il délivrer un certificat d'aliénation mentale?

Il est bien certain tout d'abord que sous aucun prétexte il ne faut faire interner un malade délirant sous l'influence d'une maladie infectieuse ou d'une intoxication aiguë. Trop souvent cependant il entre dans les asiles de tels malades. La faute en est à l'enseignement clinique des maladies mentales, qui est très défectueux, pour ne pas dire nul dans la plupart des Facultés; et aussi à l'indifférence des élèves qui se résignent trop volontiers à ne pas savoir un mot des maladies mentales. Lourde cependant pourra être parfois leur responsabilité morale... et quelquefois pécuniaire.

A propos de l'internement des asiles d'aliénés, il existe une loi très sage exigeant, pour que l'autorité ordonne l'internement, que le malade soit *dangereux* pour l'*ordre*, la *sécurité* ou la *morale* publique. Et cependant combien de pensionnaires des asiles ne sont nullement dangereux! C'est qu'en effet, l'*internement* et l'*hospitalisation* des aliénés sont deux choses actuellement confondues. Il devrait exister des établissements où l'on *internerait* les aliénés dangereux; des *hôpitaux* où l'on *soignerait* les aliénés non dangereux, curables; des *hospices* où l'on *recueillerait* les aliénés non dangereux incurables.

Rien de tout cela actuellement, et le résultat est que le plus souvent on est obligé de donner une entorse à la loi. Le médecin praticien est appelé pour un aliéné; il reconnaît un paralytique général, un dément sénile, un déprimé mélancolique...; il n'y a aucun acte, aucune parole justifiant l'épithète de *dangereux*. Cependant si le malade est pauvre, sans ressources, sans soutien, qu'en faire? Les hôpitaux et les hospices le refuseront comme aliéné. Une seule ressource, c'est de le déclarer *dangereux* pour la sécurité publique; l'autorité compétente est satisfaite, et c'est ainsi que les asiles se peuplent. Nous ne saurions trop recommander d'être prudent dans la délivrance des certificats d'aliénation mentale.

En attendant l'internement, ou bien si celui-ci n'est pas prescrit, il faut établir auprès du malade une surveillance rigoureuse. S'il y a de l'excitation, le malade doit être maintenu sans violence : on a dit beaucoup de mal de la camisole de force ; sans doute une cellule bien capitonnée, des aides doux, patients, vigoureux lui sont bien supérieurs. Je ne crois pas qu'on puisse *toujours* se passer des *moyens mécaniques* de contention et parmi ceux-ci la camisole paraît un des moins mauvais.

Contre l'excitation violente on donnera le bromure, le chlorate, le sulfonal..... les bains tièdes prolongés.

Dans la dépression intense, dans la stupeur de la mélancolie ou de la confusion mentale, dans l'anorexie hystérique... il sera quelquefois nécessaire de pratiquer l'alimentation forcée. Voici un moyen très simple et très commode : prendre une sonde molle de Nélaton, l'introduire en entier par une des fosses nasales ; s'assurer qu'elle n'a pas pénétré dans le larynx (toux et suffocation), qu'elle ne s'est pas repliée dans la bouche ou dans les fosses nasales, qu'elle a bien pénétré dans l'œsophage. Par cette sonde, à l'aide d'une seringue à hydrocèle, ou bien d'un entonnoir et d'un tube en caoutchouc, introduire des aliments liquides Ils pénètrent très facilement de l'œsophage dans l'estomac ; s'arrêter s'il se produit des vomissements ou de la suffocation.

CHAPITRE IV

TROUBLES DES FONCTIONS DE LA VIE ORGANIQUE

I. — Réflexes.

On peut classer les réflexes d'après leur point de départ :
réflexes tendineux, cutanés, etc... d'après leur centre de réflexion : réflexes médullaires, bulbaires, cérébraux ; d'après
leur point d'arrivée, réflexes vaso-moteurs, moteurs, sécréteurs, etc...

Sans rien préjuger de leur mécanisme nous les examinerons dans l'ordre où l'exploration clinique les fait découvrir.

I. — *Reflexes du membre inférieur.*

I. — *Réflexe rotulien.*

A. Exploration

A. *Position à donner au membre.* — Pour rechercher le
réflexe rotulien la jambe devra être mise en demi-flexion
sur la cuisse, tous les muscles étant dans un relâchement
aussi complet que possible. Si le malade peut s'asseoir, on
le fera mettre sur le bord du lit, les jambes pendantes ; sinon, on lui soulèvera le membre inférieur par une main

passée au-dessous de la cuisse, un peu au-dessous du creux poplité ; le talon restant appuyé sur le lit. Ce qu'il faut surtout obtenir c'est le relâchement musculaire, il faut que le membre soit inerte, qu'il ne soit le siège d'aucune contraction involontaire.

B. *Percussion du tendon.* — Dans la position demi-fléchie du membre inférieur, le tendon rotulien est légèrement tendu entre son attache supérieure à la rotule, et son insertion inférieure sur le tibia. En le palpant avec la main, on reconnaît facilement sa position. Il faut frapper sur sa face antérieure, à peu près à égale distance de son insertion inférieure et supérieure. La percussion peut se faire, soit avec le bord cubital de la main, soit avec le papillon d'un sthéthoscope, soit mieux avec un petit marteau spécial : avec cet instrument on produit plus facilement une excitation toujours identique, ce qui rend les résultats plus facilement comparables entre eux.

C. *Mouvement produit.* — La percussion du tendon produit une extension brusque de la jambe, qui revient ensuite à sa place (1).

D. — *Moyens de rendre plus facile la recherche du réflexe rotulien.*

Lorsqu'on examine les membres inférieurs d'un malade, l'attention de celui-ci est attirée de ce côté : instinctivement, involontairement il contracte ses muscles, raidit ses membres. Il est souvent très difficile d'obtenir le relâchement musculaire, soit que le malade ne comprenne pas ce qu'on lui demande, soit qu'il soit réellement impuissant à relâcher volontairement ses muscles.

---

(1) Si l'on veut faire des recherches physiologiques précises on peut inscrire ce mouvement, ainsi que l'excitation causale. On obtient ainsi des tracés sur lesquels on peut voir inscrit l'excitation causale, le début du mouvement, sa période d'ascension, sa période de descente. On obtient ainsi une courbe sur laquelle se traduisent les différentes modalités du réflexe.

On y arrive alors indirectement par divers procédés, qui ont tous ceci de commun, qu'ils détournent d'un autre côté l'attention du malade. On peut ainsi faire lire le malade à haute voix (Rosenbach); claquer brusquement des mains (Sternberg), faire prendre la main d'un assistant et la faire serrer fortement (Sternberg); lui faire entrecroiser ses deux mains et tirer fortement l'une sur l'autre comme pour les séparer (Jendrassik); interroger le malade, faire semblant d'examiner ses pupilles (Petit), etc., etc.

D'autres procédés ont pour but de réveiller par des excitations répétées l'excitabilité engourdie des nerfs centripètes. Weir Mitchell et Lewis ont employé des excitations cutanées douloureuses; Schreiber des frictions sur la peau. Des chocs successifs, répétés à court intervalle insuffisants pour produire, isolés, le réflexe rotulien, peuvent le produire en *s'additionnant*.

B. MODIFICATIONS DU RÉFLEXE ROTULIEN

a) *Abolition* : la percussion ne produit plus aucun mouvement de la jambe. On s'assurera en même temps par la main posée à plat sur le triceps, qu'il n'y a aucune contraction de ce muscle. On vérifiera qu'il n'y a bien aucun obstacle mécanique à la production du mouvement. Ainsi le réflexe rotulien peut paraître manquer lorsque le membre est immobilisé par des rétractions ou des contractures. Chez les parkinsonniens ayant une raideur musculaire exagérée, il peut aussi faire défaut en apparence : il réapparaît lorsque par la mobilisation du membre on a fait disparaître la raideur.

On n'admettra donc l'abolition du réflexe rotulien que lorsqu'il aura été recherché de la manière et avec toutes les précautions que nous venons d'indiquer.

b) *Diminution*. Le réflexe rotulien est diminué, lorsqu'il ne se produit qu'avec une excitation très forte, et faiblement.

c) Augmentation. Il est augmenté lorsque pour une excitation moyenne, le mouvement produit est plus considérable.

d) Modalités du réflexe rotulien. Le réflexe rotulien est *rapide* lorsque le temps perdu est faible, *lent* dans le cas contraire ; *brusque* lorsque le mouvement a une période d'ascension courte ; *énergique* lorsque la contraction est forte.

Ces modalités assez faciles d'ailleurs à apprécier simplement par la vue, se traduisent nettement lorsqu'on inscrit le réflexe sur un cylindre enregistreur.

C. Diagnostic

Le réflexe rotulien peut être confondu avec un autre mouvement qui est aussi un réflexe, mais un réflexe cérébral.

Chez certains malades la percussion au point que nous avons indiqué produit un mouvement étendu de la jambe, et on pourrait croire à une exagération du réflexe rotulien. Cependant on observe déjà que la *contraction ne se localise pas au triceps,* mais se produit dans d'autres muscles et quelquefois presque tout le membre inférieur : il en résulte déjà un aspect anormal du réflexe. Si alors au lieu de frapper exactement sur le tendon *on frappe à côté,* on voit que le *prétendu réflexe se produit souvent encore* : on peut alors affirmer qu'il ne s'agit pas du vrai réflexe rotulien. Ce pseudo réflexe rotulien ressemble absolument au mouvement que ferait un malade qui voudrait simuler une exagération du réflexe rotulien. Il s'agit le plus souvent d'hystériques.

D. Signification diagnostique

Le réflexe rotulien ayant en séméiologie nerveuse une importance très grande nous devons nous étendre un peu sur quelques notions de physiologie pathologique, sans lesquelles on ne peut comprendre sa signification diagnostique.

Dans la recherche du réflexe rotulien la percussion avec le marteau excite les terminaisons nerveuses du tendon (corpuscules de Tschiriew, Golgi, etc.). L'excitation centripète suit les fibres du nerf crural, pénètre dans la moelle, par les 2e et 4e racines lombaires (Gowers). Dans la moelle elle passe dans les cordons postérieurs au niveau des bandelettes externes (1); puis gagne le centre du muscle quadriceps.

Tel est l'arc diastaltique du réflexe rotulien : si le réflexe est modifié c'est qu'il existe *soit une lésion, soit un trouble fonctionnel* de l'arc diastaltique.

I. — Lésion organique siégeant sur le trajet de l'arc réflexe

A. *Diminuant son excitabilité* et par conséquent diminuant ou abolissant le réflexe. Cette lésion peut siéger en n'importe quel point : sur le muscle lui-même (myopathie), sur les plaques motrices (action du curare), sur les nerfs moteurs, les plexus, les racines antérieures ; sur le trajet intra-médullaire de l'arc réflexe (poliomyélite, lésions diffuses, en foyer, etc.) ; sur les racines postérieures, sur le nerf crural, dans le tendon lui-même.

(1) D'après Westphal *(Arch. f. Psych.* XVII, p. 547), « la zone de l'intégrité de laquelle dépend la conservation du réflexe rotulien est délimitée de la façon suivante :

En *dedans*, elle est limitée par une ligne fictive, qui serait parallèle au sillon postérieur et partirait du point au niveau duquel la substance gélatineuse qui revêt la corne postérieure forme un coude, un angle à sommet dirigé en dedans.

La limite postérieure est formée par la périphérie de la moelle.

En *dehors* la limite est formée par la partie interne de la corne postérieure recouverte de substance gélatineuse et l'entrée des racines postérieures dans la pointe de la corne postérieure et dans la substance gélatineuse (cité d'après Ganault, th. de Paris, 1898).

Suivant que la conductibilité est abolie ou diminuée, le réflexe est lui-même aboli ou diminué.

B. *Augmentant l'excitabilité* et par conséquent produisant une exagération du réflexe. Ce cas est beaucoup plus rare que le précédent.

Presque toutes les lésions organiques diminuent l'excitabilité. Cependant les névrites alcooliques (surtout absinthiques) produisent souvent de l'exagération du réflexe rotulien.

II. — Trouble fonctionnel de l'arc réflexe.

Ce trouble peut être sous la dépendance, soit d'une lésion siégeant en dehors de l'arc réflexe, soit d'une substance toxique charriée par le sang.

A. — Lésion siégeant en dehors de l'arc réflexe

Lorsque la lésion siège dans les centres (moelle, encéphale) au-dessus de l'arc réflexe, l'état du réflexe rotulien est variable. Il peut être aboli, diminué, normal, exagéré. Les auteurs sont d'ailleurs loin de s'entendre à ce sujet. On peut distinguer deux grands groupes d'opinion.

a) Pour les uns (l'école de Charcot) l'exagération du réflexe rotulien a la même signification que l'augmentation du tonus (voy. p. 52-58). C'est fréquemment l'avant-coureur de la contracture.

Cliniquement cela est vrai dans la grande majorité des cas, mais non toujours.

b) Pour d'autres, après Luciani, le tonus et les réflexes ne varient pas toujours dans le même sens. On peut avoir de la flaccidité complète avec exagération des réflexes.

Le tonus musculaire est sous la dépendance directe du tonus du nerf moteur. Le réflexe traduit l'état non seulement du nerf moteur, mais du nerf sensitif. Supposons qu'avec un hypo-fonctionnement du nerf moteur (hypotonus), il y ait une hyperexcitabilité du nerf sensitif, on pourra avoir des réflexes exagérés sur un membre flasque.

En résumé les modifications des réflexes rotuliens ont d'une façon générale, mais non d'une façon absolue, la même signification que les modifications du tonus.

B. — ACTION DES SUBSTANCES CHARRIÉES PAR LE SANG

Le réflexe rotulien peut être modifié.

1° Dans les maladies infectieuses : ces modifications sont assez variables et peu importantes. La fièvre typhoïde produit presque toujours une exagération (1) (Strumpell, Ballet).

2° Dans les auto-intoxications (2) : la modification la mieux connue est l'abolition produite par le diabète.

3° Dans les intoxications ou actions médicamenteuses.

a) Excitateurs du réflexe : *Strychnées :* noix vomique, strychnine, brucine, coque du levant. *Ammoniacaux:* méthylamine, propylamine; tabac, etc...

b) Modérateurs du réflexe : brome et bromures, belladone et atropine, jusquiame, datura, duboisine, pyridine, quebracho.

II — *Réflexe fémoral croisé et réflexe des adducteurs.*

La percussion du tendon rotulien peut produire une contraction non seulement dans le triceps du même côté, mais dans celui du côté opposé. C'est le réflexe rotulien croisé.

(1) Les réflexes ont aussi été trouvés exagérés dans la tuberculose, le rhumatisme articulaire, la pneumonie, la période algide du choléra.

(2) Ils ont été trouvés exagérés dans certains cas d'ictères graves, de cirrhoses, dans le lathyrisme, dans la pellagre.

La percussion du tendon rotulien peut encore produire une contraction dans les adducteurs du côté opposé. C'est le réflexe contra-latéral des adducteurs (Marie) (1). Lorsqu'on percute le tendon rotulien, il arrive, alors qu'il n'y a aucun mouvement de ce côté, qu'on ait un mouvement d'adduction du côté opposé. Le premier enseignement à en tirer est alors que la *voie centripète* du réflexe rotulien est intacte, puisque l'excitation est parvenue à la moelle. Quelquefois la contraction des adducteurs est trop faible pour produire un mouvement de la cuisse, il sera toujours facile par la vue ou la palpation de se rendre compte si les adducteurs se contractent.

III. — *Trépidation épileptoïde de la rotule.*

Voici comme on l'obtient : la rotule est saisie fortement entre le pouce et les autres doigts, et poussée en bas d'un mouvement sec de façon à allonger brusquement le triceps : chez certains sujets on voit alors se produire un mouvement rapide de va-et-vient, dû à une série de contractions du triceps (Cénas).

La signification en est la même que pour la trépidation du pied.

IV. — *Trépidation épileptoïde du pied.*

Le membre inférieur étant dans la demi-flexion et dans un relâchement musculaire aussi complet que possible, la main placée sous la plante du pied, au niveau de la tête des métacarpiens, soulève le pied d'un mouvement sec, de façon

(1) Voy. aussi Purves Stewart, *Journ. of Physiology*, 1897, 1er sept., p. 61.

à étendre brusquement le triceps sural. Chez certains sujets on voit alors se produire des mouvements alternatifs de flexion et d'extension du pied, qui peuvent cesser au bout de quelques secousses ou au contraire continuer à se produire tant que la main soulève le pied.

Il m'a semblé que la trépidation épileptoïde pouvait se produire sous deux formes différentes :

a) La vraie trépidation épileptoïde présente les caractères suivants :

Pour l'obtenir, il faut presque toujours soulever brusquement le pied, donner une secousse.

Les secousses sont très régulières, très bien rythmées, toutes égales.

Il ne se produit pas de contractions musculaires en dehors du triceps sural.

Le plus souvent la trépidation cesse rapidement, s'épuise.

b) La fausse trépidation épileptoïde offre des caractères différents.

Pour l'obtenir, il suffit souvent de relever le pied, même lentement et progressivement, sans secousses.

Les secousses sont irrégulières, inégales comme amplitude et comme rythme ; elles semblent parfois s'arrêter puis reprennent aussitôt.

Il se produit souvent des contractions en même temps dans d'autres muscles, surtout dans la région antéro-externe de la jambe.

La trépidation persiste quelquefois indéfiniment, aussi longtemps qu'on maintient le pied relevé. Elle se produit quelquefois spontanément dès que le malade met le pied par terre et alors empêche la marche.

Cette fausse trépidation épileptoïde doit être rattachée aux tremblements hystériques. Elle se rencontre chez les mêmes malades que les pseudo-réflexes rotuliens (V. plus haut). A son degré le plus prononcé, c'est l'astasie abasie trépidante.

Signification de la trépidation épileptoïde.

Pour Charcot et ses élèves, la trépidation épileptoïde du pied avait une signification très nette. elle indiquait une lésion du F Py et annonçait la contracture. Il est impossible à l'heure actuelle de soutenir cette opinion.

La trépidation épileptoïde se rencontre fréquemment dans des affections inorganiques, souvent dans l'hystérie, très souvent dans la névrose traumatique. Dans ce cas, il est vrai, elle affecte les caractères un peu particuliers que nous avons assignés à la fausse trépidation.

La vraie trépidation, avec les caractères que nous lui avons donnés, indique surtout que l'arc réflexe correspondant est sain.

V. — *Réflexe du tendon d'Achille.*

Le malade est placé à genoux sur son lit, les deux pieds en dehors du matelas ; le tendon d'Achille est découvert, et on le percute de la même façon que le tendon rotulien. On peut encore faire coucher le malade à plat ventre et relever verticalement la jambe, en flexion à angle droit sur la cuisse. Cette percussion détermine une contraction réflexe du triceps sural et un mouvement d'extension du pied. Forestier l'a trouvé modifié dans vingt cas de sciatique sur quarante. Il indiquerait une certaine gravité.

VI — *Réflexe cutané plantaire.*

Si avec la pointe mousse d'un crayon, l'extrémité du doigt ou la tête d'une épingle on frotte doucement la plante du pied d'un sujet normal : 1° Le malade accuse une sensation spéciale de *chatouillement*, quelquefois intolérable ; 2° on observe une réaction motrice très complexe, mais qui peut se schématiser ainsi : *a)* les orteils se fléchissent sur la plante ; *b)* le pied se fléchit sur la jambe ; *c)* on observe

des contractions dans les autres muscles du membre inférieur, mais un peu variables suivant les sujets ; chez la plupart le tenseur du facia lata se contracte, quelquefois
isolément (réflexe du tenseur du facia lata de Babinski) ; le
plus souvent il s'y joint soit une contraction des adducteurs,
soit un retrait du membre, par flexion de la jambe sur la
cuisse, et de celle-ci sur le bassin ; quelquefois enfin tous
les muscles du membre inférieur se contractent. Il peut
même y avoir une réaction motrice généralisée à tout le
corps en même temps que soit un arrêt de la respiration,
soit un rire spasmodique.

Le réflexe cutané plantaire peut présenter de multiples
modifications suivant que un ou plusieurs de ses éléments
sont modifiés. Il est *aboli* complètement lorsqu'aucun de
ses éléments ne subsiste ; *diminué* lorsqu'il faut une excitation plus forte, *augmenté* lorsqu'une excitation très faible
suffit pour l'obtenir. La sensation peut disparaître ou subsister seule. Un des éléments moteurs peut disparaître ou
être inverti.

Babinski a insisté sur la modification suivante : il se produit bien un retrait du membre, et une flexion du pied,
mais *au lieu de se fléchir, les orteils s'étendent*. C'est ce
qu'il a appelé le *phénomène des orteils*. « Ce trouble paraît
être sous la dépendance d'une perturbation dans le fonctionnement du système pyramidal, qu'il s'agisse d'une
affection cérébrale ou d'une affection spinale (1). »

(1) On a discuté beaucoup sur la valeur du réflexe cutané plantaire. Babinski en avait fait d'abord un bon signe pour le diagnostic
différentiel entre l'hémiplégie organique et l'hémiplégie inorganique ;
il admet maintenant qu'il peut exister avec un simple trouble fonctionnel du FPy. Il dit toutefois ne l'avoir jamais rencontré dans
l'hystérie. Gilles de la Tourette (*Soc. neur.* 1er janv. 1900) l'a trouvé
chez une jeune fille hystérique. Babinski l'a observé dans la crise
d'épilepsie. M. V. Giudivandra (*Soc. Lancisienne des hôpitaux de
Rome.* 1er juillet 1899) l'a trouvé dans certains cas d'hystérie ; ne
l'a pas rencontré dans plusieurs cas où il y avait manifestement
des lésions de FPy. Giovanni Boeri (*Riforma medica*, 1899, vol. II,

L'abolition complète du réflexe plantaire coïncidant avec l'exagération des réflexes rotuliens est un bon signe d'hystérie (Teissier).

On n'est pas fixé encore sur le trajet de l'arc réflexe, dans l'excitation cutanée plantaire. D'abord pour la portion centripète, passe-t-elle par le nerf sciatique poplité interne et les 2e et 3e racines sacrées (Brissaud) ; ou bien (Ganault) suit-elle le nerf saphène interne et les 4e et 5e racines lombaires ? De là va-t-elle directement aux noyaux des divers muscles qui se contractent ? Est-ce un réflexe médullaire ? Ou bien (Jendrassik) ne faut-il pas rechercher plus haut dans les centres supérieurs le centre de réflexion ?

VII. — *Réflexe crémastérien.* — *Réflexe bulbo-caverneux.*

Lorsque avec le doigt ou l'ongle on excite la partie supérieure de la face interne de la cuisse on voit le testicule du même côté être porté brusquement en haut par une con-

---

nos 71, 72, 73, p. 843, 855, 867) le considère comme très utile dans les états comateux pour le diagnostic du côté paralysé. Il l'a trouvé chez 76, 1 p. 0/0 des hémiplégiques ; il ne l'a pas vu dans quatre cas de sclérose latérale amyotrophique ; d'une façon constante, au contraire, dans la syphilis spinale à forme de paraplégie spasmodique d'Erb.

Schäffer (*Neur. centr.* 15 nov. 1899) avait décrit comme un nouveau signe d'affection organique du cerveau, la flexion dorsale des orteils par pincement du tendon d'Achille. Babinski (*Soc. neur.*, 11 janvier 1900) a montré qu'il s'agissait du même phénomène qu'il avait décrit.

James Collier (Brain, 1899) a trouvé le réflexe : 1o *en extension :* a) chez les enfants qui n'ont pas encore appris à marcher, et quelquefois pendant le sommeil, après qu'ils ont appris à marcher jusqu'à l'âge de douze ans ; b) dans presque tous les cas de lésion du FPy ; 2o *en flexion* a) dès que le contrôle de la volonté commence à s'exercer sur les membres inférieurs ; b) dans les paralysies fonctionnelles ; c) dans les névrites périphériques ; d) dans les tumeurs cérébrales ou cérébelleuses lorsque le FPy n'est pas atteint.

traction du crémaster (1). Souvent il y a en même temps des contractions de la paroi abdominale.

Si on excite légèrement la surface découverte du gland, l'autre main placée sur le périnée, on sent nettement une contraction réflexe des bulbo-caverneux (réflexe d'Onanoff) (2).

II. — Réflexes tendineux du membre supérieur

Les réflexes tendineux du membre supérieur sont plus difficiles à obtenir et n'ont pas l'amplitude de ceux du membre inférieur.

1° *Réflexe olécrânien.*

Le bras étant étendu sur le lit, dans la résolution musculaire, l'observateur plaçant la main gauche sous le bras au-dessus du coude, le soulève légèrement pendant que l'avant-bras se fléchit, puis de la main droite percute le tendon olécrânien à découvert ; il se produit alors un léger mouvement d'extension de l'avant-bras.

2° *Réflexe du long supinateur.*

L'avant-bras étant en demi-pronation, on percute le tendon du long supinateur un peu au-dessus de l'apophyse styloïde du radius : il se produit un léger mouvement de flexion de l'avant-bras.

3° *Réflexe des radiaux.*

L'avant-bras étant en pronation la main pendante, on percute les tendons des radiaux, un peu au-dessus du poignet : léger mouvement d'extension de la main.

4° *Réflexes des fléchisseurs de la main.*

(1) Le crémaster est innervé par les deux premières paires lombaires ; la région cutanée réflexogène est innervée par les 2e, 3e et 4e lombaires.

(2) Onanoff (*Biol.* 1890) avait indiqué que dans les troubles des fonctions génitales la conservation de ce réflexe est d'un bon pronostic. Hughes (*The alienist and Neurol.*, janvier 1898) indique un nouveau procédé de le rechercher : prendre le prépuce entre le pouce et l'index près du méat et le tirer avec force.

L'avant-bras étant en supination, et la main dans l'extension, on percute au niveau de l'arcade palmaire, et de l'insertion du petit palmaire, sur le tendon du grand palmaire : léger mouvement de flexion.

Remarque. Tous ces réflexes étant difficiles à obtenir, de leur absence on ne tirera aucune conclusion. Leur exagération seule pourra servir au diagnostic.

5° *Réflexe de l'hypothénar* (1).

Contraction du muscle palmaire cutané, se traduisant par des plis en éventail sur le bord interne de la main et produite par : *a*) pression de la région du pisiforme ; *b*) pression de la région palmaire du carpe ; *c*) piqûres cutanées de la région du pisiforme ; *d*) pression du cubital.

III. — *Réflexes du tronc et de l'extrémité céphalique.*

1° *Réflexe abdominal* (Rosenbach).

Lorsqu'on pince ou qu'on percute légèrement la paroi abdominale, on voit celle-ci se contracter plus ou moins énergiquement. Cette contraction est uni ou bilatérale suivant que l'excitation l'est elle-même. Ce réflexe peut manquer souvent chez des sujets normaux. On a donné le nom de signe de Rosenbach à l'absence de ce réflexe dans l'hémiplégie : il rendrait surtout des services chez les individus amenés dans le coma. Ce réflexe resterait normal dans l'hémiplégie hystérique. Il serait exagéré chez les tabétiques (Rosenbach) surtout dans la première période (Ostankoff).

Il serait intéressant, pour le problème des localisations médullaires, de connaître exactement le trajet de l'arc ré-

(1) Réflexe de l'hypothénar, Holzinger, *Neur. Centr.*, 1898, p. 894 et *Rev. (russe) de Psych., de Neur.*, 1898, n° 6, p. 413.

flexe Dinkler (1) distingue trois réflexes superposés : le moyen et l'inférieur seraient du domaine des 10ᵉ, 11ᵉ et 12ᵉ paires dorsales ; le supérieur est restreint à la 9ᵉ D.

2° *Réflexe massétérin.*

La bouche étant entr'ouverte, la mâchoire inférieure pendante, sans contraction musculaire ; le manche d'une cuiller, introduit dans la bouche, est appuyé sur l'arcade dentaire inférieure, pendant que l'autre extrémité est soutenue par la main de l'observateur. On percute alors sur le manche de la cuiller, qui transmet le choc au maxillaire inférieur : celui-ci s'élève brusquement par une contraction réflexe des muscles masticateurs.

3° *Réflexe pharyngien.*

Un objet quelconque introduit dans le pharynx provoque une contraction réflexe des muscles du voile du palais et du pharynx, en même temps qu'une sensation nauséeuse, et quelquefois des efforts de vomissements.

4° *Réflexe conjonctival.*

La tête d'une épingle amenée en contact de la conjonctive ou de la cornée provoque une occlusion réflexe des paupières, en même temps que le retrait de la tête.

5° *Réflexe crânien d'Overend* (2).

Si avec un stéthoscope on frappe légèrement la ligne médiane de la région frontale = contraction réflexe des deux orbiculaires.

Chez les hémiplégiques la contraction manque du côté paralysé.

Traitement.

Les modifications des réflexes deviennent assez rarement la source d'indications thérapeutiques.

(1) V. Ganault, *loc. cit.*
(2) *Overend* Preliminary note on a new cranial reflex. *Th. Lancet*, 7 mars 1896.

La trépidation épileptoïde, soit vraie, soit fausse (tremblement hystérique) est assez souvent la cause d'un trouble de la marche : dès que le pied se pose à terre, il est pris de trépidation, gagnant quelquefois tout le membre. On pourra souvent obtenir une amélioration en prescrivant du massage, des mouvements passifs, et surtout des exercices de mouvements actifs coordonnés, comme pour la rééducation (Voy. p. 164-167).

Dans le traitement de l'épilepsie par le bromure, la diminution du réflexe rotulien, la disparition du réflexe pharyngien sont des indices de saturation qu'il sera utile de consulter, pour savoir la dose qu'il ne faut pas dépasser.

Il m'a semblé que les rares hystériques qui se trouvent bien de l'usage du bromure sont ceux dont les réflexes rotuliens sont exagérés.

L'exagération des réflexes et la trépidation épileptoïde, annonçant souvent les contractures, indiquent le traitement préventif de celles-ci et contre-indiquent l'électrothérapie.

II. — Troubles trophiques.

Les maladies du système nerveux peuvent retentir sur la nutrition de tous les tissus ; les troubles trophiques ont une importance séméiologique considérable.

1° Du côté de la peau.

On peut observer :

a) Les *éruptions* les plus diverses depuis la simple roséole vaso-motrice, jusqu'au purpura. Un caractère très important des éruptions d'origine nerveuse c'est leur symétrie (1) habituelle, et surtout leur localisation à un terri-

____

(1) Il y a longtemps qu'on a fait remarquer que ce n'est pas là un caractère distinctif absolu et que la plus symétrique des maladies cutanées, c'est la gale.

loire nerveux déterminé, d'un nerf périphérique, d'une racine, d'un métamère médullaire.

Parmi les éruptions d'origine nerveuse la plus importante à connaître est le zona ou herpès zoster.

L'éruption zostérienne (1) est caractérisée par des groupes de vésicules, apparaissant sur une peau rouge, œdématiée, papuleuse. Les vésicules peuvent être très confluentes et donner des bulbes (zona bulbeux) ou au contraire être à peine appréciables (zona papuleux). Dans les endroits où le tissu cellulaire est très lâche (paupières), il se produit un œdème souvent considérable, qui donne au zona l'aspect de l'érysipèle. L'éruption zostérienne est souvent compliquée, par des lésions de grattage, par des suffusions hémorrhagiques, par des phénomènes gangréneux, par de l'adénopathie de voisinage.

b) *L'atrophie de la peau* peut être primitive et constituer toute la maladie, *atrophie idiopathique de la peau* (Buchwald, Touton, Pospelow, Neumann), *dermatite atrophiante* (Colombini, Behrend, Kaposi) : peau sèche, squameuse, formant des plis profonds, très minces, laissant voir les vaisseaux sous-jacents, conservant les plis qu'on

---

(1) L'éruption zostérienne est un symptôme qui comme les paralysies, les anesthésies, peut se rencontrer dans plusieurs cas différents :

a) Il faut distinguer d'abord la fièvre zostérienne, qui, est une maladie générale, probablement infectieuse, peut-être contagieuse, localisant son action sur un nerf pour y produire des névralgies, des anesthésies, rarement des paralysies (V. à ce sujet Klippel et Arnaud, *Gaz. des hôp.*, 20 mai 1899, n° 57) en même temps que l'éruption caractéristique.

b) L'éruption zostérienne peut être symptomatique d'une lésion en foyer du système nerveux : nerf périphérique, plexus, racines, moelle. Dans ce cas le diagnostic se basera, en dehors des symptômes concomitants et de la notion étiologique, sur la localisation et la disposition de l'éruption Il faudra voir si le territoire cutané atteint correspond au territoire d'un nerf, d'un plexus, d'une ou plusieurs racines, ou au territoire correspondant à un métamère médullaire (V. plus loin).

lui imprime. Transition brusque avec les parties saines. L'étiologie est obscure.

Secondaire l'atrophie de la peau est très fréquente, elle se rencontre non seulement dans les maladies nerveuses, mais même dans la vieillesse simple.

c) *L'épaississement de la peau*, dure, infiltrée, ridée, ayant perdu sa souplesse.

d) *La sclérodermie* : peau lisse, ne se laissant plus plisser, donnant au doigt la sensation du cuir, de peau congelée; s'associant le plus souvent à des modifications de la coloration.

e) *Modifications de l'épiderme*, tantôt aminci, fendillé, écailleux comme celui qui vient d'être le sujet d'une éruption ; tantôt épaissi, dur, corné, donnant lieu quelquefois à la formation d'un durillon, premier stade de troubles trophiques plus profonds.

f) *Modifications de la coloration :* soit coloration plus foncée (plaques pigmentées, coloration bronzée de la maladie d'Addison) ; soit décoloration (plaques de vitiligo); soit coloration anormale.

2° Les phanères.

D'origine ectodermique comme la peau elles suivent ordinairement les modifications de celle-ci.

a) *Poils*, atrophiés, hypertrophiés, malformés, kératose pilaire.

b) *Ongles* déformés, striés, cassants, hypertrophiques.

c) *Dents* malformées, mal implantées, etc... chute sans carie, sans périostite.

3° Le tissu cellulaire sous-cutané

a) *Œdèmes purs :* 1° *aigus*, œdème aigu angioneurotique de Quincke, hydrops hypostrophos de H. Schlesinger;

non inflammatoire ; apparaissant et disparaissant brusquement ; récidivant ; sans aucune lésion ni du cœur, ni des reins ; sans aucune altération locale ; plus fréquent chez les femmes ; souvent en rapport avec la menstruation ou la grossesse ; atteignant la peau ou les muqueuses.

Schlesinger (1) y fait entrer : l'œdème aigu récidivant des paupières ; l'exophtalmos récidivant aigu ; certains coryzas aigus (œdème de la pituitaire); certains œdèmes de la glotte, certains asthmes ; des vomissements, des diarrhées...

b) Œdèmes et sclérose. Myxœdème. Dans ce cas l'œdème est dur, ne garde pas l'empreinte du doigt, la peau est épaisse, sclérosée, fendillée.

c) Œdème et adipose. Adipose. L'adipose fait suite très facilement à l'œdème vaso-moteur ; il est souvent très difficile de faire la part de l'œdème et de l'adipose, dans le pseudo-lipome sus-claviculaire, dans les lipomes des tabétiques ; dans certains cas de pseudo-lipomes symétriques.

d) Adipose douloureuse. Maladie de Dercum : grands nombres de petits lipomes se développant dans le tissu cellulaire sous-cutané, douloureux dans l'exécution des mouvements volontaires et par la palpation.

4° Le squelette : os (2) et articulations

A) Ostéopathies

a) Les Hypertrophies et épaississements sont très fréquents, mais il est souvent difficile d'affirmer leur nature nerveuse. Il faut éliminer : 1° les affections osseuses, néopla-

(1) H. Schlesinger, *Munch. med. Woch.*, 1899, n° 35, p. 1137.
(2) Pour les explorer : *a)* palpation ; *b)* pression et diapason (sensibilité osseuse) ; *c)* radiographie.

siques ou infectieuses (tumeurs, kyste, ostéomyélite, tuberculose, syphilis...).

2º Les dystrophies probablement toxiques telles que le
rachitisme et l'ostéomalacie.

3º Les maladies *systématiques*, à pathogénie encore inconnue, où le rôle du système nerveux est obscur : ostéite
hypertrophiante-pneumique (Marie) ; maladie de Paget ;
leontiasis ossea de Wirchow.

*b) Atrophies et raréfactions osseuses. Fractures spon-
tanées.*

Les fractures spontanées, ou bien la production brusque
d'une arthropathie étaient autrefois les seuls signes qui per-
missent le diagnostic tardif d'atrophie osseuse. La radiographie nous montre aujourd'hui cette raréfaction beaucoup mieux, et d'une façon précise. Elle coïncide souvent
avec les altérations de la sensibilité trouvées par Egger (v.
plus haut).

B) Arthropathies nerveuses.

Les plus typiques sont celles du tabes et de la syringomyélie. Début brusque, production d'une tuméfaction souvent énorme, disjonction de l'articulation, et dans la suite
subluxation et souvent luxation des surfaces articulaires ;
le tout sans douleurs spontanées, ni dans les mouvements
actifs, ni dans les mouvements passifs.

Les arthropathies nerveuses de l'hémiplégie, des affections médullaires ou périphériques diffèrent de ce type :
elles se produisent lentement ; sont douloureuses, s'accompagnent de troubles moteurs ; ne donnent pas lieu aux
atrophies osseuses, et aux dislocations osseuses du tabes ou
de la syringomyélie (1).

(1) Voy. P. Londe, *Nouv. Iconogr.*, décembre 1897, nº 6, p. 382.

5° Les muscles

1° L'*atrophie musculaire* se traduit par a disparition des masses musculaires. Elle s'apprécie à la vue, à la mensuration, au palper. La mensuration ne rend des services que dans les cas où il existe un point de comparaison, soit des mensurations antérieures, soit des muscles sains symétriques de l'autre côté.

La disparition des reliefs normaux, la production de méplats ou de creux, l'absence de la sensation normale à la palpation, permettent de distinguer facilement l'amyotrophie de l'amaigrissement.

2° L'*hypertrophie* vraie est exceptionnelle, elle est physiologique chez les athlètes, pathologique dans la maladie de Thomsen où elle ne s'accompagne pas d'une augmentation parallèle de la force musculaire.

3° La *pseudo-hypertrophie* traduit bien une augmentation de volume du muscle; mais celle-ci est due uniquement à l'augmentation du tissu cellulo-adipeux, les fibres musculaires étant au contraire atrophiées. Le muscle forme alors un relief considérable, mais ses contours sont moins nets, la main qui le palpe le trouve mou et ne le sent pas se contracter.

Le muscle pseudo-hypertrophié est toujours plus faible. Il est souvent rétracté.

4° *Les rétractions musculo-tendineuses* attirent et fixent dans une position vicieuse les divers segments de membre.

Nous avons déjà vu leur diagnostic d'avec les contractures.

6° Les vaisseaux.

Non seulement les vaisseaux se laissent dilater jusqu'à se rompre, par l'action des vaso-moteurs; mais encore leur paroi peut subir des troubles trophiques. Il peut aussi se produire des dilatations permanentes, un développement excessif (nævi vasculaires).

7° Troubles trophiques des divers tissus d'une même région.

A. *Mal perforant.* — Commence habituellement par des modifications de l'épiderme qui devient dur, corné, constitue un durillon. Celui-ci devient bientôt douloureux, s'entoure d'une rougeur érythémateuse, se soulève en laissant échapper du pus, enfin tombe en laissant à la place un cratère purulent sanieux, qui va s'étendre en largeur et en profondeur.

B. *Pseudo-phlegmon.* — Tantôt succède au mal perforant plantaire par infection des tissus de proche en proche ; tantôt apparaît sans solution de continuité, suppure bientôt et s'ouvre en laissant échapper des lambeaux de tissus sphacélés, des morceaux d'os, etc.

C. *Décubitus acutus.* — D'abord plaque rouge, se couvrant bientôt de vésicules, devenant noirâtre, formant un escharre qui tombe laissant à découvert une vaste plaie à la fesse, derrière le grand trochanter, au talon...

D. *Escharres.* — Sous l'influence du décubitus horizontal trop prolongé, de la compression des tissus et souvent de la macération dans l'urine et les matières fécales = érythèmes, vésicules, petites ulcérations, infection de proche en proche et mortification des tissus.

E. *Gangrène.* — Mortification des tissus se faisant d'emblée et en bloc, et éliminés avec ou sans infection consécutive.

Traitement.

Le traitement *symptomatique* des éruptions cutanées d'origine nerveuse est celui des mêmes éruptions de toute autre origine. Dans le zona, il faudra de plus s'adresser à l'élément douleur, et dans le cas de zona ophtalmique chercher à prévenir les complications oculaires.

Toutes les fois que les troubles trophiques ouvrent une porte quelconque à l'infection (mal perforant, escharres, décubitus acutus, gangrène...), une antisepsie rigoureuse sera appliquée.

3º Troubles vaso-moteurs (1) et sécrétoires.

1º *Troubles de la sécrétion urinaire.*

Polyurie, anurie, glycosurie, albuminurie, urobilinurie et hémato-porphynurie (2), phosphaturie, oxalurie.

Nous n'insistons pas, tous ces symptômes sont étudiés avec les maladies rénales.

2ª *Troubles de la sécrétion hépatique.*

Diabète nerveux, peut-être certains cas d'ictère émotif, d'urobilinurie.

3º *Troubles de la sécrétion gastrique.*

Dyspepsie d'origine nerveuse, crises gastriques.

4º *Troubles de la sécrétion intestinale.*

Diarrhée nerveuse, crises intestinales.

(1) Dans cette catégorie rentrent les éruptions, les œdèmes, étudiés au chapitre précédent. La raie méningitique, la dermographie ont peu d'importance diagnostique.

(2) Urobilinurie et hématoporphynurie des maladies nerveuses, R. N. 99, p. 238.

Hascovec se demande s'il ne s'agit pas d'un trouble nerveux analogue à l'albuminurie, glycosurie, cholurie, phosphaturie, oxalurie nerveuse.

5° *Troubles des sécrétions nasales et trachéo bronchiques.*

Certains cas d'asthme et de coryza.

6° *Troubles de la sécrétion salivaire.*

a) Arrêt de la sécrétion. — Est utile à rechercher, dans certains cas de paralysie faciale périphérique, à l'aide de la pilocarpine, qui provoque alors une réaction unilatérale.

b) Hypersécrétion. Sialorrhée (1).

Se rencontre dans des cas assez différents :

1° *Par action réflexe* : dans les stomatites ; au moment de la première dentition, ou de l'apparition de la dent de sagesse ; dans les états dyspeptiques ; dans les maladies du pancréas ; dans la grossesse ; dans l'helminthiase.

2° *Dans les maladies des nerfs périphériques* : névralgie du trijumeau et surtout tic douloureux de la face (Klippel et Lefas) (2).

3° *Dans les maladies du bulbe* : paralysie labio-glosso-laryngée primitive ou secondaire ; tabes.

4° *Dans les maladies du cerveau* : lésions en foyer, sialorrhée de certains hémiplégiques ; lésions diffuses, sialorrhée des paralytiques généraux et des déments.

5° *Dans certaines intoxications* : jaborandi et pilocarpine ; iodiques, mercuriaux ; digitaline.

6° *Dans les névroses* : assez fréquente dans l'hystérie, avant, pendant, après la crise ou en dehors d'elle ; dans l'épilepsie au moment de l'attaque ; dans le goître exophtalmique et le myxœdème ; dans la rage et l'hydrophobie rabiforme ; dans la paralysie agitans.

7° *Comme affection essentielle.* — *Névrose salivaire*, dans les cas où la cause échappe et ne peut être rangée dans aucune des catégories précédentes.

---

(1) Voy. Klippel et Lefas, De la sialorrhée, *Gaz. des hôpitaux*, 15 mai 1897, n° 56, p. 557.

(2) Il y a alors en même temps de l'hypersécrétion lacrymale et nasale.

7° *Troubles de la sécrétion sudorale.*

A. *Anhydrose.* — Abolition plus ou moins complète de la sécrétion sudorale, soit par lésion des glandes (dans l'atrophie de la peau par exemple), soit par troubles nerveux.

Pour rechercher l'état de la sécrétion sudorale, injecter sous la peau 0,001 millig. de pilocarpine, à l'endroit que l'on veut explorer, et dans un point symétrique ; comparer la réaction. Si l'on veut une méthode plus délicate employer celle d'Auber : un papier buvard imprégné d'azotate d'argent est appliqué sur la peau, partout où il se produit une sécrétion, le papier est sensibilisé par la formation de chlorure d'argent : exposé à la lumière, il donne un tracé en noir.

B. *Hyperhidrose* généralisée : *a)* physiologique, émotions, chaleur, mouvements…

b) Des maladies infectieuses : suette, rhumatisme, paludisme,… sueurs critiques ;

c) Des intoxications : pilocarpine, alcool, asphyxie ;

d) Des cachexies : phtisiques.

e) Des maladies nerveuses : hémorrhagie cérébrale, comas ; accès sudoral de l'épilepsie (petit mal sudoral de Renaut).

C. *Hyperhidrose localisée, éphidroses.*

a) faciale : migraine, maladie de Basedow, lésion du sympathique cervical ;

b) parotidienne : liée aux impressions gustatives (Br.-Séquard) ;

c) du cuir chevelu ;

d) palmaire, plantaire.

D. *Hémiplégie sudorale,* serait un signe de dégénérescence (Teuscher).

E. *Hématidrose,* n'est en réalité qu'une hémorrhagie cutanée (hystérie, peur, colère, suppression du flux menstruel).

____

(1) Teuscher, *Neur. Centr.*, XVI, 1897.

F. *Chromhidrose*, sueurs colorées (Le Roy de Mericourt, Ch. Robin...) laissant déposer une matière noire ou bleue foncée, le plus souvent sur les paupières, sur la face, le cou... La coloration peut être quelquefois jaune, rose ou rouge. La matière colorante s'enlève par un frottement énergique.

G. *Bromhidrose*, sueurs odorantes, généralisées (rhumatisme articulaire aigu, septicémies, infections urinaires...) ou partielles (plantaire, axillaire, génitale...)

Traitement.

La polyurie simple d'origine nerveuse cède assez souvent aux médicaments nervins : *extrait de valériane à dose croissante jusqu'à 20 gr.* ; Kbr à la dose de 2-6 gr. ; antipyrine 1 à 5 gr. ; opium : 0,03-0,10 gr. d'extrait thébaïque.

Le traitement de la glycosurie d'origine nerveuse rentre dans le traitement du diabète.

Contre les crises gastriques hypersécrétoires, l'atropine (0,001 millig.) et la belladone (0,02-0, 15 centig. d'extrait ou de poudre) ont donné quelques succès. Le mieux est de mettre le malade au régime lacté, en additionnant chaque litre de lait de X gouttes de laudanum.

Les crises intestinales cèdent souvent à la belladone.

L'atropine et la belladone ont donné aussi des succès contre la sialorrhée et contre l'hyperhydrose.

IV. — Etude du développement.

1° Développement général du corps.

I. — *Infantilisme.*

Arrêt de développement avec conservation des caractères morphologiques de l'enfance, et non apparition des caractères sexuels secondaires.

Taille petite ; membres grêles sans reliefs musculaires ; forme infantile du thorax, des épaules, du bassin ; ventre saillant ; visage imberbe, aisselles et pubis glabres ; organes génitaux semblables à ceux d'un enfant ; voix infantile, le larynx est peu saillant.

Variétés.

A. *Infantile simple*, sans autres phénomènes.

B) *Infantile par lésions cérébrales* : il y a de plus soit un arrêt de développement intellectuel et moral (idiotie, imbécillité) ; soit des troubles moteurs (diplégies cérébrales, soit des crises convulsives (épileptiques).

C. *Infantile myxœdémateux* : Il y a de plus de l'infiltration myxœdémateuse des téguments, et des autres symptômes du myxœdème. La radiographie des membres montre la persistance du cartilage de conjugaison même après vingt-cinq et trente ans.

II. — *Nanisme.*

Arrêt de développement mais sans conservation des caractères morphologiques de l'enfance ; et avec évolution normale des caractères sexuels secondaires.

Rechercher alors : *a*) l'héréditaire similaire ; *b*) les maladies infectieuses, toxiques ou dyscrasiques de la mère ; *c*) les incidents de la grossesse et de l'accouchement ; *d*) les maladies de l'enfance : rachitisme, syphilis héréditaire, etc.

III. — *Gigantisme.*

C'est l'opposé du nanisme (et non de l'infantilisme).

Peut ou non s'accompagner d'acromégalie ; serait (Brissaud) l'acromégalie de l'enfant et de l'adolescent.

IV. — *Féminisme.*

Développement normal du corps, mais apparition de caractères sexuels secondaires, *contraires*.

Hommes bien développés, taille ordinairement au-dessus de la moyenne, souvent obèses, mais non seulement n'ayant pas les caractères sexuels secondaires masculins (voix, épaules, thorax, bassin, barbe, poils, etc.) ; mais présentant quelques caractères sexuels féminins : visage imberbe, épaules étroites, bassin large, glandes mammaires bien développées (gynécomastes) ; voix eunuchoïdes, caractère féminin.

V. — *Viraginisme.*

Est à la femme ce que le féminisme est à l'homme : femmes fortes, solides, sans hanches, sans seins, fortement musclées, à la voix forte et mâle, à la lèvre supérieure ombragée, aux instincts masculins.

II. — Troubles partiels du développement

Le développement insuffisant ou excessif peut s'observer seulement sur une partie du corps.

A. *Hémi-atrophie* portant sur tout un côté du corps et sur tous les tissus.

1° *Sans autres symptômes*, hémiatrophie simple : le côté est absolument normal dans sa morphologie et dans son fonctionnement ; il est simplement plus petit.

2° *Avec des symptômes moteurs* = hémiplégie spasmodique infantile. Paralysie infantile à forme hémiplégique.

B. *Hémihypertrophie.* Est plus rare que l'hémiatrophie.

C. *Hémiatrophie et hémihypertrophie faciale.*
L'hémihypertrophie faciale est rare. Sabrazès et Cabannes (1) en ont réuni 23 observations.

(1) *Nouvelle Iconographie de la Salpêtrière*, 1898.

a) 18 cas congénitaux : l'hypertrophie porte sur tous les tissus, il y a hypersécrétion sudorale et sébacée, température locale plus chaude en été, plus froide en hiver, sécrétion salivaire exagérée. Pas de troubles de la motilité, ni de la sensibilité. Coexistence fréquente d'angiomes et de lymphangiomes.

b) 5 cas acquis : survenus après un traumatisme de la région du nerf sus-orbitaire (Stilling) ; dans la névralgie du trijumeau (Berger) ; à la suite d'un abcès de la mâchoire (Montgomery) ; dans l'acromégalie (Dana).

D. *Arrêts de développement des membres.*

1º Par lésions cérébrales : cérébropathies infantiles, diplégies cérébrales.

2º Par lésion médullaire : paralysie infantile.

E. *Lésions hypertrophiques des membres.*

1º L'hypertrophie peut porter sur un membre ou un segment de membre, les diverses parties hypertrophiées paraissant avoir une structure normale. Ces cas sont rares (1).

2º L'augmentation de volume peut être due à des lésions osseuses : hyperostoses diffuses des os du crâne et de la face, allongement des membres consécutif à une ostéomyélite.

3º L'augmentation de volume peut être due à une lésion des diverses parties ; ex. : acromégalie.

F. *Malformations des membres ou des organes.*

Elles sont très diverses et nous ne pouvons faire ici qu'une simple énumération :

1º *Membres* : syndactylie, ectrodactylie, ectromélie, amélie.

2º *Extrémité céphalique* : soudure prématurée des os

______

(1) Voy. Comby, Deux observations d'hypertrophies congénitales, *Arch. de méd. des enfants*, 1899, nº 5, p. 211.

du crâne et microcéphalie ; soudure tardive et hydrocéphalie, déformations diverses, colobome, bec de lièvre.

3° *Appareil circulatoire* : lésions congénitales du cœur ; rétrécissement mitral pur ; aortis chlorotica ; aplasie artérielle.

4° *Organes génitaux* : infantilisme, anorchidie, cryptorchidie, hypospadias, épispadias, pseudo-hermaphroditisme (androgynoïdes et gynandroïdes), et hermaphroditisme vrai ?

DEUXIÈME PARTIE

DIAGNOSTIC ET TRAITEMENT DE LA MALADIE

CHAPITRE PREMIER

DIAGNOSTIC ET TRAITEMENT DES LÉSIONS EN FOYER

Méthode générale.

Nous avons vu qu'un symptôme isolé peut être donné par une lésion siégeant en des points très variables : pour le symptôme *paralysie* motrice, par exemple, la lésion peut siéger en un point quelconque du long trajet centrifuge de la cellule pyramidale, à la fibre musculaire. Il y a une multitude de *possibilités* : cependant un certain nombre d'hypothèses sont déjà écartées, puisque la lésion (ou le trouble fonctionnel) doit siéger sur les tractus moteurs.

Lorsqu'au lieu d'un seul symptôme, on en a deux, les *possibilités* commencent à diminuer : à chaque symptôme correspondent des possibilités en nombre presque illimité ; à leur combinaison n'en correspondent déjà plus qu'un certain nombre...

Lorsqu'on fait l'examen d'un malade, à mesure qu'on constate un symptôme, il faut avoir présent à l'esprit sa signification, les diverses lésions dont il peut dépendre. Au premier symptôme constaté, les lésions possibles, les possibilités sont très nombreuses; au deuxième, elles commencent déjà à diminuer, puisqu'on élimine toutes les hypothèses, qui ne s'appliquent pas aux deux symptômes à la fois; et ainsi de suite par élimination successive on arrive à ne plus conserver que la *seule* hypothèse qui s'applique à *tous* les symptômes.

Lorsqu'on est arrivé à limiter ainsi peu à peu le diagnostic, on le vérifie par une méthode inverse. Grâce à nos connaissances sur l'anatomie et la physiologie du système nerveux, nous savons ce que *doit donner* une lésion placée en un point déterminé. Lorsque, par éliminations successives, nous sommes arrivés à dire : *une lésion placée en tel point du système nerveux expliquerait tous les symptômes que j'ai constatés*, il faut reprendre le problème en sens inverse : « une lésion placée en ce point *doit* donner tel et tel symptôme; ai-je bien *tous* ces symptômes? » Si la réponse est affirmative, la preuve du diagnostic est faite.

En résumé, faisant successivement toutes les hypothèses possibles, il faut conserver celle qui explique *tous* les symptômes. Pour que cette hypothèse soit confirmée, il faut qu'*il ne manque aucun* des symptômes nécessités par l'hypothèse en question.

Cette méthode de diagnostic s'applique à toutes les maladies nerveuses, mais en raison de notre ignorance sur beaucoup de points de l'anatomie et de la physiologie du système nerveux, elle ne donne des *résultats pratiques* que pour les lésions, en foyers, bien localisées et pour quelques lésions systématisées.

Dans ce chapitre nous l'appliquerons exclusivement aux lésions en foyer.

En présence d'un symptôme ou d'un groupe de symptômes, il faut'a donc examiner successivement si la lésion peut siéger :

1° Dans le muscle.

2° Dans les nerfs périphériques, avec leurs plexus et leurs racines.

3° Dans la moelle.

4° Dans l'encéphale.

   a) Le bulbe et la protubérance.

   b) Les pédoncules.

   c) Le cervelet.

   d) A la base du crâne.

   e) Cerveau.

I. — Lésions en foyer des muscles.

LOCALISATION DE LA LÉSION DANS LES MUSCLES (1)

C'est la première hypothèse qu'il faut faire, en présence d'une paralysie motrice, quoique en réalité elle soit assez rarement modifiée.

1° *S'agit-il d'une myosite aiguë?*

Il y a alors des douleurs assez vives soit dans les mouvements actifs, soit dans les mouvements passifs, soit à la palpation. Il peut alors s'agir :

a) Inflammation par propagation d'un processus voisin local.

b) Myosite aiguë primitive, plus ou moins généralisée (très rare).

c) Trichinose. Dans ce cas, il y a de la fièvre, des symptômes généraux pouvant faire songer à la fièvre typhoïde. L'interrogatoire peut révéler la consommation de viandes trichinées. On a fait, dans quelques cas, des examens biosiques de tissu musculaire, retiré avec un harpon.

d) *Polymyosite* (1) (Wagner) : état infectieux (courba-

<hr>

(1) V. Gouget, *Presse méd.*, 1894, p. 277 et 294; Korniloff *Wratch*, n° 8, 1896, p. 228 ; Herrick, *The American Journ.*, avril 1896, n° 288. p. 414. L. Bonnet. La dermatomyosite aiguë. *Gaz. des Hôpit.* 14 avril 1900.

ture, embarras gastrique, fièvre), puis douleurs musculaires quelquefois atroces, avec raideurs ; gonflement des muscles ; presque toujours en même temps exanthème de la peau ; souvent hypertrophie de la rate et albuminurie ; durée cinq semaines à six mois ; mort dans la moitié des cas. A l'autopsie : infiltration séreuse et embryonnaire du tissu cellulaire et des muscles, avec petits foyers hémorrhagiques. Aucune lésion des nerfs.

2° S'agit-il d'une myosite chronique (1)?

Lorsqu'elles sont secondaires à une inflammation de voisinage, le diagnostic est facile.

Parmi les myosites primitives, une des plus importantes quoique très rare est la myosite ossifiante progressive (2).

Début insidieux par la formation d'une tumeur pâteuse et indolore ; quelquefois avec un léger état fébrile, quelquefois avec un peu de douleur, quelquefois avec engorgement ganglionnaire voisin. Cette tumeur peut disparaître, ou au contraire durcir et finalement acquérir une consistance osseuse. Ces tumeurs envahissent un grand nombre de muscles.

II. — Lésions en foyer des nerfs.

DIAGNOSTIC DE LA PARALYSIE DES NERFS PÉRIPHÉRIQUES

Principes généraux.

Les lésions en foyer (3) des nerfs périphériques donnent :
a) Des paralysies flasques, suivies plus ou moins promp-

---

(1) La myopathie atrophique progressive sera étudiée dans le chapitre des lésions systématiques.

(2) V. Weill et Nissim, *Nouv. Iconogr.*, 1898, p. 114.

(3) Dans ce chapitre nous étudierons non seulement les lésions en foyer étroit, nettement localisé, mais aussi la paralysie de chacun des nerfs, lorsqu'elle est due à une *névrite périphérique nettement localisée à ce nerf*. Nous renverrons au diagnostic des lésions systématiques, les polynévrites *disséminées*.

tement d'atrophie, avec trouble quantitatif et qualitatif des réactions électriques ; quelquefois des rétractions fibro-tendineuses.

b) Des troubles subjectifs de la sensibilité : névralgies, paresthésies.

c) Des troubles objectifs de la sensibilité : anesthésies, dysesthésies.

d) Des troubles sensoriels.

e) Des troubles trophiques divers.

Ce qui importe ici c'est beaucoup moins la nature des troubles que leur exacte localisation.

Nous avons vu dans la première partie comment on arrivait à rechercher et à localiser ces troubles. Ce premier travail fait, il faut *interpréter*. La première question à se poser est celle-ci :

a) Les phénomènes observés répondent-ils par leur localisation au territoire d'un ou plusieurs nerfs périphériques ?

Si la réponse est positive, il y a déjà présomption pour une lésion de ce nerf.

b) Une lésion du ou des nerfs en question expliquerait-elle tous les symptômes constatés ? La présomption devient une probabilité.

c) Une lésion du ou des nerfs en question, non seulement expliquerait tous les symptômes constatés, mais n'en donnerait aucun autre ? Il y a presque certitude.

d) Il est impossible de trouver un autre point du système nerveux, dont la lésion donnerait les mêmes symptômes.

e) Enfin l'exploration directe fait découvrir la lésion causale = la preuve est faite.

Tels sont les principes généraux que nous allons appliquer aux :

1º Nerfs crâniens.

2º Nerfs rachidiens.

1° Paralysie des nerfs crâniens

PREMIÈRE PAIRE — NERF OLFACTIF

A. Le symptôme caractéristique de la lésion des tractus olfactifs d'un seul côté est l'hémianosmie (1) : hémianosmie veut dire lésion siégeant dans l'un des points suivants : membrane de Schneider, lame criblée et nerfs olfactifs, bulbe olfactif, bandelette olfactive, tubercule olfactif, espace quadrilatère perforé antérieur.

Diagnostic. — 1° Y a-t-il un obstacle à l'arrivée de l'air sur la membrane olfactive ? Examen des fosses nasales au speculum ; existence d'un coryza, d'enchifrènement, d'écoulement purulent, etc.

2° L'hémianosmie peut-elle être due à une lésion des centres ? A partir de l'espace perforé antérieur les tractus olfactifs subissent un entrecroisement partiel : il est donc très peu probable qu'une lésion des hémisphères puisse déterminer de l'hémianosmie vraie.

Cependant dans certains cas d'hémianesthésie l'odorat est affaibli ou aboli du côté anesthésié. C'est que dans l'élaboration des sensations olfactives, la sensibilité générale (trijumeau) joue un rôle : leur suppression gène l'olfaction (2).

B. Il y a *anosmie* (3) lorsque la lésion est bilatérale. L'anosmie a une valeur diagnostique beaucoup moindre

(1) D'après Toulouze et Vaschide (*Biol.*, 140 cl , 1899) l'odorat est plus délicat à gauche.

(2) Collet aurait trouvé dans des cas d'hémiplégie organique, de l'anosmie du *côté de la lésion*, c'est-à-dire du côté opposé à la paralysie. Il en fait un signe diagnostic différentiel entre l'hémiplégie organique et l'hémiplégie hystérique, celle-ci s'accompagnant d'hémianosmie du côté paralysé. La valeur de ce signe est bien douteuse. Une même lésion peut à la vérité donner le syndrome signalé par Collet, mais en atteignant à la fois le nerf olfactif et l'hémisphère. C'est une variété de paralysie alterne.

(3) L'anosmie s'accompagne toujours de troubles de la gustation.

que l'hémianosmie, car elle est beaucoup plus rarement due à une lésion des tractus olfactifs. C'est alors surtout qu'il faudra rechercher avec soin une lésion des fosses nasales, et aussi se rappeler que l'anosmie peut être congénitale.

IIe PAIRE. — NERF OPTIQUE

Nous n'étudierons ici que les lésions du nerf optique proprement dit, de la rétine à l'angle antérieur du chiasma. Les lésions du reste des conducteurs visuels seront étudiées en même temps que les lésions cérébrales au diagnostic desquelles elles apportent un appoint très important.

Les lésions du nerf optique se traduisent : 1° par l'amblyopie : modifications du champ visuel de toutes formes ; diminution de l'acuité pouvant aller jusqu'à la cécité complète ; 2° par des modifications de l'aspect de la papille à l'examen ophtalmoscopique ; 3° le réflexe pupillaire à la lumière est modifié parallèlement à la vision.

Diagnostic :

I. — *Est-ce bien le nerf optique qu'il faut incriminer ?*

a) *L'examen extérieur de l'œil et des milieux réfringents* montre si l'image optique vient normalement se former sur la rétine : opacités de la cornée, de la chambre antérieure, du cristallin, du vitré ; défaut intense de réfraction (1) statique (astigmatisme, myopie, hypermétropie) ; modifications de l'accommodation.

(1) Ceci nécessite un outillage spécial que l'on n'a pas toujours à sa portée. On pourra alors juger grossièrement de l'état de la réfraction oculaire par l'expérience du trou sthénopéique. On fera regarder le malade à travers une carte perforée d'un trou d'épingle : si la vision ne se trouve pas améliorée, c'est probablement qu'il ne s'agit pas uniquement de troubles de la réfraction.

b) L'examen ophtalmoscopique permet d'éliminer les diverses affections de la rétine (rétinites, choroïdites, glaucome, décollement, hémorragies, embolie de l'artère centrale, etc.) ; en même temps qu'elle apporte souvent des renseignements positifs sur l'état du nerf optique, comme nous le verrons plus loin.

c) L'amblyopie est-elle d'origine centrale? Il ne s'agit pas évidemment d'une lésion des conducteurs visuels, au delà du chiasma, car il y aurait hémianopsie (V. plus loin). Mais il faut se rappeler : que l'hémianesthésie sensitive peut déterminer de l'amblyopie (V. plus haut p. 128-129). *Dans l'amblyopie d'origine centrale le réflexe lumineux irien est conservé.*

S'agit-il d'une amblyopie fonctionnelle?

L'amblyopie hystérique s'accompagne de stigmates et d'autres signes d'hystérie. Il faut souvent la rechercher, le sujet ne l'accuse pas toujours spontanément. On y songera surtout lorsqu'on constatera une *diminution considérable du champ visuel, avec acuité centrale presque normale* et avec vision des couleurs défectueuse. On sera certain du diagnostic (à moins qu'il ne s'agisse simplement de simulation) lorsqu'on constatera que l'œil qui isolé ne voit rien, participe cependant à la vision binoculaire (V. p. 130) avec un appareil dans lequel chaque œil voit une image séparée, isolée et que le sujet fusionne en une seule (1).

L'amblyopie a non usu est facile à diagnostiquer d'après son étiologie : elle se voit sur des sujets qui depuis longtemps ont fait abstraction des images fournies par un de leurs yeux.

Les amblyopies toxiques (tabac, opium, haschich, quinine, plomb, sulfure de carbone, salicylate de soude, acide arsénique, etc.), se diagnostiquent aussi d'après leur étio-

(1) V. Ballet, L'amaurose hystérique unilatérale, *Presse médicale,* 18 nov. 1897, p. 309.

logie. Elles conduisent souvent d'ailleurs à des lésions du nerf optique. Il en est de même des amblyopies infectieuses (paludisme, fièvre typhoïde, variole, rougeole) (1).

L'amblyopie simulée nécessite souvent pour la dépister des appareils spéciaux, qui trompent le sujet et ne lui permettent pas de distinguer ce qui est vu par un œil ou par l'autre.

L'amblyopie dite réflexe est encore trop obscure pour entrer en ligne de compte.

II. — *Quelle est la lésion du nerf optique?*

A. — L'EXAMEN OPHTALMOSCOPIQUE APPORTE DES NOTIONS POSITIVES

1° Névrite optique et œdème de la papille.

Entre le simple œdème de la papille (stauungs papille) et la névrite optique inflammatoire, il semble y avoir une très grande différence. Mais comme entre les deux il y a tous les degrés, toutes les transitions, il vaut mieux les réunir.

A. *Examen ophtalmoscopique :* 1° Dans la stauungs papille, l'œdème simple, la papille fait une saillie notable, paraît étranglée à sa base, a l'aspect d'un champignon rosé ; les bords sont flous, les vaisseaux sont distendus, la papille a un aspect rayonné.

2° Dans la névrite optique, l'aspect rayonné est très accusé, les bords de la papille sont indistincts, les vaisseaux sont perdus dans les exsudats. Lorsque l'inflammation

(1) Schloesser (*Munchen. med. Wochenschr.*, 1897, 2 fév., n° 5, p. 109) a étudié le rétrécissement du champ visuel dans les maladies générales.

dépasse notablement la limite de la papille, il y a neuro-rétinite.

OEdème de la papille, papille étranglée, papillitte, névrite optique, neuro-rétinite, tels sont les termes d'une série ascendante, traduisant l'inflammation du nerf optique à son extrémité oculaire.

B. *Troubles fonctionnels.* — Le rétrécissement du champ visuel et la diminution de l'acuité sont *proportionnels aux phénomènes inflammatoires.* Presque nuls dans l'œdème simple, ils s'accroissent en même temps que les phénomènes inflammatoires. Toutes les fois que les troubles fonctionnels sembleront disproportionnés avec les symptômes inflammatoires, si par exemple ils sont très accusés avec de l'œdème simple, il faut soupçonner autre chose (névrite rétro-bulbaire, compression, lésion des conducteurs, etc).

2° Atrophie de la papille.

Le champ visuel présente un rétrécissement en secteur. L'acuité est considérablement diminuée. La vision des couleurs est défectueuse. Le réflexe irien à la lumière est aboli.

A l'examen ophtalmoscopique, on distingue :

a) L'atrophie grise : la papille pâle, décolorée a perdu sa transparence, devient grise. Plus tard, elle devient semblable à

b) L'atrophie blanche : papille blanc bleuâtre, ne montrant plus à sa surface le fin réseau capillaire habituel ; diminution de volume des artères centrales.

c) Atrophie consécutive à la névrite optique. On trouve les traces de celle-ci : exsudat, aspect rayonné de la papille, qui est d'un blanc sale ; voile grisâtre sur les bords ; artères très petites.

B. — L'examen ophtalmoscopique est négatif

A. — Y a-t-il une cause de compression du nerf optique ?

Rechercher sur le trajet du nerf optique, toutes les causes susceptibles de le comprimer : tumeurs de l'orbite, foyers inflammatoires, hémorrhagiques, exostoses, anévrismes, hématome du nerf optique, etc.

B. — Névrite rétro-bulbaire chronique toxique.

Au point de vue symptomatique elle a pour caractéristique le *scotome central*, la vision périphérique restant relativement intacte. Les malades racontent que les objets qu'*ils fixent* leur paraissent recouverts d'un duvet. Le scotome leur apparaît comme une tache sombre, d'autant plus nette que l'éclairage est plus intense, c'est le scotome positif. Plus tard la tache sombre disparaît ; il existe toujours un point du champ visuel où les objets ne sont pas vus, mais il faut rechercher ce point ; le scotome est devenu négatif. Le scotome positif indiquerait un processus irritatif excitant les éléments nerveux ; le scotome négatif indiquerait la destruction de ceux-ci.

Telle est la névrite optique rétrobulbaire, telle qu'on l'observe dans diverses intoxications, l'alcoolisme par exemple. Au point de vue anatomique elle répond à une lésion surtout du faisceau maculaire. Pour Parinaud elle serait sous la dépendance d'une altération concomitante des centres visuels.

C. — Névrite rétro-bulbaire aiguë infectieuse.

Elle a été décrite surtout par Parinaud ; elle est au nerf

optique ce que les névrites périphériques infectieuses sont aux autres nerfs. Le diagnostic se basera sur :

a) La *notion étiologique* : existence antérieure d'un érysipèle de la face ; d'un abcès de la paupière, de la gorge, des sinus de la face ; d'une maladie infectieuse générale : le rhumatisme et les pseudo-rhumatismes, l'influenza ; de l'action du froid, etc.

b) Les *symptômes oculaires* : douleurs spontanées, douleurs dans les mouvements oculaires ; troubles de la vision pouvant aller à la cécité complète en quelques jours.

c) L'*évolution rapide* en une huitaine de jours dans les cas légers. Même lorsque la cécité a été complète on peut voir revenir la vision, mais alors un peu plus lentement.

d) Les *signes ophtalmoscopiques* manquent au début, plus tard on peut voir un léger trouble de la papille, suivi quelquefois d'un commencement d'atrophie.

e) L'*adjonction fréquente* de symptômes cérébraux d'apparence grave, mais rapidement curables (anosmie, troubles de la sensibilité dans le domaine du trijumeau, paralysie faciale, hémiplégie, troubles mentaux (1).

Il existe une forme chronique de la névrite rétrobulbaire infectieuse qui ressemble beaucoup à la névrite rétro-bulbaire toxique.

D. *Amblyopie sympathique.*

La notion étiologique, l'existence antérieure sur l'autre œil d'une affection inflammatoire ordinairement traumatique, met sur la voie du diagnostic.

Au début, pas de signes ophtalmoscopiques : obscurcissements passagers de la vue, douleurs, rétrécissement du champ visuel, diminution de l'acuité.

Plus tard signes ophtalmoscopiques d'atrophie de la pa-

---

(1) Ces troubles cérébraux font songer à la méningite séreuse rhumastismale des auteurs allemands.

pille. Rarement on constate d'une façon précise des signes de névrite optique.

Remarque. — Nous avons surtout envisagé les cas où les troubles étaient unilatéraux. Lorsque les deux yeux sont pris le diagnostic est plus compliqué, car il faut songer à une lésion du chiasma, des deux bandelettes, des noyaux gris centraux, des lobes occipitaux (V. plus loin lésion en foyer de l'encéphale).

IIIe IVe ET VIe PAIRES. — NERFS OCULO-MOTEURS

La paralysie *isolée* de un ou plusieurs muscles oculaires ne peut être donnée que par une lésion des nerfs oculo-moteurs (1). Celle-ci peut siéger en un point quelconque de leur trajet, depuis leur noyau d'origine jusqu'à leur terminaison. C'est cette localisation qu'il importe et qu'il est souvent difficile de faire.

IIIe PAIRE. — NERF MOTEUR OCULAIRE COMMUN

Il innerve les muscles suivants : droit interne, droit supérieur, releveur de la paupière, droit inférieur, petit oblique, muscle irien, muscle accommodateur.

On peut observer :

a/ *sa paralysie complète ;* il y a alors du ptosis, l'œil est dévié en dehors et en bas ; l'excursion du globe oculaire est impossible en dedans, en haut en bas ; il y a de la diplopie croisée, l'image pathologique étant un peu plus élevée que l'autre et légèrement inclinée ; la pupille est dilatée et immobile ; l'accommodation ne se fait plus, la vision rapprochée est très difficile.

(1) Les myopathies, très rares ici, étant exceptées. Exception étant faite aussi pour le releveur de la paupière dont la paralysie peut être due à une lésion cérébrale.

b) Sa paralysie incomplète : soit ophtalmoplégie interne (paralysie de l'iris et de l'accommodation) *soit* ophtalmoplégie externe (paralysie des muscles externes sans paralysie de l'iris et de l'accommodation) *soit* de l'ophtalmoplégie externe dissociée (paralysie portant sur un ou plusieurs muscles seulement).

Localisation de la lésion.

La III⁰ paire présente les dispositions anatomiques suivantes : son noyau d'origine est étendu sur une ligne assez longue, le long de l'aqueduc de Sylvius, il est divisé en plusieurs noyaux secondaires, dont chacun répondrait à un muscle isolé. Les filets radiculaires traversent le pédoncule, sortent encore isolés sur sa face interne, puis convergent en éventail pour former le tronc de la III⁰ paire. Ce tronc reste indivis jusqu'au niveau du sommet de l'orbite où il se divise.

On peut donc distinguer dans la III⁰ paire trois parties : 1° une première partie radiculaire où il est dissocié en plusieurs filets dont la lésion isolée déterminera des paralysies partielles.

2° Une deuxième partie, tronculaire dont la lésion déterminera une paralysie totale.

3° Une troisième partie périphérique dont la lésion pourra déterminer des paralysies partielles.

a) On se trouve en présence d'une paralysie totale de la III⁰ paire :

La lésion pourra sans doute siéger en n'importe quel point du trajet du nerf ; mais elle a beaucoup plus de chances de siéger sur le tronc, c'est-à-dire là où tous les filets réunis sont plus facilement lésés simultanément. Ce n'est que tout à fait exceptionnellement que la lésion pourrait siéger sur les branches périphériques, et alors il y aurait d'autres symptômes du côté des autres nerfs de l'orbite que la lésion causale ne pourrait manquer d'atteindre en même temps.

Plus fréquemment la lésion siège avant la formation du

tronc, sur les racines, soit après leur sortie du pédoncule, soit dans leur trajet dans celui-ci. Mais alors il est rare que la lésion n'atteigne pas en même temps les éléments du pédoncule et l'on a d'autres symptômes (voir plus loin : syndrome de Weber).

Enfin la lésion peut siéger sur les noyaux eux-mêmes : dans ce cas ou bien la lésion est systématisée à ceux-ci, l'ophtalmoplégie est alors partielle au début, et *bilatérale* (nous reviendrons sur son diagnostic) ; ou bien la lésion atteint plus ou moins les parties environnantes et donne d'autres symptômes (voir plus loin lésions des pédoncules).

b) On se trouve en présence d'une paralysie incomplète ou dissociée :

Il est probable que la lésion ne siège pas sur le tronc, mais soit sur ses racines, en deçà de sa formation, soit sur ses branches, au delà de sa bifurcation.

Les paralysies des branches périphériques, au delà de la bifurcation, sont assez rares; elles peuvent être dues à une lésion locale de l'orbite (tumeur, inflammation, anévrismes, exostoses, etc...) ou une névrite périphérique (infection, intoxication, maladie nerveuse : tabes, sclérose en plaques, paralysie générale...) La paralysie du petit oblique avec mydriase est caractéristique de la lésion de la branche périphérique destinée à ce muscle, car c'est elle qui donne les filets moteurs du ganglion ciliaire.

La lésion peut siéger sur les racines ou leurs noyaux, en deçà de la formation du nerf, soit dans l'espace interpédonculaire, soit dans le pédoncule.

Signalons au niveau de l'espace interpédonculaire la présence de l'artère cérébrale postérieure, qui est accolée à la IIIe paire et peut facilement la comprimer lorsqu'elle est atteinte d'artérite et d'ectasie.

Dans le diagnostic des paralysies de la IIIe paire, il faut tenir compte en outre du mode de début, de l'évolution, de la bilatéralité ou de l'unilatéralité.

Diagnostic des paralysies de la IIIᵉ paire.

Paralysie totale d'emblée

Uni-latérale
- 1º Sans autres symptômes ou bien avec des symptômes de lésion de la base du crâne. — *Lésion du tronc à la base du crâne ou de toutes ses racines dans l'espace interpédonculaire.*
- 2º Avec des symptômes de lésion pédonculaire. — *Lésion de l'espace interpédonculaire ou du pédoncule.*

Bi-latérale
- 1º Avec des symptômes de lésion de la base. — *Lésion bilatérale des troncs au niveau de la base ou bien des racines au niveau de l'espace interpédonculaire.*
- 2º Avec des symptômes de lésions pédonculaires. — *Lésion de l'espace interpédonculaire ou des pédoncules.*
- 3º Sans autres symptômes ou avec des symptômes de lésion de l'étage supérieur des pédoncules. — *Lésion des noyaux au niveau de l'aqueduc de Sylvius.*

Paralysies dissociées uni- ou bilatérales survenant lentement ou brusquement, non envahissantes.
- 1º Il y a des symptômes de lésion orbitaire.
- 2º Au cours de certaines infections ou intoxications.
- 3º Dans certaines maladies nerveuses (?), tabès, par. générale, sclérose en plaques. — *Lésion des branches de division.*
- 4º Il y a des symptômes de lésion basale. — *Lésion de l'espace interpédonculaire.*
- 5º Il y a des symptômes de lésion pédonculaire. — *Lésion pédonculaire.*
- 6º Dans certaines intoxications, infections ; dans certaines maladies nerveuses. — *Lésion nucléaire.*

Paralysies dissociées, toujours bilaté- \
rales et symétriques — survenant len- \
tement — progressivement envahis- \
santes — atteignant les autres nerfs \
moteurs crâniens — sans autres symp- \
tômes de localisation.

Ophtalmoplégie nucléaire progressive.

IVᵉ PAIRE. — NERF PATHÉTIQUE

Innerve un seul muscle, le grand oblique, voir plus haut les symptômes de sa paralysie.

Localisation de la lésion.

a) Est-ce dans l'orbite? Existence d'une cause locale de compression ou générale de névrite.

b) Est-ce au niveau de la base du crâne? Existence d'autres symptômes.

c) Est-ce au niveau du noyau? La paralysie est alors toujours bilatérale. Le plus souvent elle accompagne une paralysie de la IIIᵉ paire.

VIᵉ PAIRE. — NERF MOTEUR OCULAIRE EXTERNE

Un seul muscle est innervé (le droit externe) voir plus haut les symptômes de sa paralysie (p. 107).

Localisation de la lésion.

a) Est-ce dans l'orbite? Existence d'une cause locale de compression, ou générale de névrite.

b) Est-ce au niveau de la base du crâne? Existence d'autres symptômes.

c) Est-ce au niveau de la protubérance? Existence d'autres symptômes (Voy. plus loin *Lésions protubérantielles*).

Remarque. — D'après la plupart des auteurs, le noyau de la VIᵉ paire situé au niveau du plancher du IVᵉ ventricule tiendrait sous sa dépendance, non seulement le droit externe du même côté, mais le droit interne du côté opposé (par les filets anastomotiques de Duval et Laborde) c'est-à-dire en somme les mouvements de latéralité des deux yeux. Si cette notion était universellement admise, il en résulterait un moyen très facile de diagnostiquer les paralysies nucléaires, des paralysies périphériques de la VI⁰ paire. La paralysie nucléaire déterminerait l'abolition des mouvements de latéralité des deux yeux du même côté et leur déviation conjuguée du côté opposé. La paralysie périphérique de la VI⁰ paire déterminerait simplement une paralysie du muscle droit externe correspondant. Mais cette notion a été contestée : pour Grasset, même dans les mouvements de latéralité des yeux, le noyau du droit interne (dans le noyau de la III⁰ paire) obéit directement à l'écorce et non au noyau de la VI⁰ paire (1).

V⁰ PAIRE. — TRIJUMEAU

Le trijumeau est un nerf mixte comprenant deux racines, l'une sensitive, l'autre motrice qui peuvent être lésées séparément ou simultanément.

A. — Lésions du trijumeau sensitif

Elles se traduisent tantôt par des phénomènes irritatifs et des troubles subjectifs de la sensibilité, tantôt par des phénomènes de déficit, des anesthésies d'intensité et de modalités diverses. Dans les deux cas il peut s'y joindre des troubles trophiques et vaso-moteurs ; des troubles moteurs, des troubles des organes des sens.

En résumé les lésions localisées du trijumeau sensitif peuvent se traduire par de l'*anesthésie*, de la *névralgie*, du *zona*, le *tic douloureux de la face* (2), des troubles sensoriels.

(1) Grasset. Leçons cliniques.
(2) L'anesthésie et la névralgie n'ont pas besoin d'explication ;

Le tic douloureux de la face est un spasme réflexe : il est remarquable que la douleur peut disparaître et le spasme persister ; dans tout tic du facial il faudra rechercher l'origine possible dans une lésion du trijumeau.

Il est probable que les lésions du trijumeau peuvent produire non seulement des spasmes réflexes, mais des *paralysies* :

a) Le zona ophtalmique s'accompagne quelquefois de paralysies oculaires (V. Sulzer, Th. Paris, 1898) (Hutchinson, Bowmann, Hybord, Blachez, Schlesinger, Sulzer).

b) La paralysie faciale peut aussi venir compliquer le zona (V. Klippel et Aynaud, *Gaz. des hôpitaux*, 1899, 20 mai, nº 57) soit par action réflexe (Letulle), soit par lésion secondaire du nerf moteur par suite des troubles vaso-moteurs de la région, soit par lésion concomitante du nerf moteur dépendant de la même cause que la lésion du nerf sensitif.

Quant aux troubles sensoriels, ils sont produits par un double mécanisme :

a) Dans l'élaboration des sensations spéciales visuelles, olfactives, gustatives, auditives (?) les sensations apportées par le trijumeau jouent un rôle ; leur absence produit un trouble (V. p. 128-129).

b) L'intégrité du trijumeau est nécessaire à l'intégrité trophique des organes des sens.

I. — *Les troubles sont-ils bien sous la dépendance du trijumeau ?*

a) *Migraine* : le diagnostic est facile par la localisation différente et la constatation des points névralgiques :

le zona résulte pour les uns des lésions des filets vaso-moteurs que le trijumeau contient dès ses origines bulbaires, ou qui lui sont apportées du sympathique cervical par l'anastomose de Franck, dans la gouttière basilaire ; pour les autres le zona est le résultat du retentissement trophique réflexe des filets sensitifs propres du trijumeau.

Branche ophtalmique
- point sus-orbitaire
- — palpébral
- — nasal
- — oculaire.

Maxillaire supérieur
- point sous-orbitaire
- — malaire
- — dentaire ou alvéolaire
- — labial?
- — palatin?

Maxillaire inférieur
- point temporal
- — pariétal
- — lingual
- — labial
- — mentonnier
- — cervical postérieur.

b) Hémianesthésie due à des lésions encéphaliques : l'anesthésie s'étend en dehors des limites du nerf.

c) L'érysipèle de la face peut être confondu avec le zona ophtalmique au début : l'intensité de la douleur, l'atténuation des symptômes généraux, l'existence de troubles objectifs de la sensibilité, les caractères de l'éruption distinguent aisément le zona.

d) Les troubles vaso-moteurs d'origine sympathique sont rares, peu persistants, ne s'accompagnent pas de troubles de la sensibilité, s'accompagnent de troubles oculo-pupillaires.

II. — *S'agit-il bien d'une lésion en foyer?*

a) Dans les cas de névralgies surtout, *rechercher les causes d'irritations périphériques :* lésions des dents, des fosses nasales, de l'oreille, de l'œil, des sinus de la face, des os.

b) Rechercher les maladies générales :

Les infections: la malaria, le rhumatisme, la syphilis, la grippe, etc.

Les intoxications et auto-intoxications : le diabète, la goutte, etc.

Les névroses, l'hystérie, la neurasthénie.

c) Rechercher l'action du froid.

d) Rechercher même s'il ne s'agit pas du retentissement réflexe d'un organe éloigné : utérus, viscères abdominaux, etc.

III. — *Localisation de la lésion.*

a) Si les symptômes (anesthésies, névralgies, zona, troubles vaso-moteurs) sont disséminés dans tout le territoire du trijumeau ; la lésion siégera probablement sur le ganglion de Gasser, ou sur le tronc du trijumeau, soit dans sa portion extra, soit dans sa portion intra-protubérantielle. D'autres symptômes feront souvent faire le diagnostic du siège exact et de la nature de la lésion (fractures du rocher, tumeurs intra-crâniennes, méningite basale, lésions protubérantielles, cérébelleuses, etc..., etc...).

b) Si les symptômes sont exactement localisés au territoire d'une branche de division, il faudra évidemment rechercher la lésion sur le trajet de celle-ci. Cependant il ne faut pas oublier qu'une lésion du ganglion de Gasser ou du tronc peut donner des symptômes paraissant localisés à une branche, dans le territoire du nerf ophtalmique, par exemple (dans le cas de zona surtout). Les troubles trophiques oculaires indiqueraient une lésion du nerf nasal (1). « L'iris et la cornée, dit Hutchinson, souffrent rarement quand l'éruption ne siège pas sur le territoire du nerf nasal ; ils souffrent habituellement quand tout le côté du nez est envahi. »

c) Lorsque les symptômes sont irrégulièrement distribués, leur valeur localisatrice est beaucoup moindre : la lésion peut siéger soit sur les branches, soit sur le ganglion, soit sur le tronc, soit sur le noyau sensitif bulbo-protubé-

(1) C'est lui qui fournit la racine sensitive du ganglion ciliaire.

rantiel (1). La localisation exacte ne peut se faire que par les symptômes concomitants.

B. Lésions du trijumeau moteur

La mastication est troublée, ne se fait avec une force suffisante que d'un côté : pendant les mouvements de mastication la mâchoire se dévie du côté malade ; la langue repousse instinctivement les aliments de l'autre côté (2).

Localisation de la lésion. — Presque toujours de cause intracrânienne :

a) extra protubérantielle (méningite, tumeurs, etc...) et alors le trijumeau sensitif est pris en même temps ;

b) intra protubérantielle et alors il y a d'autres symptômes.

VIIᵉ PAIRE. — NERF FACIAL ET NERF INTERMÉDIAIRE DE VRISBERG

Le nerf facial contient des filets moteurs, des filets vaso-moteurs, des filets sécrétoires, des filets sensoriels (corde du tympan et intermédiaire de Vrisberg), des filets sensitifs (anastomose avec le pneumogastrique).

Ses lésions pourront donc déterminer des paralysies, des troubles vaso-moteurs (3), des troubles sécrétoires (glandes salivaires et lacrymales), des troubles de la gustation dans

(1) Dans ce long noyau qui s'étend depuis les premières racines cervicales jusqu'à l'acqueduc de Sylvius, il existe certainement des localisations, des zones dont la lésion détermine des symptômes dans telle ou telle région. Nos connaissances actuelles sur ce sujet sont encore trop incertaines pour qu'on puisse les utiliser en clinique.

(2) La branche motrice du trijumeau innerve de plus le muscle tenseur du marteau, et sert à l'accommodation de l'oreille. Sa lésion détermine des troubles de l'audition.

(3) V. Josserand et Nicolas, Sur un cas de tuméfaction hémilatérale de la face compliquant la paralysie faciale, *Lyon médical,* 1894.

la moitié antérieure de la langue, et même des douleurs (derrière l'oreille). Le schéma de la fig. 22 nous dispensera de plus long développement.

Est-ce une lésion du nerf facial ?

Diagnostic avec la paralysie faciale du type cérébral.

La face peut être paralysée par une lésion siégeant au-dessus du noyau de la VIIe paire, sur le neurone moteur central allant de l'écorce au neurone moteur périphérique.

Dans ce cas : 1° la paralysie n'atteint pas au même degré les diverses branches du nerf facial : tandis que les muscles groupés autour de l'orifice buccal et du nez sont plus ou moins complètement paralysés, les muscles groupés autour de l'orbite, principalement l'orbiculaire des paupières, sont *relativement* respectés (1).

Dans la paralysie faciale du type périphérique (lésion siégeant sur le noyau, les racines ou le tronc), l'orbiculaire ne peut plus se contracter, l'œil reste grand ouvert.

Dans la paralysie du type cérébral (lésion siégeant au-dessus du noyau) l'orbiculaire se contracte presque normalement, il faut un examen soigneux pour voir qu'il est légèrement atteint.

2° Dans la paralysie faciale d'origine cérébrale, il n'y a pas de troubles des réactions électriques ; pas de troubles vaso-moteurs ; pas de troubles sécrétoires (exploration de la sécrétion salivaire et de la sécrétion sudorifique avec la pilocarpine) (2).

(1) Pour l'explication, voir Dr J. Roux, Double centre d'innervation corticale oculo-motrice, *Arch. Neur*, 1899.

(2) On n'est guère d'accord sur les troubles de la sécrétion lacrymale.

Quel est le siège de la lésion?

En présence d'une paralysie faciale, après avoir constaté les symptômes les plus apparents, la paralysie des muscles de la face, il faudra rechercher successivement les symptômes que donnent les lésions des collatérales. La lésion siégera au-dessus de la première collatérale paralysée (de haut en bas) et au-dessous de la dernière respectée.

Grâce à ces nombreuses collatérales, on peut ainsi, *théoriquement*, fixer à quelques millimètres près le siège de la lésion. *Pratiquement* il n'en est pas toujours ainsi ; il faut donc bien savoir que les règles que nous allons donner sont *schématisées* et qu'en pratique on atteint très rarement un tel degré de précision.

1° Il y a paralysie seulement des branches de division : Rechercher l'origine de la paralysie à la périphérie dans la partie D (fig. 22) : lésion de la loge parotidienne, action du froid, infection, rhumatisme, syphilis, intoxication...

2° Il y a déviation de la langue (stylo-glosse) ou abaissement de la base de la langue (1) (stylo-hyoïdien et digastrique). Chercher la lésion au-dessous du trou stylo-mastoïdien E (fig. 22).

3° Il y a agueusie dans la moitié antérieure correspondante de la langue, en même temps que des troubles vaso-moteurs et sécrétoires (sécrétion de la salive sous une influence réflexe ou sous l'influence de la pilocarpine) : la lésion siège au-dessus de la corde du tympan (3) (fig. 22).

4° Il y a des troubles de la sécrétion lacrymale (peut-être aussi du côté du voile des troubles gustatifs et des troubles vaso-moteurs). La lésion siège au-dessus du ganglion de Wrisberg (1 et 2) (fig. 22).

(1) Voy. Schultze, Abaissement de la base de la langue dans la paralysie faciale périphérique. *Muschen med. Vochenscr.*, 8 juin 1897, n° 23.

Fig. 22. — Schéma du nerf facial.

A Portion intra-protubérantielle.

B Portion intra-crânienne extra-protubérantielle.

C Portion intra-pétreuse.

D Portion périphérique.

VI Noyau de la VIe paire.

VII Noyau de la VIIe paire.

VIII Tronc de la VIIIe paire.

I. Intermédiaire de Wrisberg. Contient les filets sensoriels gustatifs. Cependant cette opinion a été contestée.

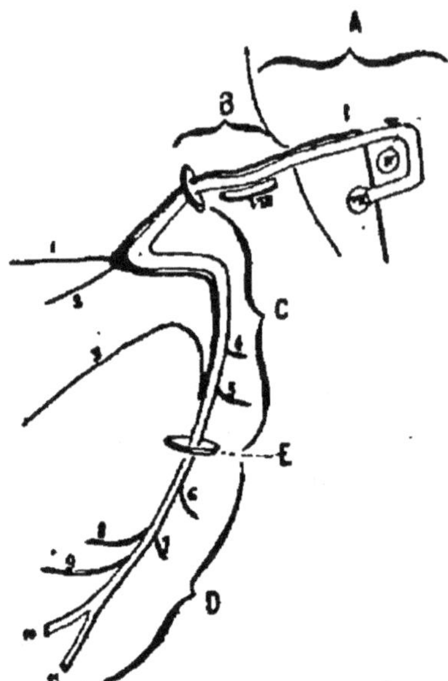

1. Nerf grand pétreux superficiel — va au ganglion sphéno-palatin après s'être uni au grand pétreux profond (branche du glosso-pharyngien) et au filet carotidien (sympathique) pour former le nerf vidien. Contient probablement : *a*) des filets gustatifs provenant de l'intermédiaire et allant aux bourgeons du goût situés dans le voile du palais ; *b*) des filets vaso-moteurs pour le voile ; *c*) des filets moteurs pour le muscle péristaphylin externe ; *d*) des filets sécréteurs pour la glande lacrymale (V. Laffay, Th. Bordeaux, 1897, Tribondeau, *Journ. de méd. de Bordeaux,* 1895, p. 506. Campos, Th. Paris, 1897). On a voulu aussi y faire passer les filets gustatifs de la langue, mais le fait est peu probable.

2. Petit pétreux superficiel — va au ganglion otique après s'être uni au petit pétreux profond (branche du glosso-pharyngien). Contient des filets vaso-moteurs et sécréteurs pour la parotide et le nerf auriculo-temporal.

3. Corde du tympan. Contient : *a*) filets gustatifs de la moitié antérieure de la langue ; *b*) filets vaso-moteurs ; *c*) filets sécréteurs salivaires.

4. Nerf du muscle de l'étrier (troubles de l'ouïe).

5. Rameau anastomotique avec pneumo-gastrique (douleurs).

6. Rameau auriculaire postérieur : muscle auriculaire.

7. Rameau anastomotique du glosso-pharyngien.

8. Rameau du stylohyoïdien.

9. Rameau du styloglosse et digastrique.

10. Branches supérieures de division : muscles frontal, sourcilier, pyramidal, orbiculaire des paupières, zygomatiques, élévateur de la commissure, transverse du nez, buccinateur, partie supérieure de l'orbiculaire des lèvres.

11. Branches inférieures de division : buccaux inférieurs, mentonniers, peauciers du cou.

5° Il y a en même temps des troubles auditifs et du vertige : la lésion siège dans l'espace où la VIIe et la VIIIe paires sont accolées (B) (fig. 22).

6° Il y a en même temps une paralysie de la VIe paire = la lésion siège à la sortie de la protubérance, là où la VIe et la VIIe paires sont voisines (B) (fig. 22).

7° Il y a en même temps des symptômes de lésion protubérantielle (A) (V. plus loin le diagnostic de celle-ci).

Remarque. — On s'aidera aussi dans ce diagnostic des symptômes concomitants de la lésion causale : traumatisme, tumeur ou abcès de la parotide, fractures du rocher, otites, ostéites, mastoïdites, méningite, tumeur, hémorragies, etc.

VIIIe PAIRE

La VIIIe paire comprend deux nerfs de fonctions différentes : le nerf cochléaire et le nerf vestibulaire. Nous les examinerons successivement.

Pour la recherche des troubles de l'audition (V. p. 135-139).

I. — NERF COCHLÉAIRE

L'attention est attirée par des troubles de l'audition : bourdonnements, surdité, etc...

A. — Diagnostic des lésions du nerf cochléaire.

Il est bien évident que par un examen soigneux du conduit auditif externe, du tympan, de la chaîne des osselets, de la trompe, on éliminera les lésions de ces appareils. En supposant que cet examen ait été négatif, avons-nous un moyen de distinguer les lésions profondes de l'appareil de transmission de celles du nerf lui-même. Non ; on ne peut réunir que quelques probabilités.

Chez un sujet présentant des troubles de l'audition, il est

probable que le nerf est intact, et que par conséquent la lésion siège sur l'appareil de transmission lorsque :

1° L'acuité auditive par conduction aérienne étant diminuée, le pied du diapason étant placé sur le vertex, le malade *localise dans l'oreille malade* le son qu'il entend (expérience de Weber) (1).

2° L'acuité auditive par conduction *aérienne* (branches du diapason devant le méat) est *diminuée*, tandis que par conduction *solidienne* (pied du diapason sur le front) elle est *normale ou augmentée* (2).

Lorsque ces deux expériences sont positives, elles donnent de grandes présomptions pour l'intégrité du nerf, mais l'inverse n'est pas vrai. Le bruit du diapason placé sur le front peut être localisé dans l'oreille saine ; la conduction solidienne peut rester inférieure à l'audition aérienne, sans que pour cela il s'agisse d'une lésion du nerf (3).

(1) Chez un sujet normal, le bruit n'est localisé dans aucune des deux oreilles ; mais si on bouche l'une d'elles, le son est aussitôt localisé dans celle-ci. De plus, le même phénomène a été retrouvé un grand nombre de fois dans des cas (otites moyennes, bouchon de cérumen, corps étrangers, etc.) où la lésion siégeait sûrement dans l'appareil de transmission. Aussi l'expérience de Weber conserve-t-elle une réelle valeur, quoique son importance et son mécanisme aient été discutés.

(2) Nous préférons donner cette forme à l'expérience de Rinne, car elle tient compte non seulement de la valeur *relative* de l'audition aérienne et de l'audition solidienne, mais de leurs valeurs *absolues* qu'on peut facilement apprécier, comme nous l'avons vu plus haut (Voy. p. 135).

Les lésions de l'appareil de transmission augmentent souvent l'irritabilité du nerf et l'audition solidienne, probablement par vascularisation excessive.

(3) On a donné pour le diagnostic du nerf auditif un certain nombre d'autres signes (expériences de Schwabach, de Bing, de Gellé, de Bartsch, de Corradi). On en trouvera la discussion dans l'excellent livre de Bonnier (*loc cit.*). Leur valeur est trop contestée pour que nous leur donnions place dans ce livre élémentaire.

B. — Diagnostic des lésions du nerf vestibulaire.

Les lésions du nerf vestibulaire ou labyrinthique (1) peuvent se traduire soit par des phénomènes irritatifs, soit par des phénomènes de déficit.

1° Phénomènes irritatifs. — Vertige.

a) Troubles subjectifs. A l'état normal les sensations apportées aux centres par le nerf vestibulaire sont inconscientes, elles servent à l'équilibration réflexe. Si le nerf est irrité, en même temps que l'équilibration est troublée,

(1) Un mot seulement des fonctions de l'appareil et du nerf labyrinthique. Schématiquement il est composé de terminaisons nerveuses ramifiées dans les trois plans de l'espace, susceptibles d'être mises en jeu par un excitant spécial dont la caractéristique est d'être doué du maximum d'inertie.

Supposons une sphère (A) à la surface interne de laquelle viendraient se ramifier les fibres du nerf B. Dans l'intérieur de la sphère se meut librement la bille (C). Supposons la tête verticale : la bille n'obéissant qu'à la pesanteur vient exciter certaines fibres ; si la tête devient horizontale les fibres excitées sont autres, etc. Au repos la bille n'obéissant qu'à la pesanteur, l'appareil et le nerf vestibulaire, nous donnent la notion de la direction de la pesanteur, c'est-à-dire de la *verticale*. D'autre part les sensations internes de l'extrémité céphalique nous apprennent la position de celle-ci. La synthèse de ces sensations internes et des sensations labyrinthiques nous donne la notion de la verticale et de la position de notre corps par rapport à celle-ci.

Si au lieu d'être au repos notre corps est entraîné dans un mouvement uniforme les résultats sont absolument les mêmes.

S'il est entraîné dans un mouvement uniformément accéléré il n'en est plus de même. La bille oscille alors sous l'influence de deux forces combinées : la pesanteur et la force qui produit l'accélération de mouvement : les extrémités nerveuses excitées sont autres, il en résulte la sensation de mouvement. La notion de la verticale est faussée : c'est ainsi que pour les voyageurs placés dans un train accélérant son allure, les arbres du bord de la route paraissent inclinés ; un sujet placé sur une plate-forme tournante horizontale voit celle-ci comme si elle était inclinée, etc.

une sensation anormale apparaît, c'est la sensation vertigineuse.

La *sensation vertigineuse* est une sensation *sui generis*
qui ne peut être définie, et qui s'accompagne d'un sentiment
d'angoisse. Cette sensation vertigineuse peut affecter diverses
modalités :

α) Le malade a perdu la notion de son propre corps (ou
plutôt de sa situation dans l'espace) il ne sait plus où il se
trouve.

β) Il a l'illusion de mouvements anormaux dans lesquels
son corps serait entraîné : étendu dans son lit, il lui semble
tomber dans un précipice sans fin, être entraîné dans un
tourbillon, dans un mouvement giratoire, etc...

γ) Il ne peut plus se représenter la situation respective des
objets qui l'entourent. Il lui semble voir ceux-ci dans une
situation anormale : il verra par exemple tous les objets
renversés, les personnes qui l'entourent marchant la tête
en bas, etc.

δ) Il lui semble que les objets qui l'entourent sont animés
de mouvements : il les voit tourner ou danser autour de lui.

ε) Toutes ces sensations diverses peuvent disparaître, et le
sentiment d'angoisse concomitant persister seul : c'est le
cas de l'agoraphobie, de la claustrophobie, du vertige des
hauteurs (1).

b) *Troubles objectifs*. Pendant que le sujet reconnaît en
lui ces troubles divers, l'observateur peut noter des symptômes objectifs.

La *déséquilibration* existe toujours à quelque degré.
Dans les cas intenses non seulement la marche et la station
debout sont impossibles, mais on voit le malade couché
dans son lit, en proie à des sensations vertigineuses intenses,

____

(1) On sait en quoi consistent ces troubles, au point de vue clinique, ils sont essentiellement caractérisés par une sensation d'angoisse accompagnant une perception d'espace.

rester immobile, le regard fixe, la figure angoissée, quelquefois se cramponner à ses couvertures ou aux barres de son lit. L'aspect seul du malade permet quelquefois de diagnostiquer les sensations qu'il éprouve.

A un degré moindre la station debout et la marche sont possibles, mais celle-ci est *ébrieuse, titubante* (v. p. 158-159).

A un degré moindre enfin il existe simplement le signe de Romberg.

La *musculature oculaire* est souvent troublée. On peut observer soit des paralysies, soit des contractures avec leurs conséquences. Le nystagnus est fréquent. Bonnier a signalé un symptôme important : si l'on fait fermer les yeux du malade, on voit ou on sent à travers les paupières les globes oculaires agités de secousses nystagmiformes. Le nystagnus les yeux fermés serait un bon signe des affections labyrinthiques : ce serait le pendant du signe de Romberg.

2° Phénomènes de déficit.

Nous n'en connaissons aucun qui soit sûrement sous la dépendance de la suppression du nerf labyrinthique. Si l'on coupe un seul nerf il est rapidement et complètement suppléé par l'autre ; si on les coupe tous les deux, ils sont rapidement suppléés par les sensations internes. Nous ne connaissons pas d'expériences *cliniques, pratiques et sûres* destinées à mettre en évidence les phénomènes de déficit labyrinthique (1).

Si nous ne connaissons pas d'expériences pratiques et sûres, on a fait cependant dans ce sens des recherches intéressantes.

---

(1) Bonnier donne comme signe d'insuffisance labyrinthique le signe de Romberg. Le labyrinthe joue certainement un grand rôle dans la station debout ; mais s'il est détruit il est suppléé par les sensations internes. Le signe de Romberg n'existe pas forcément lorsque le labyrinthe est détruit. Il existe alors que le labyrinthe est intact.

a) Lorsque nous sommes soumis à un mouvement de rotation, nous sommes sujet à un vertige d'origine labyrynthique : les malades ayant le labyrinthe détruit doivent échapper à ce vertige. En effet W. James (1), plaçant 519 sourds-muets sur une plate-forme tournante a vu 186 d'entre eux échapper complètement au vertige, tandis que 200 personnes normales étaient toutes atteintes.

Kreidl (2) a confirmé ces résultats et les a complétés par l'observation objective des mouvements réflexes des yeux.

En même temps que le vertige ces mouvements réflexes manquent lorsque le labyrinthe est détruit.

b) Lorsqu'avec des électrodes placés de chaque côté, près des oreilles, on fait passer un courant d'induction, les sujets normaux présentent (par irritation du labyrinthe) du vertige et des mouvements réflexes des yeux.

Ces phénomènes manquent lorsque le labyrinthe est détruit (3).

c) Un sujet normal étant placé sur une plaque tournante, le plancher lui semble incliné, quoiqu'il soit en réalité horizontal ; si on lui demande de placer une tige droite dans la direction de la verticale, il l'incline vers le centre de rotation, d'autant plus que la rotation est plus rapide. C'est qu'à l'état normal la notion de la verticale et de l'horizontale nous est donnée par le labyrinthe sollicité uniquement par la pesanteur. Lorsqu'à la pesanteur vient s'ajouter la force centrifuge (rotation de la plaque tournante), le labyrinthe est troublé ainsi que la notion de la verticale.

Dans les mêmes conditions, sur cinquante-trois sourds-muets, douze seulement présentent les mêmes troubles (4).

(1) W. James, *The American Journal of Otology*, Boston, 1882, vol. IV, p. 239-254.

(2) *Pfluger's Arch. f. Phys.*, Band LI, p. 119, 1892.

(3) Pollak, *Pfluger's Arch.*, Band LIV, 1893, p. 188.

(4) Voy. Kreidl, *loc. cit.* et Breuer et Kreidl, *Pfluger's Arch. f. Phys.*, vol. LXX, p. 494-510.

d) Pour l'équilibre normal, de la marche et de la station debout, les labyrinthes détruits peuvent être suppléés complètement par les sensations internes. En est-il de même lorsque l'équilibre est difficile : se tenir sur un seul pied, marcher sur une ligne droite, marcher sur une poutre, etc. Non très probablement et il y a peut-être là un moyen d'exploration clinique (Voy. Kreidl, *loc. cit.* et Bruck, *Pfluger's Arch.*, Band LIX, 1894, p. 16-42).

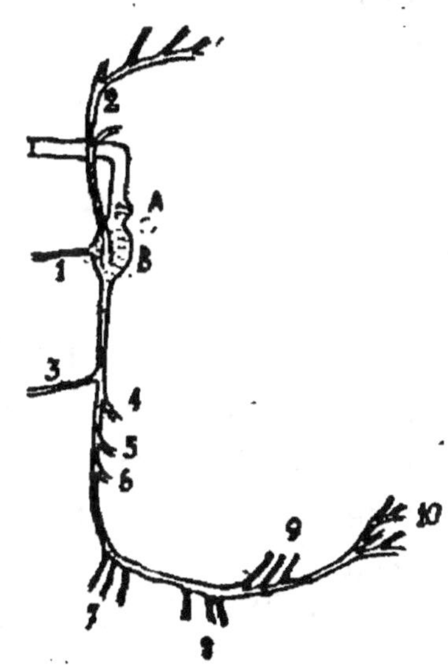

Fig. 23. — Schéma du glosso-pharyngien.

A. Ganglion d'Ehrenritter; B. Ganglion d'Andersch.
1. Anastomose avec la Xe paire.
3. Avec le sympathique.
2. Nerf de Jacobson . va donner : *a)* la sensibilité à la fenêtre ronde, à la fenêtre ovale, à la trompe (peut donner douleurs dans l'oreille) ; *b)* des filets vaso-moteurs et peut-être sécrétoires, peut-être gustatifs au voile du palais (grand pétreux profond) ; *c)* des filets vaso-moteurs et sécrétoires à la parotide (petit pétreux profond).
4. Anastomose avec le facial.
5. Filets destinés au digastrique et stylo-hyoïdien.
6. Anastomose avec le filet lingual du facial.
7. Filets carotidiens (vaso-moteurs).
8. Filets pharyngiens (réflexe pharyngien).
9. Filets tonsillaires (vaso-moteurs et sensibilité).
10. Linguaux : sensibilité générale — réflexe nauséeux — sensibilité gustative.

IXᵉ PAIRE. — GLOSSO-PHARYNGIEN

Le glosso-pharyngien contient des filets moteurs (m. du pharynx) vaso-moteurs, sécrétoires (parotide) sensitifs (oreille moyenne, base de la langue, pharynx), sensoriels (base de la langue et peut-être voile du palais).

Le schéma ci-dessus (fig. 23) nous dispense d'être plus explicite.

La paralysie de la IXᵉ paire est une paralysie qu'il faut rechercher et qui est difficile à diagnostiquer. Les troubles moteurs sont peu saillants car les muscles obéissent à d'autres nerfs; les troubles de la sensibilité sont difficiles ou impossibles (oreille) à rechercher. Il ne faut pas compter sur les troubles vaso-moteurs ou sécrétoires. On se basera surtout sur deux symptômes :

1° Abolition du réflexe nauséeux. La IXᵉ paire a mérité le nom de nerf nauséeux, l'irritation de toutes ses branches (otites par exemple) peut déterminer des vomissements. Lorsqu'il est paralysé, ce réflexe disparaît, il est exalté lorsque le nerf est irrité ;

2° Abolition de la sensibilité gustative à la base de la langue dans la moitié correspondante.

Xᵉ PAIRE. — PNEUMOGASTRIQUE

On n'observe jamais en clinique de paralysie complète du pneumogastrique, d'abord parce que son bon fonctionnement est indispensable à la vie et ensuite beaucoup de ses branches ont une action bilatérale.

Le pneumogastrique envisagé au point de vue clinique n'est pas le pneumogastrique des anatomistes classiques. Pour ces derniers, la Xᵉ paire n'est formée que des racines qui émergent entre les racines de la IXᵉ paire et ce qu'ils appellent la racine bulbaire du spinal. Cette *racine bulbaire du spinal* fait en réalité partie du pneumogastrique :

elle est continuée par la branche interne du spinal qui se jette tout entière dans le ganglion plexiforme. C'est une racine de la Xe paire empruntant quelque temps le trajet de la XIe paire (1). Celle-ci se trouve réduite à sa racine spinale. Les branches du pneumogastrique sont extrêmement nombreuses : les symptômes que donnent leur paralysie sont extrêmement variés.

Diagnostic.

D'une façon générale, lorsqu'on aura une raison quelconque de soupçonner une lésion de la Xe paire, il faudra interroger successivement ses principaux territoires d'innervation : le voile du palais, le larynx, la circulation, la respiration, le tube digestif, etc.

Nous ne pouvons ici envisager tous les cas, nous indiquerons seulement les plus importants.

I. — *On se trouve en présence d'une paralysie du voile du palais.*

A. *Bilatérale*, sans autres symptômes dans le domaine des autres nerfs crâniens.

Il s'agit alors d'une lésion des branches nerveuses périphériques. Rechercher dans les antécédents l'existence d'une angine, surtout de l'angine diphtéritique.

B. *Bilatérale* avec symptômes de paralysie de la langue, des lèvres, du pharynx, quelquefois du larynx.

Il s'agit alors du syndrome paralysie, labio-glosso-laryngée dont nous verrons plus loin le diagnostic.

C. *Unilatérale* avec hémiplégie (la paralysie du voile est alors très incomplète).

Il s'agit d'une lésion cérébrale.

D. *Unilatérale* avec paralysie du récurrent du même côté — sans symptômes autres dans le reste du territoire du pneumogastrique.

(1) V. à ce sujet Lermoyez, *Presse médicale*, 1898, p. 241, 7 mai.

Il s'agit alors d'un syndrome décrit par Avellis qui en a réuni dix cas. L'absence d'autopsie empêche d'être affirmatif sur la lésion causale, mais il est probable qu'il s'agit d'une lésion de la racine dite bulbaire du spinal.

E. Au *syndrome d'Avellis* s'ajoutent des symptômes du côté du cœur ou de la respiration.

La lésion est la même que dans le cas précédent, mais s'étend en haut vers la racine propre de la X⁰ paire.

F. Au *syndrome d'Avellis* s'ajoute la paralysie du trapèze et du sterno-cléido-mastoïdien (V. Lermoyez, *loc. citato*).

La lésion, au lieu de s'étendre en haut, gagne en bas les racines médullaires de la XI⁰ paire.

G. Au *syndrome d'Avellis* s'ajoute la paralysie de la moitié correspondante de la langue.

La lésion gagne en avant les racines de l'hypoglosse.

Mais dans ce cas, il peut s'agir non plus d'une lésion des racines, mais d'une atrophie des noyaux (Koch, Marie et Ballet). L'atrophie est alors très prononcée et contemporaine de la paralysie.

II. — *L'attention est attirée du côté du larynx par des troubles fonctionnels* (voy. p. 38-41); *l'examen laryngoscopique fait reconnaître des modifications de la motilité.*

a) Eliminer les paralysies hystériques faciles à reconnaître.

b) Éliminer les paralysies de causes locales (laryngites).

c) Paralysie du crico-thyroïdien, uni ou bilatérale (voy. p. 38-41); troubles de la sensibilité consciente et réflexe de la portion glottique du larynx. = Rechercher une lésion sur le trajet du laryngé supérieur.

d) Il y a une laryngoplégie uni ou bilatérale complète = rechercher la lésion :

α) Sur le trajet des récurrents : traumatisme chirurgical ou accidentel, compression par un anévrisme, par des ganglions, par un cancer de l'œsophage, par une tumeur du médiastin ou du poumon, par un sommet tuberculeux, par une pleurésie, une péricardite, un goitre.

β) Rechercher les causes de névrite périphérique, toxique ou infectieuse.

γ) Rechercher la lésion sur le tronc du pneumogastrique.

δ) Rechercher la lésion sur les racines du pneumogastrique et du spinal (v. plus haut syndrome d'Avellis, syndrome de Jackson).

ε) Rechercher la lésion sur les noyaux bulbaires ; coexistence d'autres symptômes.

ζ) Enfin dans les hémisphères eux-mêmes (v. hémiplégie laryngée corticale).

3° On se trouve en présence de troubles cardiaques imputables au pneumogastrique (pouls lent — tachycardie).

Après avoir éliminé les lésions intra-cardiaques ou les lésions bulbaires, rechercher une cause de compression sur le trajet du pneumogastrique ; au cou, dans le thorax.

XIᵉ PAIRE. — SPINAL

Réduit aux proportions que nous lui avons assignées, en lui enlevant sa racine bulbaire pour la rattacher à la Xᵉ paire, le spinal ne tient plus sous sa dépendance que le sterno-cléido-mastoïdien et la portion claviculaire du trapèze.

Le diagnostic de la paralysie est donc très facile. Il ne faut pas oublier que ces deux muscles, recevant quelques filets du plexus cervical superficiel, conservent encore quelques mouvements.

XIIᵉ PAIRE. — HYPOGLOSSE

La XIIᵉ paire est exclusivement destinée aux muscles de la langue ; sa branche descendante appartient aux nerfs cervicaux et emprunte simplement le trajet de l'hypoglosse.

Sa paralysie se traduit par l'hémiplégie linguale. Si celle-ci se produit lentement et s'accompagne d'atrophie très accusée, il faudra soupçonner une lésion du noyau. Si la paralysie s'est produite rapidement, et que l'atrophie ne se montre que tardivement il s'agira plutôt d'une lésion du tronc.

Le diagnostic du siège de la lésion se fera surtout d'après les symptômes concomitants.

a) Légère hémiplégie linguale, avec hémiplégie, et habituellement déviation de la pointe de la langue, du côté paralysé = lésion cérébrale.

b) Atrophie progressive d'une moitié de la langue, sans troubles bien marqués dans son fonctionnement = lésion bulbaire unilatérale, par exemple dans le tabes. Coïncide souvent alors avec une paralysie du larynx et du voile du palais du même côté.

c) Paralysie de la langue avec le syndrome de paralysie pseudo-bulbaire = double lésion cérébrale (voir plus loin).

d) Paralysie de la langue avec syndrome paralysie bulbaire (voir plus loin).

e) Paralysie uni ou bilatérale de la langue avec symptômes de lésions de la base du crâne.

f) Paralysie de la langue avec symptômes du côté de la base du crâne ou du cou.

2° La paralysie des nerfs rachidiens

Voici le schéma des nerfs rachidiens : les deux racines sortent isolément de la moelle, convergent vers le trou de conjugaison où ils se réunissent pour former le tronc radiculaire. Le tronc radiculaire sort du trou de conjugaison, donne une branche dorsale (fig. 24) un ramus communicans au sympathique, le nerf sinus vertébral pour le canal rachidien ; puis va se réunir à d'autres troncs radiculaires pour former un plexus. De ce plexus naissent enfin les troncs nerveux périphériques proprement dits.

Nous étudierons successivement :

1° Les lésions des nerfs périphériques proprement dits.

2º Les lésions du plexus.

3º Les lésions des racines.

1° Nerfs périphériques proprement dits

1° Diagnostic des lésions des nerfs périphériques proprement dits.

La marche du diagnostic est encore ici celle que nous

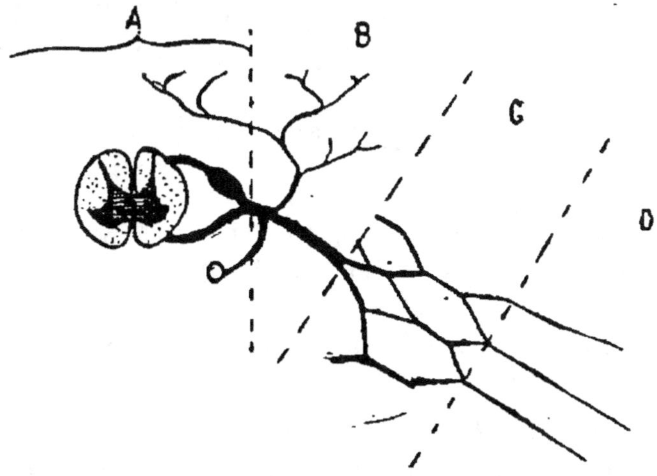

Fig. 24. — Schéma des nerfs rachidiens avec leurs racines, la formation du plexus, les nerfs périphériques proprement dits.

A. Moelle et portion intra rachidienne des racines

B. Portion extra-rachidienne des racines, avec la branche dorsale et le ramus communicans du sympathique.

C. Plexus.

D. Nerfs périphériques proprement dits.

avons indiquée plus haut. Elle se basera : A sur la localisation des troubles observés ; B, sur l'exploration directe du nerf.

A. *Localisation du trouble observé.*

Après avoir exactement déterminé cette localisation, il

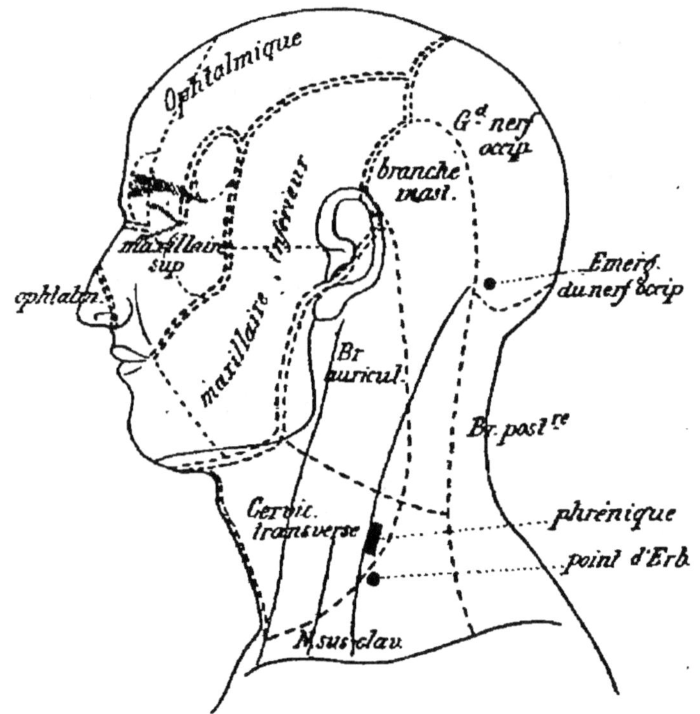

Fig. 25. — Distribution sensitive des nerfs périphériques à l'extrémité céphalique.

faudra pour l'interprétation se rappeler la distribution des nerfs.

I. — La *distribution motrice* des différents nerfs est étudiée dans tous les traités d'anatomie. Il est impossible et inutile de la reproduire ici.

II. — La distribution sensitive des différents nerfs est schématisée dans les figures suivantes, d'après le traité d'anatomie de Poirier (Voy. fig. 25, 26 et 27).

B. — L'exploration directe du nerf comprend :

a) La recherche d'un foyer pathologique d'une lésion causale, sur son trajet. Il faudra naturellement pour cela une connaissance exacte de ce trajet anatomique.

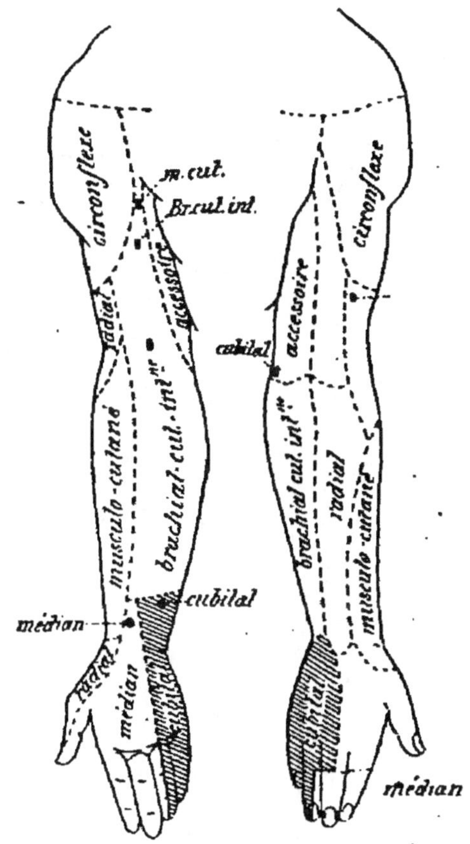

Fig. 26. — Distribution sensitive des nerfs périphériques aux membres supérieurs.

b) La palpation du nerf lui-même lorsque celui-ci est accessible.

c) La recherche de sa sensibilité.

Sa pression est-elle douloureuse : faire cette recherche, soit dans les points où le nerf peut être comprimé contre un plan résistant, soit dans les points où il devient superficiel.

Pour chaque nerf il existe des points d'élection où sa sensibilité douloureuse doit être recherchée. Dans tous les traités on trouve des figures indiquant pour chacun des nerfs la situation des *points névralgiques*.

L'élongation du nerf est-elle douloureuse ; par exemple

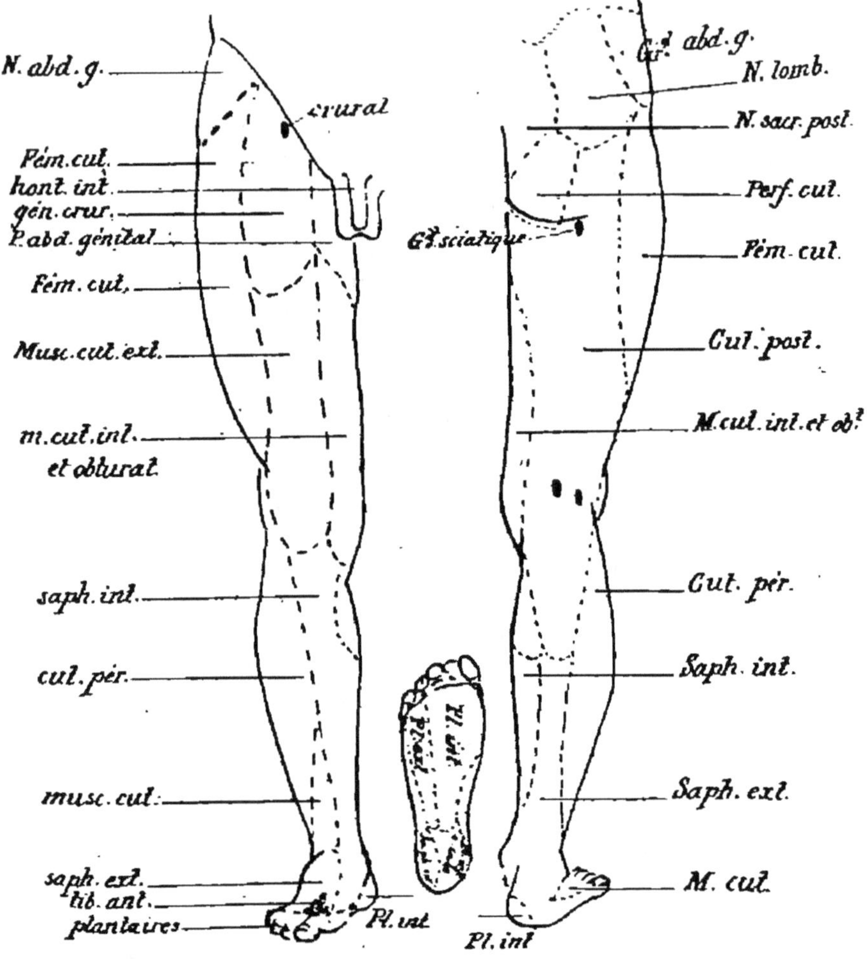

Fig. 27. — Distribution sensitive des nerfs périphériques aux membres inférieurs.

pour la sciatique, soulever la jambe étendue sur la cuisse, de façon à ce que la cuisse se fléchissant sur le bassin tire sur le nerf sciatique (signe de Lasègue).

La pression du cubital derrière l'épitrochlée détermine à l'état normal une douleur et une sensation particulière dysesthésique de brûlure : cette sensation disparaît dans certains cas (signe de Biernacki) ; mais cela n'indique pas que le nerf soit altéré.

2° Les lésions des plexus.

1° PLEXUS BRACHIAL

I. — Paralysie complète du plexus brachial

A. Symptômes.

1° Paralysie de tous les muscles du membre supérieur.

2° Anesthésie de tout le membre supérieur, sauf dans une zone étroite au niveau de la face interne du bras recevant des filets des nerfs intercostaux.

3° Troubles trophiques variables, ordinairement très légers, simple œdème (qu'il faut distinguer de l'œdème par lésion simultanée des vaisseaux).

4° Notions étiologiques et symptômes de la lésion causale : traumatisme de l'épaule, luxation, fractures, tumeurs, inflammation, épanchement hémorrhagique, etc.

B. Constitution du plexus brachial.

La fig. 28 indique la façon dont le plexus brachial se constitue aux dépens des racines C^v C^{vi} C^{vii} C^{viii} D^i D^{ii}.

Si nous considérons la fig. 28 nous voyons qu'une lésion siégeant en deçà $(x\,y)$ ou au delà $(x'y')$ de la formation du plexus, sur les racines ou sur les nerfs périphériques, donne presque les mêmes symptômes qu'une lésion du plexus lui-même, puisque les mêmes éléments seraient atteints.

Les paralysies du plexus doivent donc être distinguées

des paralysies : 1° des nerfs périphériques proprement dits ;
2° des racines constitutives du plexus; 3° d'origine centrale.

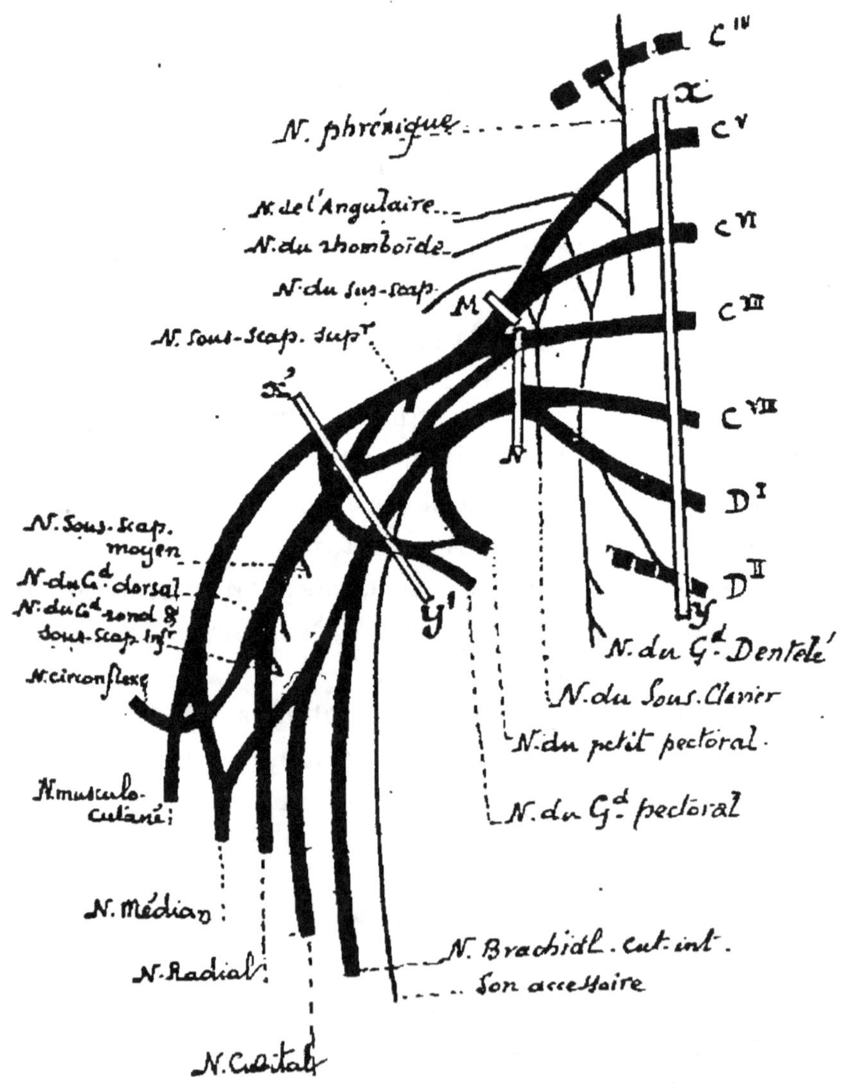

Fig. 28. — Schéma du plexus brachial.

x y. — lésion atteignant toutes les racines du plexus brachial.
x'y'. — Lésion atteignant les nerfs périphériques émanant du
plexus.
M et N = lésions du plexus lui-même.

C. — Diagnostic des lésions du plexus avec :

1° PARALYSIES DES NERFS

1° La paralysie simultanée de tous les troncs nerveux qui innervent le membre supérieur ($x'y'$ fig. 28) provoque les mêmes symptômes. Mais alors

a) Les collatérales du plexus brachial ne sont pas prises. Si la lésion siège sur le plexus lui-même, les collatérales sont plus ou moins atteintes aussi et l'on peut trouver : *a)* des symptômes du côté du phrénique (1) (hoquet, névralgie) appartenant au plexus brachial par sa racine inférieure ; *b)* paralysie de l'angulaire et du rhomboïde ; *c)* du grand dentelé ; du sous-scapulaire, du grand rond, du grand dorsal, du grand pectoral, du petit pectoral.

b) L'*étiologie* des paralysies du plexus est habituellement carastéristique : traumatismes, compression, tiraillement, élongation.

c) L'*exploration directe* de l'épaule et du creux axillaire fait souvent découvrir la cause.

d) La paralysie de tous les troncs nerveux d'un membre à l'exclusion des troncs nerveux des autres membres est exceptionnelle, car elle suppose une cause agissant plus ou moins sur tout l'organisme (causes de névrites périphériques, infection, intoxication, etc.).

2° PARALYSIES RADICULAIRES

1° La lésion de toutes les racines qui entrent dans la composition du plexus (xy fig. 28) produit les mêmes symptômes que la lésion du plexus. Mais alors :

(1) Voy. une observation de Aldrich, *Méd. News,* 5 novemb. 1898.

a) Il y a d'autres symptômes qui résultent de l'atteinte soit des branches postérieures (anesthésie s'étend jusqu'à la colonne — parésie des muscles de la nuque) ; soit des rami communicantes (phénomènes vaso-moteurs et oculo-pupillaires).

b) L'étiologie est souvent toute différente.

c) Il y a souvent d'autres symptômes (v. paralysies radiculaires).

3º PARALYSIE D'ORIGINE CENTRALE

Une lésion siégeant plus haut (moelle, encéphale), une névrose peut également déterminer presque la même symptomatologie (v. plus loin).

II. — Paralysie incomplète du plexus brachial

Symptômes

Peut être incomplète d'emblée, ou bien le plus souvent succéder à une paralysie complète en voie de régression. Dans les deux cas les troubles de la sensibilité ont à peu près disparu ou sont très réduits, très irréguliers. Les troubles de la motilité atteignent plus ou moins tous les muscles du membre supérieur, mais à des degrés inégaux.

Diagnostic

I. PARALYSIES RADICULAIRES

Si l'on considère la fig. 28 on voit que les filets nerveux issus des 5ᵉ et 6ᵉ racines cervicales se condensent en un tronc unique, avant de se réunir aux filets émanés des 7ᶜ et 8ᵉ C. et 1ʳᵉ D.

Une lésion peut léser isolément les premiers ou les seconds (M ou N de la fig. 28). Le diagnostic se pose alors surtout avec les paralysies radiculaires.

La lésion du tronc (en M) donnera évidemment les mêmes symptômes que la lésion des 5e et 6e racines (à part le nerf phrénique).

De même la lésion (N) de tout le plexus moins le tronc (M), donnerait les mêmes symptômes que la lésion de 7e et 8e C et 1er D. (Voy. *Paralysies radiculaires*).

II. Paralysies des nerfs périphériques.

On peut songer, comme pour la paralysie complète, à la paralysie combinée de plusieurs troncs nerveux. On remarquera que :

a) Il est difficile de superposer le territoire paralysé aux territoires de un ou plusieurs troncs nerveux.

b) Comme dans le cas précédent, l'atteinte des collatérales, l'étiologie, l'exploration directe du plexus, apportent des documents positifs en faveur de la lésion du plexus.

2o PARALYSIE DU PLEXUS LOMBAIRE

La fig. 29 indique la constitution du plexus lombaire, les nerfs auxquels il donne naissance et les racines qui entrent dans sa composition.

Une lésion du plexus lombaire se traduit par une paralysie motrice et sensitive des nerfs qui en sortent.

Étant donné une telle paralysie le problème diagnostic consiste à savoir si la lésion siège sur le plexus (en xy) sur les racines (en $x'y'$) ou bien sur les nerfs périphériques et spécialement sur le crural (en $x'y'$) (fig. 29).

1o Lorsque la lésion siège sur le crural, les autres nerfs (grand abdomino-génital, petit abdomino-génital, fémorocutané, génito-crural et surtout obturateur) sont respectés.

2º Lorsque la lésion siège sur les racines il y a d'autres symptômes (v. plus loin).

3º Lorsque la lésion siège sur le plexus, il y a habituel-

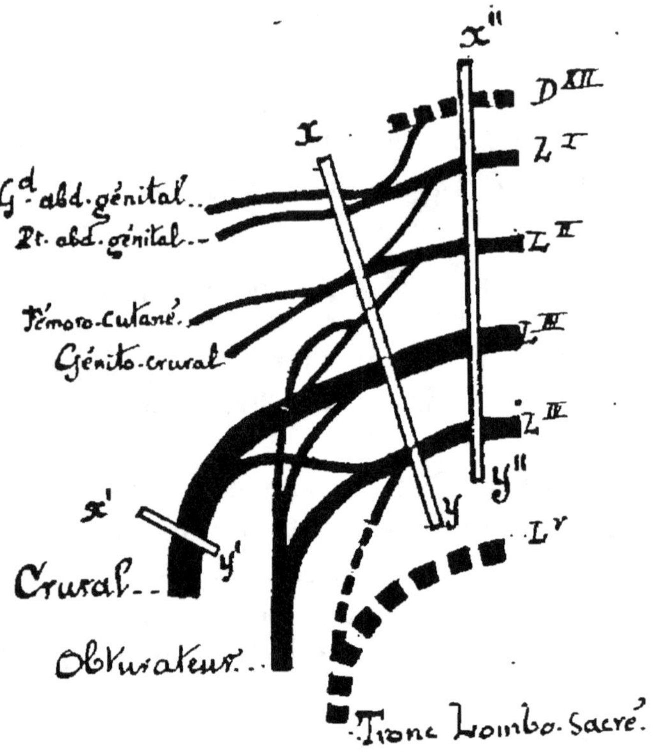

Fig. 29. — Schéma du plexus lombaire.

x'y" = lésion siégeant sur les racines constitutives.
xy = lésion siégeant sur le plexus.
x'y' = lésion siégeant sur le crural.

lement une lésion causale se traduisant par d'autres symptômes (lésions de la colonne, du psoas, des organes abdominaux).

3º PARALYSIE DU PLEXUS SACRO-COCCYGIEN

La fig. 30 indique la constitution du plexus sacro-coccygien, les racines qui lui donnent naissance, les nerfs qui en sortent.

Les lésions siégeant sur ce plexus se traduisent par la paralysie motrice et sensitive des nerfs correspondants.

Étant donné une telle paralysie il s'agit de savoir si la

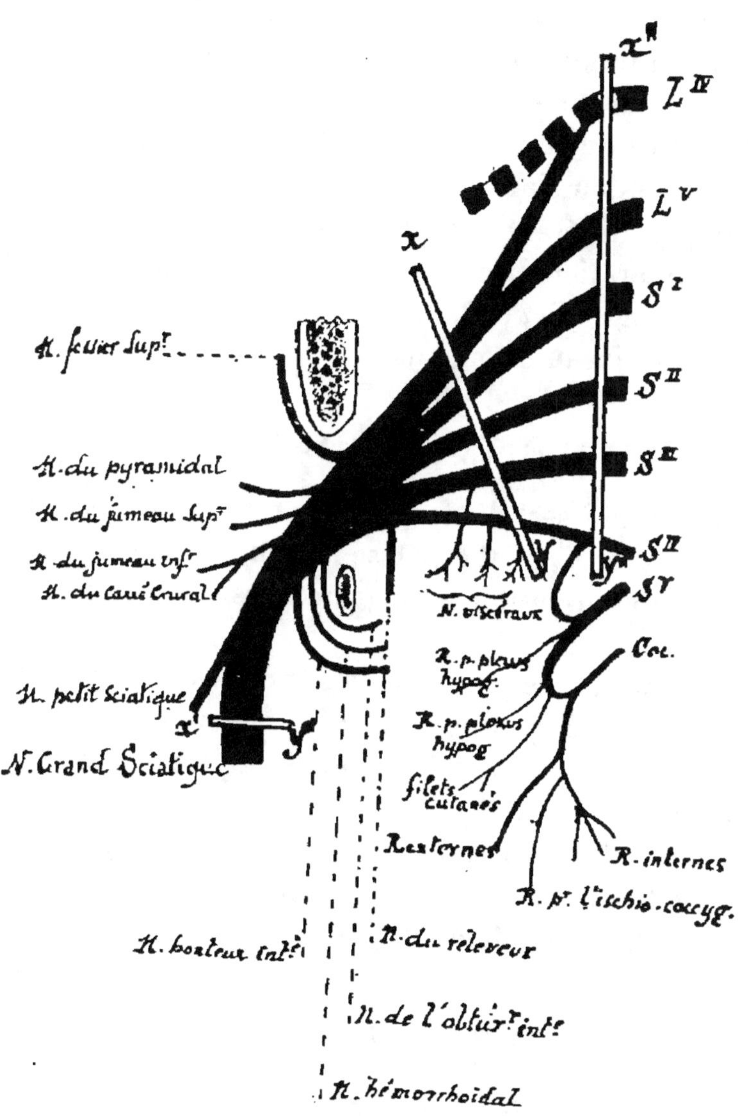

Fig. 30. — Schéma du plexus sacro-coccygien.

xy = lésion siégeant sur le plexus.
$x'y'$ = lésion siégeant sur le grand sciatique.
$x''y''$ = lésion siégeant sur les racines constitutives du plexus.

lésion siège sur le plexus lui-même (en xy) sur les racines (en $x'y'$) ou bien sur les nerfs périphériques, en particulier sur le nerf sciatique (en $x'y'$) (fig. 30).

1° Si la lésion siège sur le sciatique ($x'y'$) les autres branches du plexus sont respectées (nerf fessier supérieur, nerf du pyramidal, nerf du jumeau supérieur, du jumeau inférieur, du carré crural, petit sciatique, nerf honteux interne, nerf du releveur, de l'obturateur interne...).

2° Si la lésion siège sur les racines ($x'y'$) les symptômes sont un peu différents (v. plus loin).

3° L'exploration directe (palpation abdominale, vaginale, abdomino-vaginale, rectale) fait souvent découvrir la lésion causale au niveau du plexus.

4° PARALYSIE DU TRONC LOMBO-SACRÉ

Ce tronc, qui sert d'anastomose entre le plexus lombaire et le plexus sacré, peut être lésé isolément, au moment où il pénètre dans le petit bassin (compression sur le plan osseux).

Il en résulte une paralysie des muscles de la région antéro-externe de la jambe, surtout du jambier antérieur; ce qui pourrait faire croire à une paralysie incomplète du sciatique poplité externe.

Le diagnostic se basera sur la notion étiologique, l'étendue moindre de la paralysie, l'absence d'anesthésie dans la région correspondante de la jambe.

3° Les lésions des racines

Lésions radiculaires.

Le diagnostic des lésions radiculaires localisées et de leur siège précis n'est devenu possible que depuis peu. Il a fallu tout d'abord que les territoires moteurs et sensitifs fussent fixés par toute une série de faits expérimentaux et anatomo-pathologiques (1). Nos connaissances à ce sujet sont encore loin d'être complètes; elles apportent néanmoins un appoint considérable au diagnostic.

Les lésions radiculaires peuvent être *pures*, c'est-à-dire porter uniquement sur les racines, ou bien compliquées lorsque la lésion s'étend jusqu'à la moelle. Dans ce dernier cas, le tableau clinique, mélange de symptômes médullaires et de symptômes radiculaires est complexe. Nous envisagerons d'abord les lésions radiculaires *pures;* les lésions médullo-radiculaires seront étudiées en même temps que les lésions localisées de la moelle.

Pour le diagnostic des lésions radiculaires, ce qui importe c'est encore beaucoup moins la *modalité* des troubles moteurs, sensitifs, trophiques que *leur localisation.*

Il faut donc tout d'abord connaître d'une façon exacte les territoires moteurs et sensitifs correspondant à chaque racine.

Nous reproduisons ici le tableau emprunté au *traité d'anatomie* de Poirier (article de A. Soulié).

(1) Citons simplement les dissections de Féré (*Arch. Neur.*, 83), les expériences physiologiques de Ferrier et Yeo (*Proceedings of the Royal Society*, 1881, vol. XXXII, p. 12); Forgues (Th. Montpellier (1883); Sherrington (*Philosoph. Transact. of the Royal Soc. of London*, 1892, vol. 184, p. 641); les faits anatomo-cliniques de Thornburn, A. Starr, Ballet, Raymond, etc.).

Tableau de l'innervation motrice des nerfs rachidiens.

Paires rachidiennes	BRANCHES ANTÉRIEURES		BRANCHES POSTÉRIEURES	
	NERFS	MUSCLES	NERFS	MUSCLES
1re cervicale	Nerfs des ..	Grand droit antérieur. Petit droit antérieur. Droit latéral.	Nerf sous-occipital.	Grand droit. Petit droit. Grd oblique de la nuque. Petit oblique.
1re cervicale	Anastomose avec l'hypoglosse	Génio-hyoïdien et muscles de la région sous-hyoïdienne.	Grand nerf occipital.	Grand et petit complexus
2e cervicale	Nerfs des ..	Grand droit antérieur. Long du cou. Sterno-mastoïdien.	Nerf sous-occipital.	Petit oblique de la nuque.
2e cervicale	Anastomose avec l'hypoglosse	Génio-hyoïdien et muscles de la région sous-hyoïdienne.	Grand nerf occipital.	Complexus. Splénius.
3e cervicale	Nerfs des ..	Grand droit antérieur, long du cou, scalène moyen, trapèze, angulaire et rhomboïde. Accessoirement : sterno-mastoïdien.	Grand nerf occipital?	Complexus. Splénius. Transversaire épineux du cou.
3e cervicale	Branche descendante interne	Muscles de la région sous-hyoïdienne.	Branche postérieure.	Epiépineux. Intertransversaires.
3e cervicale	Phrénique ..	Diaphragme.		
4e cervicale	Nerfs des ..	Long du cou, trapèze, angulaire et rhomboïde, scalène moyen. Accessoirement : scalène antérieur.	—	Complexus. Splénius. Transv. épineux du cou. Epiépineux. Intertransv.
4e cervicale	Phrénique ..	Diaphragme.		
5e cervicale	Nerfs des ..	Long du cou, scalènes, angulaire et rhomboïde, grand dentelé, sous-clavier, sous-scapulaire.	—	Transversaire épineux du cou. Intertransversaire et muscles des gouttières vertébrales,
5e cervicale	Sus-scapulaire	Sus et sous-épineux.		
5e cervicale	Circonflexe	Deltoïde, petit rond.		
5e cervicale	Musculo-cut.	Biceps, brachial antér.		
5e cervicale	Access. { Radial ..	Triceps ? Extenseurs.		
5e cervicale	Phrénique.	Diaphragme.		
5e cervicale	Nerfs des .	Gr. pectoral, gr. rond.		

Paires ra-chidiennes	BRANCHES ANTÉRIEURES		BRANCHES POSTÉRIEURES	
	NERFS	MUSCLES	NERFS	MUSCLES
6e cervicale.	Nerfs des . .	Long du cou, scalènes. Sous-scapulaire, g^d rond Grand pectoral	—	Muscles des gouttières vertébrales.
	Circonflexe .	*Deltoïde.*		
	Musculo-cut.	*Biceps, brachial antér.*		
	Médian . . .	Rond pronateur, grand palmaire, muscles de l'éminence thénar.		
	Radial. . . .	Triceps, *long et court supinateurs.*		
	Access. Nerfs du .	Sous-clavier.		
	Sus-scap .	Sus et sous-épineux.		
	Circonfl. .	Petit rond.		
7e cervicale	Nerfs des. . .	Long du cou ? Scalène moyen. Grand dorsal sous-scapulaire.		
	N. thoraciqu.	Grand et petit pectoral.		
	Musculo-cut.	Coraco-brachial.		
	Médian . . .	Fléchisseur superficiel.		
	Radial . . .	*Triceps, anconé, radiaux Cubital post., extenseur des doigts.*	Branche postérieure	Muscles des gouttières vertébrales.
	Cubital. . . .	Cubitaux, fléchis. profond. Lombricaux III et IV.		—
	Accessoirem. Nerfs des	Gr. dentelé, gr. rond.		
	Médian. .	Fléchisseur profond, fléchisseur propre du pouce, carré pronateur muscles de l'éminence thénar.		—
8e cervicale	Nerfs des . .	Long du cou, g^d dorsal.		
	N. thoraciq.	Grand et petit pectoral.		
	Médian . .	Fléchis. des doigts, Lombric. I et II.	—	—
	Radial. . . .	*Triceps et anconé.*		
	Cubital. . . .	Cubital antérieur, fléchis. profond. Muscles de l'éminence hypothénar. Adducteur du pouce interosseux.		

Paires ra-chidiennes	BRANCHES ANTÉRIEURES		BRANCHES POSTÉRIEURES	
	NERFS	MUSCLES	NERFS	MUSCLES
1re dorsale.	N. thoraciq .	Grand et petit pectoral.		
	Médian . . .	*Fléchis. des doigts carré pronateur.*	Branche posté-rieure	Muscles des gouttières vertébrales
	Cubital . . .	*Cubital antérieur. Lombric. III et IV.*		
	1er nerf intercostal . .	Intercostaux, surcostaux Dentelé postérieur et supérieur.		
2e	2e —	Intercostaux, surcostaux Dentelé postérieur et supérieur. Acces. Triangulaire du sternum.	—	—
3e et 4e	3e — 4e —	Intercostaux, surcostaux Dentelé postérieur et supérieur. Triangulaire du sternum.	—	—
5e et 6e	5e — 6e —	Intercostaux, surcostaux triangul. Grand droit et grand oblique de l'abdomen.	—	—
7e et 8e	7e — 8e —	Intercostaux, surcostaux Grand droit, gr. et petit oblique. Transverse de l'abdomen	—	—
9e, 10e et 11e	9e — 10e — 11e —	Intercostaux, surcostaux Grand droit, grand et petit oblique, transv. Petit dentelé postérieur et inférieur.	—	. . —
12e	12e —	Grand droit, gr. et petit oblique. Transverse pyramidal. Acces. Carré des lombes.	—	
1re lombaire	Nerf du . . .	Carré des lombes.		
	Grand et petit abdomino-génital. Génito-crural Acces. Crural	Grand droit, gr. et petit oblique. Transverse, pyramidal, Psoas iliaque.	—	—

Paires ra-chidiennes	BRANCHES ANTÉRIEURES		BRANCHES POSTÉRIEURES	
	NERFS	MUSCLES	NERFS	MUSCLES
2e lombaire	Grand et petit abdomino-génital. Génito-crural	Grand droit, gr. et petit oblique. Transverse, pyramidal Crémaster.	Branche posté-rieure.	Muscles des gouttières vertébrales
	Nerf du . . .	Psoas.		
	Crural. . . .	Pectiné, couturier		
	Obturateur. .	Pectiné, moyen et petit adducteur. Droit interne.		
	Acc. Nerf du :	Carré des lombes.		
3e lombaire	Crural. . . .	Psoas iliaque, couturier. Quadriceps, pectiné.	—	—
	Obturateur. .	Obturateur externe, droit interne, les trois adducteurs.		
4e lombaire	Crural. . . .	Quadriceps.	—	—
	Obturateur. .	Obturateur externe, droit interne. Petit et grand adducteur.		
	Fessier sup. .	Moyen et petit fessier. Tenseur du fascia lata.		
	Nerf du . . .	Carré crural.		
	Gr. n. sciatique. . . .	Demi-membraneux.		
	Sciatique poplité ext.	Muscles de la région antéro-externe de la jambe, pédieux.		
	Access. { Crural. . .	Psoas iliaque.		
	Fess. inf.	Grand fessier.		
	Nerf de l'.	Obturateur interne.		
	Grand nerf sciat.	Muscles de la région postérieure de la cuisse.		
5e lombaire	Nerfs des. . .	Carré crural, jumeaux. Obturateur interne.	—	—
	Fessier sup. .	Moyen et petit fessier. Tenseur du fascia lata.		
	Fessier inf. .	Grand fessier.		
	Grand nerf sciatique. . .	Grand adducteur. Muscles postérieurs de la cuisse.		

Paires rachidiennes	BRANCHES ANTÉRIEURES		BRANCHES ANTÉRIEURES	
	NERFS	MUSCLES	NERFS	MUSCLES
5e lombaire	Sciatique poplité ext. et poplité interne....	Muscles de la jambe (sauf le triceps sural), muscles intern. de la plante du pied, pédieux.	Branche postérieure.	Muscles des gouttières vertébrales.
	Acc. { Crural.	Quadriceps.		
	{ Nerf du	Pyramidal.		
1re sacrée	Nerf des...	Obturateur interne, jumeaux. Carré crural, pyramidal.		
	Fessier sup..	Moyen et petit fessier. Tenseur du fascia lata.		
	Fessier inf.	Grand fessier.		
	Gr. n. sciatique....	Muscles postérieurs de la cuisse.		
	Sciatiq. pop. ext. et int.	Muscles de la jambe et du pied.		
	Access. Gr. n. sciatique..	Grand adducteur.		
2e sacrée	Nerfs des.. Fessier inf. Gr. n. sciatique....	Pyramidal, obturateur interne. Grand fessier. Biceps, demi-tendineux.		
	Sciatique pop. interne.	Triceps sural. Fléchisseur propre du gros orteil. Muscles ext. du pied.		
	Honteux int.	Muscles du périnée.		
3e	Acc. { Fessier sup.	Moyen et petit fessier. Tenseur du fascia lata		
	Accessoires. Sciatique poplité externe	Muscles de la région antérieure de la jambe. Péroniers.		
	Sciatique poplité interne	Jambier postérieur. Long fléchisseur commun des orteils.		
	Gr. n. sciatique.....	Longue portion du biceps.		
	Honteux int.	Muscles du périnée.		

Paires ra-chidiennes	BRANCHES ANTÉRIEURES		BRANCHES POSTÉRIEURES	
	NERFS	MUSCLES	NERFS	MUSCLES
3e sacrée	Accessoirem. { Nerfs du. {	Pyramidal. Releveur de l'anus. Ischio-coccygien.	Branche posté-rieure. {	Muscles des gouttières vertébrales.
	Sciatique poplité interne {	Triceps sural. Muscles de la plante du pied.		
4e	Honteux int.	Muscles du périnée.	—	—
	Nerfs des. . . {	Releveur de l'anus. Ischio-coccygien.		
5e N. coc-cygien.	. . . . {	Muscles coccygiens.	—	—

Ce tableau est évidemment impossible à retenir, à avoir présent à la mémoire : il faudra le consulter toutes les fois que l'on soupçonnera une *lésion radiculaire*.

Pratiquement il faut se rappeler, avoir constamment pré-sentes à la mémoire les localisations schématiques *appro-ximatives* suivantes :

a) Les C^V et C^{VI} répondent à *peu près* au groupe d'Erb : biceps, brachial antérieur, coraco-brachial, long supinateur.

b) Les C^{VII}, C^{VIII} répondent à *peu près* aux muscles innervés par le radial.

c) Le D^1 répond à *peu près* aux muscles innervés par le cubital et le médian.

d) Les D^{XII} L^1 L^{II} répondent *surtout* aux muscles des parois abdominales.

c) Les L^{III}, L^{IV} *surtout* à la flexion et adduction de la cuisse, et extension de la jambe.

b) L^{IV} et L^V *surtout* aux muscles de la région antéro-externe de la jambe.

c) Les S^I S^{II} S^{III} surtout aux muscles innervés par le grand sciatique.

Nous répétons qu'il ne s'agit là que de localisations *très approximatives* qui ne dispenseront pas de consulter les tableaux plus haut.

Les territoires radiculaires sensitifs sont indiqués par les
figures suivantes (fig. 31 et 32).

Théoriquement la connaissance de ces deux éléments :
territoire moteur et territoire sensitif de chaque racine de-

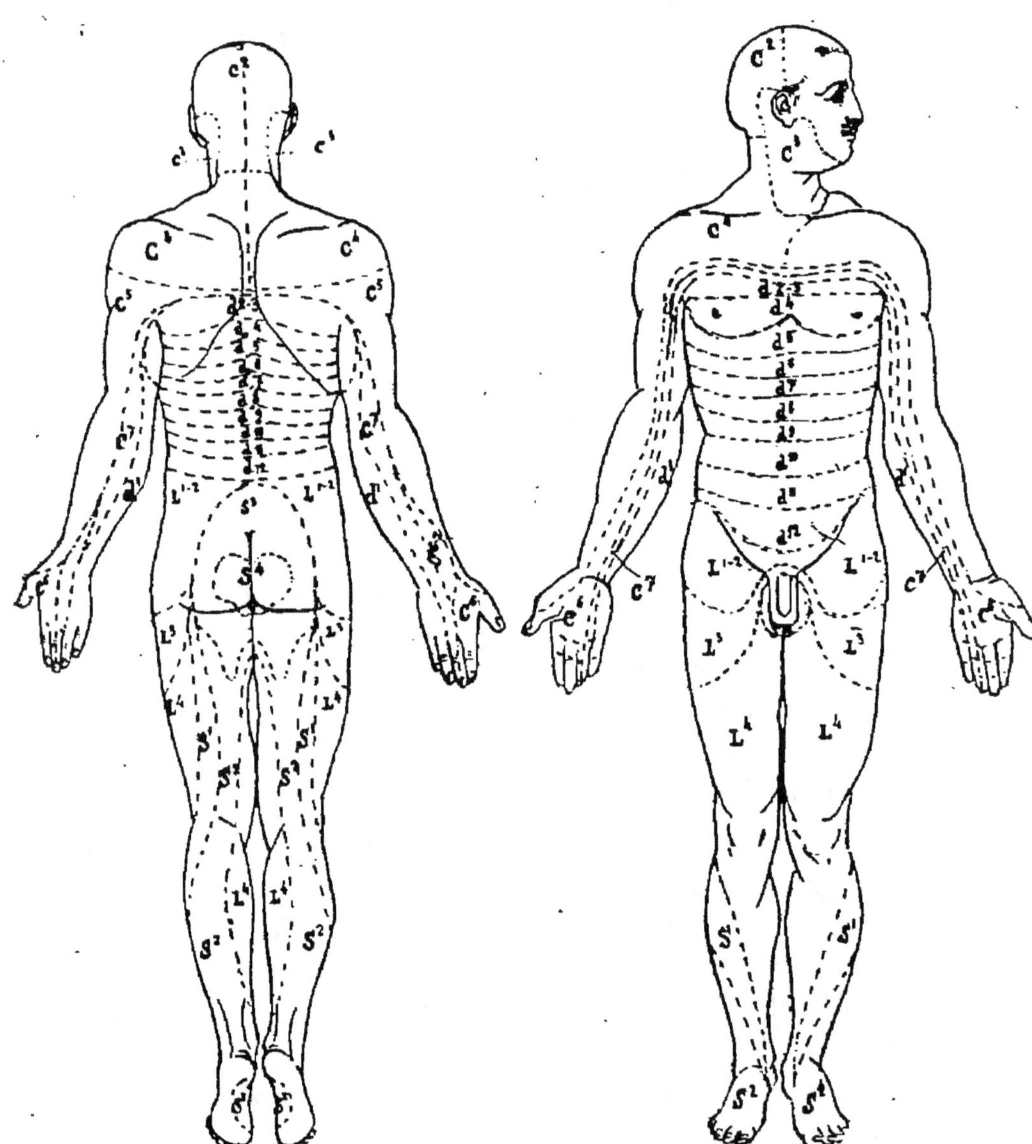

Fig 31 et 32.

vrait nous permettre de faire le diagnostic de la lésion de
chacune d'elles. Il suffirait de voir si les symptômes consta-

tés ont une localisation superposable au territoire d'une ou plusieurs racines soit antérieures, soit postérieures.

Pratiquement le problème est un peu plus difficile. Chaque racine antérieure contient bien des filets moteurs pour un certain nombre de muscles ; chaque racine postérieure correspond bien à un territoire déterminé. Mais :

a) Chaque muscle reçoit le plus souvent des filets de plusieurs racines.

b) Un territoire cutané dépend au moins de trois racines postérieures : principalement de l'une d'entre elles, accessoirement de celle qui est au-dessus et de celle qui est au-dessous.

Il en résulte que : *a*) dans les lésions des racines antérieures, on trouve des muscles entièrement paralysés, des muscles parésiés, des muscles simplement affaiblis, et il est souvent très difficile de fixer l'étendue du territoire moteur paralysé ;

b) Dans les lésions des racines postérieures, le territoire sensitif anesthésié est toujours plus petit que le territoire des racines lésées, car la première et la dernière racine sectionnées sont suppléées par leurs voisines (1).

Dans les lésions irritatives, au contraire (zona, névralgies), les lésions radiculaires retentissent sur l'axe gris, la localisation peut être plus étendue que le territoire des racines lésées, et même peut n'avoir pas la même forme (Voy. *lésions des racines dorsales, zona*).

Pratiquement le diagnostic est donc loin d'avoir la précision schématique qu'il semblait devoir présenter théoriquement. Aussi n'est-il pas inutile d'envisager les divers cas particuliers.

I. — Racines correspondant au plexus cervical C^I, C^{II}, C^{III}, C^{IV}.

Le tableau de la distribution radiculaire motrice et les

(1) Cette remarque est faite une fois pour toutes, il faudra en tenir compte dans l'appréciation des fig. schématiques que nous donnons plus loin.

fig. 31 et 32 nous apprennent leurs territoires moteurs et sensitifs.

On n'a à peu près jamais à faire le diagnostic de la lésion *isolée* de ces racines.

Mais supposons que nous ayons affaire à une lésion intra-rachidienne comprimant la moelle, ou bien à une lésion des racines du plexus brachial; en recherchant les troubles moteurs ou sensitifs successivement dans le domaine de C^{IV}, C^{III}, C^{II}, C^{I}, nous pourrons quelquefois *fixer exactement le point où la lésion s'arrête en haut*.

Inversement lorsque la lésion est descendante, si nous avons affaire, par exemple, à une lésion atteignant les nerfs crâniens, en recherchant des symptômes dans le domaine de C^{I}, C^{II}, etc., nous verrons *jusqu'où la lésion s'étend dans le canal rachidien*.

Dans certains cas enfin, lorsqu'on a des raisons de soupçonner une *lésion de la colonne*, des symptômes nets de lésion radiculaire pourront préciser le diagnostic : telle est, par exemple, la névralgie ou l'anesthésie du grand nerf sous-occipital dans le mal sous-occipital.

Parmi les symptômes moteurs que peuvent donner les lésions de ces racines, le plus important est la paralysie du phrénique.

II. — Racines du plexus brachial
C^{V}, C^{VI}, C^{VII}, C^{VIII}, D^{I}

Le tableau p. 287-292 et les fig. 31 et 32 nous apprennent quels sont leurs territoires moteurs ou sensitifs.

On peut envisager plusieurs cas, suivant que la lésion prend : *a*) toutes les racines ; *b*) seulement les racines supérieures (C^{V}, C^{VI}) ; *c*) les racines inférieures (C^{VII}, C^{VIII}, D^{I}) ; *d*) enfin seulement D^{I}, sans compter ; *e*) les types irréguliers ou complexes.

A. Paralysies radiculaires totales
($C^V, C^{VI}, C^{VII}, C^{VIII}$ et D^I) motrices et sensitives.

A. Symptomatologie

Paralysie et anesthésie de tout le membre supérieur comme dans les paralysies du plexus.

B. Diagnostic

1° *Paralysie du plexus.*

a) Les fibres sympathiques envoyées par la moelle par D^I étant lésées dans les paralysies radiculaires, on observe de plus que dans les paralysies du plexus, des *symptômes oculo-pupillaires :* — soit *irritatifs :* exophtalmie, œil grand ouvert, mydriase; — soit *paralytiques :* enophtalmie, faux ptosis sympathique, myosis.

Ces symptômes sont surtout évidents lorsque la lésion étant unilatérale l'œil sain peut servir de terme de comparaison.

b) L'interrogatoire, les symptômes concomitants, l'exploration directe donnent des résultats différents; surtout lorsque la lésion est intra-rachidienne (voy. plus loin).

2° *Paralysie d'origine périphérique.*

La paralysie de tous les troncs nerveux périphériques peut donner également la paralysie et l'anesthésie du membre supérieur. Mais :

a) Il n'y a pas de troubles oculo-pupillaires.

b) Tous les signes que nous avons donnés pour distinguer ces paralysies de la paralysie totale du plexus, sont valables ici (voy. p. 280).

3° *Paralysies d'origine médullaire ou centrale (v. plus loin).*

C. Diagnostic du siège et de la nature
de la lésion.

La lésion peut être *intra-rachidienne* ou *extra-rachidienne* (voy. fig. 34).

A. LÉSION INTRA-RACHIDIENNE (C et D)

a) Dans l'intérieur du canal rachidien les racines antérieures et postérieures ne sont pas encore réunies : elles peuvent être atteintes isolément.

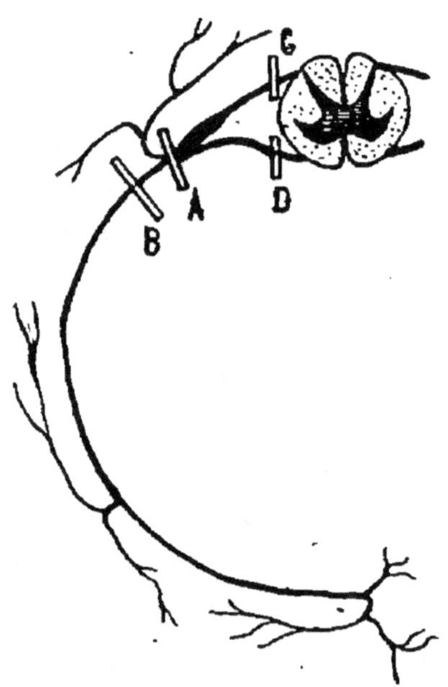

Fig. 34. — Schéma d'un nerf intercostal avec ses racines.
La lésion radiculaire peut être :
1º Intra-rachidienne : alors elle peut intéresser isolément soit les racines antérieures (D), soit les racines postérieures (C).
2º Extra-rachidienne : alors elle peut siéger soit en dedans (A), soit en dehors (B) de la branche dorsale.

Une paralysie radiculaire par lésion intra-rachidienne peut être soit exclusivement motrice (D), soit exclusivement sensitive (C) ou bien les deux paralysies motrices et sensitives ne sont pas superposables, les lésions étant plus étendues, ou à des niveaux différents en avant ou en arrière.

b) Il y a presque toujours atteinte de la moelle et des symptômes médullaires du côté des membres inférieurs (paraplégie, exagération des réflexes, trépidation épileptoïde).

c) L'interrogatoire du malade révèle des causes de lésions vertébrales, méningées, etc. (tuberculose, syphilis, etc.).

d) L'examen du malade peut faire découvrir directement la cause (mal de Pott, syphilis, etc.).

e) Les symptômes sont plus fréquemment bilatéraux.

B. Lésion extra-rachidienne (1) (A et B)

a) La paralysie est alors toujours mixte, mais les symptômes sensitifs peuvent être légers ou fugaces.

b) Il n'y a pas de symptômes médullaires.

c) L'exploration et l'interrogatoire font découvrir la cause (traumatisme, élongation, tiraillement, productions pathologiques, mal de Pott, fractures de la colonne, etc.

C. Etendue de la lésion

Il faudra toujours se demander si la lésion ne dépasse pas les limites du plexus brachial, et rechercher des symptômes en haut dans le domaine des racines du plexus cervical, en bas dans le domaine des racines dorsales.

---

(1) Théoriquement on pourrait préciser encore le diagnostic suivant que la lésion siégerait en deçà ou delà des branches postérieures en A ou en B (voy. fig. 34).

Si celles-ci sont prises, la zone d'anesthésie doit se prolonger jusqu'à la colonne, et les muscles de la région dorsale doivent être plus ou moins parésiés.

B. — Paralysie radiculaire du type supérieur.

Elle est réalisée par la lésion des C^V et C^{VI}, et se traduit : a) par la paralysie du groupe de Erb : deltoïde, biceps, brachial antérieur, long supinateur ; b) par une zone d'anesthésie (voy. fig. 31 et 32).

C'est à ce type clinique que se rattache la forme obstétricale de Duchenne (de Boulogne) : en plus du groupe d'Erb on observe la paralysie du sus et sous-épineux, du faisceau claviculaire du grand pectoral, du court supinateur (1).

Diagnostic. — 1° Il est un point du plexus brachial qui réunit en un seul tronc nerveux tous les filets émanés des C^V et des C^{VI} (voy. fig. 28). Sa lésion déterminera les mêmes symptômes.

Le diagnostic est alors très difficile, il se basera alors surtout sur l'interrogatoire, la cause pathogène, les symptômes concomitants, l'exploration de la région.

Il est évident que dans ce cas les branches postérieures sont respectées et que l'on ne doit pas avoir de parésie des muscles de la nuque, et que l'anesthésie ne doit pas s'étendre jusqu'à la colonne.

2° Le groupe d'Erb est innervé par le circonflexe, le musculo-cutané, le radial. Mais la paralysie de ces trois nerfs déterminerait d'autres paralysies, et pas du tout les mêmes troubles de la sensibilité.

3° Lésions médullaires (voy. plus loin).

C. — Paralysie radiculaire du type inférieur
(C^{VII}, C^{VIII}, D^I).

D'une façon générale, la paralysie atteint tous les mus-

(1) Il sera intéressant de rechercher la parésie des autres muscles innervés par ces mêmes racines (voy. tableau p. 287).

cles innervés par le radial (sauf le long supinateur), le cubital et le médian.

Les troubles de la sensibilité occupent les zones indiquées dans les fig. 31 et 32.

Diagnostic : 1° *Paralysies combinées* des nerfs radial, médian, cubital.

a) Le long supinateur est atteint ;

b) Les troubles de la sensibilité sont différents ;

c) Notion étiologique et examen donnant des résultats différents ;

d) Absence de troubles oculo-pupillaires.

2° *Paralysie du plexus.*

a) Absence de troubles oculo-pupillaires.

b) Notions étiologiques et examen direct.

D. — Paralysie radiculaire de D¹.

La paralysie atteint les muscles innervés par le médian et cubital.

Les troubles de la sensibilité occupent les zones indiquées dans les fig. 31 et 32.

Diagnostic : 1° Paralysie combinée du médian et cubital.

Le diagnostic se basera sur les mêmes signes que plus haut.

N. B. — Il faudra se demander si la lésion ne descend plus bas sur les premières racines dorsales.

E. — Paralysies irrégulières ou complexes.

Il est impossible d'envisager tous les cas, car la lésion peut se comporter d'un grand nombre de façons, frapper irrégulièrement les racines. Nous avons envisagé les paralysies sensitivo-motrices ; mais la paralysie radiculaire peut être *exclusivement motrice* ou *exclusivement sensitive.*

Les paralysies *exclusivement motrices* sont très difficiles à distinguer surtout des lésions de l'axe gris, qui peuvent présenter à peu près les mêmes symptômes et les mêmes localisations.

Les paralysies *exclusivement sensitives* lorsqu'elles se traduisent par l'anesthésie sont assez facilement diagnostiquées, elles ne pourraient être confondues à un examen superficiel qu'avec les lésions des nerfs périphériques sensitifs, la branche cutanée du musculo-cutané, par exemple. La comparaison des figures 26 et 31-32 montre que l'erreur est assez facile à éviter.

Les lésions radiculaires postérieures sont plus difficiles à déceler lorsqu'elles se traduisent par des douleurs névralgiques, car la localisation est moins facile. C'est par un examen minutieux et l'analyse des symptômes qu'on arrivera au diagnostic.

III. — Lésions des racines dorsales (D². .. D¹²).

Le rôle moteur de ces racines est extrêmement réduit (voy. paralysie des intercostaux, p. 34); aussi est-ce surtout par des troubles sensitifs que leurs lésions se traduiront. Ces troubles sensitifs seront des névralgies ou des anesthésies. Il faut y ajouter les troubles trophiques : le zona (1).

(1) Ici encore c'est moins la forme des troubles que la localisation qui importe. Au point de vue des localisations radiculaires sensitives dorsales, il existe actuellement une certaine confusion. Les racines dorsales ne formant pas de plexus, il est évident que leur domaine est le même que celui du nerf intercostal correspondant : il doit donc être représenté par une tranche oblique et non par une tranche horizontale.

Un certain nombre d'auteurs ont donné comme correspondant aux *racines* des territoires horizontaux; ceux-ci correspondent aux *métamères spinaux*.

C'est que pour les problèmes de localisation, il faut uniquement se servir des symptômes *de déficit*, et ici on s'est servi surtout de phénomènes *irritatifs*, principalement le zona. Le zona par lésion radiculaire peut bien se traduire par une éruption en tranche hori-

Ecartant ici toute discussion théorique, nous examinerons les cas qui peuvent se présenter en clinique.

1° *Le malade se plaint d'une névralgie thoracique? S'agit-il d'une lésion du nerf? de la racine? de la moelle?*

a) Les lésions du nerf et de la racine donneront les mêmes points douloureux, sauf que les points apophysaire et transversaire pourront manquer dans les lésions du nerf et que dans la lésion radiculaire il pourra y avoir des irradiations en tranches horizontales.

Le diagnostic de névralgie radiculaire sera posé si l'on découvre par l'exploration directe, ou les symptômes concomitants (colonne, moelle) une lésion au niveau de la racine.

b) La névralgie par lésion médullaire sera différente : elle ne présentera plus les points douloureux classiques, mais au contraire une *tranche horizontale d'hyperesthésie.*

Tandis que dans les lésions radiculaires et nerveuses périphériques, l'hyperesthésie et la névralgie suivent le trajet *oblique* des nerfs intercostaux ; dans les lésions de l'axe gris, la zone névralgique et hyperesthésique représente un segment métamérique *horizontal.*

2° *Il existe une zone d'anesthésie sur le tronc?*

a) Est-elle oblique ? = lésion des racines ou des nerfs intercostaux ; le diagnostic se basera sur les symptômes concomitants.

b) Est-elle horizontale ? = lésion de l'axe gris médullaire.

3° *Il existe une lésion des racines du plexus brachial ;*

zontale, mais c'est que la lésion radiculaire provoque le zona par retentissement sur le métamère spinal, et que c'est celui-ci qui détermine la localisation.

De même pour les névralgies, il pourra se produire des irradiations en dehors du territoire radiculaire.

Mais la section d'une racine ne détermine pas l'anesthésie en tranche horizontale, ce qu'on pourrait croire à l'inspection de certaines figures.

cette lésion s'étend-elle sur les premières racines dorsales et jusqu'où ?

a) La recherche de l'anesthésie pourra fixer cette limite, lorsqu'il n'existera pas de troubles sensitifs par lésion médullaire.

b) Les D^2 D^3 D^4 apportent au sympathique les vaso-moteurs destinés à la face. Leur lésion pourra déterminer des troubles de ce côté.

4° Il existe une lésion des plexus ou de la moelle lombo-sacrée, on veut préciser jusqu'où cette lésion s'étend en haut ?

Rechercher des zones d'anesthésie ou d'hyperesthésie correspondant aux racines dorsales lésées.

5° Il existe un zona intercostal?

a) L'éruption suit le trajet du nerf = lésion du nerf intercostal.

b) L'éruption forme une tranche horizontale = il s'agit alors soit d'une lésion radiculaire, soit d'une lésion de l'axe gris. L'étiologie, les symptômes concomitants, l'exploration directe décideront.

IV. — Racines du plexus lombo-sacré
(L^I L^{II} L^{III} L^{IV} L^V S^I S^{II} S^{III} S^{IV} S^V Coc.)

Le diagnostic exact des lésions de ces racines est très difficile, d'abord parce que leurs localisations sont moins exactement déterminées et qu'ici les symptômes médullaires sont le plus souvent mélangés aux symptômes radiculaires.

Nous envisagerons d'abord les cas les plus simples, ceux où les lésions sont purement radiculaires.

Les localisations motrices et sensitives sont données par le tableau p. 289 et les fig. 31 et 32.

Les racines rachidiennes par suite de l'ascension de la moelle ont ici un grand trajet : le cône terminal se termine à la IIe vertèbre lombaire, les racines sacrées et coccy-

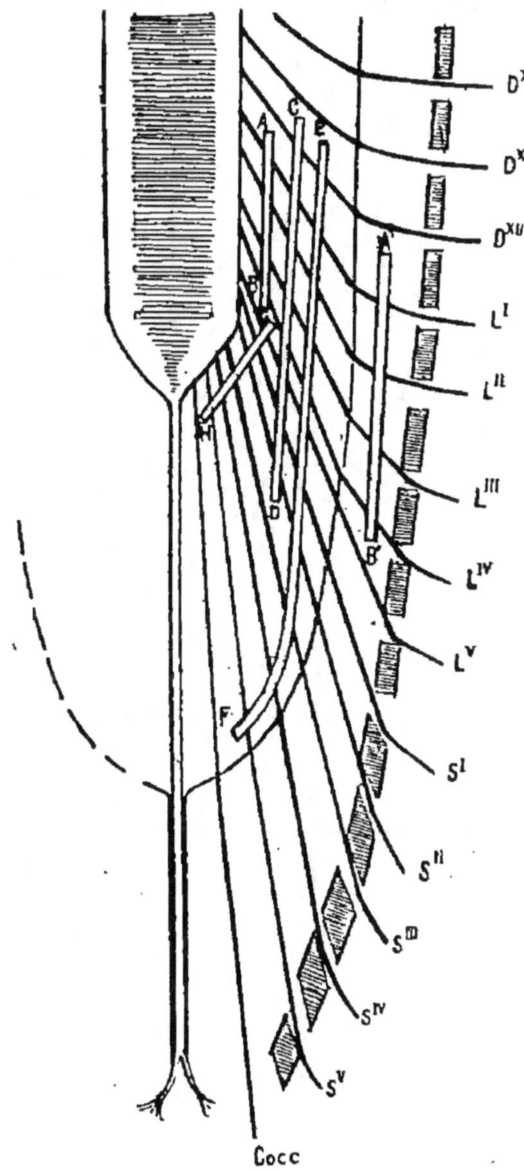

Fig. 34. — Diverses lésions pouvant atteindre les racines
lombo-sacrées, d'un seul côté.

giennes descendent jusqu'à l'extrémité inférieure du canal
vertébral.

De leur origine au trou de conjugaison le trajet des racines est divisé en deux parties : dans la première partie elles accompagnent la moelle ; celle-ci prenant fin au niveau

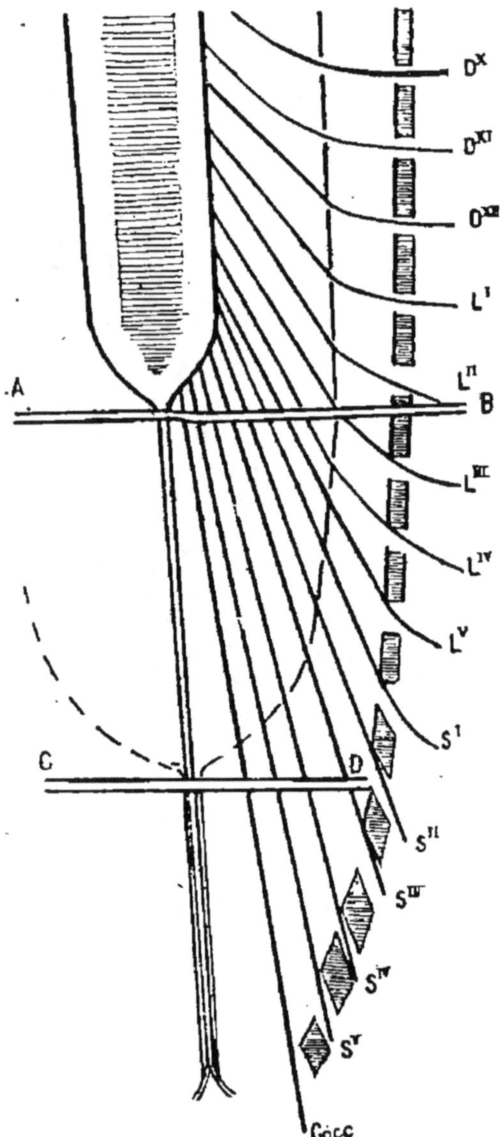

Fig. 35. — Lésions bilatérales et transversales de la queue de cheval.

de la 2e vertèbre lombaire, les racines continuent ensuite seules la deuxième partie de leur trajet, en formant la queue de cheval; L^I et L^{II} sortant du canal rachidien avant que la moelle ait pris fin, n'ont pas de deuxième partie (v. fig. 34 et 35).

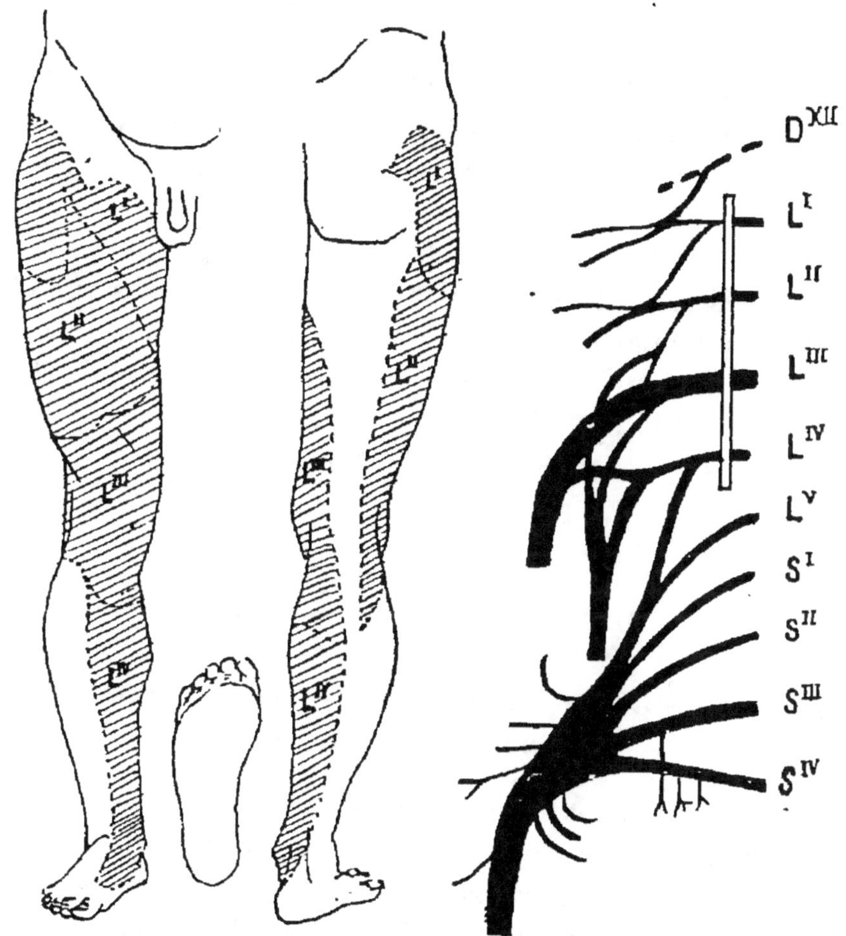

Fig. 36 et 37. — Lésion de L^I L^{II} L^{III} L^{IV} et zones d'anesthésies correspondantes.

Une lésion siégeant au-dessus de la IIe vertèbre lombaire pourra donc léser à la fois la moelle et les racines. Une lésion siégeant au-dessous de IIe lombaire ne lésera que les racines, dans leur portion sous-médullaire.

La dure-mère rachidienne continue à accompagner les racines jusqu'à la deuxième vertèbre sacrée.

Les lésions des racines lombo-sacrées peuvent occuper les différents sièges suivants :

A. Lésions unilatérales : 1° des racines L^I L^{II} L^{III} L^{IV} soit intra-dure-mérienne (AB de la fig. 34), soit extra-dure-mérienne (A' B' de la fig. 34). — 2° des racines D^{XII} L^I L^{II} L^{III} L^{IV} L^V S^I S^{II} (CD de la fig. 34). — 3° des racines D^{XII}... S^V (EF de la fig. 34). — 4° des racines L^V... S^V (GH de la fig. 34).

B. Lésions bilatérales : 1° Mêmes localisations que plus haut mais bilatérales. 2° Lésion transversale coupant toutes les racines au-dessous de la moelle L^{II} L^{III} L^{IV} L^V, S^I S^V, Cg. (AB de la fig. 35).

C. Lésions des S^{III} S^{IV} S^V et coccygiennes (CD de la fig. 35).

I. — Lésions unilatérales

I. — Lésion unilatérale des racines du plexus lombaire L^I L^{II} L^{III} L^{IV}.

Elle donnera les mêmes symptômes moteurs que la lésion du plexus lui-même c'est-à-dire, la paralysie des muscles abdominaux, la paralysie des mouvements de flexion et d'adduction de la cuisse, d'extension de la jambe sur la cuisse (voy. tableau p. 287).

Les troubles de la sensibilité seront localisés à la face antérieure et externe de la cuisse, à la face interne de la jambe et au bord interne du pied (fig. 36 et 37).

La lésion qui paralyse L^I L^{II} L^{III} L^{IV} peut siéger en dehors de la colonne, sur la colonne, dans le canal rachidien.

a) En dehors de la colonne : la lésion siège alors dans le muscle psoas et se confond avec la lésion du plexus lombaire.

b) Sur la colonne : les troncs radiculaires sont lésés à

leur passage au niveau des trous de conjugaison : les troubles sensitifs sont superposés aux troubles moteurs ; l'examen de la colonne fait souvent découvrir la lésion causale (mal de Pott, abcès, fractures, etc.).

c) Dans le canal rachidien : la lésion peut alors atteindre isolément les racines antérieures, en respectant les postérieures ou réciproquement. Dans ce cas, les troubles moteurs ne sont pas toujours superposés aux troubles sensitifs ; les uns ou les autres peuvent manquer. Il est rare que la moelle ne soit pas plus ou moins atteinte.

La lésion peut siéger dans le canal rachidien, en dehors ou en dedans de la dure-mère, ou sur celle-ci.

II. — Lésion unilatérale descendant jusqu'a la III° sacrée

Paralysie et anesthésie de tout le membre inférieur sauf : *a)* conservation de la sensibilité dans la région fessière aux organes sexuels externes et à la partie supérieure de la face interne des cuisses (fig. 38-39) ; *b)* aucun trouble du côté des réservoirs.

Les remarques que nous avons faites plus haut pour le siège de la lésion sont aussi applicables ici.

III. — Lésion unilatérale de toutes les racines lombo-sacrées

Paralysie et anesthésie de tout le membre inférieur y compris la région fessière.

Nous voyons qu'en prenant une lésion siégeant en haut, nous avons en quelque sorte trois relais, trois étapes qui nous indiquent l'étendue de la lésion : suivant l'étendue de la paralysie, nous diagnostiquons soit une paralysie des racines du plexus lombaire, soit une paralysie du plexus lombo-sacré, moins les deux dernières racines et les coccygiennes, soit enfin toutes les paires lombo-sacrées.

En procédant de bas en haut, nous aurons d'autres types.

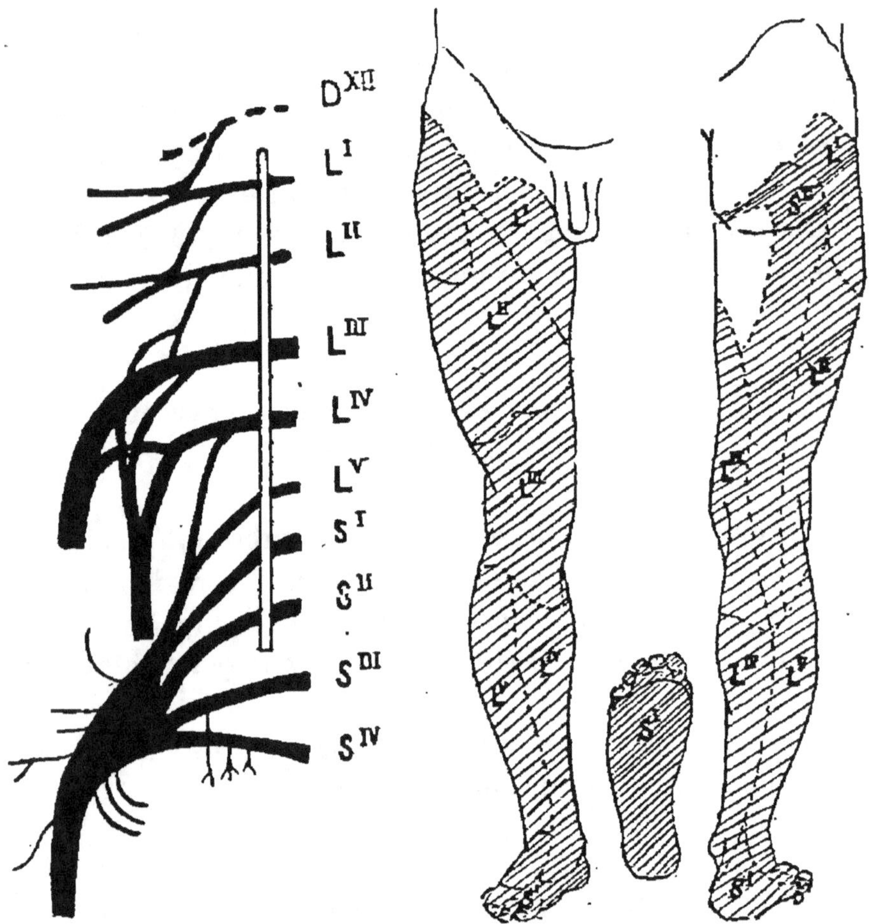

Fig. 38 et 39. — Lésion de L^I L^{II} L^{III} L^{IV} L^V S^I S^{II} et zones d'anesthésie correspondantes.

IV. — Lésion des S^{III} S^{IV} S^V Coc

Anesthésie ou névralgie dans la région fessière, le périnée, la vulve, les organes génitaux, la vessie et l'urètre, le rectum (fig. 40 et 41).

V. — Lésion unilatérale des racines du plexus sacré

Paralysie des mouvements d'extension et d'abduction de la cuisse, de flexion de la jambe, d'extension du pied, des orteils.

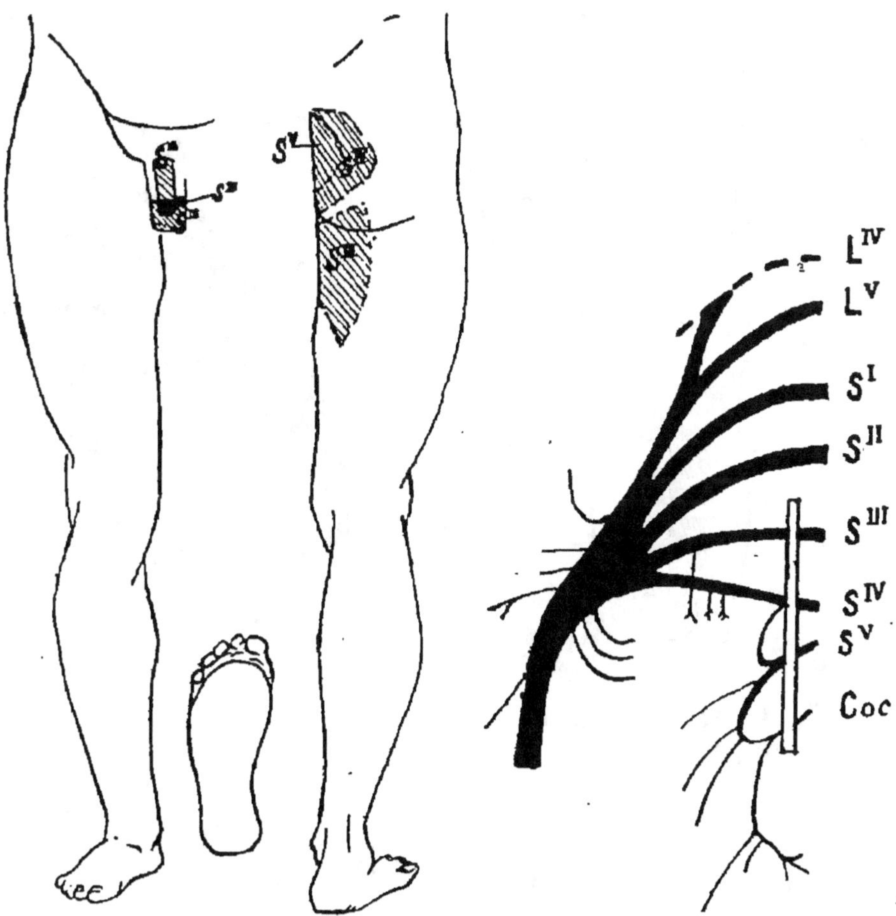

Fig. 40, 41. — Lésion de S^III S^IV S^V Coc. et zones d'anesthésie correspondantes.

Anesthésie dans la partie postérieure de la cuisse, postéro-externe de la jambe, plantaire du pied, etc. (fig. 42-43).

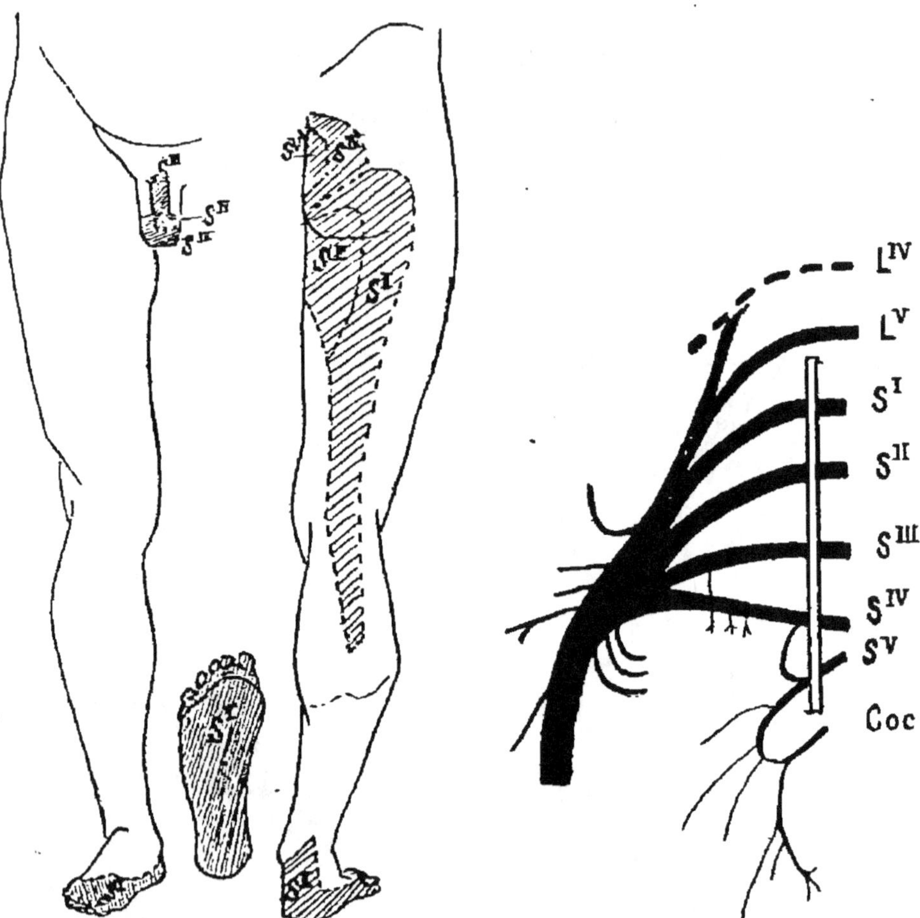

Fig. 42, 43. — Lésion de S^I S^II S^III S^IV S^V Coc. et zones d'anesthé-sie correspondantes.

I. — Lésions bilatérales.

Lorsque les symptômes sont bilatéraux, il s'agit soit d'une lésion analogue à celles fig. 34 mais bilatérale, soit plus fréquemment d'une lésion transversale (fig. 35). Celle-ci peut siéger soit au-dessus, soit au-dessous de la 2e vertèbre lombaire : dans le premier cas, il y a des symptômes médullo-radiculaires ; dans le second, des symptômes uniquement radiculaires. Nous envisagerons uniquement ce dernier cas.

1° — LÉSION TRANSVERSALE ATTEIGNANT S^{IV} S^V ET Co

1° Anesthésie de la région anale, du périnée, du scrotum, de la vessie, de l'urètre et du rectum.

2° Le muscle vésical et le muscle rectal ont perdu leur tonicité ; le bulbo-caverneux est paralysé. Les sphincters conservent leur tonicité : rétention de l'urine et des matières ; perte des besoins de miction et de défécation.

2° — LÉSION TRANSVERSALE ATTEIGNANT DE PLUS S^{III}

En plus du syndrome précédent = *a*) anesthésie de la région fessière (voy. fig. 40) ; *b*) parésie des muscles plantaires ?

3° — LÉSION SIÉGEANT AU-DESSUS DE S^{II}

En plus du syndrome précédent :

a) Troubles de la motilité dans l'extension de la cuisse, la flexion de la jambe, l'extension du pied, la flexion des orteils.

b) Anesthésie dans le domaine de S^{II}.

4° — LÉSION TRANSVERSALE SIÉGEANT AU-DESSUS DE S^{I}

En plus du syndrome précédent :

1° Troubles de la motilité dans tout le domaine du plexus sacré sauf sciatique poplité externe.

2° Sensibilité. Anesthésie dans le domaine de S^{I}.

5° — LÉSION TRANSVERSALE SIÉGEANT AU NIVEAU DE L^{II}

Paralysie et anesthésie dans le domaine de toutes les racines sous-jacentes.

Dans tous ces cas le diagnostic se basera : *a*) sur la *loca-*

lisation exacte des troubles et leur superposition aux tableaux que nous avons donnés.

b) Sur l'étiologie différente dans les deux cas :

Dans le cas de lésion radiculaire = lésion de la colonne, des enveloppes rachidiennes, etc.

Dans le cas de lésion périphérique : cause périphérique de névrite d'origine externe, ou bien intoxication, infection.

c) Exploration directe.

d) Intégrité des branches collatérales, des branches viscérales, des branches dorsales, dans le cas de lésions périphériques.

DIAGNOSTIC DES LÉSIONS RADICULAIRES LOMBO-SACRÉES

1° *Lésion des nerfs périphériques.*

a) Les paralysies des racines lombaires pourraient être confondues avec la paralysie du crural, et surtout du crural et de l'obturateur.

b) Les paralysies des racines sacrées avec la paralysie du sciatique.

c) Les paralysies complètes avec les névrites périphériques.

IV. Lésions en foyer de la moelle.

I. — Classification des symptômes

Les lésions localisées de la moelle provoquent des symptômes très variables mais qui peuvent se classer en trois catégories, d'après leur pathogénie :

1° Symptômes radiculaires.

2° Symptômes leucomyéliques.

3° Symptômes poliomyéliques.

I. *Symptômes radiculaires.*

Ils sont produits par la lésion des racines rachidiennes à leur entrée dans la moelle. Nous avons vu, au chapitre précédent, comment on arrivait à diagnostiquer quelles sont les racines lésées. Il ne nous restera plus qu'à montrer comment les symptômes radiculaires s'allient aux autres. Les symptômes radiculaires n'existent jamais seuls quand ils sont dus à une lésion de la moelle.

II. *Symptômes leucomyéliques.*

Sont produits par la lésion des faisceaux blancs de la moelle.

La symptomatologie est différente suivant que les faisceaux blancs sont tous atteints (type : section complète de la moelle) ; ou sectionnés seulement dans une moitié latérale (hémisection de la moelle : syndrome de Brown-Séquard) ; suivant que la lésion prédomine dans la moitié antérieure de la moelle (symptômes leucomyéliques antérieurs) ou dans la moitié postérieure (symptômes leucomyéliques postérieurs).

Nous envisagerons successivement chacun de ces cas.

A. Symptômes leucomyéliques dans la section complète de la moelle

1° *Paralysie* complète de tous les muscles tirant leur innervation des portions sous-jacentes de la moelle.

2° *Anesthésie* complète et dans tous les modes, de toutes les parties tirant leur innervation sensitive des racines aboutissant à la moelle au-dessous de la section (1).

3° *Tonus musculaire et réflexes.* La question est encore discutée : les uns admettent que la paralysie est flasque et les réflexes abolis, les autres que la paralysie est spasmodique et les réflexes exagérés (2).

(1) Nous rangeons cette anesthésie de la section complète dans les symptômes leucomyéliques, malgré le rôle important de la substance grise dans la conduction des sensations (v. plus loin).

(2) Voy. p. 50 et suivantes la discussion de cette question.

4° *Troubles des sphincters et des réservoirs.* Sont de deux sortes : tantôt il y a paralysie des sphincters et incontinence des urines et des matières ; tantôt il y a paralysie des réservoirs et rétention.

Il peut d'ailleurs y avoir incontinence des urines et rétention des matières et réciproquement. Il est impossible à l'heure actuelle de fixer une règle précise, pour la variété de troubles à laquelle on doit avoir affaire. Il est probable que cela est variable non seulement suivant le siège et la nature de la lésion, mais encore suivant les individus.

5° *Troubles vaso-moteurs et trophiques.* On a habituellement du refroidissement des membres, quelquefois avec cyanose, assez souvent avec œdèmes.

La complication la plus redoutable est l'escharre, porte ouverte à l'infection terminale.

B. Symptomes leucomyéliques dans l'hémisection latérale de la moelle

Quoique la lésion soit unilatérale les symptômes sont bilatéraux, mais différents de chaque côté.

1° *Du côté de la lésion :*

a) *Paralysie* des muscles tirant leur innervation de la partie de la moelle située au-dessous de la lésion.

b) Troubles des sensibilités profondes (musculaires, tendineuses, articulaires, etc.) avec hyperesthésie ou intégrité des sensibilités cutanées (1).

c) Hypertonus musculaire et exagération des réflexes.

d) Paralysie vaso-motrice ; quelquefois arthropathie (Vignes, Joffroy et Salmon, Giovanni Ninni (2) ; plus tard

---

(1) Ce trouble des sensibilités profondes est d'ailleurs très difficile à mettre en relief, à cause de la sensibilité cutanée qui masque et supplée.

(2) *Riforma medica*, 1897, janvier, vol. I, n° 24, p. 283.

diminution de la température, quelquefois troubles trophiques.

2° *Du côté opposé à la lésion :*

a) Simple diminution de force des muscles.

b) Anesthésie des sensibilités cutanées avec conservation des sensibilités profondes (1).

(1) Cette hémianesthésie croisée a été l'objet de nombreuses discussions. Son existence est certaine et admise de tous, l'interprétation en est très variable.

Après les premiers travaux sur les cordons postérieurs, après la description du syndrome de Brown-Séquard et les travaux sur la syringomyélie, après l'adoption de la théorie des neurones, on se fit des voies sensitives intramédullaires la conception très simple que voici :

Toutes les espèces de sensations arrivent par les racines postérieures ; dès l'entrée de celles-ci dans la moelle, il se produit une première scission : les sensations cutanées passent de l'autre côté de la moelle (comme paraissait le prouver l'hémianesthésie croisée du syndrome de Brown-Séquard) ; les sensations profondes restent du même côté (syndrome de Brown-Séquard).

Les sensations profondes s'élèvent par les cordons postérieurs (résultats expérimentaux Schiff, Brown-Séquard, tabes, syringomyélie).

Dans les sensations cutanées, passées de l'autre côté, il se produit une nouvelle scission : les sensations tactiles passent dans les cordons postérieurs (section, tabes) et s'élèvent vers les centres en compagnie des sensations profondes du côté opposé ; les sensations douloureuses et thermiques restent dans l'axe gris (syringomyélie) ou dans son voisinage (Edinger) ou bien passent par le faisceau de Gowers (V. Gehuchten).

Cette conception était trop jolie pour être vraie, elle reçut bientôt des recherches anatomiques des démentis nombreux.

a) A part Lowenthal, Berdez, Oddi et Rossi, les auteurs n'ont jamais trouvé de fibres dégénérées *de l'autre côté* de la moelle, à la suite des lésions radiculaires. Il est vrai qu'il peut y avoir un relai dans l'axe gris, et que les sensations peuvent suivre un deutéro-neurone sensitif.

b) Dans les sections de la moelle, les dégénérescences ascendantes des cordons latéraux comprennent : *a)* le *faisceau de Gowers* (Mais il va au cervelet, Thomas (thèse Paris, 1897), contrairement à ce que dit Van Gehuchten) ; *b)* le *faisceau cérébelleux direct* (mais il va aussi dans le cervelet) ; *c)* les *fibres des cordons* (mais elles rentrent bientôt dans la moelle). Par où donc passent les sensations thermiques et douloureuses ?

c) Aux fibres sensitives médullaires font suite le ruban de Reil *c)* Hypertonus et exagération des réflexes, moins prononcée que de l'autre côté.

3° Troubles des sphincters et des réservoirs dans les cas traumatiques.

C. SYMPTOMES LEUCOMYÉLIQUES DANS LES LÉSIONS SIÉGEANT SUR LA MOITIÉ ANTÉRIEURE DE LA MOELLE

1° Paralysie plus ou moins complète au-dessous de la lésion.

2° Ordinairement pas de troubles de la sensibilité.

3° Toujours hypertonus et exagération des réflexes.

4° Etat des sphincters, variable.

5° En général pas de troubles trophiques, ni vaso-moteurs.

En résumé ce qui caractérise cette forme, c'est la *para-plégie spasmodique sans troubles de la sensibilité.*

D. SYMPTOMES LEUCOMYÉLIQUES DANS LES LÉSIONS SIÉGEANT SUR LA MOITIÉ POSTÉRIEURE DE LA MOELLE

1° Parésie ou paralysie plus ou moins accentuée.

2° Presque toujours, troubles de la sensibilité, intéres-

et les voies sensitives intra-cérébrales. Or le ruban de Reil s'entrecroise. Si les fibres sensitives-médullaires s'entrecroisent aussi, il y aurait donc un double entrecroisement. Mais alors pourquoi la lésion des fibres sensitives intra-cérébrales produit-elle l'hémianesthésie croisée ?

Il y aurait lieu de présenter plusieurs autres objections, on les trouvera très bien présentées par Dejerine et Thomas (*Arch. phys.* n° 3, 1898) et par Long (th Paris, 1898).

De tout ceci il résulte que le syndrome de Brown-Séquard existe, le fait est certain, mais que nous sommes incapables de l'expliquer à moins que l'on se contente des mots d'inhibition et de dynamogénie, qui ne sont guère que la constatation du phénomène par d'autres termes.

Du côté opposé à la lésion, au lieu d'anesthésie cutanée portant sur les trois modes, on peut observer la dissociation syringomyélique.

J. ROUX. — Maladies nerveuses 18.

Différentes formes de paraplégie due à la compression médullaire.

	PREMIER DEGRÉ de la compression	FORME de transition	DEUXIÈME DEGRÉ de la compression	FORME de transition
Troubles moteurs	Paraplégie spasmodique Exagération des réflexes	Paraplégie flasque Réflexes exagérés normaux ou affaiblis	Paraplégie flasque Abolition des réflexes	Paraplégie flasque Abolition des réflexes
Troubles sensitifs	Pas	Pas	Pas	S. douloureuse affai- S. thermique } blies S. musculaire — N. S. tactile — N.

	FORME de transition	TROISIÈME DEGRÉ de compression	FORME de transition	QUATRIÈME DEGRÉ de la compression
Troubles moteurs	Paraplégie flasque Abolition des réflexes	Paraplégie flasque Abolition des réflexes	Paraplégie flasque Abolition des réflexes	Paraplégie flasque Abolition des réflexes
Troubles sensitifs	S. doulour. — Abolie. S. thermique — M. S. musculaire — N. S. tactile — N.	S. doulour. — Abolie. S. therm. — Abolie. S. musculaire — N. S. tactile — N.	S. douloureuse } Abo- S. thermique } lies. S. musculaire. S. tactile — N.	Anesthésie complète.

sant d'abord les sensibilités profondes, puis les sensibilités cutanées.

3° Réflexes tendineux le plus souvent exagérés.

En résumé *paraplégie spasmodique avec troubles de la sensibilité.*

E. SYMPTOMES DE LA COMPRESSION DE LA MOELLE

D'une façon générale ce sont les mêmes que précédemment, mais plus ou moins accentués suivant le degré de la lésion. En pratique même il est souvent très difficile de dire s'il y a simple compression ou section anatomique : car une compression forte équivaut à une section physiologique.

V. Gehuchten a schématisé la progression des troubles, dans le tableau ci-dessus (1).

Ce tableau est certainement trop schématique, ainsi il est certain qu'on peut observer de la paraplégie *spasmodique*, avec des troubles de la sensibilité très accentués. Néanmoins, il exprime assez bien ce qui se passe dans la majorité des cas.

Remarque. — Théoriquement, les symptômes leucomyéliques ne devraient jamais exister seuls ; une lésion siégeant sur les faisceaux blancs de la moelle lèse presque toujours les racines qui pénètrent dans la moelle en ce point : les symptômes leucomyéliques devraient donc toujours s'accompagner de symptômes radiculaires. Il est cependant un assez grand nombre de cas où les symptômes radiculaires sont assez légers pour passer inaperçus, et où les symptômes leucomyéliques existent seuls. Après avoir décrit le syndrome radiculo-leucomyélique, nous aurons donc à décrire le type leucomyélique pur (v. plus loin).

(1) V. Gehuchten, *Presse médicale*, 10 mai 1899, n° 37, p. 220.

III. — *Symptômes poliomyéliques*.

Sont dus à une lésion de l'axe gris de la moelle. Ils sont assez variables, mais peuvent être rangés en trois catégories :

A. — *Symptômes poliomyéliques antérieurs* dus à une lésion des cornes antérieures de la moelle.

1° Paralysie des groupes musculaires correspondants.

2° Atrophie rapide de ces mêmes groupes musculaires, contractions fibrillaires, réaction de dégénérescence, absence de pseudo-hypertrophie. — Arrêt de développement des autres tissus (os, tissu de soutènement) ; exemple : paralysie infantile.

3° Abolition complète des réflexes correspondants.

4° Pas de troubles de la sensibilité.

B. — *Symptômes poliomyéliques centraux* dus aux lésions des parties de l'axe gris avoisinant le canal épendymaire.

Troubles de la vaso-motricité, de la calorification et surtout de la trophicité : modifications de la peau et des phanères, œdèmes du tissu cellulaire, atrophie des muscles, résorption des os et des autres tissus : escharres, gangrènes pseudo-phlegmons.

Il y a presque toujours en même temps des troubles de la sensibilité comme dans les lésions des cornes postérieures (v. plus loin).

C. — *Symptômes poliomyéliques postérieurs*, dus aux lésions des cornes postérieures de la moelle.

Troubles de la sensibilité affectant le plus souvent le type suivant : abolition de la sensibilité à la température et à la douleur ; conservation de la sensibilité tactile (1).

____

(1) C'est loin d'être là une règle générale : *a*) la dissociation syringo myélique existe aussi dans les lésions péri-épendymaires ; *b*) avec la destruction presque complète des cornes postérieures on peut observer l'intégrité de tous les modes de la sensibilité (V. Dejerine et Thomas. Un cas de syringomyélie, type scapulo-huméral,

Il y a presque toujours en même temps les troubles trophiques énumérés au paragraphe précédent.

Remarque. — Les symptômes poliomyéliques peuvent exister seuls (syndrome poliomyélique pur) ; s'associer aux symptômes leucomyéliques (syndrome polio-leucomyélique) ; s'associer aux symptômes leucomyéliques et radiculaires (syndrome radiculo-polio-leucomyéliques). — (V. plus loin).

II. — Combinaison des symptômes. — Syndromes.

Une lésion en foyer de la moelle atteint à des degrés divers

avec intégrité de la sensibilité, *Soc. Biologie,* 10 juillet 1897) ; *c)* dans les lésions poliomyéliques médianes ou postérieures, la sensibilité tactile est souvent atteinte (Schlesinger, *Die Syringomyelie, Vien,* 1895) : *d)* la dissociation dite syringomyélique existe dans une foule de cas où il n'y a ni lésions poliomyéliques médianes, ni lésions poliomyéliques postérieures (mal de Pott, névrite périphérique, hystérie, etc.).

Après les premiers travaux sur la syringomyélie, on admit que la dissociation dite syringomyélique était toujours symptomatique d'une lésion de l'axe gris, au voisinage de l'épendyme, ou dans les cornes postérieures. Mais on vit bientôt que cette règle était loin d'être absolue.

Se basant sur divers faits de compression de la moelle, sur des recherches expérimentales et sur ses propres travaux d'anatomie, V. Gehuchten (*Semaine médicale,* 1899, p. 113) admet que les sensations douloureuses et thermiques passent par le faisceau de Gowers. La dissociation syringomyélique indique une lésion de ce faisceau, soit à son origine dans l'axe gris (syringomyélie, hématomyélie, myélite péri-épendymaire), soit dans son trajet (lésion des cordons antéro-latéraux). Dans le premier cas, la disposition de l'anesthésie dissociée est segmentaire ; dans le second cas, elle occupe toute la région au-dessous, d'un seul côté, du côté opposé : syndrome de Brown Séquard avec dissociation syringomyélique (Raymond, Crock, Hanot et Meunier, Piatot et Cestan, Dejerine et Thomas) ou des deux côtés (compression de la moelle avec dissociation syringomyélique). V. Gehuchten, Bruns, Vines, Edsall, Marinesco, Brissaud.

On peut objecter à V. Gehuchten que le faisceau de Gowers ou bien s'épuise dans la moelle cervicale, ou bien va au cervelet, mais non au cerveau, que souvent d'ailleurs il est lésé sans dissociation.

les racines, les faisceaux blancs médullaires, l'axe gris. Les symptômes radiculaires, leucomyéliques et poliomyéliques, se combinent de plusieurs façons :

A. — Syndrome radiculo-leucomyélique

C'est le plus fréquemment réalisé par les lésions en foyers; il est le résultat soit d'une lésion agissant de dehors en dedans (méningite spinale, lésion de la colonne, abcès, tumeurs, etc...), soit d'une lésion siégeant dans la mœlle elle-même (méningo-myélite, tumeur, etc...).

Il est caractérisé par l'association de symptômes leucomyéliques et de symptômes radiculaires.

Aux membres inférieurs, et sur le tronc à une hauteur plus ou moins grande, on trouve soit les symptômes d'une section complète, soit les symptômes d'une hémisection, soit les symptômes d'une compression sur la face antérieure, soit les signes d'une compression sur la face postérieure.

Les symptômes leucomyéliques peuvent d'ailleurs être très légers et réduits à de l'exagération des réflexes et de la trépidation épileptoïde, premiers signes de l'atteinte de la mœlle dans sa portion antérieure; ou bien à des douleurs fulgurantes, premier symptôme de l'atteinte de la mœlle dans sa moitié postérieure.

Au-dessus de cette zone de symptômes leucomyéliques se trouve une zone de symptômes radiculaires.

Les symptômes radiculaires se distinguent des symptômes leucomyéliques de la façon suivante : *a*) les paralysies affectent une topographie répondant à des territoires radiculaires (V. p. 287); *b*) elles sont toujours flasques; *c*) elles s'accompagnent rapidement d'atrophie et de troubles des réactions électriques; *d*) les troubles de la sensibilité affectent des territoires radiculaires.

Diagnostic des limites de la lésion.

La classification des symptômes que nous avons donnée plus haut permet déjà de fixer les limites en largeur. Il nous reste à indiquer la façon de fixer les limites en hauteur.

a) *Limite supérieure*. — Est très facile à fixer : en remontant de bas en haut, on fixe la limite supérieure des troubles observés soit dans le domaine de la motilité, soit dans le domaine de la sensibilité. Ces troubles sont dus à la lésion des racines qui pénètrent dans la moelle, au niveau de la lésion. Nous avons indiqué plus haut comment des symptômes moteurs observés, on pouvait induire, à l'aide du tableau (p. 287) la ou les racines lésées ; et de même avec les troubles sensibilité, fixer la racine postérieure atteinte, d'après les fig. 31 et 32.

Lorsque la lésion atteint les racines du plexus brachial, le diagnostic peut avoir une précision schématique (1). Lorsque la lésion siège sur la moelle dorsale, le diagnostic est un peu moins précis, car les troubles radiculaires se confondent plus facilement avec les symptômes leucomyéliques sous-jacents.

Le diagnostic est plus facile lorsque la lésion exerce une action *irritante* sur les racines voisines ; c'est ce qui passe assez fréquemment par exemple dans l'hémisection de la moelle. Dans le syndrome de Brown-Séquard, au niveau de la

(1) Donnons pour exemple un cas que nous avons observé. Dans un cas de tumeur de la moelle (V. Paviot et Roux, *Arch. Neurologie*, 1898, n° 30), l'examen révélait les symptômes suivants : *a)* Paraplégie complète des membres inférieurs, avec anesthésie cutanée complète et conservation des sensibilités profondes (atteinte de la moelle prédominant sur la face antérieure) ; hypertonus, exagération des réflexes, œdème (symptômes leucomyéliques).

b) Parésie des muscles innervés par CVII CVIII DI des deux côtés, plus à gauche — troubles de la sensibilité dans le domaine de CVIII DI DII à gauche, de DI DII à droite.

Le diagnostic fut : *Lésion en foyer prédominant sur la face antérieure de la moelle limitée en haut par une ligne passant en avant, horizontalement entre CVI et CVII ; en arrière, obliquement, à droite, entre CVII et CVIII, à gauche, entre CVIII et DI.*

Ce diagnostic fut confirmé à l'autopsie.

limite supérieure de la lésion, on observe quelquefois les troubles suivants. Du côté de la lésion, il existe trois zones étroites superposées : une zone d'anesthésie, entre deux zones d'hyperesthésie. Du côté opposé à la lésion, au-dessus du territoire anesthésié, existe une zone étroite d'hyperesthésie. L'hyperesthésie est due à l'excitation des filets radiculaires au voisinage de la lésion ; la zone d'anesthésie, entre deux zones d'hyperesthésie est due à la section des filets radiculaires, au niveau même de la lésion.

b) Limite inférieure de la lésion.

Est beaucoup plus difficile à fixer, car il existe ordinairement une transition insensible entre les symptômes radiculaires et les symptômes leucomyéliques.

Le meilleur guide est l'état des réflexes.

Si le réflexe du tendon d'Achille est conservé, on est sûr que la lésion ne descend pas jusqu'à la 2ᵉ sacrée.

Si le réflexe rotulien est conservé, la lésion ne descend pas jusqu'à la 3ᵉ lombaire.

L'inverse n'est pas vrai, l'abolition des réflexes d'Achille, ou du tendon rotulien, ne veut pas dire que la lésion descende forcément jusqu'à la 2ᵉ sacrée.

Au-dessus, le diagnostic est plus difficile car le trajet des réflexes n'est pas exactement déterminé.

Voici cependant un cas où le diagnostic est jusqu'à un certain point possible. Chez certains malades ayant une paraplégie complète, avec anesthésie complète, on peut déterminer des contractions musculaires réflexes, par des excitations cutanées, *non senties* (piqûres, pincement, etc.). Dans ce cas, on piquera ou pincera la peau successivement dans le domaine des Lⱽ Lᴵⱽ Lᴵᴵᴵ..... Dˣᴵᴵ Dˣᴵ..... Si ces piqûres provoquent des mouvements réflexes, quoique non senties, on est sûr que les racines postérieures correspondantes sont *relativement* intactes (Voir l'observation citée plus haut. Paviot et Roux, *loc. cit.*)

B. Syndrome leucomyélique pur

Il est assez fréquent que les symptômes radiculaires paraissent totalement absents et que le syndrome soit borné aux symptômes leucomyéliques.

Le diagnostic en hauteur de la lésion est alors extrêmement difficile et ne pourra être fixé qu'approximativement en se basant sur la limite supérieure des troubles moteurs et sensitifs ; à moins que la lésion causale se révèle directement par ses symptômes propres (mal de Pott, fractures de la colonne).

C. Syndrome poliomyélique pur

Il est assez fréquemment réalisé par une lésion localisée dans l'axe gris (inflammation ; poliomyélite — syringomyélie — hématomyélie — tumeurs — myélite péri-épendymaire). La localisation peut être même plus étroite encore, soit dans les cornes antérieures (poliomyélite antérieure, aiguë ou chronique) ; soit autour du canal épendymaire (syringomyélie, hématomyélie, myélite peri-épendymaire), soit dans les cornes postérieures (syringomyélie, hématomyélie) ; réalisant ainsi un syndrome poliomyélique antérieur, un syndrome poliomyélique central, un syndrome poliomyélique postérieur.

Nous n'avons pas besoin de revenir sur le diagnostic en largeur des limites de la lésion : la classification des symptômes que nous avons donnée plus haut est suffisamment explicite à ce sujet.

Diagnostic de l'étendue de la lésion.

A. Dans les cornes antérieures.

Pour faire le diagnostic exact du siège et de l'étendue de

la lésion dans l'axe gris, d'après le siège et l'étendue de la paralysie et de l'atrophie musculaire, il faudrait que la question des *localisations médullaires* fût résolue.

Quoique cette étude ne fasse que commencer, il nous faut dire un mot des résultats obtenus. En sectionnant des nerfs, en enlevant des muscles, en amputant des membres, puis en examinant la moelle à l'aide de la méthode de Nissl, on trouve des groupes cellulaires en chromatolyse. Mêmes résultats, en examinant des moelles humaines d'amputés.

Une première question se pose : ces groupes musculaires correspondent-ils à des nerfs périphériques (Marinesco)? à des muscles (Sano)? à des territoires segmentaires (V. Gehuchten et Nells)? Cette question n'est pas encore résolue.

A. *Disposition générale.* — Sano distingue deux colonnes de cellules constantes dans presque toute la hauteur de la moelle :

1° Le *noyau médian* (A fig. 44, nucleus medialis) est situé sur une coupe près du bord interne de la corne antérieure et de la commissure.

Il forme une colonne étendue presque sur toute la hauteur de la moelle et divisée en étages :

a) Au niveau du 1er segment cervical, cette colonne innerve les courts rotateurs de la tête ; b) plus bas, le diaphragme ; c) plus bas encore, la masse sacro-lombaire ; d) elle disparaît au niveau des 1er et 2e segments sacrés ; e) réapparaît au niveau du cône terminal, où il correspond au muscle releveur de l'anus.

Le noyau médian innerve en somme les muscles médians.

2° Le *noyau de la colonne latérale* (B, fig. 44), situé à la partie externe des cornes antérieures, forme aussi une colonne étendue sur toute la hauteur de la moelle.

a) En haut cette colonne innerve le sterno-cléido-mastoïdien et la partie supérieure du trapèze ; b) plus bas le trapèze et le grand dorsal ; c) plus bas les muscles des parois abdominales ; *d*) plus bas le crémaster et les muscles du périnée.

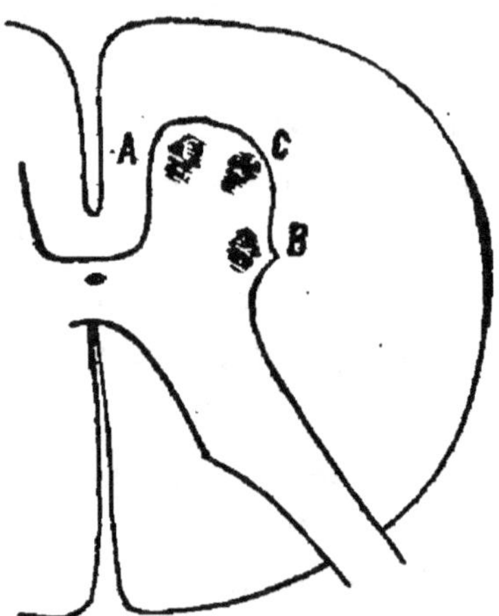

Fig. 44. — Schéma de la disposition générale des noyaux moteurs médullaires

A. Colonne grise existant d'une façon presque ininterrompue sur toute la hauteur de la moelle = *nucleus medialis :* innerve les muscles de la région médiane du tronc : courts rotateurs de la tête, diaphragme, masse sacro-lombaire, releveur de l'anus.

B. Colonne grise existant d'une façon presque ininterrompue sur toute la hauteur de la moelle = *noyau de la colonne latérale :* innerve les muscles de la région latérale du tronc = sterno-cléido-mastoïdien, trapèze, grand dorsal, muscle des parois abdominales, périnée et crémaster.

C. Noyau antérieur n'existant qu'au niveau des renflements = muscles des membres.

Remarque. — Chacun de ces noyaux se subdivise en noyaux secondaires.

En résumé le noyau latéral innerve les muscles latéraux du tronc.

3° Le noyau médian et le noyau latéral existent dans toute l'étendue de la colonne. Entre eux vient prendre place *seulement au niveau des renflements* dorsal et lombaire, le *noyau antérieur* (C) destiné aux muscles des membres.

En résumé comme *formule générale* (1) d'après Sano :

(1) Cette *formule générale* n'est vraie qu'en partie, elle est certainement trop schématique, et Sano lui-même s'en est légèrement

a) Muscles médians du tronc (courts rotateurs de la tête, diaphragme, releveur de l'anus, certains muscles du périnée) = colonne du noyau médian.

b) Muscles latéraux du tronc (trapèze, grand dorsal, muscles abdominaux, certains muscles du périnée) = colonne du noyau latéral.

c) Muscles des membres = noyau antérieur intermédiaire aux deux précédents au niveau des renflements.

B. *Localisations particulières :*

1° Nerf phrénique = noyau étendu du 4e segment cervical à la moitié inférieure du 6e segment cervical (Marinesco) (1) — du 3e segment à la partie moyenne du 6e (Sano) (2).

2° *Musculo-cutané* = noyau vers le 6e segment cervical (Marinesco) (3), quelques cellules au niveau des 5e et 7e segments.

3° *Radial* = noyau vers le 7e et 8e segment cervical (Marinesco).

4° *Cubital et médian* = même niveau et en arrière du précédent.(4).

5° *Muscles de la jambe* = noyau étendu de L^V à S^{III} (V. Gehuchten et Nells) (5).

6° *Muscles du pied* = noyau étendu à S^{II} et S^{III} (V. Gehuchten et Nells) ; L^V et S^I (Cestan) (6).

écarté. Elle est cependant utile à retenir comme disposition très générale.

Dans chacun des noyaux Sano a ensuite établi des localisations multiples (voy. *Congrès de Bruxelles*, fasc. 2, p. 35). Elles ne sont pas assez solidement établies pour que nous les donnions.

(1) Marinesco, *Soc. méd. des Hôp.*, 16 déc 1898.
(2) Fritz Sano, *Journal méd. de Bruxelles*, 1898, n° 42, p. 501.
(3) Marinesco, *Revue neurologique*, 1898, p. 463.
(4) A remarquer que radial, cubital et médian (avant-bras) correspondent au même segment médullaire = en faveur de la métamérie motrice.
(5) V. Gehuchten et de Buck, *Journ. de neur. de Bruxelles*, 5 mars 1898 et *Revue neurol*, 1898, p. 510 ; — V. Gehuchten et Nells, *Revue de neur.*, p. 301.
(6) Cestan, *Soc. anatomique*, 2 déc. 1898.

B. Dans la région centrale et postérieure.

Nous sommes encore beaucoup moins avancés pour les localisations.

Nous savons seulement que les symptômes (troubles trophiques et troubles de la sensibilité) affectent une disposition métamérique, sur le tronc et les membres = gant, bracelet, ceinture... plus ou moins haut suivant la localisation mais sans qu'il soit possible de fixer celle-ci d'une façon précise.

Curcio (1) extirpant le fémur et l'humérus a trouvé au bout de 3 semaines un noyau en chromatolyse, au voisinage du canal central, s'étendant du côté du tractus intermédio-lateralis.

D. Syndrome polio-leucomyélique

Lorsque la lésion s'étend de l'axe gris aux faisceaux blancs, aux symptômes poliomyéliques viennent s'ajouter des symptômes leucomyéliques. Ces derniers sont assez variables, mais peuvent cependant se ramener à deux types.

1° *Symptômes poliomyéliques, combinés à des phénomènes de paraplégie spasmodique du côté des membres inférieurs.*

C'est ainsi par exemple qu'une lésion de l'axe gris du renflement brachial, déterminant de l'atrophie musculaire des muscles de la main et de la région antibrachiale antérieure, des troubles de la sensibilité en manchettes en gant, des troubles trophiques, etc., etc., pourra s'accompagner du côté des membres inférieurs, de faiblesse musculaire, de raideurs avec exagération des réflexes et trépidation épileptoïde.

(1) Curcio, *Ann. di Medic. nav.*, an. IV, fasc. XI, p. 1058-1090.

La lésion s'étend alors latéralement du côté des faisceaux pyramidaux (assez souvent réalisé par la syringomyélie).

2° *Symptômes poliomyéliques combinés à des douleurs fulgurantes, des troubles objectifs de la sensibilité, de l'abolition des réflexes, quelquefois même de l'incoordination tabétique.*

C'est alors que la lésion s'étend du côté des cordons postérieurs (quelquefois réalisé par la syringomyélie).

E. Syndrome radiculo-polio-leucomyélique

Peut être réalisé par une lésion en foyer occupant toute l'épaisseur de la moelle (myélite localisée, compression : mal de Pott, fractures de la colonne, abcès, tumeur de la moelle, tubercule, gomme, etc.) ou bien par une double lésion (syringomyélie avec pachyméningite secondaire ou pachyméningite, avec processus syringomyélique secondaire).

III. — Diagnostic de la cause des lésions médullaires en foyer.

1° *L'exploration de la colonne* fait découvrir une gibbosité, un point douloureux, un abcès par congestion... Le sujet ne peut plier sa colonne en ramassant un objet..... L'éponge chaude est douloureuse... = mal de Pott.

Il faudra encore se demander si les symptômes médullaires sont dus à la compression par la colonne déviée, par une esquille, par un abcès ; ou bien à la pachyméningite, ou à la méningo-myélite.

2° La paraplégie est survenue *immédiatement* après un traumatisme violent de la colonne — l'exploration fait découvrir une fracture de la colonne, ou bien plaie, coup de couteau, balle, etc.

3° La paraplégie est survenue quelques heures après le traumatisme, le malade ayant pu se lever et marcher immédiatement après = épanchement sanguin.

4° La paraplégie est survenue plusieurs semaines après un traumastisme = spondylite traumatique tuberculeuse ou non.

5° Il n'y a rien du côté de la colonne, rien dans les antécédents, le diagnostic ne peut réunir que des présomptions.

a) Chez un syphilitique, efficacité du traitement = syphilis de la moelle (v. plus loin).

b) Chez un tuberculeux = tuberculome.

c) Chez un cancéreux = noyau secondaire à la colonne.

d) Evolution rapide, douleurs très vives, cachexie = néoplasme.

6° La lésion est localisée ou prédomine sur l'axe gris, sur une étendue plus ou moins grande.

a) Evolution lente et progressive = syringomyélie.

b) Début brusque = syringomyélie ou hématomyélie (1).

7° Symptômes de sclérose en plaques (v. plus loin) = plaques de sclérose.

V. Diagnostic des lésions en foyer de l'encéphale

Les lésions en foyer de l'encéphale (cerveau, cervelet, mésocéphale, bulbe) se révèlent par deux ordres de symptômes :

1° Des symptômes indépendants de la localisation.

2° Des symptômes variables avec la localisation.

Suivant la prédominance des uns ou des autres, on est conduit soit au diagnostic de : *lésion en foyer* (tumeur, tubercule, syphilome, ramollissement, hémorrhagie), *sans*

(1) Dans ce dernier cas, après un début subit et une marche rapidement envahissante, les symptômes restent stationnaires ou régressent ; à moins qu'un processus syringomyélique lui succède.

pouvoir préciser la localisation ; soit au diagnostic de : *atteinte de telle ou telle région* sans pouvoir dire la nature de la lésion, ni même s'il y a lésion.

La réunion et la concordance des deux ordres de symptômes conduit au diagnostic complet : lésion en foyer dans telle région.

I. — SYMPTOMES INDÉPENDANTS DE LA LOCALISATION (1)

1° Céphalalgie. — C'est un symptôme très fréquent, habituel même dans tous les cas où il y a augmentation de la tension intra-crânienne (alors la douleur est diffuse) ; ou bien lorsque la lésion de nature irritative (tumeur, abcès, tuberculome, syphilome, etc...) est superficielle (la céphalalgie est alors circonscrite).

Comme symptôme des lésions en foyer en général, ce symptôme acquiert surtout de l'importance, lorsque la céphalalgie dure depuis très longtemps, sans modifications, résistant à toutes les médications et sans autre cause (migraine, intoxication, névrose) pour l'expliquer.

Sa valeur localisatrice est nulle lorsque la douleur est diffuse, sans localisation précise.

Lorsqu'elle se fait sentir en un point limité, toujours le même, il y a faible présomption pour une lésion sous-jacente, surtout si la localisation de cette douleur est unilatérale.

La présomption devient plus sérieuse si la douleur est réveillée ou augmentée par la percussion en un point limité ; elle devient forte si la seule pression du doigt suffit pour cela.

2° Les ictus : *a) apoplectiforme,* la chute avec perte de

(1) Malgré cette indépendance nous verrons cependant que de l'analyse de ces symptômes on peut souvent tirer certaines probabilités en faveur de telle ou telle localisation.

connaissance pendant un temps plus ou moins long est fréquente soit au début (hémorrhagie, ramollissement), soit au cours de la lésion (tumeurs de nature diverse). Conservation de la respiration et des battements cardiaques.

b) Épileptiforme : voir plus loin sa valeur localisatrice.

c) Vertigineuse. Le vertige peut se montrer sous forme d'ictus, avec ou sans chute, ou bien exister d'une façon presque permanente. Dans ce dernier cas il y a présomption pour une lésion soit des nerfs vestibulaires, soit du mésocéphale, soit du cervelet.

d) Syncopal (1). Chute plus ou moins brusque, sans mouvements convulsifs, sans vertiges, mais avec arrêt momentané de la respiration et du cœur.

3° Les vomissements. Sont très fréquents surtout lorsqu'il y a augmentation de la tension intracrânienne. Se produisent facilement, sans effort, sont indépendants de l'alimentation, coïncident souvent avec une exacerbation de la céphalée, surviennent souvent à l'occasion d'un changement de position (Raymond). Sont particulièrement intenses dans les lésions de la fosse cérébrale postérieure.

Dans deux cas Schmidt aurait pu localiser exactement une tumeur dans l'un des hémisphères cérébelleux, en se basant sur le signe suivant : les deux malades, qui d'ailleurs présentaient un syndrome cérébelleux net, étaient prises de vomissements dès qu'elles se couchaient sur le côté (droit dans un cas, gauche dans l'autre) Schmidt en conclut que la lésion était asymétrique, et dans la position latérale, comprimait soit la veine de Galien, soit le sinus latéral ; l'au-

(1) Dans diverses affections cérébrales Dyce Duckworth a observé un syndrome particulier, caractérisé par l'arrêt complet de la respiration plusieurs heures avant celui du cœur. La vie peut être maintenue plusieurs heures par la respiration artificielle. Macewen, Horsley, Leyden, Jaboulay ont observé des cas semblables (voy. *Congrès de Moscou*, 1897, 19-26 août.

topsie lui donna raison : il y avait une tumeur du côté opposé (*Wiener Klin. Woch.*, 22 décembre 1898).

4° Examen ophtalmoscopique. — *a*) La valeur de la *papille étranglée*, n'est plus à démontrer. Sans doute elle peut exister en dehors de toute tumeur (brightisme, chlorose, infections) ; sans doute aussi il peut y avoir tumeur sans lésion de la papille. Malgré ces exceptions la papille étranglée est un symptôme de premier ordre pour le diagnostic des tumeurs cérébrales.

b) La *névrite optique* peut se rencontrer surtout lorsque les nerfs optiques ou le chiasma sont englobés dans un processus inflammatoire.

c) L'*atrophie* est moins fréquente ; elle peut se montrer d'emblée ou succéder à l'œdème et à la névrite optique.

L'examen ophtalmoscopique peut encore révéler l'hématome du nerf optique (1) et conduire au diagnostic d'hémorrhagie cérébrale, ayant fusé dans les gaines du nerf optique.

5° Symptômes de compression cérébrale. — Ralentissement du pouls et de la respiration, faiblesse musculaire, torpeur, somnolence, puis coma.

Chez les enfants l'exploration de la fontanelle peut apporter des renseignements précieux : élastique et animée de battements circulatoires et respiratoires à l'état normal, elle peut être tendue, sans élasticité (hydrocéphalie), proéminente avec des battements exagérés (hyperhémie cérébrale ; très proéminente et très tendue (épanchement sanguin ou inflammatoire, méningite...).

(1) Voy. L. Bouveret, Hématome du nerf optique dans l'hémorrhagie cérébrale (*Revue de méd.*, juillet).

II. — Symptômes variables avec la localisation

Se subdivisent en deux groupes :

A. Ceux qui sont appréciables à l'examen direct.

B. Ceux qui découlent de la connaissance de la physiologie du système nerveux.

A. Symptomes appréciables a l'examen direct

1° **Inspection**. — Donne assez rarement des renseignements.

a) Signes de fractures du crâne : écoulement de sang par le nez et les oreilles ; ecchymoses du cuir chevelu, de l'orbite (1) ; douleur le long d'une fissure.

b) Signes de lésion du squelette : gomme ostéopériostique ; suppuration de l'oreille, de la mastoïde, du sinus.

c) Dans certains cas (Frankel) (2) on observerait la chute ou le grisonnement des cheveux du côté de la tumeur cérébrale.

2° **Percussion du crâne**. — Nous avons déjà vu comment l'utiliser dans le but de déterminer le siège de la douleur.

On a voulu lui demander plus :

a) Un bruit de pot fêlé a été constaté dans certains cas de tumeur du cerveau (Macewen, Suckling, Robertson, Bruns et Durante). Carson (3) l'a trouvé dans quatre cas de tumeur du cervelet ; il le croit sous la dépendance

(1) Il faut distinguer le cas où le sang vient de la région sous-tégumentaire, alors les paupières sont envahies les premières ; et le cas où il vient de l'orbite, alors la conjonctive bulbaire est infiltrée d'abord.

(2) Frankel, *Allg. Zeitschrift für Psych.*, t. LXII, f. 6, 1896.

(3) Carson, *Ann. of Surgery*, sept. 1898.

d'un diastasis, d'une désunion des os du crâne, par exagération de la pression intracrânienne ; il l'a retrouvé aussi dans un cas d'hydrocéphalie acquise, et dans les fractures linéaires étendues du crâne. Le pot fêlé serait donc un signe d'hydrocéphalie et indirectement de tumeur, lorsque celle-ci produit l'hydrocéphalie. Ce signe n'aurait de valeur qu'après trois ans (occlusion des fontanelles) et n'apparaîtrait que chez les sujets dont les sutures ne sont pas ossifiées. Dans un cas, Carsou a pu constater à l'autopsie la réalité de ce diastasis des sutures ;

b) De Paoli et A. Mori (1) ont appliqué d'une façon systématique la percussion du crâne, au diagnostic des lésions cérébrales. Ils ont étudié le son obtenu par la percussion digitale, dans les différentes régions du crâne : 1º d'un sujet normal ; 2º d'un cadavre dans l'encéphale duquel ils injectaient diverses substances ; 3º chez des malades. Ils arrivent à cette conclusion que les productions pathologiques intracrâniennes (hémorrhagie, méningite tuberculeuse, abcès du cerveau) peuvent produire des modifications nettes, de la sonorité, surtout par comparaison des deux côtés.

c) Gilles de la Tourette et Chipault se sont contentés de rechercher par cette méthode les modifications de la paroi crânienne.

d) Enfin d'autres auteurs ont étudié la conduction du son à travers l'encéphale (2).

Okanew pour les lésions de l'apophyse mastoïde = un diapason vibre sur le crâne, le médecin ausculte les apophyses mastoïdes = son moins net sur l'apophyse malade.

Gabritchewski = entonnoir appliqué sur la bouche ouverte du patient, réuni par un tube en caoutchouc à l'oreille du médecin, pendant que le doigt percute le crâne, ou bien que l'on fait vibrer un diapason en différents points.

---

(1) De Paoli et A. Mori. *Policlinico*, 15 fév. 1898 et 12ᵉ Congrès de la *Soc. ital. de chirurgie*, Rome, 28-30 oct. 1897.
(2) V. Bechterew, *Neur. Centr.*, juillet 1894.

D'après Murawieff (1), cette méthode qu'il appelle crâniotonoscopie ne donne aucun résultat dans les lésions sousjacentes à la boîte crânienne (observation d'une tumeur du cervelet, d'un kyste cérébral, de huit cas de tumeurs cérébrales, expérimentation sur le cadavre); mais donnerait des renseignements utiles sur les modifications de la boîte osseuse.

3° Examen radiographique et radioscopique. — Ne rend pas pour le crâne les mêmes services que pour les autres organes. Cependant il a été employé avec succès surtout dans la recherche des projectiles métalliques (2).

B. — Symptomes physiologiques

Ce sont de beaucoup les plus précieux et nous devons les examiner en détail. Nous examinerons successivement les lésions en foyer des régions suivantes :

1° Bulbe et protubérance.
2° Pédoncules cérébraux.
3° Cervelet.
4° Base du crâne.
5° Cerveau.

1° Lésion en foyer du bulbe et de la protubérance.

I. — Classification des symptômes.

Suivant que la lésion atteint : *a)* les *nerfs crâniens* qui

(1) Murawieff, *Neur. Centr.*, août et sept. 1894.
(2) Voy. à ce sujet Tuffier. Recherche des projectiles dans le crâne par la radiographie et l'appareil de Contremoulins, *Presse méd.*, 1899, t. II, p. 353. Voy. aussi M. A. Churchi. Un cas de tumeur cérébelleuse perceptible à l'examen radioscopique avec autopsie. *Americ. Journ. of Med. Science*, février 1899.

partent du bulbe et de la protubérance, ou y arrivent ; *b)* les conducteurs centripètes ou centrifuges qui relient la moelle à l'encéphale ; *c)* les formations propres de la protubérance ou du bulbe, on a trois ordres de symptômes.

A. — SYMPTOMES DUS A LA LÉSION DES NERFS CRANIENS, DEPUIS LA Vᵉ PAIRE JUSQU'A LA XIIᵉ PAIRE.

Nous avons vu plus haut (p. 254-273) quels étaient ces symptômes et n'avons pas à y revenir.

B. — SYMPTOMES DUS A LA LÉSION DES CONDUCTEURS RELIANT LA MOELLE A L'ENCÉPHALE.

1º Conducteurs centripètes.

Sont de deux ordres suivant qu'ils relient la moelle au cerveau ou au cervelet.

a) Lésion des conducteurs médullo-cérébraux.

Dans le bulbe et la protubérance, ces conducteurs sont représentés pour la plus grande partie par le ruban de Reil (1).

Quoique le ruban de Reil représente certainement la plus grande partie de la voie sensitive centrale, on n'est pas bien fixé sur les troubles que provoquent ses lésions :

α) A ses origines : la destruction des noyaux des cordons

---

(1) Voici sommairement indiquée l'anatomie du ruban de Reil au niveau de la protubérance et du bulbe :

Le ruban de Reil, ou lemniscus, à sa naissance reçoit : *a)* fibres venant des noyaux des cordons de Goll, de la partie interne des noyaux des cordons de Burdach ; *b)* fibres venant des cordons antéro-latéraux ; *c)* fibres prenant naissance dans la formation réticulée du bulbe.

Il passe entre les olives bulbaires, aplati dans le sens latéral ; puis il s'élève en s'aplatissant dans le sens antéro-postérieur ; passe dans la région de la calotte, va se terminer dans le thalamus.

de Goll et de Burdach ne provoque pas de troubles de la sensibilité (Bechterew, Ferrier et Turner, Mott).

ε) L'hémisection de la calotte produit bien de l'hémianesthésie croisée ; mais celle-ci s'améliore rapidement, et cependant à l'autopsie on trouve le ruban de Reil dégénéré (Ferrier et Turner, Mott).

γ) Les cas humains sont très complexes. Mœli et Marinesco admettent qu'il y a des troubles de la sensibilité lorsque la lésion protubérantielle ou pédonculaire atteint le ruban de Reil médian et la formation réticulée de la calotte.

Pour Van Oordt, le ruban de Reil conduit le sens musculaire et sert à la coordination (comme les cordons postérieurs); la formation réticulée conduit les sensations cutanées (comme l'axe gris). Flechsig et Bechterew adoptent une opinion analogue.

En tout cas, les observations nombreuses où avec un ruban de Reil complètement dégénéré il n'y avait pas de troubles de la sensibilité, ne permettent pas d'en faire l'aboutissant de *toutes* les voies spinales de la sensibilité.

Une lésion atteignant une moitié du bulbe, ou de la protubérance (ruban de Reil et substance réticulée) peut déterminer de l'hémianesthésie. Suivant la hauteur de la lésion, le territoire des nerfs crâniens pourra être respecté, en particulier celui du trijumeau dont les fibres passent alors au-dessus de la lésion.

De la constatation d'une hémianesthésie respectant la face, il ne faut cependant pas tirer immédiatement comme conclusion l'existence d'une lésion bulbaire. Car chaque moitié du corps a une représentation corticale bilatérale. Cette représentation est variable suivant le point considéré. Pour la face, il est probable qu'elle est bilatérale plus qu'aux membres, aussi dans les lésions centrales, la sensibilité peut-elle réapparaître à la face avant de réapparaître aux membres.

b) Lésions des conducteurs médullo et bulbo-cérébelleux.

Ce n'est que depuis peu que l'on commence à connaître un peu leurs dispositions anatomiques (1). Les symptômes dus à leur lésion sont peu connus.

1° Il y aurait cependant un syndrome qui serait quelquefois lié à la lésion des corps restiformes : c'est le *syndrome basedowien* ; tachycardie, exophtalmie, gonflement du corps thyroïde (2).

2° A la lésion des *pédoncules cérébelleux moyens* se rattachent les *troubles de l'équilibration* et l'*incoordination motrice* signalés dans un grand nombre de lésions protubérantielles.

Les troubles de l'équilibration sont assez variables comme formes : tantôt il y a du vertige, de l'astasie semblable à l'astasie cérébelleuse, de l'impossibilité de la marche, quelquefois des attitudes ou des mouvements anormaux (attitude courbée sur le côté, mouvements de roue, de manège) = il

(1) Voy. Thèse de Thomas, Paris, 1898.

(2) Dans un cas de maladie de Basedow, Mendel a trouvé l'atrophie des corps restiformes et du faisceau solitaire.

Expérimentalement la section des corps restiformes a donné les symptômes suivants :

a) Attitude spéciale : corps courbé du côté de la blessure (Rolando, Magendie), le museau dans le pli de l'aine — retour invincible lorsqu'on essaye de corriger cette attitude — les deux membres opposés à la section sont en extension et appliqués fortement contre le sol ; ceux du côté correspondant à la section sont fléchis et en hypotonus (Bechterew).

b) Tendance au recul (Flourens, Laborde).

c) Mouvements de roulement sur l'axe du corps, dans la direction du pédoncule lésé. Sont incessants les premiers jours, deviennent ensuite plus rares (Bechterew). L'animal peut même guérir complètement (Biedl).

d) Globes oculaires : œil correspondant dévié en bas et en dedans, œil opposé en haut et en dehors (avec L. Dor, nous avons observé la même attitude chez un lapin ayant une atrophie congénitale du *flocculus*), nystagmus.

e) Syndrome basedowien (Filchne, Durdufi et Bienfait).

f) Hémorrhagies cutanées, gangrène de l'oreille, troubles vasomoteurs multiples (Br. Séquard).

Dans tous ces troubles il est très difficile de faire la part, sans doute très grande, des lésions cérébelleuses.

s'agit alors de lésions irritatives. Le plus souvent, il y a de l'incoordination motrice tenant le milieu entre l'incoordination du tabes et le tremblement de la sclérose en plaques.

II. — Conducteurs centrifuges.

A. — *Lésion des conducteurs cérébro-médullaires.*

a) Le faisceau pyramidal traverse la protubérance et le bulbe, et s'entrecroise au niveau de la partie inférieure de celui-ci.

Sa lésion provoque l'hémiplégie de l'autre côté du corps, ou du même côté suivant qu'elle siège au-dessus ou au-dessous de l'entrecroisement.

Durant son trajet à travers la protubérance et le bulbe, le FPy abandonne un certain nombre de filets destinés à actionner les nerfs moteurs crâniens. Suivant que la lésion siège au-dessus ou au-dessous de l'origine des filets destinés au facial, la face participe ou non à l'hémiplégie.

b) Le FPy n'est certainement pas le seul faisceau centrifuge réunissant le cerveau à la moelle, car il y a des faits où avec une destruction du FPy on n'a pas observé de paralysie. Vulpian (1), Brown-Séquard (2) ont rapporté des cas semblables. Au point de vue expérimental, Schiff, Magendie, Starlinger (3) ont pu sectionner les pyramides sans produire de paralysies. Schiff va même jusqu'à dire qu'il n'y a aucune preuve suffisante en faveur du rôle moteur des pyramides. Bechterew (4) fait remarquer que les pyramides sont d'autant plus volumineuses que les mouvements différenciés non automatiques sont plus développés dans la série animale.

Il existe d'*autres voies motrices;* nous ne connaissons

(1) Vulpian, *Leçons*, 1866.
(2) Brown Séquard, *Arch. Phys.*, 1889, p. 219.
(3) Starlinger, *Neur. Centr.*, 1895, p. 390.
(4) Bechterew, *Neur. Centr.*, 1890, p. 738.

pas encore leur trajet ; mais il est probable que leur lésion détermine des troubles moteurs. On peut observer de l'hémiplégie dans les lésions respectant le FPy (1).

B. — *Lésion des conducteurs cérébello-médullaires.*

C'est là un chapitre récemment ouvert. Il est probable que ces lésions donnent les mêmes symptômes que les lésions du cervelet lui-même.

III. — Conducteurs reliant le cerveau et le cervelet.

a) Conducteurs centripètes, cérébello-cérébraux. Sont constitués pour la plus grande partie par les pédoncules cérébelleux supérieurs. C'est probablement aux lésions de ceux-ci qu'il faut attribuer les troubles de l'équilibre, de la marche, des mouvements volontaires signalés dans les lésions de l'étage supérieur des pédoncules et des tubercules quadrijumeaux.

b) Conducteurs centrifuges cérébro-cérébelleux.

Passent probablement par le FPy, la substance grise du pont, puis les pédoncules cérébelleux moyens. Les symptômes de leur lésion se confondent avec ceux des pédoncules cérébelleux moyens.

(1) Il est probable qu'il existe une voie pour les mouvements volontaires différenciés : le FPy, et une voie pour les mouvements coordonnés automatiques. Sans pouvoir encore fixer celle-ci, on peut faire deux hypothèses : ou bien cette seconde voie passe par le cervelet (voie cortico-ponto-cérébelleuse de V. Gehuchten) ; ou bien elle suit les étapes suivantes : voie cortico-striée — anse pédonculaire — étage supérieur du pédoncule — faisceau longitudinal postérieur.

C'est peut-être la seconde de ces voies dont la lésion détermine les mouvements post-hémiplégiques : hémi ataxie, hémichorée, hémisclérose en plaque.....

3° Symptomes dus aux lésions des formations propres de la protubérance et du bulbe.

La lésion des formations propres de la protubérance et du bulbe se traduit surtout :

1° Par des phénomènes paralytiques du côté des lèvres, de la langue, du pharynx, du larynx.

2° Par des troubles dans les fonctions organiques : modifications de la sécrétion urinaire, troubles de la respiration, de la circulation.

En présence de tels symptômes pour arriver au diagnostic, on suivra la progression suivante :

a) Les phénomènes paralytiques ont envahi lentement, progressivement les lèvres, la langue, le pharynx, le larynx s'accompagnent d'atrophie des muscles, de contractions fibrillaires, de modifications des réactions électriques, d'abolition des réflexes = *lésion systématisée aux noyaux moteurs* (paralysie labio-glosso-laryngée de Duchenne de Boulogne) (Voir plus loin Diagnostic des lésions systématiques).

b) Les phénomènes paralytiques se sont installés brusquement avec ou sans ictus, avec ou sans hémiplégie ou même diplégie : il n'y a pas d'atrophie, pas de contractions fibrillaires, pas de troubles des réactions électriques, les réflexes sont exagérés. Une fois établis, les symptômes restent stationnaires ou s'améliorent jusqu'à ce qu'un nouvel ictus ou une complication emporte le malade = lésion bilatérale des hémisphères cérébraux (paralysie pseudo-bulbaire) (voy. plus loin *Diagn. des lésions en foyer du cerveau*).

c) Les symptômes paralytiques se sont installés brusquement ; sont partiels, quelquefois unilatéraux ; s'accompagnent d'abolition des réflexes, d'atrophie, réaction de dégénérescence, contractions fibrillaires ; se combinent avec d'autres symptômes pour donner les syndromes bulbo-protubérantiels = *lésion en foyer de la protubérance et du bulbe.*

Eliminer encore les hypothèses suivantes : 1° lésion de plusieurs nerfs bulbaires, soit au niveau de leurs racines (lésions radiculaires), soit sur leur trajet (névrites périphériques); 2° syndrome bulbaire des névroses : goitre exophtalmique, syndrome d'Erb.

II. — Combinaison de ces symptômes. Syndromes bulbo-protubérantiels.

1° Lésion du FPy et de un ou plusieurs nerfs craniers.
Paralysies alternes.

A. *Hémiplégie d'un côté des corps respectant la face, avec paralysie du facial du côté opposé. Syndrome de Millard-Gubler.*

Ce syndrome est réalisé par une lésion coupant le FPy

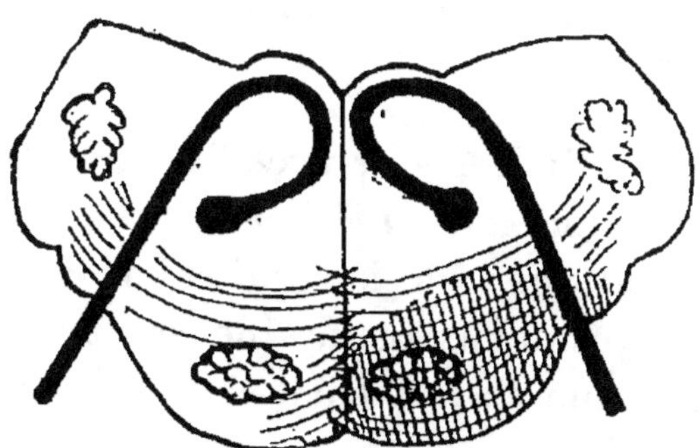

Fig. 45. — Lésion du syndrome de Millard-Gubler, coupant le FPy (hémiplégie de l'autre côté) et la VIIᵉ paire (paralysie faciale du même côté) = hémiplégie alterne.

(d'où hémiplégie de l'autre côté) et la VIIᵉ paire (d'où paralysie faciale du même côté.

Du côté de l'hémiplégie la face est intacte, car c'est au-dessus de la lésion que le FPy donne les filets moteurs destinés à la face.

De l'autre côté le facial est entièrement pris, même dans sa partie oculaire : l'œil ne peut plus se fermer. C'est ce qui distingue cette paralysie faciale périphérique de la paralysie faciale d'origine centrale où le facial supérieur est relativement respecté.

Il y a en même temps de l'agueusie dans la moitié antérieure de la langue (intermédiaire de Wrisberg).

B. *Hémiplégie d'un côté du corps, respectant la face, avec paralysie du droit externe de l'autre côté.*

La fig. 46 ci-jointe nous dispense d'explication sur le siège de la lésion et sa physiologie pathologique.

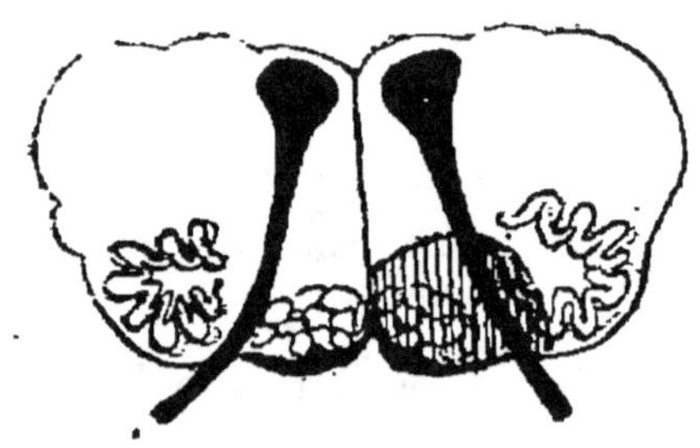

Fig. 46. — Lésion coupant le FPy et la VIᵉ paire = variété d'hémiplégie alterne.

C. On peut avoir de même avec l'*hémiplégie d'un côté* du corps, les symptômes de *la lésion des VII, IX, X, XI, XII* (1), paires, suivant que la lésion qui coupe le FPy s'étend en même temps jusqu'aux racines de ces nerfs crâniens. Mais le rapport est moins immédiat et le fait se présente rarement ou est plus complexe.

D. Plus fréquemment on peut avoir de l'*hémiplégie d'un côté*, avec symptômes moteurs, sensitifs ou trophiques (2) *dans le domaine de la Vᵉ paire, du côté opposé.*

(1) Mˡˡᵉ Anna Goukowsky, Hémiplégie alterne (hypoglosse et hémiplégie) *Nouv. Iconog.*, 1895, p. 178.

(2) Voy. une observation de Brissaud. Leçons cliniques.

2º Hémiplégie motrice d'un coté avec hémiplégie sensitive de l'autre coté.

a) Les deux hémiplégies motrice et sensitive respectent la face.

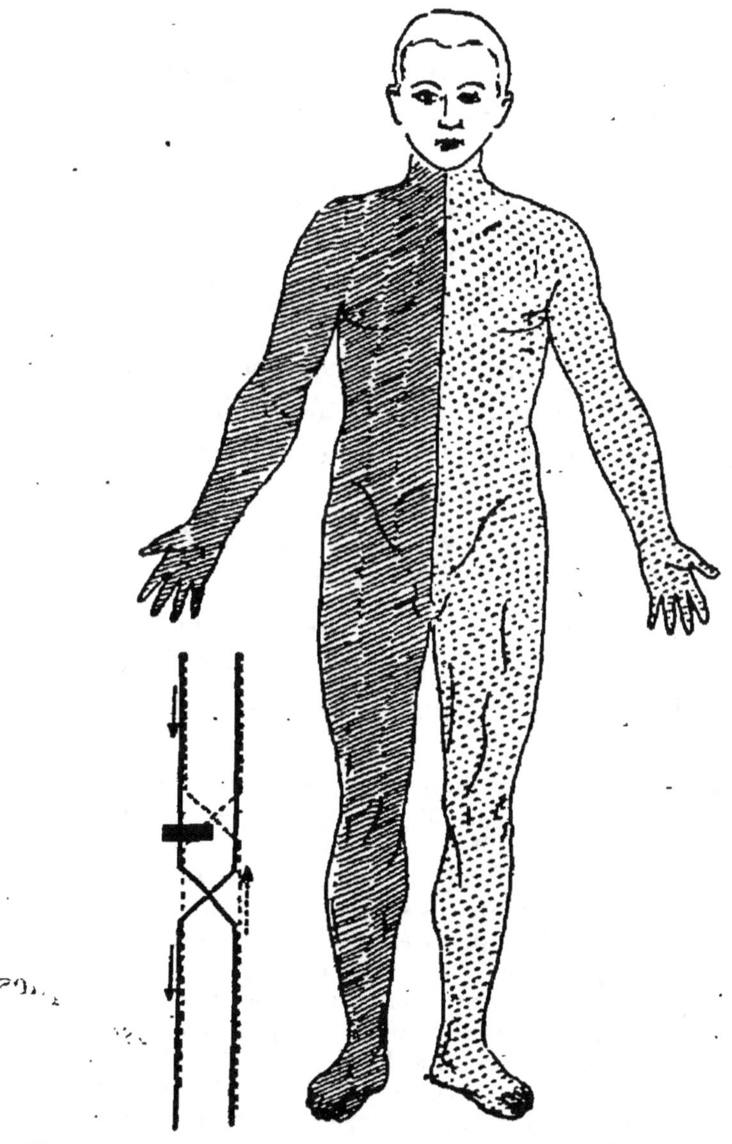

Fig. 47. — Lésion siégeant entre les deux entrecroisements sensitif et moteur et donnant de l'hémiplégie motrice croisée d'un côté, de l'hémianesthésie directe de l'autre.

Le ruban de Reil dont la lésion donne l'hémiplégie sensitive s'entrecroise un peu au-dessus du FPy dont la lésion donne l'hémiplégie motrice. Une lésion siégeant dans un espace très étroit entre ces deux entrecroisements, peut atteindre le ruban de Reil après son entrecroisement, le FPy avant son entrecroisement et donne le syndrome cité plus haut (1).

Dans ce cas il faudra toujours se méfier de l'hystérie.

b) La face est atteinte aussi bien par l'hémiplégie que par l'hémianesthésie.

On ne peut dès lors invoquer la lésion précédente. La face étant atteinte aussi bien au point de vue moteur qu'au point de vue sensitif, il faut que la lésion siège au-dessus du point où le FPy abandonne les filets destinés au facial, au-dessus du point où le faisceau sensitif reçoit les fibres faisant suite au trijumeau. Il faudrait dès lors une *double lésion* pour produire l'hémiplégie d'un côté et l'hémianesthésie de l'autre.

Une lésion atteignant les pédoncules cérébelleux au point où ceux-ci convergent vers l'hémisphère cérébelleux, plongeant vers l'étage supérieur des pédoncules et atteignant le faisceau sensitif, donnerait : une *hémiplégie cérébelleuse* du côté de la lésion, une *hémianesthésie* de l'autre (2).

(1) V. une observation de Ballet (*Rev. de neur.*, 1899, p. 521) où l'on avait ce syndrome compliqué, du cas que nous signalons plus loin : du côté opposé à l'hémianesthésie il y avait en effet de l'anesthésie dissociée dans le domaine de la Ve paire.

(2) Nous avons observé un cas où cette lésion nous a semblé très probable. Les caractères de l'hémiplégie (hypotonus, exagération des réflexes, trépidation épileptoïde, force peu diminuée mais épuisement rapide, tremblement intentionnel) faisaient penser à de l'hémiplégie cérébelleuse ; il y avait eu de plus du vertige, des parésies oculaires transitoires. La localisation *hypothétique* que nous avions établie était la suivante ; lésion cérébelleuse unilatérale, s'étend en avant vers la moitié supérieure de la protubérance jusqu'au ruban de Reil.

3° HÉMIPLÉGIE SENSITIVE D'UN COTÉ AVEC ANESTHÉSIE DE LA Vᵉ PAIRE DE L'AUTRE COTÉ (1).

Lésion siégeant dans la protubérance lésant simultanément le ruban de Reil et la racine sensitive de la Vᵉ paire.

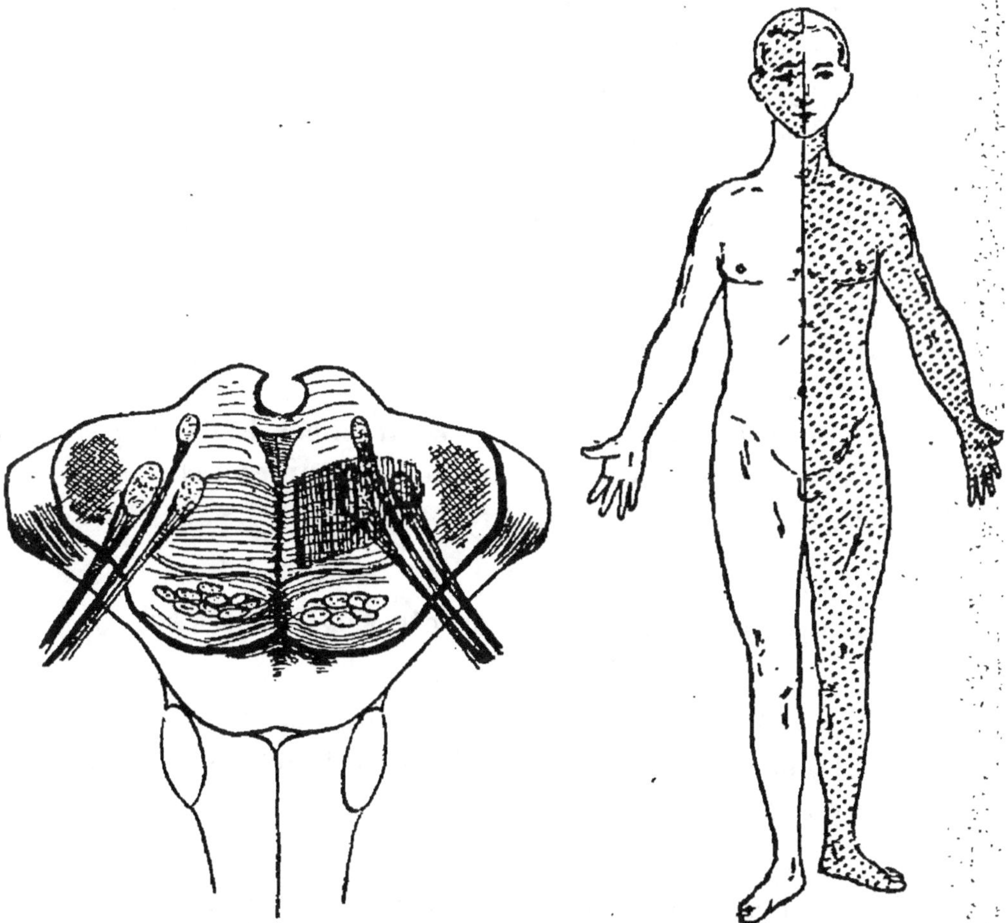

Fig. 48 et 49. — Lésion protubérantielle atteignant le ruban de Reil, et les orignes du trijumeau, déterminant par conséquent de l'hémianesthésie d'un côté, avec de l'anesthésie de la face de l'autre côté.

(Sur la fig. 48 la lésion devrait être à droite et non à gauche).

(1) Voy. une observation de Raymond, *Leçons*, 1896, p. 365, et l'observation citée plus haut de Gilbert Ballet.

4° SYNDROME PARALYSIE LABIO-GLOSSO-LARYNGÉE DANS LES LÉSIONS BULBO-PROTUBÉRANTIELLES EN FOYER.

Un ramollissement, une petite hémorrhagie, une tumeur, de la région protubérantielle, peut déterminer la paralysie des divers nerfs crâniens en même temps que des symptômes bulbaires propres : glycosurie, albuminurie, troubles de la respiration, de la circulation, etc...

a) Le début de ces troubles est brusque, au lieu d'être progressif comme dans la paralysie bulbaire chronique.

b) Les symptômes une fois établis restent stationnaires jusqu'à ce qu'un nouvel ictus, ou une subite aggravation, emporte le malade.

Ils prédominent souvent d'un côté.

c) Les réflexes sont abolis, les contractions fibrillaires, l'atrophie ne tardent pas à se montrer : ce qui les distingue des paralysies pseudo-bulbaires.

5° SYNDROME CÉRÉBRO-BULBAIRE OU CÉRÉBRO-PROTUBÉRANTIEL.

Caractérisé par l'association de symptômes cérébraux et de symptômes bulbaires, lorsqu'il y a des lésions multiples ou très étendues.

6° SYNDROME CÉRÉBELLO-BULBAIRE OU CÉRÉBELLO-PROTUBÉRANTIEL

Par exemple lorsqu'une lésion cérébelleuse, se développant en avant, vient comprimer la protubérance et le bulbe, ainsi que les nerfs qui en partent ou y aboutissent.

II. — Lésions en foyer des pédoncules.

I. — Classification des symptomes

Au point de vue anatomique, physiologique et pathologique, il faut distinguer dans les pédoncules deux étages : *a)* l'étage inférieur, ou pied du pédoncule ; *b)* l'étage supérieur ou calotte.

Aux pédoncules se rattachent deux nerfs crâniens, la IIIe et la IVe paire.

Le pied des pédoncules est embrassé par les bandelettes optiques.

Les symptômes, donnés par les lésions en foyer des pédoncules, se divisent en quatre groupes :

A. — *Symptômes dus à la lésion de l'étage inférieur, ou pied du pédoncule* (1).

Si la lésion siège à la partie la plus interne, au niveau ou au voisinage de l'espace interpédonculaire = paralysie faciale du type central, c'est-à-dire avec intégrité relative du facial orbitaire.

A mesure que la lésion s'étend plus en dehors, elle détermine d'abord de la paralysie des bras, puis du membre inférieur.

Si le pied du pédoncule est simplement irrité, au lieu d'hémiplégie, on pourrait (?) avoir de l'hémi-tremblement

---

(1) On distingue dans le pied du pédoncule différents faisceaux ; les plus internes sont destinés aux muscles de la face ; plus en dehors se trouvent les fibres venant de la partie moyenne des circonvolutions centrales et destinées aux membres supérieurs ; plus en dehors encore les fibres venant de la partie supérieure des circonvolutions centrales et du lobule para-central et destinées aux membres inférieurs : tout à fait à la partie externe, là où autrefois on plaçait le faisceau sensitif, fibres venant du lobe temporal et dont le rôle est inconnu.

ordinairement intentionnel, se rapprochant de celui de la sclérose en plaques (1).

B. — *Symptômes dus à la lésion de l'étage supérieur ou calotte.*

Les symptômes sont ici variés, suivant le siège exact de la lésion. On peut avoir :

1° De l'hémianesthésie par lésion du ruban de Reil.

2° Des troubles de la coordination et de la station debout, par lésion des pédoncules cérébelleux supérieurs.

3° De la déviation conjuguée de la tête et des yeux par lésion du faisceau longitudinal postérieur.

4° Des paralysies oculaires, par lésion soit des noyaux, soit des racines des IIIe et IVe paires.

5° Peut-être des hémitremblements.

C. — *Symptômes dus aux lésions des IIIe et IVe paires* = paralysie de ces nerfs en totalité ou en partie.

1° La IIIe paire peut être lésée :

a) *En dehors des pédoncules*, dans l'espace interpédonculaire. Là les racines convergent en éventail pour former le tronc : ces racines forment deux groupes, l'un antérieur destiné à la musculature interne (iris, accommodation) ; l'autre postérieur destiné à la musculature extrinsèque (droit interne, droit supérieur, releveur de la paupière, droit inférieur, petit oblique). Une lésion peut atteindre seulement le groupe antérieur (paralysie de l'iris et de l'accommodation) ; seulement le groupe postérieur (ophtalmoplégie externe) ou même seulement quelques-uns de ses muscles (paralysie dissociée). La paralysie peut être unilatérale ou bilatérale suivant l'étendue de la lésion, dans l'espace interpédonculaire.

b) *Sur les racines, dans l'épaisseur des pédoncules.* —

(1) Cet hémi-tremblement, associé à la paralysie de la IIIe paire, constitue le syndrome de Benedikt. Il n'est pas prouvé qu'il soit dû à la lésion du pied ; il nous semblerait plus rationnel d'admettre une lésion de la calotte. Il faut attendre de nouvelles observations.

Là encore les racines sont dissociées et la paralysie peut atteindre seulement quelques-unes d'entre elles.

La paralysie est unilatérale.

c) Sur les noyaux : ceux-ci forment le long de l'aqueduc de Sylvius, une rangée assez longue : la lésion peut n'atteindre que quelques-uns des noyaux ; la paralysie est totale ou dissociée.

Elle est toujours bilatérale.

2° La IVe paire peut être atteinte dans son long trajet pendant qu'elle contourne la protubérance, ou bien dans son noyau.

Dans le premier cas, la paralysie peut être unilatérale ; dans le second, elle est toujours bilatérale.

D. — *Symptômes dus aux lésions des bandelettes =* hémianopsie latérale homonyme du côté opposé.

E. — *Symptômes dus à la lésion des tubercules quadrijumeaux.*

1° L'amaurose a été souvent attribué à la lésion des tubercules quadrijumeaux antérieurs (1).

2° Bechterew (2) a attribué aux tubercules quadrijumeaux postérieurs une symptomatologie complexe : *a)* des troubles de l'ouïe et même la surdité complète ; *b)* des troubles de la phonation ; *c)* des troubles de la marche et de la station debout.

F. — Une lésion siégeant autour de l'aqueduc de Sylvius provoquerait de l'apathie, de la somnolence et même

---

(1) Ceux-ci reçoivent bien en effet des fibres visuelles, mais destinées surtout aux actions réflexes. Avant d'attribuer l'amaurose à la lésion des tubercules quadrijumeaux, il faudrait voir si les autres noyaux visuels (corps genouillé externe, pulvinar) sont sains. Il est possible aussi que les tumeurs des tubercules quatrijumeaux déterminent de l'amaurose par le processus suivant : compression de la veine de Galien, hydrocéphalie et dilatation du IIIe ventricule, compression du chiasma.

(2) Bechterew, *Nevrologitcheski Vestruck*, 1896, vol. III, n° 2, p. 145.

un sommeil invincible (observation du nommé Peyrot, de Gayet) (1).

II. — Combinaison de ces symptomes. Syndromes
pédonculaires

A. *Hémiplégie d'un côté du corps, soit limitée à la face, soit atteignant tout le côté ; avec paralysie de la IIIe paire de l'autre côté* = syndrome de Weber (2).

L'hémiplégie faciale est naturellement du type central.

La paralysie de la IIIe paire est complète ou dissociée.

La lésion du syndrome de Weber peut siéger à la base du crâne (méningite, altérations vasculaires, tumeurs...).

La lésion peut siéger dans l'épaisseur du pédoncule, au niveau de l'étage inférieur.

Lorsqu'il s'agit du syndrome de Benedikt (hémi-tremblement au lieu d'hémiplégie), il est *probable* que la lésion siège au niveau de l'étage supérieur.

B. *Hémiplégie d'un côté du corps avec hémianopsie correspondante* = lésion atteignant à la fois le pédoncule et la bandelette (voy. plus loin le diagnostic avec les lésions en foyer du cerveau).

III. — Lésions en foyer du cervelet

Classification et valeur localisatrice des symptomes

I. Symptômes de déficit

1º Lésion médiane, totale ou bilatérale.

A. *Troubles de la station debout.* — Lorsque l'action

(1) Voy. aussi Collins, Tumeur de l'aqueduc de Sylvius, *The americ. Journ. of the med. sc.*, oct. 1895.

(2) Le syndrome de Weber peut être double (lésion bilatérale). Voir une observation de Souques (*Soc. Neur.*, 1er fév. 1900).

J. Roux. — Maladies nerveuses   20.

du cervelet est totalement supprimée, on observe une très grande difficulté ou même une impossibilité complète de la station debout et de la marche. L'équilibration ne se fait plus qu'avec l'intervention constante du cerveau (voy. p. 153). Ce qui caractérise cette forme de déséquilibration c'est l'*instabilité motrice* : constamment dérangé l'équilibre est constamment rétabli *par l'intervention de mouvements volontaires*. Le sujet debout est continuellement agité de mouvements divers, lui donnant une certaine ressemblance avec un choréique. Il se comporte à peu près comme un sujet sain qui serait placé sur un plancher oscillant très rapidement et irrégulièrement dans tous les sens.

B. *Troubles de la marche.* — Est *ébrieuse* et en même temps troublée par la même instabilité que la station debout. L'occlusion des yeux n'exagère pas ces troubles.

E. Les *mouvements exécutés au lit* se font bien. Les mouvements exécutés avec les membres supérieurs, le malade étant debout, augmentent la déséquilibration.

F. *Asthénie* plus ou moins prononcée ; au premier mouvement la force paraît assez bien conservée, mais la fatigue survient très rapidement.

G. *L'exagération des réflexes* tendineux, et la trépidation épileptoïde sont habituelles dans les lésions du cervelet ; sauf dans les cas de tumeurs, où il y a au contraire souvent de l'abolition.

2° Lésion unilatérale. — Du *même côté* (1) que la lésion.

A. Affaiblissement musculaire pouvant faire penser à une hémiplégie.

B. Troubles dans la coordination des mouvements, tenant

(1) Cette notion est utile pour le diagnostic entre les abcès du cervelet et les abcès du cerveau. On a par exemple une otite suppurée, les symptômes cérébraux font leur apparition : s'ils siègent du côté de l'otite = lésion du cervelet ; s'ils siègent du côté opposé = lésion du lobe temporo-sphénoïdal.

le milieu entre l'ataxie et le tremblement de la sclérose en plaques.

C. Exagération des réflexes et trépidation épileptoïde.

D. Déviation conjuguée de la tête et des yeux, du côté opposé à la lésion — Nystagmus latéral.

II. — Symptômes irritatifs

A. *Vertige* pouvant atteindre une intensité et une durée extraordinaire.

B. Ataxie, démarche ébrieuse.

C. Déviation conjugée de la tête et des yeux — nystagmus, strabisme.

D. Céphalalgie occipitale.

E. Attitudes anormales, en cercle...

F. Raideur de la nuque.

III. — Symptômes d'emprunt

A. *Par compression du bulbe.* Troubles de la respiration, de la circulation, des sécrétions.

B. *Par compression des nerfs crâniens* surtout des X, IX, VIII et V paires.

C. Par envahissement de la protubérance (voy. p. 349).

D. Par compression de la veine de Galien et hydropisie des ventricules.

E. Par compression des tubercules quadrijumeaux = amaurose.

F. Par compression d'un hémisphère cérébral = épilepsie Jacksonnienne.

IV. — Lésions en foyer de la base du crâne.

CLASSIFICATION DES SYMPTOMES

A. Symptomes dus aux lésions des nerfs craniens.

1° Nerfs olfactifs et bandelettes olfactives (voy. p. 242).

2° Nerf optique (voy. p. 243).

3° Chiasma et bandelettes optiques.

a) Lésion complète du chiasma = amaurose totale — absence totale de réaction pupillaire (ce qui distingue cette amaurose de la cécité par lésion corticale) — à l'ophtalmoscope le nerf optique paraît intact ou ne présente que des lésions insuffisantes pour expliquer la cécité (1) (papille étranglée — névrite optique légère — atrophie à peine commençante.

b) Lésion partielle du chiasma.

Les symptômes sont différents suivant le siège exact de la lésion.

1° Lésion débutant dans l'angle externe (fig. 50) : le cas peut être réalisé par une dilatation de la carotide interne.

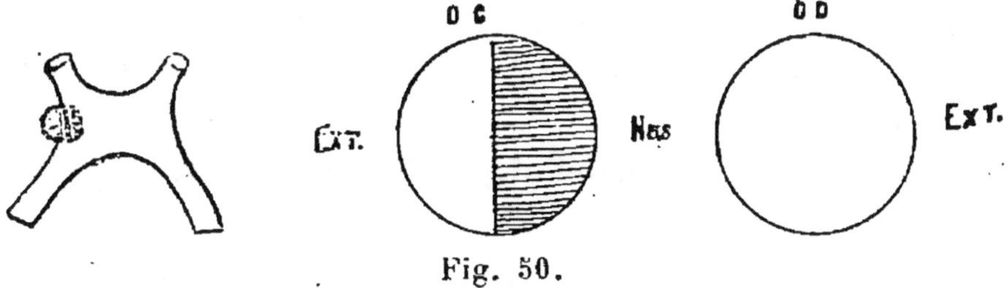

Fig. 50.

Le premier symptôme est alors de l'hémianopsie *unilatérale* nasale : une bougie placée dans la moitié obscure

---

(1) Cette discordance entre les signes subjectifs et les signes objectifs porte le nom de signe de Bernhardt).

du champ visuel, l'autre œil étant fermé, n'est pas vue et
ne détermine pas de réaction pupillaire.

A cette hémianopsie unilatérale vient se joindre bientôt
soit de l'hémianopsie bilatérale (fig. 51), lorsque la lésion

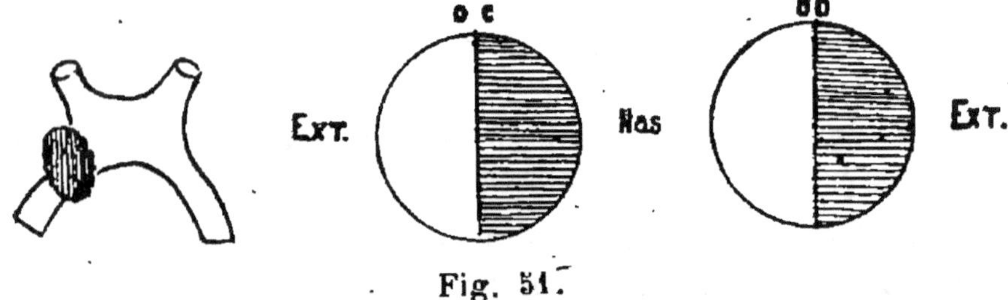

Fig. 51.

progresse vers la bandelette optique, soit de l'amblyopie

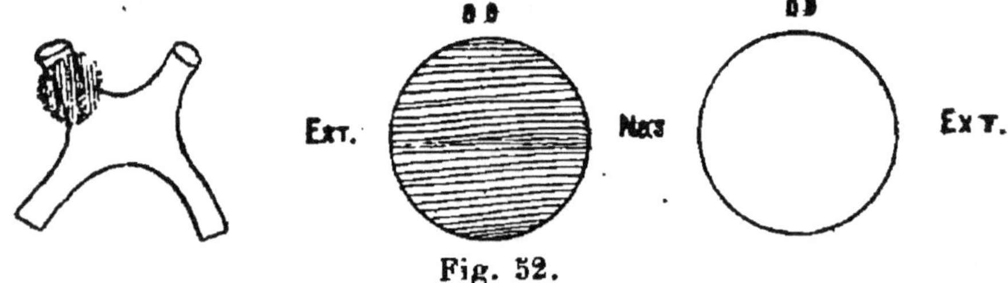

Fig. 52.

si la lésion gagne le nerf optique (fig. 52), soit enfin de l'amblyopie d'un côté avec hémianopsie de l'autre, si la lésion
gagne à la fois le nerf optique et la bandelette.

2º Lésion débutant par l'angle postérieur ou la partie
médiane.

Il y a d'abord une hémianopsie bitemporale (fig. 53), puis

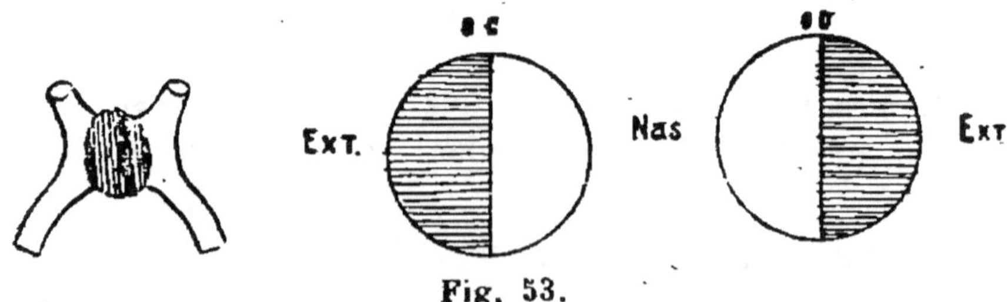

Fig. 53.

lorsque la lésion progresse d'un côté ou de l'autre de l'amblyopie d'un côté, et de l'hémianopsie de l'autre (1).

Le chiasma peut être envahi par une lésion quelconque
des parties environnantes (os, méninges, glande pituitaire,
vaisseaux...)

La carotide interne est située au niveau de son angle
externe ; si elle s'enflamme ou se dilate, le chiasma peut
être atteint.

Rappelons à ce propos quels sont les nerfs qui sont le plus

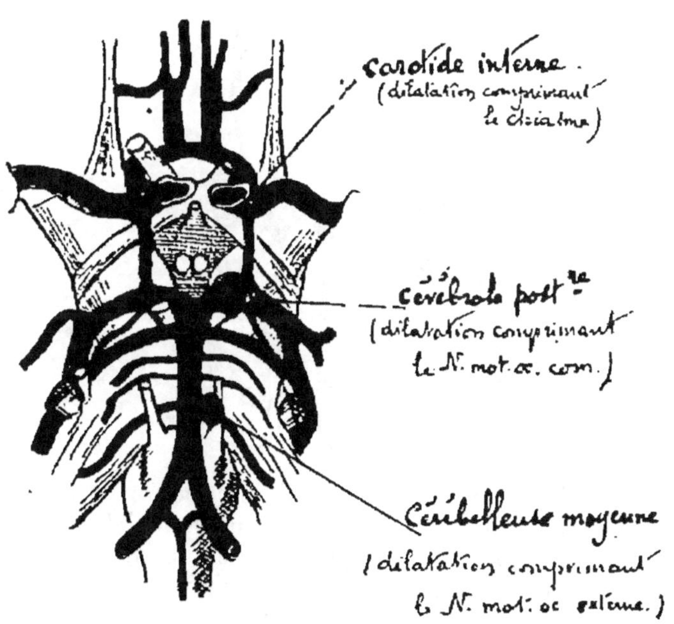

Fig. 54.

facilement atteints par les lésions artérielles de la base du
crâne.

Nous voyons dans la figure 54 une dilatation de la carotide interne atteindre le chiasma, un anévrisme de la céré-

(1) Voy. une observation de Raymond, *Sem. médicale*, 1899, p. 65.

brale postérieure atteindre la IIIe paire ;, un anévrisme de la
cérébelleuse moyenne comprimer la VIe paire (1).

c) Lésion des bandelettes optiques.

Donne de l'hémianopsie latérale du côté opposé (fig. 51
A). Une bougie placée dans la moitié obscure du champ

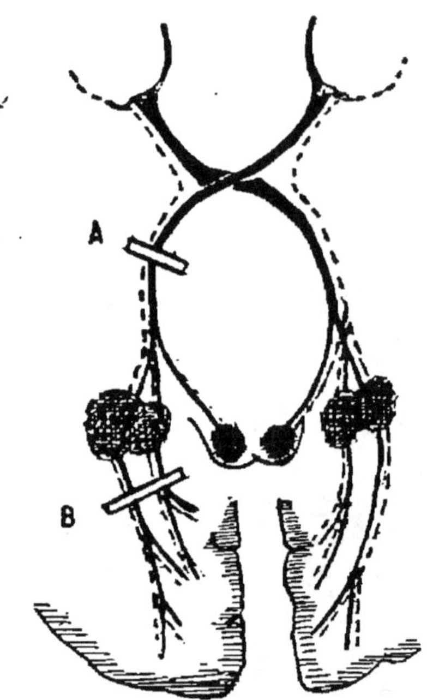

Fig. 55. — Lésions déterminant de l'hémianopsie latérale droite.
homonyme : si la légion A siège sur la bandelette, l'arc réflexe
pupillaire est interrompu, la pupille ne réagit plus à la lumière ;
si la lésion AB siège dans l'hémisphère, l'arc réflexe pupillaire est
intact, une lumière, non vue, détermine la contraction de la pupille.

visuel ne donne plus la réaction pupillaire, car l'arc réflexe
est coûpé.

Si au contraire la lésion siège au delà des noyaux gris

(1) Nous avons observé ce dernier cas dans le service de notre
maitre le professeur J. Teissier.
Voy. J. Teissier et Roux, Essai de diagnostic différentiel entre la
syphilis artérielle, la syphilis méningée et la syphilis gommeuse de
l'encéphale. *Arch de Neur*, 1898, p. 1.

centraux, sur les radiations optiques, par exemple, l'arc réflexe (rétine, nerf optique, chiasma, bandelettes, pulvinar, corps genouillé externe et tub. quadrijumeaux antérieurs, noyau de la III⁰ paire) est intact, et le réflexe pupillaire se produit encore lorsque la bougie est placée dans la moitié obscure du champ visuel (voy. fig. 55).

4° *Lésion des III⁰ paire (Voy. p. 249), IV⁰ (p. 253), V⁰ paire, VI⁰ paire, VII⁰ paire, etc.*

B. Symptomes dus aux lésions des hémisphères cérébraux.

1° *Symptômes de déficit.* Sont très mal connus, car on n'a pas encore établi de localisations précises pour l'écorce de la base.

a) Des troubles intellectuels coïncidant avec de l'hémianosmie feront songer à une lésion ayant débuté dans l'étage antérieur et envahi le lobe frontal.

b) On a attribué aux lésions de l'hippocampe, de l'hémianosmie, comme symptôme.

2° *Symptômes de retentissement à distance.*

a) Hémiplégie.

b) Épilepsie jacksonnienne.

C. Symptomes de pathogénie inconnue.

1° Respiration *ralentie* et *irrégulière*, entrecoupée, suspirieuse, avec des pauses plus ou moins prolongées et irrégulières.

2° Pouls ralenti et irrégulier, très faible, avec de temps en temps des phases d'accélération, des intermittences.

3° Urines : *a)* soit polyurie simple. Le diabète insipide a été signalé assez souvent dans les lésions de la base du crâne (1).

(1) Voy. Hœsslin, Tumeur de l'épiphyse ayant débuté par diabète insipide (analyse in *Revue Neur.*, 1897, p. 280 Voy. aussi Rispal,

b) Soit glycosurie ou albuminurie.

4º Souvent abaissement de la température.

5º Quelquefois boulimie extraordinaire (Stephen Pagel).

D. Symptomes de la lésion causale.

1º Signes de fractures du crâne.

2º Existence d'une syphilis antérieure.

3º Autres signes de méningite tuberculeuse.

4º Symptômes acromégaliques (lésion de la glande pituitaire).

5º Symptômes de compression ou de thrombose du sinus caverneux : exophtalmie, œdème de l'orbite, chémosis.

6º Signes d'anévrisme artériel ou artérioso-veineux — auscultation du crâne, de l'orbite.

V. — Lésions en foyer du cerveau.

I. — Classification et valeur localisatrice des symptômes.

La lésion peut *irriter* ou *supprimer* fonctionnellement les parties atteintes, d'où deux ordres de symptômes : symptômes *irritatifs* et symptômes de *déficit*.

A. Symptomes irritatifs.

Les symptômes *irritatifs* ont une valeur localisatrice très faible. Parmi eux, nous ne retiendrons comme utilisable que l'épilepsie *partielle* et les *auras*.

Soc. méd. de Toulouse, 1898, 21 novembre. Avec Tixier nous avons observé un cas de polyurie simple (6 litres), sans modifications des éléments de l'urine, chez un malade présentant une fracture de la base du crâne, avec caillot sanguin au niveau du chiasma et de la fente sphénoïdale droite = hémianopsie bitemporale — paralysie de tous les nerfs moteurs de l'œil droit.

J. Roux. — *Maladies nerveuses* 21

L'épilepsie généralisée n'a en elle-même absolument aucune valeur localisatrice. Cependant lorsque les convulsions
débutent *constamment* par les mêmes muscles et ne se
généralisent qu'après, il y aura une présomption pour localiser le maximum de la lésion dans le centre correspondant
à ces muscles (voy. plus loin).

L'épilepsie jacksonnienne, atteignant toute une moitié du
corps, a une valeur un peu plus grande : si elle est due à
une lésion *localisée,* celle-ci a son siège dans la moitié opposée du cerveau. Mais il ne faut pas oublier que l'épilepsie
partielle n'indique pas forcément une lésion localisée.

Il faut tenir compte, comme dans le cas précédent, du
début des convulsions par tels ou tels muscles.

L'épilepsie partielle, localisée soit au membre inférieur,
soit au membre supérieur, soit à la face, a une valeur beaucoup plus considérable. Dans la grande majorité des cas,
elle indique une lésion irritative siégeant au niveau du
centre correspondant.

Dans les trois cas précédents, il faut tenir le plus grand
compte de l'*aura* lorsqu'elle existe. L'aura est un phénomène moteur, sensitif, sensoriel ou psychique, toujours le
même dans chaque cas particulier, précédant immédiatement l'attaque. Grâce à l'aura le malade prévoit sa crise
quelques instants avant qu'elle éclate.

Séméiologie des auras.

a) Aura motrice : le sujet croit sentir un mouvement de
sa main, par exemple, alors que celle-ci est encore immobile; puis les convulsions éclatent, débutant ordinairement
mais pas forcément, par le membre siège de l'aura motrice.

Il ne faut pas confondre, comme on le fait souvent, l'*aura
motrice* d'une région, avec le début des convulsions par
cette région.

b) Aura sensitive : la crise est annoncée par une sensation partant d'un point quelconque du corps (membre,
tronc, viscères, face, etc...). Cette sensation, toujours la

même chez le même sujet, est très variable : douleurs, picotements, fourmillements, brûlures, etc...

c) Aura sensorielle, soit *brute* : vision d'une couleur, d'une flamme... audition d'un bruit, d'un son... sensation olfactive... gustative ; soit *hallucinatoire* : vision d'un objet, d'un individu, d'une scène..... audition de paroles articulées...

d) Aura psychique : idée traversant l'esprit; état émotif sans cause...

Signification localisatrice des auras.

a) Aura motrice : localisation de la lésion au niveau des circonvolutions motrices ;

b) Aura sensitive : localisation de la lésion au niveau du lobe pariétal, un peu en arrière des circonvolutions motrices correspondantes ;

c) Aura sensorielle : localisation de la lésion dans les zones de projection correspondante.

d) Aura psychique : localisation de la lésion dans le lobe frontal.

B. Symptomes de déficit.

Les *symptômes de déficit* ont une valeur localisatrice beaucoup plus considérable que les phénomènes irritatifs. Nous les examinerons en détail.

1° TROUBLES MOTEURS

A. *Valeur localisatrice de l'hémiplégie*

L'hémiplégie n'est pas forcément due à une lésion localisée. Elle peut être inorganique, due par exemple à l'hystérie, ou bien à une intoxication.

A. Diagnostic entre l'hémiplégie organique et l'hémiplégie inorganique.

Ce diagnostic est très difficile, car un trouble fonctionnel (hystérie, intoxication...) peut simuler absolument une lésion.

En passant en revue les différents signes, nous aurons surtout en vue l'hémiplégie hystérique. Le diagnostic se basera :

1° *Antécédents et âge des malades ; mode de début ; évolution.*

Une hémiplégie survenant chez un sujet *jeune*, ne présentant *pas de lésions cardiaques, pas d'infection*, ni d'*intoxication* d'aucune sorte, non *suspect de syphilis, sans autres symptômes* de lésion en foyer (tumeur, tubercule, etc...) fera fortement soupçonner l'hystérie.

Si le sujet présente des *tares nerveuses* personnelles ou héréditaires ; si surtout il était un hystérique avéré, la présomption se fortifie.

Si l'hémiplégie a débuté brusquement, à la suite d'une émotion ou d'une crise nerveuse ; si elle est variable, sujette à des rémissions presque complètes et brusques = le diagnostic est presque certain.

S'il y a d'autres manifestations hystériques, si la recherche des stigmates est positive, le diagnostic est à peu près certain.

2° *Caractères propres de l'hémiplégie.*

1° Dans les deux cas la paralysie peut être complète ou incomplète, atteindre la face ou la respecter, être flasque ou s'accompagner de contractures ; s'accompagner ou non d'atrophie musculaire.

2° Une hémiplégie absolument totale et complète, avec

intégrité complète du côté opposé (1) = hémiplégie fonctionnelle probable.

3° Une hémiplégie avec contractures très accusées, ne s'accompagnant *d'aucune modification des réflexes du côté opposé* = hémiplégie probablement fonctionnelle.

4° Hémicontracture, atteignant la face et simulant une paralysie faciale du côté opposé = origine fonctionnelle probable (2).

5° Hémiplégie avec diminution marquée du tonus = organique.

6° Hémiplégie avec hémianesthésie (voy. plus loin).

7° *Signe de Babinski :* réflexe plantaire se produisant avec *extension* des orteils = atteinte du FPy (voy. p. 217).

8° *Signe de Schaffer :* n'est qu'une variante du signe de Babinski (voy. p. 218).

9° *Signe de Hœsslin* (3) : ne s'observe que sur les membres incomplètement paralysés. Lorsque à un sujet atteint d'une paralysie inorganique, on prescrit un mouvement quelconque, il se produit une contraction involontaire des muscles antagonistes. Il y a deux moyens de mettre en évidence cette contraction des antagonistes : *a)* commander un mouvement ; la main palpe les antagonistes et perçoit leur contraction ; *b)* commander un mouvement, s'opposer légèrement à sa production, puis cesser brusquement cette opposition ; s'il s'agit d'une paralysie organique, le mouvement s'achève brusquement ; s'il s'agit d'une paralysie hystérique, le mouvement ne s'achève pas (contraction des antagonistes).

10° Babinski (4) a observé dans l'hémiplégie organique le

(1) On sait, en effet, qu'une lésion organique donnant une hémiplégie complète, atteint toujours à quelque degré le côté opposé.

(2) La contracture des muscles, très rare dans l'hémiplégie faciale organique, existe cependant (Th. Foucher, Paris, 1886).

(3) M. R. Von Hœsslin. Un signe pour le diagnostic différentiel d'une paralysie hystérique avec une paralysie organique des membres. *Münch. med. Wochenschrift,* 7 mars 1899.

(4) *Soc. méd. des hôp.,* 30 juillet 97.

mouvement associé suivant : le sujet étant couché horizontalement fait un effort pour s'asseoir = la cuisse se fléchit sur le bassin et le talon quitte le sol (à l'état normal, la cuisse est immobilisée par la contraction des extenseurs, et le talon ne quitte pas le sol). Ce mouvement associé existe aussi dans certains cas de sciatique, il n'existe pas dans l'hémiplégie hystérique.

11° La contraction du peaucier du cou du côté sain est plus énergique que d'habitude, lorsque le malade ouvre la bouche, siffle = présomption en faveur d'une lésion organique (Babinski).

12° Abolition du réflexe cutané de Rosenbach (voy. p. 220) = présomption en faveur d'une lésion organique.

13° Il y a de l'incontinence des sphincters, de la fièvre du décubitus acutus = lésion organique.

B. Siège de la lésion dans l'hémiplégie organique.

La lésion peut siéger *en un point quelconque du faisceau*

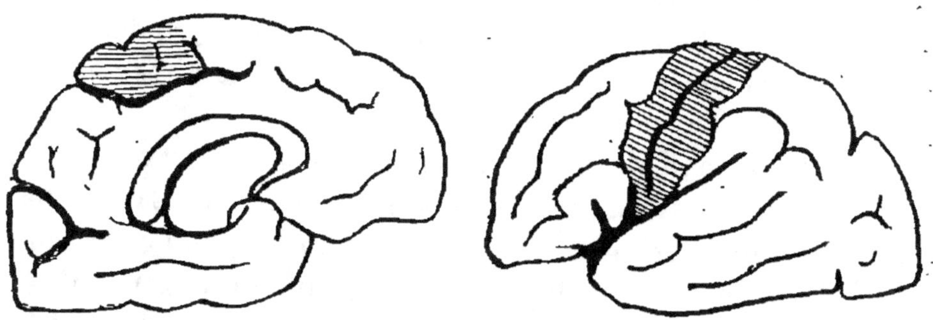

Fig. 56 et 57. — Lésions corticales de l'hémiplégie organique.

pyramidal, depuis son origine jusqu'à son passage dans la protubérance. Au-dessous de la protubérance, la lésion du FPy détermine encore de l'hémiplégie, mais alors la face est respectée et il y a d'autres symptômes.

La lésion peut siéger dans le cortex, au niveau des circonvolutions centrales (fig. 56 et 57) dans le centre ovale, dans la capsule interne, dans le pied des pédoncules.

Ce sont les autres symptômes qui précisent la localisation.

B. *Valeur localisatrice des monoplégies*

1° Diagnostic des monoplégies organiques.

a) Les *monoplégies inorganiques* sont assez rares ; pour leur diagnostic se baser sur les mêmes signes que pour l'hémiplégie.

b) La *monoplégie crurale* ou *brachiale* par lésions des *nerfs périphériques* est assez facile à distinguer de la monoplégie de cause cérébrale.

Tandis que la monoplégie brachiale ou crurale par lésion périphérique : *a*) débute à la suite d'une infection ou d'une intoxication (névrites périphériques) ; à la suite d'un traumatisme (lésion du plexus) ; ou d'une affection causale quelconque siégeant dans la même région (compression par une tumeur, inflammation au voisinage d'un abcès, etc...) ; *b*) présente des troubles de la motilité et des troubles de la sensibilité (objectifs ou subjectifs) superposés ; *c*) des modifications de la trophicité : atrophies musculaires ; *c*) des modifications des réactions électriques.

La monoplégie crurale ou brachiale de cause cérébrale : *a*) débute plus ou moins soudainement avec ou sans ictus ; sans cause périphérique pour l'expliquer ; *b*) ne présente habituellement pas de troubles objectifs de la sensibilité ; *c*) pas de modifications de la trophicité ; *d*) pas de modifications des réactions électriques.

c) La monoplégie *crurale* ou *brachiale* par lésions *radiculaire* ou *médullaire* se distingue par les mêmes signes distinctifs que précédemment, mais de plus la localisation des troubles moteurs, sensitifs et trophiques ; les symptômes concomitants mettent sur la voie de la lésion causale (voy. p. 303).

d) La *paralysie faciale par lésion périphérique* (soit sur le tronc, soit sur les origines bulbaires du nerf facial) est très facile à distinguer de la paralysie faciale de cause cérébrale (lésion siégeant sur le neurone moteur central du FPy).

Dans le premier cas le facial tout entier est paralysé : l'œil grand ouvert ne peut plus se fermer, ou se ferme incomplètement (orbiculaire) ; les larmes coulent sur les joues (paralysie du muscle de Horner), le front ne se plisse plus normalement (m. frontal, m. sourcilier).

Dans le second cas les muscles groupés autour de l'orbite et innervés par le facial supérieur sont presque intacts. Les symptômes précédents n'existent pas et il faut une exploration minutieuse pour s'apercevoir que le facial supérieur est légèrement paralysé.

2° Siège de la légion dans les monoplégies d'origine cérébrale.

1° *Faciale.* — La lésion est *corticale* et alors siège sur la partie inférieure des frontale et pariétale ascendante (fig. 58) *sous-corticale*, au-dessous du point précédent ; au niveau de la capsule interne, au niveau du genou ; dans le pédoncule, à la partie interne du pied.

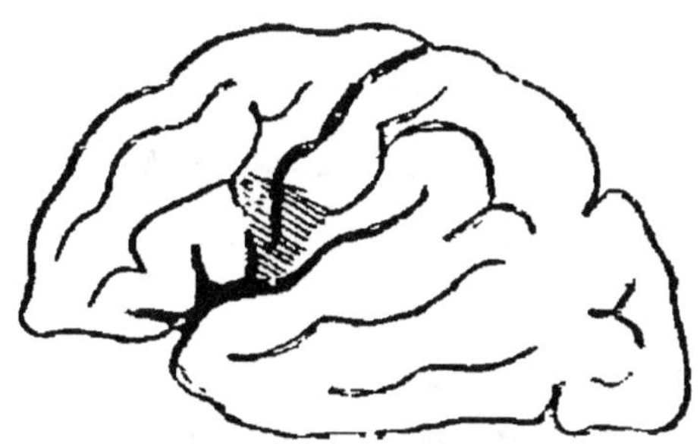

Fig. 58. — Lésion corticale de la monoplégie faciale.

2° *Brachiale.* — La lésion est corticale = partie moyenne des circonvolutions centrales.

Sous-corticale, au-dessous des circonvolutions précédentes.

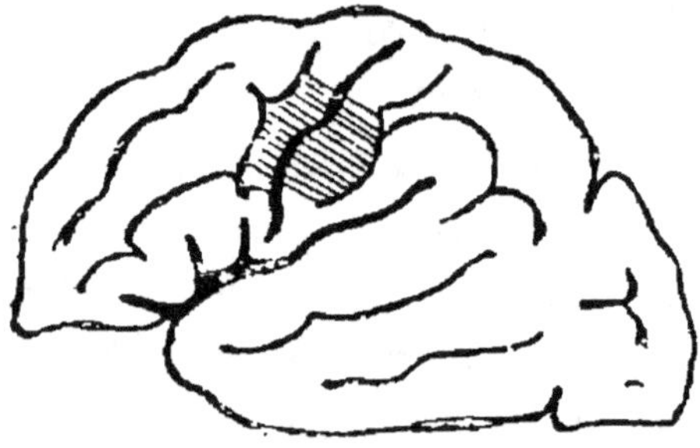

Fig. 59. — Lésion corticale de la monoplégie brachiale.

Au niveau de la capsule interne dans sa partie moyenne.
3° *Crurale.*

La lésion est corticale = partie supérieure des circonvolutions centrales, et au niveau du lobule paracentral.

Elle peut siéger au niveau du centre ovale, au-dessous
de la région précédente ; dans la capsule interne vers sa partie postéreure.

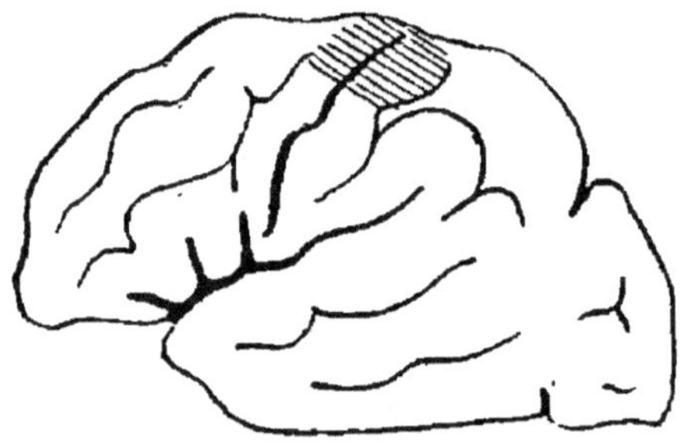

Fig. 60. — Lésion corticale de la monoplégie crurale.

4° *Hémiplégie laryngée.*

La question de l'hémiplégie laryngée de cause cérébrale
est très discutée. Disons seulement que Garel et Dor (1) ont
observé dans un cas une lésion de l'opercule rolandique ;

(1) Garel et Dor, Le centre cortical du larynx (*Annales des maladies de l'oreille*, mai 1886).

Déjérine (1) un ramollissement sous-cortical au-dessous du pied de la troisième frontale, et dans un autre cas un faisceau dégénéré dans le bras postérieur de la capsule interne ; Garel et Dor (2) un ramollissement très limité au niveau du genou ; Dide et Weill (3) un ramollissement de la couche optique atteignant la capsule interne dans la région du genou (4).

5° *Ptosis.*

L'accord n'est pas fait encore sur la localisation de la lésion dans le ptosis d'origine cérébrale (5).

Le releveur de la paupière, comme d'ailleurs l'orbiculaire possède deux centres de chaque côté : l'un au niveau du centre visuel, à la face interne et inférieure du lobe occipital ; l'autre au niveau des circonvolutions centrales, probablement vers le pied de la deuxième frontale.

C. *Valeur séméiologique des tremblements post-hémiplégiques.*

Dans un certain nombre de cas on peut voir, dans le côté hémiplégié, des tremblements de forme assez variée, rappelant soit le tremblement de la paralysie agitans, soit celui de la sclérose en plaques ; soit les mouvements de la chorée, soit l'incoordination tabétique.

Ces hémi-paralysie agitans, hémi-sclérose en plaques, hémi-chorées, hémi-ataxie, peuvent d'ailleurs précéder l'hémiplégie et même se montrer en l'absence d'hémiplégie.

Leur valeur localisatrice est encore très mal connue : cependant quelques faits permettent de penser qu'il s'agit

(1) Déjérine, *Soc. biol.*, 28 février 1891.
(2) Garel et Dor, *Annales des maladies de l'oreille*, avril 1890.
(3) Dide et Weill, *Presse médicale*, 1899, t. II, p. 14.
(4) La question est ici assez compliquée, parce que très probablement chaque corde vocale obéit aux deux hémisphères. La question est la même que pour le facial supérieur et le releveur de la paupière.
(5) Voy. à ce sujet Dr J. Roux, Double centre d'innervation corticale oculo-motrice, *Arch. de neurol.* 1899 n° 45.

probablement alors de lésion des corps opto-striés, avec ou sans participation de la capsule interne. Lorsqu'il n'y a pas de lésion des couches optiques, on la trouve souvent sur le trajet des connexions thalamo-cérébelleuses (Moura-tow, Bonoëffer) (noyau rouge, pédoncule cérébelleux supérieur), ou dans le cervelet (1). On n'admet plus la théorie de Pick : irritation du FPy.

2º TROUBLES DE LA SENSIBILITÉ

A. — Valeur localisatrice de l'hémianesthésie.

L'hémianesthésie fonctionnelle, sans lésion organique, est beaucoup plus fréquente que l'hémianesthésie par lésion organique.

1º Diagnostic de l'hémianesthésie fonctionnelle et de l'hémianesthésie organique.

a) Si l'hémianesthésie ne se borne pas à la sensibilité générale, mais atteint en même temps le goût, l'odorat ; s'il y a en même temps de la surdité unilatérale (d'origine centrale) ; et de l'amblyopie croisée = il s'agit sûrement d'*hémianesthésie fonctionnelle*.

Rechercher alors : 1º les stigmates d'hystérie ; 2º rechercher si l'œil amblyopique ne participe pas à la vision binoculaire (voy. p. 130) ; 3º essayer de provoquer le transfert = hémianesthésie hystérique.

Rechercher une cause d'intoxication quelconque : alcoolisme, saturnisme, hydrargyrisme, etc.

b) A l'hémianesthésie de la sensibilité générale se joint de l'hémianopsie = il s'agit alors presque sûrement d'hémianesthésie par lésion cérébrale.

(1) Il peut cependant peut-être exister de l'amblyopie croisée par lésion cérébrale (voy. p. 128) quoique Dejérine le nie.

c) L'hémianesthésie n'atteint que la sensibilité générale, respecte les organes des sens = il peut alors s'agir aussi bien d'hémianesthésie organique que d'hémianesthésie fonctionnelle.

d) L'hémianesthésie *complète* est beaucoup plus fréquemment fonctionnelle. Une hémianesthésie avec insensibilité complète sans aucun trouble moteur est sûrement fonctionnelle.

Dans l'hémianesthésie organique, l'insensibilité est rarement complète.

c) Dans l'hémianesthésie hystérique, les troubles de la sensibilité sont exactement limités par la ligne médiane ; ils sont également prononcés à l'extrémité et à la racine des membres.

Dans les hémianesthésies organiques, les troubles ne vont pas jusqu'à la ligne médiane, ils sont plus prononcés à l'extrémité qu'à la racine des membres (Déjerine) (1).

Lorsque l'hémianesthésie organique guérit, la sensibilité réapparaît, d'abord dans les régions les moins paralysées, à la racine des membres, en dernier lieu à leur extrémité (Déjerine).

f) Dans l'hémianesthésie hystérique, les sensations arrivent dans la subconscience et provoquent les mouvements de défense, de protection, de coordination... On ne trouve pas chez les hystériques de brûlures ou de mutilation résultant du non-avertissement des centres cérébraux.

2° Siège de la lésion dans l'hémianesthésie organique.

On peut distinguer dans le parcours des fibres sensitives centrales quatre étapes :

a) Du bulbe au thalamus : ruban de Reil médian, ou

(1) Déjerine, Hémianesthésie d'origine cérébrale *(Semaine médicale,* 1899, p. 249).

lemniscus; nous avons vu ce qu'il fallait penser de ses lésions (voy. p. 339).

b) Dans le thalamus, où existe un relai, où se terminent les fibres bulbo-thalamiques et commencent les fibres thalamo-corticales.

c) Du thalamus à l'écorce : fibres thalamo-corticales de la couronne rayonnante.

d) Arrivée à l'écorce : région sensitivo-motrice comprenant : les circonvolutions centrales, le pied des trois frontales, les pariétales.

Chacune de ces étapes peut être le siège d'une lésion déterminant de l'hémianesthésie.

a) Hémianesthésie par lésion bulbaire protubérantielle ou pédonculaire (voy. p. 339).

b) Hémianesthésie par lésion thalamique (1) : c'est la plus importante, c'est dans ce cas que l'hémianesthésie est la plus complète et la plus persistante. Il y a ou non de l'hémianopsie, suivant que la partie postérieure du thalamus (pulvinar) est lésée ou non. Les autres sens spéciaux ne sont pas atteints.

Il y a habituellement des troubles moteurs concomitants, par lésion de la capsule interne.

Très souvent il y a aussi des hémitremblements.

C'est aussi dans les lésions du thalamus que les douleurs d'origine centrale sont les plus fréquentes (2).

C'est la partie inféro-externe de la couche optique, dont la lésion donne l'hémianesthésie la plus persistante (Long, Déjerine).

---

(1) Il est inutile de reprendre et discuter l'ancienne théorie du carrefour sensitif et les diverses localisations dans la capsule interne. Voy. Th. Long, *loc. cit.*—Voy. aussi Sellier et Verger, Les hémianesthésies capsulaires, (*Journal de phys. et de pathol. gén* , 1899, p. 727). Déjerine, *loc. cit.*

(2) Voy. Schupper, *Rivista sper. di Frematria e med. leg.*, vol. XXIV, fasc. III, IV, p. 582, 1898.

c) Lésion de la couronne rayonnante (1).

Les lésions peu étendues ne déterminent pas de troubles de la sensibilité. Les lésions un peu étendues peuvent déterminer un certain degré d'hémi-hypoesthésie mais habituellement passagère, à moins que les couches optiques ne soient atteintes en même temps.

d) Hémianesthésie dans les lésions corticales.

La lésion des zones sensitivo-motrices, en même temps que les troubles moteurs, déterminent souvent des troubles de la sensibilité.

Au plus faible degré, il s'agit seulement de sensations subjectives, fourmillements, picotements... précédant un ictus, ou accompagnant la production d'une paralysie. Ces troubles se comportent, dans leur irradiation, comme l'aura épileptique. Ils seraient en rapport surtout avec les lésions superficielles par thrombose des artères courtes (Brissaud).

A un degré de plus, il y a quelques troubles objectifs, de l'hypoesthésie superposée à la paralysie. Mais celle-ci est passagère.

Au degré le plus élevé, il y a de l'hémi-hypoesthésie permanente. Jamais on ne rencontre d'anesthésie complète comme dans l'hémianesthésie hystérique, par exemple, ou quelquefois aussi dans l'hémianesthésie par lésion centrale.

Les lésions corticales ne déterminent jamais d'hémianesthésie, même très légère, sans troubles de la motilité.

---

(1) Les fibres motrices et les fibres sensitives sont mélangées, et il n'existe pas de fibres sensitives isolées, comme on l'avait cru (Turck, Charcot, Veyssière, Laborde, Beevor et Horsley, etc...). Les lésions de la partie postérieure de la capsule interne et de la couronne rayonnante déterminent à la fois des troubles moteurs et des troubles sensitifs: cependant ces derniers sont prédominants : avec de la parésie légère on a de l'hémianesthésie tactile, la perte de la notion de position des membres, une localisation défectueuse des sensations douloureuses (voy. Sellier et Verger, *loc. cit.*).
Les troubles de la sensibilité tiennent alors non à la lésion de la capsule interne, mais aux lésions concomitantes de la couche optique (Déjerine, *loc. cit.*).

Les lésions irritatives peuvent donner des *auras sensitives* (1) (voy. p. 362).

B. — VALEUR LOCALISATRICE DE L'HÉMIANOPSIE.

Elle est de premier ordre. L'hémianopsie est *presque toujours* (2) d'origine organique.

En présence d'une hémianopsie latérale homonyme, rechercher l'état du réflexe irien à la lumière.

1° Une source lumineuse placée dans la moitié obscure du champ visuel n'est pas vue, mais provoque la contraction de la pupille (signe de Wernicke).

Il faut alors rechercher la lésion au-dessus des noyaux gris centraux, sur le trajet des radiations optiques, de ceux-ci à l'écorce cérébrale (voy. p. 359).

Dans ce trajet on peut distinguer trois zones : *a)* tout à fait à la sortie du thalamus ; *b)* dans l'épaisseur du lobe occipital; *c)* sur l'écorce du lobe occipital.

a) Lorsque l'hémianopsie siège à la sortie des radiations optiques du thalamus, à peu près dans l'ancienne région du carrefour sensitif = il y a très souvent en même temps

(1) Tout ce que nous avons dit des troubles de la sensibilité dans les lésions corticales s'explique très bien par la notion aujourd'hui admise sans conteste de la nature sensitivo-motrice de tous les centres de projection (sur cette question voir Soury, art. Cerveau du Dict. de physiologie de Richet).

Cependant (Monakow) il est possible (Déjerine cependant soutient le contraire), que le territoire sensitif dépasse un peu en arrière le territoire moteur. C'est pour cela qu'une lésion siégeant sur les circonvolutions pariétales donne une aura sensitive, sans déterminer de troubles moteurs permanents (voy. plus haut).

Il est inutile de discuter la localisation de la sensibilité générale dans l'hippocampe (Ferrier, Horsley et Schäffer), ni une localisation à part de la sensibilité *tactile* (en arrière du champ moteur = Bechterew).

(2) On a publié cependant quelques cas d'hémianopsie hystérique (Déjerine, Janet, Tournier...). Il y a aussi de l'hémianopsie fonctionnelle dans les migraines ophtalmiques.

de l'hémianesthésie et de l'hémiplégie par extension de la lésion en avant, même lorsqu'il s'agit d'hémianopsie latérale droite, il n'y a pas de troubles de langage, si la lésion n'atteint pas l'écorce, ni le corps calleux (1).

b) Lorsque la lésion siège dans l'épaisseur du lobe occipital ; si elle est limitée, il n'y a ni hémianesthésie, ni hémiplégie ; mais si la lésion siège à gauche, il y a habituellement de la cécité verbale *pure* et quelquefois de la cécité psychique (voy. p. 175).

S'il y a de la cécité verbale avec agraphie, c'est que la lésion atteint le pli courbe. S'il y a de l'hémianesthésie avec hémiplégie, il s'agit d'une vaste lésion de la corticalité, atteignant secondairement les radiations optiques sous-jacentes.

c) Si la lésion siège sur la corticalité, elle détruit plus ou moins les circonvolutions de la face interne, de la face inférieure et de la pointe du lobe occipital (centre visuel = cuneus, lobe lingual et lobe fusiforme).

La symptomatologie est à peu près la même que dans le cas précédent.

d) Double hémianopsie. Cécité corticale.

Le plus souvent la cécité est complète. Quelquefois, les malades ont conservé la vision centrale et voient comme à travers un long tube étroit.

Les malades atteints de cécité corticale ont de plus l'impossibilité de s'orienter ; ils ne peuvent plus se représenter la disposition de leurs meubles dans leur chambre ; ils ne peuvent plus même quelquefois distinguer leur droite de leur gauche (V. Soury, *Rev. philosophique,* déc. 1895 et mars 1896).

---

(1) Une lésion quelconque donnant de l'hémianopsie latérale droite, associée à une lésion siégeant dans le bourrelet du corps calleux (là où passent les fibres réunissant les deux lobes occipitaux) donnera fatalement de la cécité verbale : l'hémisphère gauche ne recevant plus d'impressions visuelles (voy. J. Roux, Th. Lyon, 1895).

La conservation du réflexe irien à la lumière suffit à distinguer la cécité corticale de celle qui est due soit à une lésion oculaire, soit à une lésion de la rétine ou du nerf optique; soit à une lésion du chiasma, des bandelettes, des tubercules quadrijumeaux.

2° Une source lumineuse placée dans la moitié obscure du champ visuel n'est pas vue et ne provoque pas de réaction pupillaire.

La lésion siège alors soit sur les bandelettes, soit sur les noyaux gris centraux de la vision, puisque l'arc réflexe est interrompu.

S'il y a en même temps des signes de lésion en foyer de la base (voy. p. 356) == lésion des bandelettes.

C. — Valeur localisatrice des autres troubles sensoriels.

Est à peu près nulle au point de vue qui nous occupe.

L'oreille étant en rapport avec les deux hémisphères, il n'y a pas de surdité unilatérale, par lésion cérébrale.

Il en est très probablement de même de l'olfaction : l'hémianosmie, très souvent produite par les lésions des nerfs olfactifs, des bulbes, des bandelettes, du carrefour olfactif, n'est jamais d'origine centrale. Le centre de la gustation est inconnu.

3° TROUBLES DU LANGAGE

Ont une valeur localisatrice très grande : sauf chez les gauchers, ils indiquent toujours une lésion ou un trouble fonctionnel de l'hémisphère gauche (1).

(1) On a cependant signalé des exceptions : voy. en particulier James S. Collier, Contribution à l'étude de l'aphasie : destruction

A. — IL Y A SIMPLEMENT DYSARTHRIE (voy. p. 168).

La lésion siège alors sur le trajet des conducteurs centri-fuges destinés aux muscles de la parole : centre ovale, capsule interne, pédoncule, protubérance. Ces faisceaux sont très voisins (sinon identiques) de ceux destinés à la face; ils passent par le genou de la capsule interne (faisceau géniculé).

B. — IL Y A APHASIE MOTRICE PURE, SANS AGRAPHIE, SANS TROUBLES DE LA LECTURE, NI DE L'AUDITION VERBALE.

La lésion est sous-corticale, au-dessous de la circonvolution de Broca.

C. — IL Y A CÉCITÉ VERBALE PURE, SANS AGRAPHIE, SANS TROUBLES DE LA PAROLE.

La lésion est sous-corticale et siège dans l'épaisseur du lobe occipital gauche (1). Il y a en même temps de l'hémianopsie latérale droite.

de la circonvolution de Broca chez un droitier sans aphasie. (*The Lancet*, 1899, p. 824).

Même chez les droitiers d'ailleurs, il est probable que l'hémisphère droit joue un certain rôle dans le langage. Voy. à ce sujet Byron Bramwell, *The Lancet*, 1897, 20 mars et suivant.

Une destruction complète du lobe temporal gauche ne produit pas une surdité verbale *complète*. Dans la surdité verbale pure on a trouvé des lésions des deux hémisphères (voy. plus loin).

(1) On peut concevoir une forme de cécité verbale pure, réalisée par une lésion quelconque (des bandelettes, par exemple) déterminant de l'hémianopsie latérale droite avec une lésion du corps calleux, au niveau du bourrelet. Voy. Dʳ J. Roux, Th. Lyon, 1895 et Redlich *Jahrbücher f. Psych.*, Band. XIII, fasc. 1 et 2, p. 243, 1895.

D. — Il y a surdité verbale pure, sans troubles de la lecture ni de la parole.

Il y a probablement alors une lésion bilatérale des lobes temporaux (Voy. p. 175).

E. — Le symptome prédominant est l'aphasie motrice ; il y a quelques troubles de la lecture et de l'audition (variables avec l'éducation du sujet), et en même temps de l'agraphie (Voy. p. 176).

La lésion siège sur la circonvolution de Broca.

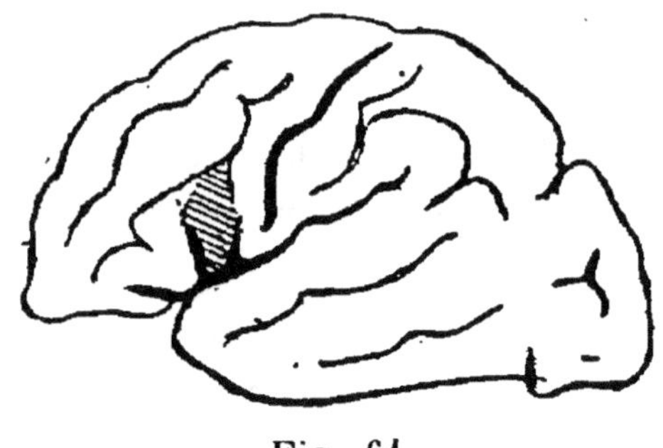

Fig. 61.

Il y a en même temps très souvent de l'hémiplégie motrice, au moins à la face.

F. — Le symptome prédominant est l'aphasie sensorielle (cécité verbale, avec quelques troubles de l'audition) ; et il y a en même temps de la paraphasie et de la jargonaphasie, et aussi de l'agraphie.

La lésion siège au niveau du pli courbe, s'étendant plus ou moins sur le lobe temporal.

Le plus souvent il y a en même temps de l'hémianopsie par section des radiations optiques sous-jacentes au pli courbe.

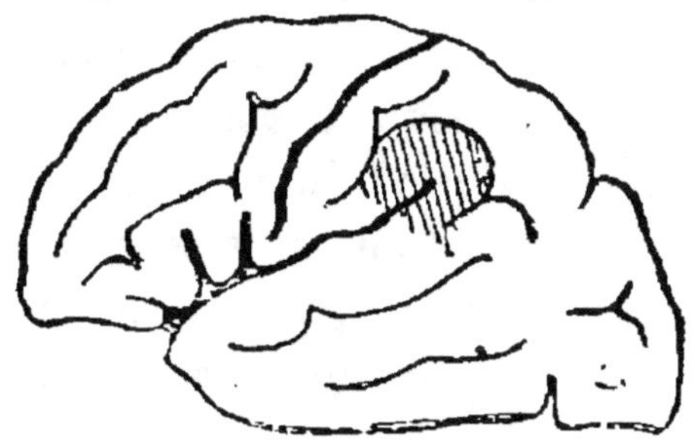

Fig. 62 — Lésion de la cécité verbale, avec agraphie, paraphasie et jargonaphasie.

Dans quelques cas plus rares, la lésion du pli courbe peut déterminer de la cécité verbale, sans qu'il y ait hémianopsie. C'est alors que la lésion est assez superficielle pour

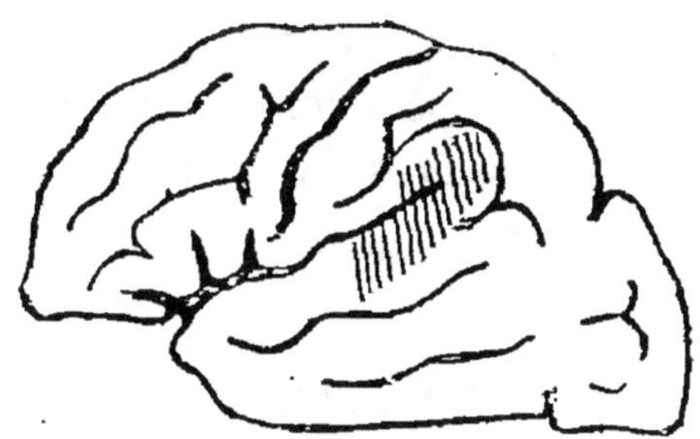

Fig. 63. — Lésion de la cécité et surdité verbale, avec agraphie, paraphasie et jargonaphasie.

ne pas aller en profondeur jusqu'aux radiations optiques.

Les troubles de l'audition verbale sont d'autant plus considérables que la lésion s'étend davantage sur la première temporale.

4º TROUBLES PSYCHIQUES

Les troubles mentaux peuvent exister, quelle que soit la localisation (1), mais il est néanmoins certain qu'ils sont plus fréquents dans les lésions des lobes frontaux.

Les troubles mentaux produits par une lésion irritative des lobes frontaux (tumeur), ne paraissent pas présenter de forme particulière (mélancolie, hypocondrie, amnésie, démence, impulsions (2), hallucinations, automatisme ambulatoire (3), etc.

Il n'en est peut-être pas de même des lésions destructives : dans ce cas, les symptômes paraissent surtout caractérisés par la non adaptation des réflexes cérébraux aux circonstances imprévues : à un singe auquel on avait enlevé les deux lobes frontaux, Bianchi (4) donne une cerise imbibée de quinine : au lieu de la cracher immédiatement avec colère, comme le fait un singe normal, il la mange entièrement, avec une salivation intense.

La même expérience nous a donné le même résultat chez une malade atteinte de sclérose en plaques, avec destruction des deux lobes frontaux.

5º TROUBLES TROPHIQUES ET VASO-MOTEURS

Se superposent aux troubles moteurs et sensitifs et ont une valeur localisatrice très faible.

a) Les *amyotrophies* existeraient dans toutes les hémiplégies organiques ; sont diffuses avec prédominance, sur les petits muscles des extrémités et les muscles de la racine

(1) Voy. Lwof, Troubles intellectuels liés aux lésions circonscrites du cerveau, Th. Paris, 1890.

(2) Jaboulay, *Arch. provinciales de chirurgie*, 1893, p. 74.

(3) Devic et Courmont, *Rev. de méd.*, 1898, p. 269.

(4) Bianchi, anal. *in Année psych.*, 1897, p. 341.

des membres. Sont précoces ou tardives (Brissaud) dans ce dernier cas coïncidant avec les arthropathies (1).

b) Les *arthropathies* apparaissent surtout sur les membres complètement immobilisés; on peut les prévenir par la mobilisation passive.

c) Les *œdèmes*, les modifications de la température et de la circulation sont plus fréquentes quand il existe de l'hémianesthésie, surtout par lésion des couches optiques.

d) Atrophies des os (2).

e) *Decubitus acutus.*

Se développe du côté paralysé, à la face, au talon, au grand trochanter, partout où il y a une pression supportée : d'abord érythème, puis vésicules et bulles, enfin escharre noirâtre, mortification des tissus.

C'est un trouble trophique qui serait plus fréquent dans les lésions du lobe occipital (Joffroy) et d'un pronostic toujours fatal.

Les escharres sacrées se développent chez les hémiplégiques, comme chez tous les paralytiques et cachectiques et ont une signification plus banale.

II. — Combinaison de ces symptômes. — Syndromes.

A. — Syndrome symptomatique d'une lésion en foyer des lobes frontaux

On soupçonnera une lésion en foyer des lobes frontaux :

a) Lorsqu'on découvrira les troubles psychiques décrits plus haut.

b) Lorsqu'il y aura en même temps des signes rationnels

(1). Pour la pathogénie de ces troubles, voy. Marinesco, *Semaine médicale*, 1899, p. 405 ; K. Aghavnian, Th. Paris, 1898.

(2) Voy. Déjerine et Theohari, *Société de Biol.*, 19 février 1898.

généraux de lésion en foyer (céphalalgie, vomissements, vertiges, œdème de la pupille...).

c) Lorsqu'il y aura de la titubation en marchant et des troubles de la station debout. Ces symptômes qui font songer plutôt à une lésion en foyer du cervelet, ont été signalés plusieurs fois dans les lésions du lobe frontal, sans qu'on puisse expliquer leur pathogénie.

d) Lorsque la lésion manifestera une tendance extensive, soit en bas : hémianosmie par lésion des bandelettes olfactives ; soit en arrière : aphasie motrice d'abord intermittente, passagère, puis permanente ; parésie du bras, déviation de la tête et des yeux, paralysie des mouvements, de la tête, de la nuque, du tronc. Ces phénomènes s'expliquent facilement, par un retentissement sur les centres moteurs voisins.

Ce retentissement peut encore se traduire par de l'épilepsie jacksonnienne (1). Souvent alors il y a une aura psychique.

Ces divers symptômes pourront même, dans quelques cas, faire préciser le siège de la lésion, plus ou moins haut suivant les muscles paralysés, ou les premiers atteints par les convulsions.

e) Lorsqu'il y aura de la céphalalgie localisée sur un côté du front, surtout si cette douleur est réveillée par la pression ou la percussion.

B. — Syndrome symptomatique d'une lésion en foyer
DES CIRCONVOLUTIONS CENTRALES

Si la lésion est totale = hémiplégie complète. Si la lésion est partielle = monoplégie. Si la lésion siège à gauche et

---

(1) Quelquefois on peut observer des crises avortées, caractérisées par des mouvements convulsifs ayant une certaine expression émotionnelle (crispation douloureuse des traits du visage — accès de rire forcé).

que la face soit prise, il y a en même temps habituellement
de l'aphasie motrice avec troubles de la lecture et de l'audition verbale.

La paralysie est d'abord flasque, puis au bout d'un temps
variable apparaissent les contractures annoncées d'abord
par de l'exagération des réflexes et de la trépidation épileptoïde.

Au début de l'hémiplégie, il y a habituellement quelques
troubles de la sensibilité, quelquefois seulement subjectifs
(engourdissements, fourmillements), quelquefois objectifs
(hémi-hypoesthésie passagère).

Si la lésion s'étend en arrière sur les circonvolutions
pariétales, les troubles de la sensibilité peuvent être plus
considérables et permanents.

C. — Syndrome symptomatique d'une lésion en foyer
des circonvolutions pariéto-occipitales

1° *Symptômes-propres :* a) si la lésion siège à gauche =
cécité verbale avec agraphie, troubles de la parole (lésion
du pli courbe).

b) Aura sensitive précédant une crise d'épilepsie-partielle,
chez un sujet ne présentant entre les crises aucune paralysie = lésion irritative siégeant sur les circonvolutions
pariétales, immédiatement en arrière du centre moteur du
membre, siège de l'aura.

2° *Symptômes d'emprunt.*

a) Hémiplégie ou monoplégie par extension en avant.

b) Hémianopsie latérale, homonyme par extension en
profondeur et section des radiations optiques sous-jacentes.

Remarque. — Les autres régions de l'écorce ne possè-
dent pas, à véritablement parler, de syndromes propres.

Tantôt il n'y a qu'un seul symptôme, comme par exemple
la monoplégie crurale pour le lobule paracentral; l'hémianopsie latérale pour les faces interne et inférieure du lobe

occipital ; la surdité verbale pour la première temporale gauche.

Tantôt il n'y a que des symptômes d'emprunt, comme les phénomènes aphasiques dans les lésions de l'insula. Tantôt enfin les symptômes sont nuls (1) comme pour la face interne du lobe frontal, tout le lobe temporal droit.

D. — SYNDROME SYMPTOMATIQUE D'UNE LÉSION
DE LA SUBSTANCE BLANCHE ET DES NOYAUX GRIS CENTRAUX

D'une façon générale, les lésions de la substance blanche, interrompant les relations de l'écorce avec la périphérie, donnent presque les mêmes symptômes que les lésions de l'écorce elle-même.

En présence de troubles moteurs, de troubles sensitifs, de phénomènes aphasiques, ou même de troubles psychiques, il faudra toujours se poser cette question : la lésion siège-t-elle sur les circonvolutions ou sur les faisceaux qui relient celles-ci à la périphérie? Après ce que nous avons déjà dit, il est inutile d'examiner chaque cas particulier. Nous rappellerons seulement quelques données essentielles :

1o L'hémianesthésie complète est très rarement d'origine corticale; jamais lorsqu'elle ne s'accompagne pas d'hémiplégie.

2o L'épilepsie partielle est à peu près toujours d'origine corticale.

3o Parmi les aphasies, les formes pures seules ne sont pas d'origine corticale.

4o De même que l'hémianesthésie, les tremblements post-hémiplégiques feront soupçonner une lésion des corps opto-striés.

5o L'hémiplégie droite atteignant la face, et ne donnant pas d'aphasie, n'est probablement pas d'origine corticale.

(1) Ou plutôt nous ne savons pas les dépister.

6° L'hémiplégie droite avec hémianesthésie et hémianopsie, sans troubles du langage, n'est sûrement pas d'origine corticale.

E. — Syndrome symptomatique d'une lésion du corps calleux.

Les lésions néoplasiques ou inflammatoires sont les seules qui puissent être non pas diagnostiquées sûrement (1), mais quelquefois soupçonnées.

1° Troubles mentaux précoces, de forme variée. Devic et Paviot les attribuent à la compression ou l'irritation du faisceau d'association occipito-frontal.

2° Troubles moteurs débutant par un côté, puis devenant bilatéraux (faiblesse, contractures : envahissement des hémisphères).

3° Petit nombre des phénomènes généraux (tels que : céphalalgie, vomissements, ictus, stauungs-papille) (2).

F. — Syndrome symptomatique d'une lésion en foyer
DES COUCHES OPTIQUES.

Le diagnostic en est très obscur et a très rarement été posé pendant la vie. Le plus souvent on a constaté de l'*hémiplégie* avec exagération des réflexes et du tonus ; de l'*hémianesthésie* surtout des sensibilités profondes ; des mouvements et *tremblements post-hémiplégiques*, qui paraissent constituer le symptôme le plus important ; de la *cyanose* et des *troubles vaso-moteurs* (Clarke) ; des *douleurs d'origine centrale*.

(1) Voici quelques-unes des erreurs de diagnostic, auxquelles elles ont donné lieu : paralysie générale, démence, hystérie, épilepsie essentielle, tumeur de la corticalité, tumeur du cervelet (Voy. Devic et Paviot, Contribution à l'étude des tumeurs du corps calleux, *Rev. de médecine*, 10 déc. 1897.

(2) Giese, *Arch. f. Psych.*, 1893.

Plus rarement des attaques épileptiformes (Miura) (1) ; des troubles bulbaires : glycosurie, ralentissement du pouls (probablement lorsque l'épendyme est touché) ; des troubles de la motilité oculaire (extension vers les noyaux oculaires) ; de l'hémianopsie (atteinte des noyaux visuels).

G. — Syndrome symptomatique d'une lésion bilatérale.

A. — Hémiplégie double

Est toujours incomplète. Elle peut simuler :

1° La *paraplégie*, lorsque les membres supérieurs sont à peine ou pas du tout touchés = double lésion du lobule paracentral.

2° La *paralysie générale*, lorsque la parésie incomplète s'accompagne de maladresse des mouvements, d'embarras de la parole, de bredouillement, de rire et pleurer sans motifs, de diminution de la mémoire, d'affaiblissement intellectuel = il s'agit le plus souvent alors de ramollissements multiples ou étendus.

3° La *paralysie agitans*, lorsqu'il y a le tremblement caractéristique, la raideur, l'attitude caractéristique, le masque immobile, etc...

4° Plus rarement la chorée chronique généralisée (2).

B. — Paralysie pseudo-bulbaire

La paralysie de la langue, des lèvres, du pharynx, du larynx, survenant brusquement, après un ou plusieurs ictus ;

---

(1) Voy. Miura, Deux cas de tumeurs de la couche optique. *Millheilungen was der Facult. zu Tokio*, 1898, bd. 4, n° 3, Anal. *in J. de pathol. int.*, 1899, p. 71. — Voir aussi Spillmann et Demange, *Presse méd.*, 8 février 1899 ; Garand et Belbèze, *Loire médicale*, 1900, p. 7.

(2) V. une observation de Anton, *Jahrbücher f. Psych.*, Band. XIV, f. 1 et 2, p. 141, 1895.

avec souvent des troubles intellectuels ; avec asymétrie des troubles paralytiques ordinairement plus prononcés d'un côté ; ne progressant pas, restant stationnaire ; avec intégrité des mouvements réflexes, avec intégrité des réactions électriques et absence d'atrophie, avec souvent de l'hémiplégie, quelquefois de l'hémiplégie double et une démarche rappelant celle des Parkinsoniens ; avec un masque immobile, figé, secoué de temps en temps par un rire ou un pleurer spasmodique ; peut être produite :

1° Lésion unilatérale (?) : mais les faits sont anciens, leur examen incomplet.

2° Lésion corticale bilatérale, au niveau de la partie inférieure des circonvolutions centrales.

3° Lésion bilatérale de la capsule interne.

4° Lésion bilatérale de la partie externe des corps striés (?)

III. — Diagnostic de la nature de la lésion.

Les lésions en foyer de l'encéphale peuvent se diviser en deux grands groupes : 1° les lésions vasculaires ;
2° Les lésions néoplasiques ou inflammatoires.

1° *Lésions vasculaires*

Elles agissent de trois façons : 1° par ischémie ; 2° par ectasie comprimant les parties voisines ; 3° par ruptures et hémorrhagie.

A. — Lésions ischémiantes

1° *Ischémie passagère*. — Se traduit par des symptômes transitoires.

L'apparition brusque, sans prodromes d'une hémiplégie, d'une monoplégie, d'une aphasie, durant quelques heures ou quelques jours, puis disparaissant sans laisser de traces.

a) Chez un sujet jeune, sans aucune lésion ni du cœur, ni des vaisseaux, ni des reins ; en l'absence de toute intoxication, de toute infection, de tout stigmate d'hystérie = soupçonner la syphilis artérielle du cerveau.

b) Chez un sujet porteur d'une lésion valvulaire du cœur = petite embolie avec rétablissement ultérieur de la circulation.

c) Chez un malade âgé athéromateux = ischémie passagère ; rechercher aussi une intoxication ou une infection.

2° *Ischémie durable.* — *a*) Mêmes symptômes, mais plus graves, débutant souvent par un ictus, permanents, durables ; suivis de signes indiquant la destruction de certaines parties du cerveau (exagération des réflexes, trépidation épileptoïde, contractures...) = ramollissement.

b) Ictus — mort rapide = oblitération d'un gros tronc.

B. — LÉSIONS ECTASIANTES COMPRIMANT LES PARTIES VOISINES

Soit chez des sujets jeunes suspects de syphilis, soit chez des sujets âgés porteurs de lésions vasculaires.

La connaissance des rapports des artères de l'encéphale est ici d'un grand secours.

La dilatation de la carotide interne à sa sortie du rocher peut : *a*) comprimer le chiasma, dans son angle externe (voy. p. 358, fig. 53); *b*) comprimer les nerfs moteurs oculaires (voy. *ophtalmoplégies*) ; *c*) gêner la circulation veineuse du sinus caverneux (exophtalmie, œdème des paupières, dilatation des visions rétiniennes) ; *d*) donner un bruit de souffle perceptible par le sujet (1); *e*) donner un bruit de souffle perceptible à l'observateur par l'auscultation de l'orbite ou du crâne (2).

---

(1) Pour ces bruits subjectifs voy. Hugo Weiss, Anat. *in Rev. neur.*, 1898, p. 114.

(2) Soelder, *Soc. de Psych. et neur. de Vienne*, 11 janvier 1898, — *in Revue neur.*, 1898, p. 297, dans un cas donne à ce souffle

J. ROUX. — Maladies nerveuses   22.

La dilatation des artères cérébrales postérieures peut comprimer la III paire et le pédoncule, donner un syndrome de Weber.

La dilatation des artères cérébelleuses peut comprimer les VI ou VII paire et quelquefois en même temps les pyramides, donner une paralysie alterne.

La dilatation des artères cérébelleuses inférieures peut comprimer l'hypoglosse.

C. — RUPTURE ET HÉMORRHAGIES.

1° Suivant le siège et le volume de l'épanchement sanguin.

a) Ictus léger, hémiplégie passagère = hémorrhagie légère en dehors des voies motrices, souvent au lieu d'élection au niveau de la capsule externe.

b) Ictus apoplectiforme, hémiplégie durable (V. plus loin diagnostic entre l'hémorrhagie et le ramollissement).

c) Ictus, convulsions, contractures précoces = hémorrhagie avec inondation des ventricules (1), hémorrhagies méningées.

d) Ictus et mort en quelques minutes = grande hémorrhagie, souvent des gros troncs de la base.

les caractères suivants : bruit musical, rythmique, synchrone au pouls, perçu sur toute l'étendue du crâne, surtout dans la région occipitale droite près de la ligne médiane, augmentant par l'inspiration forcée, diminuant ou disparaissant par la compression des carotides.

(1) Alexander Bruce (*Sem. médicale*, 1898, p. 313) attache dans ce cas une grande importance à la constriction des pupilles (?) — La température s'abaisse d'abord de 1 à 2°, puis s'élève jusqu'à la mort. Cet abaissement initial n'existe pas dans les hémorrhagies de la protubérance. En réalité, les modifications de la température chez les apoplectiques, d'une très grande importance pronostique (voy. Gilles de la Tourette, *Semaine médicale*, 1899, p. 257) ont peu de valeur au point de vue diagnostique.

2° *Diagnostic entre le ramollissement et l'hémorrhagie cérébrale.*

N'est possible que dans quelques cas (1).

a) Chez un sujet jeune, présentant une endocardite récente, ou une lésion valvulaire ancienne (rétrécissement mitral), chez une nouvelle accouchée, chez des malades jeunes atteints de suppuration chronique du poumon ou de la plèvre = embolie.

b) Malades d'âge moyen, atteints de néphrite interstitielle et d'hypertrophie du cœur avec hypertension artérielle = hémorrhagie.

c) La constatation d'embolies sur d'autres points du corps, dans la rétine, la localisation de la lésion dans le cortex sont en faveur de l'embolie.

d) Les signes d'inondation ventriculaire ; l'hématome du nerf optique = hémorrhagie.

3° *Diagnostic entre l'hémorrhagie cérébrale et l'hémorrhagie méningée* (2).

Dans l'hémorragie méningée :

1° Existence d'une période prémonitoire : céphalalgie, insomnie, vertiges, embarras de la parole, amnésie.

2° Alcoolisme dans les antécédents.

3° Céphalalgie unilatérale (3), exaspérée par la percussion.

4° Signes de compression cérébrale : ralentissement du pouls, respiration irrégulière.

5° Dilatation pupillaire du côté de la lésion (pupille d'Hutchinson).

---

(1) Thévenet, Th. Lyon, 1894.

(2) Il n'est question ici que de l'hémorrhagie méningée, par pachyméningite.

(3) Il faut se rappeler que dans l'hémorrhagie méningée, l'hémiplégie peut siéger du côté de la lésion. Voy. expériences de Bochefontaine (*Ac. des Sciences*, 17 août 1876) et de Duret (*Soc. biol.*, 4 août 1871).

2° *Lésions néoplasiques ou inflammatoires.*

Comprennent les méningites et les tumeurs.

Même lorsqu'elles sont diffuses, les méningites donnent assez souvent des symptômes de lésions en foyer : compression, inflammation de voisinage, compression des vaisseaux, thromboses (ischémie ou ramollissements). Voy. le diagnostic des méningites.

Les tumeurs sont ici entendues dans le sens le plus large, de productions pathologiques : néoplasmes, tuberculome, syphilome, abcès même... C'est dans ce cas qu'on trouve au plus haut degré les symptômes indépendants de la localisation (voy. p. 332). Quant à la nature de la tumeur, le plus souvent on ne peut réunir que des présomptions :

Syphilis dans les antécédents, stigmates de lésions anciennes, lésions actuelles, efficacité du traitement = gomme.

Sujet tuberculeux, évolution lente, avec des périodes de rémission = tuberculome.

Traitement des lésions en foyer
du système nerveux.

Lorsque nous avons exactement déterminé le siège et la nature d'une lésion, tous nos efforts doivent tendre à obtenir sa *disparition complète.* Pour cela nous disposons de deux ordres de moyens, les moyens chirurgicaux, les moyens médicaux. A cause de son importance, le traitement chirurgical sera étudié dans un chapitre spécial.

La connaissance exacte des *causes* de la lésion nous permettra ensuite de prendre les mesures nécessaires pour *empêcher sa reproduction.*

Enfin lorsque nous ne pourrons nous adresser directement à la lésion, nous chercherons du moins à en atténuer les conséquences.

I. — Indications thérapeutiques tirées de la nature
de la lésion

A. — Les *traumatismes* peuvent venir du dehors (coups,
blessures...) ou du dedans (hémorrhagie cérébrale...).

1° *Traumatismes externes*. Suivant le degré du traumatisme, il y a simple *compression, contusion, solution de
continuité, destruction* des éléments nerveux.

a) Dans la compression simple, ou la contusion, il y a
une tendance naturelle à la guérison qu'il suffit de favoriser ou ne pas entraver. Dans la compression ou la contusion directe des nerfs périphériques, le massage, l'électrothérapie, les exercices actifs peuvent rendre des services.

b) Lorsqu'il y a solution de continuité, la guérison est
plus difficile. Pour les nerfs périphériques, la guérison peut
encore se faire spontanément si les bouts sectionnés ne sont
pas écartés. Au lieu d'en courir le risque, il vaut mieux
recourir à une intervention chirurgicale (Voir plus loin).

Les solutions de continuité traumatiques de la moelle et
des centres nerveux ne sont pas susceptibles d'une telle
réparation et il faut se contenter d'en atténuer et combattre
les symptômes.

c) Dans la destruction des éléments nerveux, la guérison
spontanée est exceptionnelle. Pour les nerfs périphériques,
détruits sur une partie de leur étendue, il est rare que le
bout central bourgeonnant retrouve sa voie vers la périphérie, si on ne l'y aide pas par une intervention chirurgicale.

Dans la destruction d'une partie de la moelle ou des centres, la lésion est irréparable, et il faut se contenter de combattre les symptômes.

2° *Traumatismes internes*. La compression, la contusion, la solution de continuité, la destruction des éléments
nerveux peuvent être la conséquence d'un foyer hémorrha-

gique (hémorrhagies méningées, cérébrales, médullaires, hématorachis... hématome des nerfs, des plexus...) d'une lésion de voisinage (lésion de la boîte crânienne, de la colonne, des méninges, des tissus avoisinant les nerfs, etc.).

Avant de s'occuper des éléments nerveux traumatisés, il faudra s'adresser à la lésion traumatisante. En dehors des moyens chirurgicaux (Voir plus loin), nous sommes ici bien désarmés ; l'intervention médicale n'est efficace que dans quelques cas.

Contre les foyers hémorrhagiques, nous ne pouvons à peu près rien que chercher à en prévenir la formation de nouveau. Nous savons par exemple que l'hémorrhagie cérébrale est préparée par les lésions artérielles (artérites, anévrismes miliaires) ; nous combattrons celles-ci par l'iodure de potassium ou de sodium. Les parois artérielles se rompent sous l'influence des causes qui provoquent l'hypertension ; nous combattrons celles-ci par l'hygiène, un régime sévère, des purgatifs répétés, la prohibition du surmenage et de tous les excès. Le terrain lui-même n'est pas sans influence sur la production des lésions et de la rupture des artères : sachant quels malades sont prédisposés à l'hémorrhagie cérébrale, nous n'attendrons pas qu'elle se soit produite pour instituer le régime, l'hygiène et la thérapeutique destinés à la prévenir.

Contre le foyer hémorrhagique lui-même, nous ne pouvons rien *médicalement*.

Dans les lésions de voisinage, le traitement *médical* est également très restreint : la révulsion, les pommades dites fondantes, les résolutifs ne sont guère destinés qu'à masquer l'inaction du médecin. Le traitement de l'état général est déjà mieux, il favorise l'effort naturel vers la guérison. Si la lésion est tuberculeuse, l'huile de foie de morue paraît un adjuvant utile. Il n'y a réellement qu'un cas où le traitement médical est efficace, c'est lorsque la lésion est syphilitique (Voy. *traitement de la syphilis des centres nerveux*).

3° *Lésions inflammatoires du système nerveux.*

Doués d'une arme puissante lorsque cette inflammation est syphilitique, nous sommes presque impuissants dans le cas contraire.

Dans les névrites localisées d'origine paludéenne le sulfate de quinine est utile ; dans le cas de rhumatisme, le salicylate de soude peut produire une amélioration rapide.

Dans les lésions tuberculeuses de la moelle ou de l'encéphale, dans les encéphalites, les méningites localisées, les abcès de la moelle, de l'encéphale, le traitement médical ne peut être que symptomatique et palliatif.

4° *Lésions néoplasiques.* — Le traitement médical ne peut absolument rien contre l'évolution d'une tumeur.

5° *Ischémie et ramollissements.*

Pour prendre un exemple typique : une jeune femme atteinte de rétrécissement urétral et frappée d'hémiplégie droite avec aphasie ; le diagnostic est précis : embolie de la sylvienne. Que faire ? a) Nous savons que dans le réseau pré-mérien il y a des anastomoses : favoriser le rétablissement de la circulation sur les confins des territoires ischémiés ; on pourra essayer les vaso-dilatateurs : iodure de sodium ; trinitrine, nitrite d'amyle ; b) le ramollissement une fois définitif échappe à notre intervention ; c) favoriser les suppléances par la rééducation.

Traitement chirurgical des lésions en foyer du système nerveux (1)

Les lésions en foyer du système nerveux représentent par excellence le champ d'action de la chirurgie en pathologie nerveuse. Nombre d'entre elles ont déjà retiré de notables bénéfices de son intervention ; mais il n'est pas douteux

(1) Ce chapitre a été rédigé en entier par notre excellent ami le Dr Guinard, de Saint-Etienne.

qu'il faille attendre encore davantage de l'action chirurgicale. C'est sur la connaissance anatomique plus approfondie
des lésions et surtout sur une plus grande précision du diagnostic préopératoire qu'il faut compter pour réaliser de
nouveaux progrès.

Dans les quelques pages qui suivent, nous nous sommes
bornés à formuler brièvement les indications opératoires
propres aux cas les plus fréquents. L'espace nous étant
mesuré d'avance, nous avons supprimé toute discussion et
simplement indiqué la pratique que nous estimons la meilleure dans chaque cas particulier.

NERFS PÉRIPHÉRIQUES ET PLEXUS

A. — PLAIES DES NERFS

1° Plaie récente, complète, nette, sans corps étranger
(coup de couteau).

Affronter exactement par la suture immédiate les deux
bouts du nerf sectionné en ménageant le plus possible les
fibres nerveuses (1) : dans ce but, passer les fils parallèlement à l'axe du tronc nerveux.

(1) La restitution de la continuité du nerf a pour but de favoriser la régénération du cordon nerveux.

On sait qu'après la section d'un nerf, le bout périphérique subit
fatalement la dégénérescence wallérienne et se trouve, au bout d'un
temps variable selon les espèces, des semaines et même des mois
chez l'homme, réduit à ses gaines de Schwann, sans myéline ni
cylindre axe. Or l'expérimentation a montré que les cylindres axes
du bout central non dégénéré, végètent, donnent naissance à des
bouquets de cylindres axes secondaires. Ces cylindres axes pous-
sent et se ramifient là où ils trouvent le moins de résistance à leur
accroissement ; ceux d'entre eux qui rencontrent le bout périphérique trouvent dans la lumière des gaines de Schwann, ou plutôt
entre ces gaines, une voie toute tracée, adoptent le trajet et la distribution du nerf dégénéré et le reconstituent. Ainsi se fait la régénération anatomique du cordon nerveux. Van Lair a évalué la
vitesse moyenne de la régénération, dans les meilleures conditions,
à 1 millimètre par jour ; c'est dire que cette régénération demande
de longs mois (6 en moyenne) pour être parfaite.

Veiller avec soin à l'asepsie de la plaie : épargner aux fibres nerveuses le contact des antiseptiques (1).

En attendant la régénération du nerf (6 mois en moyenne) combattre les atrophies et les dégénérescences par le massage et l'électrothérapie.

2° Plaie récente, complète, contuse, avec perte de substance et corps étrangers (coups de feu).

Ouverture large du foyer, extraction des corps étrangers, toilette de la plaie ; avivement large des bouts contus et déchiquetés du nerf. Faire, selon l'étendue de la perte de substance, soit la suture immédiate après élongation des deux bouts, soit la suture à distance avec des tresses de catgut (Assaky) ou la suture tubulaire de Van Lair. On pensera à la greffe nerveuse si le bout central n'a pu être retrouvé et s'il existe un autre nerf de volume suffisant dans le voisinage du bout périphérique (plexus).

3° Plaie récente, incomplète, sans corps étranger.

Piqûre d'un nerf collatéral des doigts ou des orteils (origine fréquente de névrites graves et étendues). Asepsie rigoureuse ; surveiller l'apparition des phénomènes inflammatoires ou douloureux.

Section partielle d'un tronc nerveux. Rétablir la continuité de la portion entamée par un ou deux points de suture.

4° Plaie récente, incomplète, avec corps étranger (aiguille, débris de verre, fragments de balle, etc.).

Cas fréquent. Dans tous les cas, extraire le corps étranger et assurer la continuité du nerf.

(1) Par l'asepsie, le chirurgien s'oppose à la destruction du nerf par la suppuration sur une étendue plus ou moins longue de son trajet, à la formation d'un tissu de cicatrice dense et abondant, qui gêne la progression des jeunes cylindres axes, et par dessus tout au développement de la névrite qui, descendante substitue aux lésions d'atrophie simple des tissus des lésions dystrophiques beaucoup plus graves et ascendante devient dangereuse pour l'existence même du sujet.

5° Plaie ancienne complète. La suture nerveuse n'a pas été faite.

Suturer les deux bouts du nerf, quel que soit le temps écoulé depuis le traumatisme et quels que soient les accidents observés. Dans ce but recherche patiente et quelquefois difficile des deux bouts, résection du névrome central, avivement du bout périphérique, résection du tissu fibreux interposé entre les deux bouts et suture soit immédiate, soit à distance (1).

B. — COMPRESSION DES NERFS

1° Les troubles paralytiques sont apparus rapidement à la suite d'une compression passagère et de courte durée (paralysie radiale dite a frigore).

Ces cas relèvent du massage, de l'électrothérapie, de la gymnastique.

2° Les troubles paralytiques se sont installés lentement, progressivement à la suite d'un traumatisme ou consécutivement à l'apparition d'une tumeur (englobement ou compression du nerf par un cal vicieux, inclusion dans un tissu de cicatrice, compression par un sarcome, un anévrisme, une exostose, etc.).

(1) En clinique, à la suite de la suture nerveuse, on a observé les quatre éventualités suivantes : « 1° La suture n'est suivie d'aucun retour rapide, ni de la sensibilité, ni de la motilité qui reviennent tardivement, la sensibilité d'abord, la motilité ensuite (cas le plus fréquent) ; 2° la suture est suivie d'un retour rapide de la sensibilité, tandis que la motilité reste absente pour ne reparaître que plus tard ou pas du tout ; 3° la suture est suivie d'un retour rapide de la sensibilité et de la motilité ; 4° les choses ne sont modifiées en rien, la suture a échoué » (Ed. Schwartz). Il ressort de là que la régénération du nerf n'est pas le seul mode de restauration des fonctions nerveuses.

Au point de vue thérapeutique, d'après Spijarny, la suture nerveuse procure la guérison dans la moitié des cas, une amélioration manifeste dans la plupart des autres et n'échoue complètement qu'une fois sur dix environ.

Libérer le nerf en cas d'inclusion osseuse (radial) ou cicatricielle. Supprimer l'agent de la compression (cal de la clavicule, côte cervicale rudimentaire). Si le nerf est trop altéré ou complètement détruit, suture, après suppression du segment malade ou avivement des deux bouts.

Dans certains cas, l'agent comprimant n'est pas enlevable; s'il y a paralysie sans névrite, recourir à la prothèse; s'il y a de la névrite, pratiquer les interventions spéciales (voy. *Névrites*).

C. — LUXATION DES NERFS

Affection rare, observée uniquement sur le cubital au niveau de l'épitrochlée, jusqu'à ce jour. Tenter d'abord l'immobilisation du coude dans l'extension après réduction du nerf. En cas d'échec, recourir à l'intervention sanglante pour maintenir le nerf en place en lui créant un nouveau pont fibreux.

D. — CONTUSION ET DISTENSION DES NERFS

1º Immédiatement après le traumatisme (contusion ou distension), lutter contre les troubles paralytiques par l'électrothérapie et le massage.

2º Malgré un traitement bien dirigé et suivi patiemment pendant de longs mois, les fonctions ne se sont pas rétablies. S'il y a des troubles de dégénérescence simple, il est rationnel de penser qu'un obstacle s'oppose à la régénération nerveuse et d'intervenir en conséquence. S'il y a de la névrite, pratiquer les interventions spéciales (voy. *Névrites*).

E. — NÉVRITES

Il n'est pas question ici des névrites d'ordre médical ou d'origine interne, mais uniquement des névrites d'ordre chirurgical ou d'origine externe qui succèdent à un traumatisme, à une irritation, à une inflammation de voisinage...

1º La cause de la névrite, aiguë ou chronique, persiste. Faire le traitement pathogénique : supprimer le corps étranger, le cal, la cicatrice, le foyer infecté qui ont provoqué la névrite.

2º La névrite persiste malgré la suppression de sa cause ou se montre sans cause directe connue ou appréciable.

a) La névrite est aiguë.

Immobilisation absolue du membre dans l'ouate. Quand les phénomènes aigus commencent à céder : ventouses scarifiées, pointes de feu, applications de glace, stypage, courants induits à l'aide de la brosse électrique passée sur la peau sèche (Weir Mitchell).

b) La névrite est chronique soit d'emblée, soit consécutivement à une névrite aiguë.

Tout d'abord, surtout dans les cas peu graves ou récents, recourir aux pointes de feu sur le trajet du nerf, au stypage, à l'électrisation à l'aide des courants continus en se conformant aux préceptes formulés par Erb.

Si les troubles persistent, recourir à la compression forcée de Delorme. Ce procédé est d'une application particulièrement simple : appliquer le pouce sur la plaie douloureuse ou les points hyperesthésiés et comprimer aussi énergiquement que possible pendant un temps très court ; ensuite pansement ouaté. Une séance suffit généralement ; on peut, en cas de besoin, faire trois, quatre séances à quelques jours d'intervalle. Delorme a jusqu'à ce jour obtenu onze guérisons par ce procédé ; un de ses malades présentait de la névrite depuis 22 ans.

Si les phénomènes douloureux, les troubles moteurs et trophiques résistent au traitement médical patiemment suivi et à la compression forcée, recourir aux interventions sanglantes qui sont variables selon que la névrite porte sur un nerf uniquement sensitif, un nerf mixte, ou des filets sympathiques.

α) Névrite d'un nerf uniquement sensitif (fémoro-cutané, trijumeau).

La névrotomie ou simple section du nerf est abandonnée en raison de la régénération presque fatale du nerf et de la récidive. On recourra à la névrectomie ou résection d'une portion du nerf atteint; la résection sera pratiquée largement et au-dessus de la partie malade du nerf. On atteint également le but par la section du nerf combinée à l'arrachement.

ϐ) Névrite d'un nerf mixte (cubital, médian, sciatique). La névrectomie et l'arrachement entraîneraient une paralysie motrice et sont à rejeter. On pratiquera l'élongation sur une portion saine du nerf et au-dessus de la partie malade, en mesurant toutefois, à l'aide des appareils appropriés, la force déployée.

γ) Névrite des filets sympathiques.

Les tentatives thérapeutiques sont récentes et encore à l'étude; elles ont été faites contre le mal perforant plantaire en particulier. Jaboulay a fait la dissociation des filets sympathiques en dénudant la fémorale dans le triangle de Scarpa. On sait que Chipault préconise l'élongation des nerfs plantaires.

Quand tous les moyens médicaux ou chirurgicaux que nous venons de passer en revue ont échoué, surtout quand les douleurs sont intolérables et rendent la vie impossible au malade, il nous reste l'amputation du membre qui souvent est inefficace elle-même, la résection des racines postérieures de la moelle qui est dangereuse et surtout les narcotiques sous toutes leurs formes.

F. — NÉVRALGIES

Nous n'aurions rien à ajouter au chapitre précédent, si nous ne voulions insister sur une forme redoutable de névralgie, assez commune, la névralgie du trijumeau ou tic douloureux de la face. Les principes thérapeutiques que nous avons résumés pour les nerfs sensitifs lui sont applicables, mais il faut préciser.

On commencera par rechercher et traiter la lésion qui a provoqué l'apparition de la névralgie, carie dentaire, suppuration d'un sinus (maxillaire, frontal), tumeurs des os, des cavités ou des parties molles de la face, voire même tumeur intracrânienne.

Le plus souvent, le diagnostic de la cause restant incertain, on se comporte comme si le point de départ de l'affection était la carie dentaire (nerfs maxillaires supérieur et inférieur), ce qui est d'ailleurs le cas habituel. D'autre part, le diagnostic de l'étendue de la lésion nerveuse étant en général impossible, dans l'état actuel de nos connaissances, il est admis aujourd'hui que l'on ne doit agir sur les portions centrales du trijumeau qu'après l'échec des interventions sur ses portions périphériques.

On commencera donc par la résection du bord alvéolaire où ont siégé des dents cariées (opération de Jarre); en cas d'échec ou de récidive, on réséquera, selon les cas, une portion du nerf maxillaire supérieur avec le ganglion sphénopalatin, ou une portion du nerf maxillaire inférieur avec le ganglion otique. Si le résultat de ces interventions reste encore nul ou insuffisant, il faudra recourir à l'extirpation du ganglion de Gasser; le pronostic opératoire de cette dernière intervention est sérieux (mortalité de 25 0/0).

Le traitement médical par les narcotiques et les antinévralgiques ne perd ses droits ni avant toute opération quand la névralgie a résisté à l'ablation ou la disparition de sa cause, ni après l'échec des interventions.

Tout récemment, Jaboulay d'abord, Chipault ensuite ont traité la névralgie faciale par la résection du ganglion cervical supérieur du sympathique. Les deux opérés ont été guéris.

G. — Tumeurs des nerfs

L'intervention chirurgicale est indiquée quand les douleurs ont résisté aux moyens médicaux ou quand la tumeur prend un rapide développement.

1° La tumeur est bénigne.

a) Elle est reliée au nerf par un pédicule ou contenue dans son épaisseur, mais de telle sorte que son énucléation soit possible (fibromes, myxomes).

On mettra tout en œuvre pour enlever la tumeur en blessant le moins de fibres nerveuses possible.

b) L'énucléation est impossible (névrome), ou bien il s'agit d'une récidive de tumeur bénigne, ou bien il y a déjà des troubles moteurs et trophiques graves dans la sphère du nerf atteint.

Réséquer le cordon nerveux sur la plus petite étendue possible et faire la suture immédiate ou à distance.

2° La tumeur est maligne.

a) Elle est primitive (sarcome).

Réséquer le segment nerveux atteint à un centimètre au moins des pôles de la tumeur. — Suture à distance.

b) Elle est secondaire (cancer du sein, cancer de l'utérus, etc.). Traitement uniquement palliatif dirigé surtout contre la douleur : névrectomie, élongation, amputation, désarticulation ; on n'y recourra que si les narcotiques sont insuffisants.

3° Tumeurs multiples (névromes multiples).

Ces tumeurs ne seront extirpées qu'au cas où elles deviendraient douloureuses. Il est quelquefois difficile de préciser, lequel des névromes est douloureux : « c'est le névrome dont la compression, en amont, suspend les crises que l'on doit extirper ».

4° Névrome plexiforme.

Extirpation aussi complète que possible, surtout s'il se manifeste une augmentation rapide de volume. Autoplastie pour réparer les téguments, si la peau a dû être sacrifiée.

Moelle et racines médullaires

Rappelons, pour n'y plus revenir, les soins dont la nécessité s'impose chez tout paraplégique : décubitus sur le matelas d'eau, propreté rigoureuse, surveillance exacte du sacrum, du dos, des trochanters (production d'escharres) en se souvenant que le blessé, en raison de son anesthésie, ne se plaint pas ; évacuation vésicale régulière (rétention) et aseptique (pyélonéphrite) : assurer les évacuations rectales ; corriger les positions vicieuses des membres ; veiller à l'état des muscles (atrophie).

S'il y a des phénomènes d'excitation médullaire, immobilisation dans la gouttière de Bonnet.

A. — Plaies de la moelle

1° Plaies par instruments piquants et tranchants.

a) Plaie récente, sans corps étranger (coup de couteau). Conduite classique : asepsie scrupuleuse et protection de la plaie des téguments (méningite), immobilisation dans la gouttière de Bonnet.

Chipault propose l'intervention constante, précoce, comprenant l'agrandissement de la plaie, l'ablation des esquilles exceptionnelles, des caillots extra et intra méningés, la suture de racines coupées et le rapprochement des tranches médullaires par des sutures piemériennes, que la section médullaire soit totale ou partielle. Cette proposition est conforme aux principes de la chirurgie moderne.

b) Plaie récente, avec corps étranger (lame de couteau).

Extraire le corps étranger par une intervention méthodique ; en même temps, réparer les désordres médullaires, radiculaires et méningés.

c) Plaie datant de plusieurs jours, avec fistule céphalorachidienne (porte ouverte à l'infection méningée. — Cas rare).

Pansement aseptique de l'orifice fistuleux. Le simple décubitus dorsal s'est montré suffisant. — Au cas où la fistule persisterait, suture des méninges.

d) Plaie ancienne avec fistule purulente et corps étranger.

Ouverture large et asepsie du foyer purulent, jusqu'au niveau du corps étranger. L'expérience montre qu'il serait peut-être bon de ne procéder à l'extraction du corps étranger que secondairement, après avoir obtenu une asepsie relative du foyer purulent exposé (cas de Cuvillier).

2° Plaies par armes à feu.

La présence d'esquilles et de corps étrangers est presque la règle, surtout en cas de blessure par gros projectile à faible vitesse.

Intervention constante, méthodique ; pour éviter l'infection, extraire les corps étrangers ; supprimer les causes de compression et réparer dans la mesure du possible les désordres intrarachidiens.

B. — Complications médullaires dans les luxations des vertèbres

1° Luxations récentes.

Tenter la réduction, quelle que soit la gravité des symptômes, surtout s'il s'agit d'une luxation cervicale.

2° Luxation ancienne.

Si les accidents fonctionnels sont légers, s'abstenir : si les troubles sont graves tenter, sans grand espoir, la réduction ou la laminectomie. L'intervention est recommandable surtout s'il s'agit de compression radiculaire.

C. — COMPLICATIONS MÉDULLAIRES DANS LES FRACTURES DE LA COLONNE VERTÉBRALE

1° Fractures récentes.

a) Les troubles médullaires sont peu marqués.

Immobiliser dans la meilleure position possible, mais sans faire de tentatives de réduction. On interviendra plus tard si les troubles paralytiques persistent ou dès les jours suivants si les troubles s'aggravent progressivement (hématomyélie).

b) Les troubles médullaires sont graves.

Trois méthodes sont en présence :

α) Méthode ancienne : immobilisation pure et simple du blessé dans une gouttière de Bonnet ; soins ordinaires.

C'est la méthode de choix, en cas de shock très intense.

β) Réduction de la fracture par les procédés rapides (suspension de Sayre, tractions dans l'axe du corps avec pression directe sur la déformation) ou lents (extension continue). Cette méthode a donné quelques succès remarquables, mais en fort petit nombre ; elle expose à de nombreux accidents. Beaucoup de chirurgiens l'ont abandonnée.

γ) Ouverture large et précoce du foyer de fracture par laminectomie, réduction ou suppression à ciel ouvert des agents de compression osseuse (corps vertébraux, esquilles), évacuation des épanchements sanguins extra et intraduraux, réparation aussi complète que possible des désordres médullaires, méningés et radiculaires. Cette méthode, la moins mauvaise de toutes, a donné quelques brillants résultats, surtout en cas de compression médullaire par les arcs postérieurs des vertèbres et dans les lésions de la queue de che-

val. Il faut compter sur de nombreux insuccès en raison
des désordres médullaires irréparables qui accompagnent
les grands déplacements osseux, et que nous sommes actuellement incapables de diagnostiquer.

2° Fractures anciennes.

A moins de troubles médullaires très légers, l'intervention est justifiée dans la plupart des cas, spécialement
quand les lésions siègent sur les racines médullaires ou sur
la queue de cheval. Il faut préférer l'opération méthodique
par laminectomie au redressement de la gibbosité par manœuvres brutales avec fracture du cal.

D. — Complications médullaires dans le mal de Pott

Dans l'immense majorité des cas, c'est, encore aujour-
d'hui, au traitement orthopédique qu'il faut s'adresser pour
combattre les troubles sensitivo-moteurs du mal de Pott.
Le malade étant suspendu, on appliquera un immense cor-
set plâtré, de la nuque aux trochanters; ensuite repos et
traitement général.

Les indications des interventions opératoires tentées ou
préconisées dans ces dernières années sont encore fort mal
définies; en tous cas, elles semblent se restreindre de jour
en jour davantage, à mesure que l'anatomie pathologique
des altérations médullaires du mal de Pott est mieux connue.
La plus grande réserve est donc de mise.

On peut dire néanmoins que l'intervention chirurgicale
est légitime dans deux cas bien différents :

1° Lorsque les troubles paraplégiques sont sous la dépendance d'une lésion chirurgicalement curable (abcès intra-
rachidien à haute tension ; tuberculome périméningé sans
tuberculose vertébrale). L'intervention suppose un diagnostic ferme qui ne sera fait que d'une façon exceptionnelle.

2° Lorsqu'il se produit une aggravation rapide des symptômes en dépit du traitement ; ou encore : quand il survient

des troubles menaçant directement l'existence (troubles respiratoires, etc.) (Thornburn).

Ajoutons enfin que si le redressement brusque de la gibbosité a fait disparaître certaines paraplégies, on ne peut légitimement considérer le redressement comme le traitement de choix des troubles médullaires de la tuberculose vertébrale.

E. — TUMEURS INTRA-RACHIDIENNES

1° Tumeurs intra-médullaires.

. Ces néoplasmes ne relèvent pas d'un traitement chirurgical.

2° Tumeurs extra-médullaires.

a) Tumeurs malignes.

Il n'y a rien de chirurgical à tenter contre les néoplasmes secondaires des corps vertébraux, ni contre les sarcomes périméningés généralement reconnus à une période avancée de leur évolution. On est autorisé à intervenir contre les néoplasmes des parties postéro-latérales des vertèbres (sarcomes, enchondromes) quand ces néoplasmes sont encore très petits.

b) Tumeurs bénignes.

Le pronostic de ces néoplasmes abandonnés à eux-mêmes dans le canal rachidien étant fatal, l'intervention s'impose.

Si la tumeur a un prolongement extra-rachidien (lipomes, kystes hydatiques), rien ne sera plus simple que de se guider sur ce prolongement pour atteindre et extirper la portion intra-rachidienne.

Si la tumeur est tout entière contenue dans le canal vertébral, il importe avant d'opérer d'avoir fait un diagnostic de localisation aussi précis que possible, les larges trépanations exploratrices du canal rachidien n'étant pas sans danger (décompression brusque par écoulement abondant du liquide céphalo-rachidien). La mortalité opératoire est élevée (50 0/0 au moins), Chipault préconise l'intervention en deux temps.

Encéphale.

A. — Lésions traumatiques

Les lésions traumatiques de l'encéphale s'observent dans les différentes variétés de fractures du crâne. Elles se traduisent par des accidents primitifs, secondaires, tardifs. Les symptômes sont localisés ou diffus.

Au point de vue des indications thérapeutiques, il y a lieu de distinguer les fractures de la base du crâne, les fractures du crâne par coup de feu et les fractures de la voûte par instruments contondants.

1° Lésions de l'encéphale dans les fractures de la base du crâne.

Bien que quelques interventions hardies aient été tentées, et parfois avec succès, pour remédier aux désordres osseux et encéphaliques dans les fractures de la base, l'abstention opératoire est la règle. Mais il est formellement indiqué d'assurer l'asepsie du conduit auditif et des cavités de la face dans lesquels vient s'ouvrir le trait de fracture de la base; il s'agit d'éviter l'infection de cette fracture ouverte, infection qui entraine la méningo-encéphalite.

2° Lésions de l'encéphale dans les fractures par coup de feu.

Les désordres encéphaliques produits par les projectiles de grande force vive (armes de guerre modernes) entraînent la mort immédiate ou rapide. Dans les cas exceptionnels où pourrait se poser la question du traitement, il faut se borner à l'occlusion aseptique de la plaie, après nettoyage.

La thérapeutique doit être plus active dans les plaies par projectiles de petite force vive (revolvers de petit calibre, carabines et pistolets de salon). A la vérité l'accord n'est pas encore complet entre les chirurgiens sur la conduite à suivre ; néanmoins il semble que la pratique que nous allons exposer rencontre de plus en plus de partisans ; elle a pour elle l'appui de la statistique.

L'intervention doit être constante, primitive, c'est-à-dire pratiquée le plus tôt possible après l'accident ; les manœuvres opératoires doivent porter sur les téguments, le trajet osseux et les premiers centimètres seulement du trajet intra-cérébral. Il ne s'agit pas d'extraire la balle coûte que coûte, mais uniquement de régulariser un foyer anfractueux, d'extraire des esquilles superficielles, la balle ou ses fragments si par hasard on les rencontre, d'enlever les cheveux et les corps étrangers entraînés dans la substance cérébrale, d'assurer en somme l'asepsie des trois ou quatre premiers centimètres du trajet intra-cérébral, le reste du trajet étant généralement aseptique (Chipault). On met ainsi, autant que faire se peut, le malade à l'abri de la méningo-encéphalite, sans provoquer de désordres cérébraux plus considérables que ceux qui existaient auparavant.

Si, à la suite de ce traitement, le blessé échappe aux accidents primitifs, deux éventualités peuvent se présenter : ou bien la balle et les esquilles, perdues profondément dans la substance cérébrale, sont tolérées ; c'est le cas habituel ; ou bien, au contraire, ces corps étrangers provoquent des accidents secondaires (abcès, compression, etc.) ; dans ce dernier cas, et dans ce cas seulement, on doit aller à la recherche de la lésion secondaire, en se guidant le plus souvent sur les symptômes de localisation.

3° Lésions de l'encéphale dans les fractures de la voûte par instruments contondants.

Les cas qui peuvent se présenter sont multiples et chacun d'eux offre des indications thérapeutiques spéciales.

a) Accidents primitifs.

Le blessé présente des accidents cérébraux diffus.

Si la fracture du crâne est simple, sans enfoncement,

aucune intervention ne saurait être pratiquée. Contre le coma, la résolution complète et bilatérale des membres avec stertor, on emploiera uniquement la médication stimulante. Rappelons que toute fracture du crâne doit être traitée dans le repos et le silence les plus complets.

S'il y a fracture avec enfoncement, l'intervention est de règle pour relever les fragments qui peuvent comprimer le cerveau et pour régulariser la plaie osseuse; mais on ne doit intervenir que dans les fractures circonscrites de la voûte; les fractures étendues, s'accompagnant de graves désordres osseux et cérébraux, ne relèvent que de l'abstention.

Le blessé présente des accidents cérébraux localisés.

Il faut trépaner. Mais où trépaner?

Si les traces extérieures du traumatisme, les commémoratifs, les symptômes de localisation concordent pour désigner au chirurgien le point du cerveau qui a été blessé, rien n'est plus facile que de résoudre cette question. Mais il n'en est pas toujours ainsi : ou bien il n'y a aucune trace extérieure de traumatisme, les commémoratifs manquent et l'on constate simplement des symptômes paralytiques; ou bien les symptômes locaux et les symptômes fonctionnels ne concordent pas topographiquement. Dans ces différents cas, la règle est de trépaner au niveau du point indiqué par les symptômes corticaux, qui, sans avoir dans tous les cas une valeur localisatrice absolue au point de vue du siège de la lésion cérébrale, n'en constituent pas moins le guide le plus sûr pour le chirurgien. Il est bien entendu que cette trépanation doit se faire, sans préjudice de la régularisation du foyer de fracture, en cas de fracture ouverte, quand siège de la fracture et symptômes fonctionnels ne concordent pas topographiquement.

Il y a hémorragie intracrânienne.

Nous rappellerons que le diagnostic des épanchements sanguins intracrâniens, péri-encéphaliques, traumatiques,

les seuls que nous ayons à envisager ici, se fonde sur le
signe suivant : apparition progressive et aggravation croissante des phénomènes de compression cérébrale généralisée
ou localisée, en général à la suite d'un « intervalle libre »,
c'est-à-dire après un laps de temps (une à plusieurs heures)
pendant lequel le blessé semblait se rétablir des premiers
accidents de commotion ou de contusion cérébrale.

Le pronostic des épanchements péri-encéphaliques, abandonnés à eux-mêmes, étant presque fatalement mortel,
l'intervention doit être constante. Mais ainsi que nous allons
le voir, ce principe rencontre parfois de sérieuses difficultés
dans son application.

Si les symptômes de compression cérébrale sont généralisés, sans aucun signe de compression localisée, ni aucune
trace extérieure de traumatisme, l'embarras est aussi grand
que possible ; il s'agit soit d'un épanchement intra-arach-
noïdien contre lequel se trouve désarmé le chirurgien, soit
d'une hémorrhagie qui comprime une région cérébrale indif-
férente. La trépanation exploratrice est cependant légitime
et l'on ne craindra pas de la faire des deux côtés, si l'exploration d'un hémisphère n'a rien révélé d'anormal. Dans le
cas où il existerait une plaie, une ecchymose, un trait de
fracture perceptible, il est indiqué d'explorer en premier
lieu l'hémisphère correspondant.

Si les symptômes révèlent un épanchement circonscrit
et localisé, la question est plus simple. On se basera avant
tout sur les localisations cérébrales (paralysies) pour déterminer le côté du crâne où siège l'épanchement. Mais ce n'est
pas tout ; il faut encore déterminer quel est le vaisseau
blessé (artère méningée moyenne, sinus veineux, vaisseaux
sous-arachnoïdiens, vaisseaux de la paroi crânienne) et en
quel point de son trajet siège la blessure, pour aller obturer
directement le vaisseau intéressé, après avoir évacué les
caillots. On est quelquefois conduit facilement au diagnostic
par le siège de la fracture, d'une plaie, d'une ecchymose,

par des commémoratifs précis. Si ces différents signes font défaut, l'exploration de l'os, après incision des téguments, peut révéler le siège de la lésion. Enfin quand rien n'indique ni le siège de la fracture, ni même s'il y a une fracture, il sera plus prudent de faire d'emblée une large hémicrâniectomie qui permettra de découvrir le vaisseau blessé et de le traiter. Nous rappelons que le vaisseau, de beaucoup le plus souvent blessé, est l'artère méningée moyenne, particulièrement sa branche antérieure, d'où la plus grande fréquence des épanchements dans la fosse temporo-pariétale (zone décollable).

b) Accidents secondaires.

Ce sont ceux qui apparaissent de quelques jours à quelques mois après le traumatisme crânio-encéphalique ; ils répondent à des complications infectieuses.

Contre la méningo-encéphalite diffuse en évolution, les interventions n'ont donné que des améliorations passagères, quand elles ont donné quelque chose. Se borner aux applications de glace sur la tête et à la saignée locale.

Contre les abcès intracrâniens, la thérapeutique doit au contraire être active ; il faut assurer la large évacuation du pus, où qu'il se trouve, sous l'os, sous la dure-mère, dans l'épaisseur de la substance cérébrale. L'intervention se présente d'ailleurs dans des conditions variables. Tantôt il persiste, à la suite du traumatisme, une perte de substance osseuse ; c'est à travers cet orifice élargi et régularisé que l'on assurera l'évacuation du pus après avoir, selon les cas, incisé la dure-mère ou la substance cérébrale. Tantôt, au contraire, il n'y a aucune ouverture osseuse ; si l'exploration au stylet fait découvrir une portion plus ou moins étendue d'os nécrosé, c'est là qu'il faut intervenir ; s'il n'y a nulle part trace d'infection osseuse en activité, on pratique une trépanation typique au point désigné par les localisations cérébrales ou à leur défaut par les cicatrices osseuses laissées par le traumatisme.

c) Accidents tardifs.

Ce sont les accidents qui surviennent de un mois à plusieurs années après le traumatisme; ils répondent à des lésions cicatricielles et se manifestent le plus communément par de l'épilepsie jacksonienne. Leur thérapeutique est exclusivement chirurgicale. Mais là commencent les divergences; les uns se contentent d'appliquer des pointes de feu sur le cuir chevelu au point lésé; d'autres, et ce sont aujourd'hui les plus nombreux, résèquent la portion du cortex correspondant aux symptômes fonctionnels observés. On a d'ailleurs pratiqué toutes les opérations intermédiaires. A vrai dire, nous sommes dans l'ignorance la plus complète en ce qui touche la pathogénie des troubles consécutifs aux cicatrices crânio-encéphaliques; de là les hésitations de la thérapeutique. Néanmoins l'intervention a donné des résultats assez encourageants pour qu'elle soit pratiquée dans tous les cas. Nous pensons qu'elle doit être méthodique et se proposer l'ablation de tous les tissus cicatriciels, péricrâniens, osseux, encéphaliques, cause des accidents; c'est d'ailleurs la conduite qui semble aujourd'hui se généraliser de plus en plus.

B. — Abcès intracrâniens d'origine otique

Ces abcès n'ont de commun avec les suppurations traumatiques que nous avons étudiées, que la nécessité absolue de les ouvrir et de les drainer largement. Ils siègent dans le voisinage des cavités de l'oreille, soit entre l'os et la dure mère, variété facilement accessible, soit dans l'épaisseur même du cerveau ou du cervelet. Les abcès cérébraux occupent presque toujours le lobe sphéno-temporal et reposent directement sur le plafond de l'additus. Les abcès cérébelleux siègent le plus souvent vers le genou du sinus latéral (abcès antéro-externes), moins fréquemment vers le sommet du rocher (abcès antéro-internes), rarement vers le pressoir d'Hérophile (abcès postéro-internes).

Il résulte de la répartition des abcès, que la voie la meilleure pour l'évacuation des abcès extra-duraux et temporosphénoïdaux est la voie créée par l'évidement préalable de la mastoïde, de l'antre et de la caisse. Ce point est à peu près acquis. Mais en ce qui concerne la voie d'accès des abcès cérébelleux, il existe entre les chirurgiens un désaccord que les dernières discussions ont montré presque irréductible. Le désaccord tient évidemment à la difficulté très réelle d'un diagnostic préalable précis du siège de l'abcès ; c'est en effet au cours même de l'opération que ce siège est ordinairement déterminé à l'aide des ponctions exploratrices ; il est même permis dans de nombreuses circonstances d'hésiter entre un abcès cérébral et un abcès cérébelleux, qui d'ailleurs coexistent quelquefois. On conçoit alors que nombre de chirurgiens recommandent la voie mastoïdienne qui permet d'explorer par une brèche unique cerveau et cervelet et d'aborder le siège en somme le plus fréquent des suppurations cérébelleuses. Néanmoins cette voie ne découvre qu'une partie restreinte du lobe cérébelleux et, dans les cas où la suppuration du cervelet peut être diagnostiquée, il y a tout avantage à recourir à la voie occipitale, soit par trépanation, soit par crâniectomie temporaire (Picqué et Mauclaire). Ce dernier procédé est le seul qui permette d'accéder à toutes les variétés d'abcès cérébelleux.

C. — Hémorrhagies intracraniennes non traumatiques

Parmi les hémorrhagies intracrâniennes non traumatiques, deux variétés ont donné lieu à des interventions chirurgicales ; ce sont la pachyméningite interne hémorragique et l'hémorrhagie cérébrale.

On peut dire dès à présent que le traitement de la pachyméningite est exclusivement chirurgical et que dans les cas encore rares où il a été appliqué, ce traitement a donné les meilleurs résultats.

En ce qui concerne l'hémorrhagie cérébrale, les résultats chirurgicaux, quoique moins brillants, sont encourageants. Nous reproduisons les conclusions de Chipault à ce sujet.

« 1° On liera la carotide aux individus qui ont eu déjà
« de légères hémorrhagies cérébrales, pour en éviter de
« graves.

« 2° On ouvrira, évacuera et tamponnera, sans attendre,
« les foyers hémorragiques, chez les individus qui, sans
« avoir eu d'ictus ou après un ictus léger, présentent une
« hémiplégie dont l'intensité s'accroît lentement ou par
« saccades ; dans ce but, on interviendra, au niveau de la
« zone motrice, en allant jusqu'à la capsule externe : si l'in-
« tervention trouve le foyer, elle pourra fort bien limiter
« les lésions aux lésions immédiates et supprimer les lésions
« secondaires, compressives ou destructives ; si elle ne
« trouve rien, elle aura appris, sans rien aggraver, qu'il
« s'agit d'une hémorrhagie des noyaux gris ou du bulbe,
« contre laquelle on ne peut décidément rien. »

D. — Tumeurs intracrâniennes

Contre les tumeurs intracrâniennes le chirurgien peut et doit intervenir. Les chances de succès opératoire et de guérison sont naturellement d'autant plus grandes que la tumeur est plus petite et mieux limitée ; c'est dire que les malades atteints de tumeurs doivent être adressés au chirurgien dès que le diagnostic est fait. Il n'y a guère que contre le syphilome que le traitement médical soit de mise et encore faut-il, pour être autorisé à le prolonger, qu'il ait déjà produit une amélioration très nette au bout de six semaines.

La conduite du chirurgien doit d'ailleurs varier selon les cas.

S'il résulte de l'examen du malade, que l'on se trouve en présence d'un néoplasme secondaire, de tumeurs multiples ou d'une tumeur siégeant en un point inaccessible, il faudra se borner à une intervention décompressive, trépanation crânienne. Dans les cas de tumeur cérébrale, la ponction lombaire s'est montrée particulièrement dangereuse.

S'agit-il au contraire d'une tumeur unique, localisée en un point accessible, il faut aller à sa recherche. Si la trépanation exploratrice pratiquée en bon lieu ne fait rien découvrir, on aura néanmoins réalisé de la décompression. Si la tumeur est découverte, s'il s'agit d'une tumeur des enveloppes, d'un néoplasme circonscrit et peu pénétrant du cortex, on l'extirpera ; si au contraire le néoplasme se montre diffus, volumineux, incomplètement enlevable, on ne fera aucune tentative d'extirpation ; tout au plus ponctionnera-t-on un kyste, curettera-t-on un gliome ramolli.

L'intervention se fait en deux temps pour éviter le shock : dans une première séance on pratique la brèche osseuse ; dans une seconde on recherche la tumeur et on la traite.

CHAPITRE II

DIAGNOSTIC DES LÉSIONS NERVEUSES SYSTÉMATIQUES

CLASSIFICATION ET GÉNÉRALITÉS

Un *système* en anatomie et physiologie nerveuses, est un ensemble de neurones, ayant même signification, même fonction générale. Une lésion est *systématique* lorsqu'elle frappe un ou plusieurs systèmes à l'exclusion des autres.

On peut établir la classification suivante.

SYSTÈMES	MALADIES SYSTÉMATIQUES
1° Contrifuges. 1° Le muscle : appareil d'extériorisation...............	1° Myopathies et Maladie de Thomsen.
2° Le neurone moteur périphérique. *a)* portion cylindraxile.. *b)* cellule d'origine ...	2° Névrites périphériques.
3° Le neurone moteur central ou FPy..................	3° Poliomyélite antérieure. 4° Tabes dorsal spasmodique. / 5° Sclérose latérale amyotrophique (1).
2° Contripètes. 1° L'ectoderme : appareil récepteur.................	6° Maladie de Recklinghausen.
2° Le proto-neurone sensitif. . . .	7° Tabes.
3° Le deutéro-neurone sensitif . . (ruban de Reil — substance grise médullaire — formation réticulée du mésocéphale).	?
4° L'appareil médullo-cérébelleux (Colonnes de Clarke — faisceau cérébelleux direct et faisceau de Govers).	8° Maladie de Friedreich.
5° L'apparell central d'équilibration : cervelet............	9° Hérédo-ataxie cérébelleuse.

(1) Brissaud a développé une conception très ingénieuse de la sclérose latérale amyotrophique, il en fait une maladie systématique *des neurones d'association*. Cette conception a pour elle des raisons très sérieuses que nous ne pouvons discuter ici. Comme elle n'a point d'importance au point de vue *diagnostic*, nous croyons pouvoir conserver la conception classique en attendant que la théorie de Brissaud ait pu faire ses preuves.

Il existe en outre des types complexes :

1° La névrite interstitielle hypertrophique de l'enfance atteint le tissu de soutènement des nerfs périphériques, et provoque secondairement des lésions des cordons postérieurs (Déjerine).

2° L'amyotrophie Charcot-Marie est une lésion systématique portant : *a*) sur le muscle ; *b*) sur le nerf moteur ; *c*) sur le nerf sensitif.

Remarque. — Les lésions systématiques sont *familiales* ou *individuelles*. Cliniquement cela veut dire que le cas est isolé dans la famille, ou au contraire qu'il y a plusieurs individus frappés. Du point de vue de la biologie générale une maladie familiale est une maladie dans laquelle la *prédisposition* apportée en naissant est *tout* ; les causes occasionnelles *rien*. Une maladie individuelle est au contraire celle où la *prédisposition* apportée en naissant est *peu de chose*, les *causes occasionnelles d'importance capitale*.

On sait en effet quel rôle jouent en pathologie nerveuse les prédispositions apportées par le germe.

Dans la pathogénie du plus grand nombre des maladies nerveuses, entrent deux facteurs : le facteur hérédité, prédisposition du germe ; et le facteur cause occasionnelle. Dans l'hystérie par exemple il y a un facteur hérédité, prédisposition névropathique, et un facteur occasionnel ; émotions vives, intoxication, infection. Dans certaines maladies, la syphilis cérébrale par exemple, le facteur prédisposition est réduit au minimum, le facteur occasionnel est tout.

Dans les maladies familiales c'est le contraire : *le facteur prédisposition du germe suffit à créer la maladie de toutes pièces sans l'intervention d'aucune cause occasionnelle.*

Cliniquement les maladies familiales se caractérisent par leur apparition identique chez plusieurs sujets de la même famille, le plus souvent à un âge déterminé, et suivant une évolution toujours la même.

Anatomiquement les maladies familiales, sont des atrophies des éléments nobles, avec hypertrophie scléreuse des éléments de soutien.

Au point de vue de la biologie générale, les maladies familiales peuvent être regardées comme l'*involution sénile précoce d'un système* (1).

(1) Voici un tableau des principales maladies familiales actuellement décrites :

1º *Muscles.*
1º Myopathie atrophique progressive.
2º Maladie de Thomsen.

2º *Neurone périphérique moteur.*
1º Amyotrophies spinales familiales (Dubreuilh, Friedriech, Hoffmann, Marinesco, Brissaud et Marie, Charcot).
2º Paralysie bulbaire familiale (Londe).
3º Ptosis familial (Dutil).
4º Paralysies oculaires familiales (Moebius, Siemerling).

3º *Neurone sensitif périphérique.*
1º Névrite interstitielle hypertrophique de l'enfance (Déjerine).
2º Amaurose familiale (Higier, de Græfe, Leber, Hutchinson, Raymond, etc.).

4º *Système médullo-cérébelleux.*
Maladie de Friedriech.

5º *Système FPy.*
Paraplégie spasmodique familiale (Raymond et Souques, Milotti et Cantalamessa, Kojewnikoff, Strumpell, Déjerine et Sottas, Rummo).

6º *Système FPy et neurone moteur périphérique.*
Sclérose latérale amyotrophique familiale (Seeligmuller).

Cerveau.
1º Chorée de Huntington.
2º Dégénérescence cérébrale infantile avec lésions systématiques de la tache jaune.
Idiotie familiale avec amaurose de Sachs.
Démence progressive familiale de Homen.

7º *Troubles fonctionnels.*
1º Paramyoclonus multiplex de Friedriech.
2º Tremblement héréditaire.
3º Goitre exophtalmique.
4º Névroses : hystérie, neurasthénie, épilepsie.
5º Paralysie périodique familiale (Goldflam, Westphal, Cousot).
6º Maladies mentales.
7º Criminel né (Lombroso).

1° Lésions systématiques du muscle.

1° MYOPATHIE ATROPHIQUE PROGRESSIVE

1° C'est une maladie *familiale*.

2° Début très lent, évolution progressive.

3° *Atrophie et paralysie* d'un certain nombre de muscles. La paralysie est proportionnelle à l'atrophie, mais celle-ci est souvent masquée par de la lipomatose interstitielle, allant parfois jusqu'à la *pseudo-hypertrophie* (fig. 66). L'aspect athlétique des membres contraste alors avec leur faiblesse.

La paralysie de certains groupes musculaires, avec con-

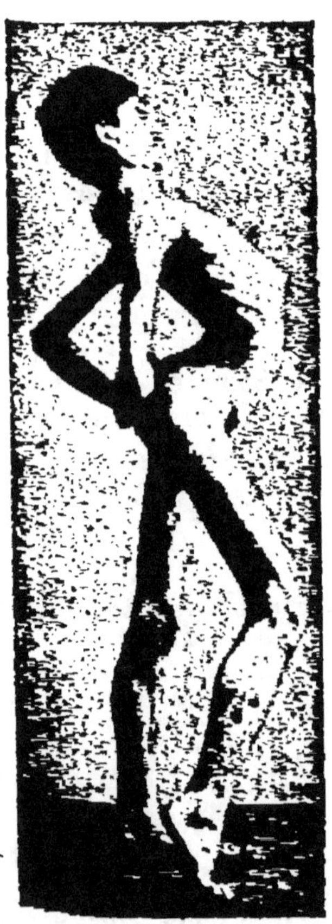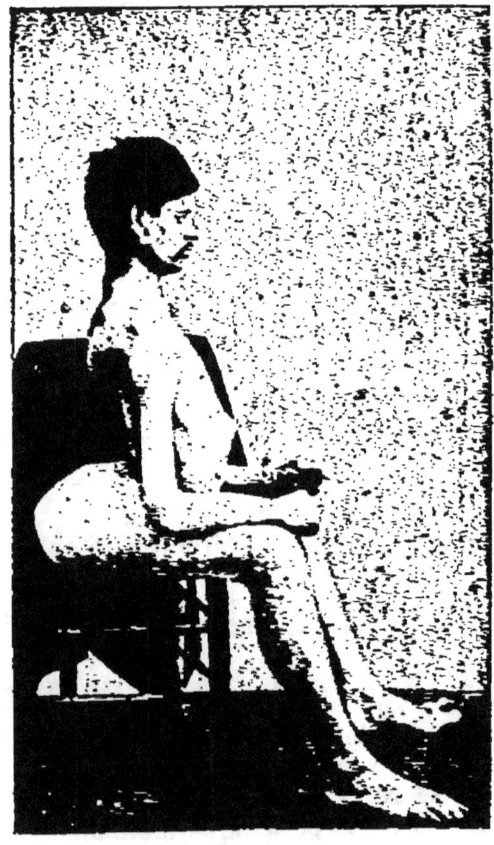

Fig. 64 et 65. — Attitudes dans certains cas de myopathies.

servation plus ou moins parfaite des antagonistes produit des *attitudes pathologiques* (fig. 64 et 65) plus accentuées qu'en aucune autre maladie.

Il y a très fréquemment des *rétractions fibro-tendineuses*, entrant pour une part dans la production d'attitudes pathologiques.

Ces modifications des attitudes, ces rétractions tendineuses, rendent souvent la maladie reconnaissable au premier coup d'œil.

4° Les réactions électriques sont modifiées quantitativement, proportionnellement à l'atrophie, mais non qualitativement.

5° En dehors du système musculaire on trouve de plus : *a*) des lésions osseuses, déformations crâniennes (Marie et Onanoff), déformations thoraciques (Guinon et Souques), scoliose (Sacaze), gracilité des os (Hallion) ; *b*) des stigmates physiques et psychiques de dégénérescence.

Types cliniques

Myopathie atrophique progressive.			
1° Prédominant aux membres inférieurs.	1° A la ceinture pelvienne.	a) Avec hypertrophie.	Paralysie pseudo-hypertr. de Duchenne (1861). fig. 66
		b) Sans hypertrophie.	Type Lœden (1876). — Mœbius (1879).
	2° Aux extrémités.		Type femoro-tibial d'Eichorst (?).
2° Prédominant à la ceinture scapulaire.	1° Progressant de haut en bas, ne s'accompagnant pas de lipomutose.		Type Zimmerlin.
	2° Progressant de bas en haut, envahissant quelquefois la face, s'accompagnant souvent de pseudo-hypertrophie.		Type juvénile d'Erb (1882).
3° Prédominant à la face — type atrophique — envahissement de la ceinture scapulaire (se confond quelquefois avec le précédent).			Type facio-scapulo-huméral de Landouzy-Déjerine (1884-1885).

Presque dès le début, les lésions sont généralisées à tout le système musculaire (Mlle Sacara, Tulbure). Mais certains groupes sont pris d'une façon prédominante, d'où la distinction de divers types résumés dans le tableau ci-dessus.

Traitement des myopathies.

Il n'existe actuellement aucune médication capable, je ne

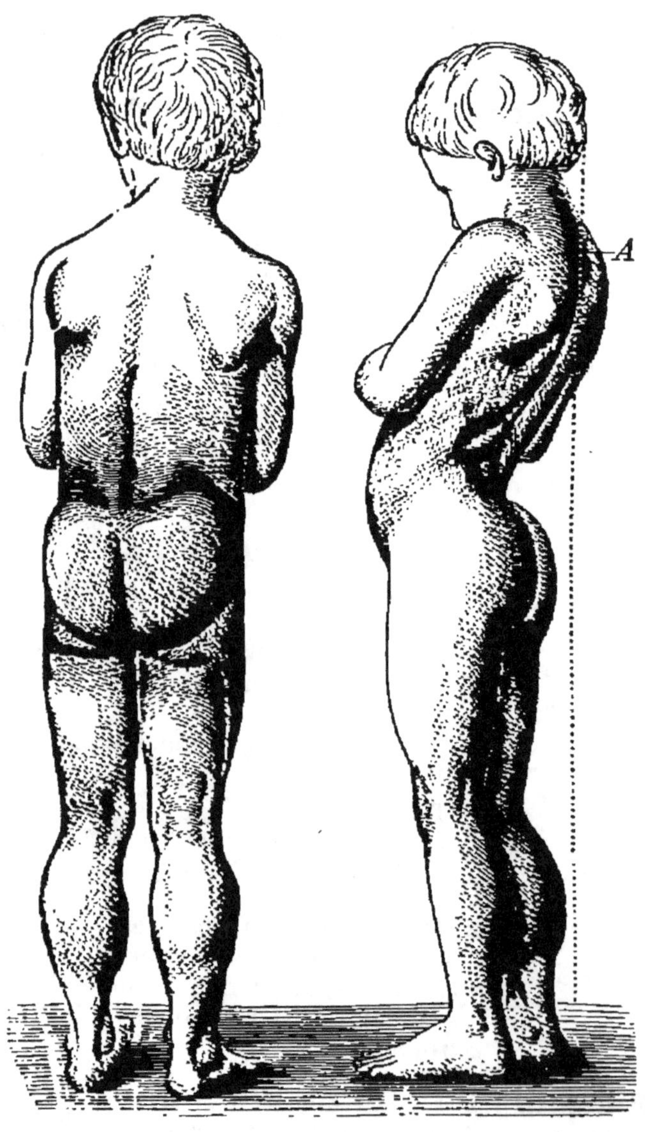

Fig. 66. — Pseudo hypertrophie dans les myopathies.
(Duchenne).

dis pas de guérir, mais d'arrêter l'évolution des myopathies. On peut même douter qu'on puisse ralentir cette évolution. On le tentera néanmoins en activant la nutrition des muscles, par le massage, les mouvements passifs, les mouvements actifs, l'exercice méthodique, peut-être l'électricité. Lépine a obtenu des succès de la médication thyroïdienne.

L'orthopédie et la prothèse (voy. p. 45) musculaire, peuvent ici rendre de réels services aux malades, en corrigeant les attitudes vicieuses, accentuées, et en suppléant dans une certaine mesure à l'action des muscles paralysés.

La section tendineuse sera souvent nécessitée par les rétractions.

2º DIAGNOSTIC DE LA MALADIE DE THOMSEN

1º Maladie *familiale*. Souvent dans les antécédents héréditaires on trouve de plus des maladies nerveuses, de l'alcoolisme, la consanguinité.

2º Débute le plus souvent dans la première enfance, a pu même quelquefois gêner l'allaitement.

3º Est caractérisé par la production au début des mouvements volontaires, de spasmes immobilisant un instant le membre. Ce spasme peut atteindre tous les muscles ; il est indolore, se reproduit chaque fois qu'un nouveau mouvement se produit : changement de direction, d'allure.

4º Excitabilité mécanique des muscles augmentée : excitabilité mécanique des nerfs, diminuée ou normale; l'excitabilité faradique des nerfs et des muscles est augmentée, et les contractions produites sont lentes mais persistantes ; les courants faradiques produisent le tétanos musculaire (1).

Traitement. — Massage, exercices méthodiques. Éviter l'exposition au froid et le surmenage. S'abstenir de médicaments.

(1) Tous ces phénomènes peuvent s'expliquer par une augmentation de la contractilité idio-musculaire.

II. — Lésions systématiques
des neurones moteurs périphériques.

1° DIAGNOSTIC ET TRAITEMENT DES NÉVRITES PÉRIPHÉRIQUES (1)

Les névrites périphériques peuvent être *localisées* à un ou plusieurs troncs nerveux, ou *disséminées* à de multiples branches de nerfs divers.

Dans le premier cas, le diagnostic est assez facile ; et la méthode que nous avons exposée (p. 240) conduit au diagnostic : *paralysie de tel ou tel nerf*. Il reste à préciser la cause de cette paralysie ; après avoir éliminé les causes locales (traumatisme, compression, inflammation de voisinage, etc...), la notion étiologique, l'existence d'une intoxication ou d'une infection quelconque, le début, l'évolution conduiront rapidement au diagnostic : *névrite infectieuse ou toxique de tel nerf.*

Dans le second cas, le diagnostic est beaucoup plus difficile, les troubles moteurs, sensitifs, trophiques *sont disséminés*; ils ne répondent plus ni à un territoire périphérique, ni à un territoire radiculaire, ni à un territoire médullaire, ni à un territoire cérébral (hémiplégie) ; il nous manque l'élément le plus important du diagnostic. Nous devons nous baser sur l'analyse des symptômes :

A. — ANALYSE DES SYMPTOMES

1. — *Du côté du système musculaire :* les paralysies sont à peu près toujours flasques. Cependant tout à fait au début

---

(1) Les névrites périphériques, au moins pour la plupart, seraient mieux placées parmi les lésions diffuses. Si nous les étudions ici, c'est parce que leur connaissance est nécessaire au diagnostic des autres lésions situées plus haut.

des névrites aiguës, on peut observer des contractures, ou plutôt des crampes musculaires, sous la dépendance de l'excitation des filets sensitifs. Il ne faudra pas prendre pour des contractures les rétractions musculo-tendineuses, fréquentes dans les névrites périphériques.

L'atrophie musculaire est fréquente, mais elle n'est ni aussi précoce, ni aussi massive que dans les poliomyélites. L'atrophie suit la paralysie, tandis que dans les poliomyélites elle lui est parallèle.

Les réactions électriques sont altérées quantitativement et qualitativement. La réaction de dégénérescence indique que le neurone moteur périphérique est atteint. C'est donc un bon signe pour le diagnostic d'avec les paralysies d'origine centrale (1). Elle n'est d'aucun secours pour le diagnostic d'avec les poliomyélites.

Les réflexes sont presque toujours diminués ou abolis, cependant dans certains cas de névrites sensitives (la névrite alcoolique, absinthique surtout), ils peuvent être exagérés.

II. — *Troubles de la sensibilité*. Sont très variables, mais néanmoins ont une grande importance au point de vue du diagnostic.

Les douleurs vagues sans localisations précises, ou bien localisées au niveau des muscles paralysés (2), n'ont pas une importance bien considérable, car elles peuvent exister même dans la poliomyélite antérieure systématique. Cependant leur intensité, leur persistance est plutôt en faveur de la névrite périphérique.

(1) Dans un cas où des névrites périphériques par intoxication oxycarbonée s'étaient localisées à un côté du corps, l'examen électrique seul permit d'affirmer leur existence (Lereboullet et Allard, Névrites hémiplégiques par intoxication oxycarbonée, *Rev. Neur.*, 1899, n° 13, p. 482.

(2) Ces douleurs sont communes à la polynévrite et à la polymyosite; dans ce dernier cas, il y a du gonflement des muscles; la paralysie est due surtout à la douleur (voy. p. 239).

Les douleurs localisées sur le trajet des nerfs, réveillées par la pression, aux points où le nerf est accessible ou superficiel ; réveillées par l'extension du nerf (signe de Lasègue pour le sciatique) ont au contraire une importance considérable, et indiquent une névrite tronculaire.

Les troubles objectifs de la sensibilité ont aussi une très grande importance ; ils n'existent pas dans la poliomyélite. Il est vrai que dans la polynévrite ils sont toujours légers et disparaissent très rapidement.

III. — *Troubles trophiques.* Nous avons déjà signalé l'atrophie musculaire. Les troubles trophiques cutanés sont en faveur de la polynévrite plus que de la poliomyélite. Les troubles vaso-moteurs sont fréquents. On peut même observer des lésions vasculaires, probablement trophiques (Lapinski) (1). L'œdème est assez fréquent ; on peut même observer un véritable anasarque (2).

IV. — *Troubles des sphincters.* Existent assez souvent.

V. — *Troubles cardiaques et respiratoires.* Sont assez souvent symptomatiques d'une lésion du pneumo-gastrique.

Dans la polynévrite, les troubles dans le domaine des nerfs crâniens peuvent être précoces, et ils n'ont pas forcément une signification grave.

Dans la poliomyélite antérieure et la myélite aiguë diffuse, les troubles suivent une marche ascendante régulière ; lorsqu'ils atteignent le bulbe et les nerfs crâniens, le pronostic est extrêmement grave.

Évolution. — Est très variable, la polynévrite peut se terminer par la mort, par exemple, par des troubles bulbaires comme dans la poliomyélite et la myélite aiguë diffuse. Elle guérit le plus souvent et alors elle guérit en général d'une façon beaucoup plus complète que les myélites.

(1) Lapinski, *Zeit. f. Klin. med.*, 1899, vol. XXXVIII, p. 223.
(2) Voy. Déjerine et Miraillé, *Rev. de méd.*, 1897, p. 50.

B. — Types cliniques

1° *Névrite motrice*, ressemble beaucoup à la poliomyélite antérieure dont il est quelquefois impossible de la distinguer.

2° *Névrite sensitive* : le type en est la névrite absinthique, avec ses douleurs et ses hyperesthésies.

3° *Forme mixte* : début par des troubles moteurs et sensitifs, persistance des troubles moteurs, disparition rapide des troubles sensitifs.

4° *Forme pseudo-tabétique*. Tantôt la simulation est grossière, le malade steppe et il y a une certaine ressemblance avec la démarche tabétique.

Tantôt il y a une véritable incoordination analogue à celle du tabes ; ces cas sont rares et le diagnostic n'en est pas très difficile.

5° Névrite périphérique avec troubles intellectuels.

Psychose polynévritique. Maladie de Korsakow (1887)

L'alliance de la polynévrite et de troubles mentaux peut s'observer dans diverses circonstances :

1° On a à la fois de la polynévrite et de la confusion mentale, deux effets parallèles d'une même cause : soit intoxication soit infection.

2° La polynévrite détermine des troubles mentaux, par suite des sensations anormales qu'elle envoie à interpréter à un cerveau prédisposé.

3° La polynévrite s'accompagne de troubles cérébraux *tout particuliers*, et qui seuls doivent constituer la maladie de Korsakow. Suivant leur intensité ces troubles cérébraux sont constitués : *a*) par de l'amnésie simple, du type dit amnésie rétro-antéro-grade de Charcot, amnésie continue de Janet ; *b*) par l'amnésie avec des pseudo-réminiscences, le malade situant mal ses souvenirs dans le temps et dans l'espace par suite des lacunes du champ de la mémoire (voy. p. 194 ; *c*) par de l'amnésie, des pseudo-réminiscences et des altérations de la personnalité, le malade, dans ses souvenirs, s'attribuant des faits et des actes qui ne lui appartiennent pas.

Ces troubles mentaux sont si caractéristiques qu'ils permettent le diagnostic de *maladie de Korsakow* même en l'absence de polynévrite.

La maladie de Korsakow n'est donc pas caractérisée par l'alliance de la polynévrite et de troubles mentaux, mais par l'aspect clinique de ceux-ci (1).

C. — Diagnostic de la cause

1º Recherche dans les antécédents *a*) d'une *infection* : diphtérie, fièvre typhoïde, tuberculose, érysipèle, pneumonie, pleurésie, grippe, typhus, angine, puerpéralité, impaludisme, fièvres éruptives, dysenterie, entérite, rhumatisme, blennorhagie ; *b*) d'une *intoxication exogène* : plomb, alcool, arsenic, mercure, phosphore, oxyde de carbone, sulfure de carbone, aniline ; *c*) d'une *intoxication endogène* : diabète, goutte, rhumatisme chronique, chlorose, cancer, cachexies diverses.

2º Recherche des symptômes actuels ou des stigmates de ces diverses infections ou intoxications.

D. — Traitement des névrites périphériques

1º Soustraire le malade à la cause pathogène : combattre l'infection ou l'intoxication causale ; éviter l'action du froid humide.

2º Soutenir l'état général, et dans les premières périodes ordonner le repos au lit. Combattre la douleur s'il y a lieu.

3º Favoriser la guérison par le massage, les exercices méthodiques, l'électrothérapie.

(1) Voy. Dr J. Roux, *Loire médicale*, juin 1900.

4° Combattre les conséquences : ténotomies, orthopédie, prothèse.

2° DIAGNOSTIC DES POLIOMYÉLITES ANTÉRIEURES

Anatomiquement elles sont caractérisées par des lésions systématisées aux noyaux d'origine des nerfs moteurs. On les distingue en : *a*) médullaires ; *b*) bulbaires ; *c*) bulbaires supérieures, suivant que la lésion siège sur les noyaux des nerfs spinaux, des nerfs bulbaires ou des nerfs oculo-moteurs.

Cliniquement : *a*) paralysie flasque ; *b*) atrophie musculaire, avec contractions fibrillaires, réaction de dégénérescence ; absence de pseudo-hypertrophie ; *c*) pas de troubles de la sensibilité.

I. — Poliomyélites antérieures localisées à la moelle.

1° *Types Cliniques.*

A. Poliomyélites aigues dites idiopathiques

1° *Chez l'enfant. Paralysie infantile.*

a) Début par des symptômes fébriles quelquefois même un état typhoïde.

b) Le lendemain ou les jours suivants paralysie flasque, atteignant un grand nombre de muscles, soit des quatre membres, soit des deux membres inférieurs (forme paraplégique) ; soit de tout un côté (forme hémiplégique). Dans certains cas heureusement rares, extension au bulbe et mort. Sphincters intacts. Pas de troubles trophiques. Aucun trouble de la sensibilité. Pas de troubles cérébraux (1).

(1) Sauf dans les cas (Strumpell, Nicolo Bucceli) où l'écorce grise est prise en même temps.

Disparition de la contractilité faradique.

c) Au bout de quelques jours, rétrocession des symptômes : la paralysie abandonne un certain nombre de muscles qui, revenant à leur état normal, se cantonnent sur d'autres dont la paralysie est définitive et qui vont s'atrophier définitivement.

d) Dans la suite : 1° la suppression d'un certain nombre de muscles produit des attitudes pathologiques et des impotences variées (voy. *diagnostic des muscles paralysés*, p. 4-43).

2° Les membres atteints subissent un arrêt de développement, les os ne s'accroissent plus normalement ni en longueur, ni en épaisseur ; les articulations se relâchent ; le membre est plus froid, sa vascularisation diminuée.

3° La lésion peut se réveiller à l'âge adulte et de nouveaux muscles être frappés d'atrophie (voy. Pauly, th. Lyon, 1895, Brissaud, *Presse médicale*, 1897, p. 145).

Ces malades sont fréquemment la proie de la tuberculose pulmonaire (Gilbert et Garnier).

2° *Chez l'adulte* :

a) Poliomyélite antérieure évoluant comme la paralysie infantile.

b) Paralysie ascendante aiguë, débutant par les membres inférieurs, rapidement ascendante et terminée par paralysie bulbaire (syndrome de Landry) (1).

B. Poliomyélites aiguës survenant au cours ou a la suite d'une maladie infectieuse

Les paraplégies des maladies infectieuses (diphtérie, fièvre

(1) Peut être due aussi soit à des névrites périphériques, soit à une myélite diffuse. Lorsque Landry décrivit le syndrome (1859) on crut d'abord qu'il n'y avait aucune lésion ; on l'attribua successivement aux névrites périphériques, à la myélite diffuse, à la poliomyélite. En réalité ces trois ordres de lésions peuvent donner le même syndrome (voy. Raymond, *Presse médicale*, 1896, p. 13, Bodin, thèse de Paris, 1896).

typhoïde, pneumonie, grippe, impaludisme, dysenterie, fièvres éruptives, rage paralytique) sont dus tantôt à des névrites périphériques, tantôt à des poliomyélites antérieures, tantôt à des myélites diffuses.

C. — Poliomyélite antérieure chronique dite idiopathique. — Atrophie musculaire progressive

A. — Début lentement progressif par de la *parésie* et de *l'atrophie* évoluant parallèlement, avec des contractions fibrillaires très marquées, de la réaction de dégénérescence. *Absence d'autres troubles.*

B. — Suivant le territoire musculaire atteint :

Type Aran-Duchenne : muscles de la main (voy. p. 5).

Type Vulpian = muscles de la ceinture scapulaire.

D. — Poliomyélite antérieure chronique familiale

Se distingue de la précédente surtout par le caractère familial, l'irrégularité des symptômes.

Est d'ailleurs assez rare, on n'en connaît que quelques observations (Hoffmann, Friedreich, Dubreuilh).

2° *Diagnostic de la poliomyélite antérieure.*

a) Avec la polynévrite. Dans celle-ci :

1° Le début est moins soudain, plus lentement progressif, allant des extrémités des membres vers les racines, ou bien frappant çà et là irrégulièrement.

2° Il y a très souvent des douleurs spontanées; la pression des nerfs est douloureuse, on observe le signe de Lasègue.

3° L'atrophie musculaire est moins rapide; il n'y a pas comme dans la poliomyélite parallélisme entre le degré d'atrophie et le trouble des réactions électriques.

4° La paralysie des nerfs crâniens est moins rare et n'a

pas la signification très grave de troubles bulbaires immi-
nents, comme dans la poliomyélite.

3° L'atrophie et la paralysie sont plus facilement curables.

b) Avec la myélite diffuse (V. plus loin).

II. — Paralysies bulbaires.

(Poliomyélite des noyaux moteurs du bulbe).

Les noyaux moteurs du bulbe, prolongement des cornes
antérieures de la moelle, présentent des altérations identiques.

A. — *Paralysie bulbaire aiguë*, l'analogue et souvent
l'aboutissant de la poliomyélite aiguë.

B. — *Paralysie labio-glosso-laryngée* de Duchenne, de
Boulogne, l'analogue et souvent l'aboutissant de la poliomyélite chronique.

C. — Lésions des noyaux bulbaires, semblables à celles
des cornes antérieures, dans les infections et les intoxications
aiguës ou chroniques.

III. — Paralysie bulbaire supérieure.

(Poliomyélite des noyaux moteurs oculaires).

A. — *Aiguë*, l'analogue de la paralysie bulbaire aiguë :
s'accompagne d'une somnolence invincible que l'on attribue
à la lésion de la substance grise entourant l'aqueduc de
Sylvius.

B. — *Ophtalmoplégie chronique progressive.* Est aux
noyaux oculo-moteurs ce que l'atrophie musculaire progressive est à la moelle.

C. — *Paralysies nucléaires des muscles de l'œil* dans
les infections et les intoxications.

Traitement des poliomyélites.

1° Supprimer la cause (infection, intoxication) lorsque cela est possible.

2° Nous ne pouvons rien sur le processus d'inflammation ou d'atrophie des noyaux cellulaires ; il nous est impossible de l'arrêter ou de l'enrayer.

3° Nous pouvons favoriser la tendance naturelle à la guérison : massage, frictions, mouvements passifs, exercices méthodiques, électrothérapie.

4° Lorsque l'évolution est terminée, nous pouvons combattre les conséquences : orthopédie, prothèse musculaire.

III. — Neurones moteurs centraux.

TABES DORSAL SPASMODIQUE

A. — *De l'adulte.* Il n'existe que peu d'autopsies (Strumpell, Déjerine et Sottas) ; son existence est contestée.

Paraplégie spasmodique, contractures, exagération des réflexes, trépidation épileptoïde. Sans aucun autre trouble.

B. — *De l'enfant. Maladie de Little.* Résulte d'un accouchement avant terme ; le FPy, mis dans de mauvaises conditions, se développe mal = rigidité des membres, contractures, exagération des réflexes, trépidation épileptoïde.

Traitement. — Ne peut être que symptomatique (voy. traitement des contractures, des attitudes et déviations pathologiques).

VI. — Neurones moteurs centraux et périphériques.

DIAGNOSTIC DE LA SCLÉROSE LATÉRALE AMYOTROPHIQUE

1° Association des symptômes du tabes dorsal spasmodique (contractures, exagération des réflexes, parésie) et de l'atrophie musculaire myélopathique (disparition des masses musculaires, attitudes pathologiques, contractions fibrillaires, réaction de dégénérescence.)

2° Début par les membres supérieurs où l'atrophie marche très rapidement.

Atrophie tardive et lente des membres inférieurs.

Mort par paralysie labio-glosso-laryngée.

Traitement. — Est exclusivement symptomatique.

VII. — Ectoderme.

MALADIE DE RECKLINGHAUSEN (1)

I. — *Symptômes objectifs*.

1. — D'après Feindel, elle est composée de *quatre éléments symptomatiques objectifs* :

1° *Fibromes des nerfs* (2), tumeurs siégeant sur le trajet

---

(1) A la vérité, la maladie de Recklinghausen atteint non seulement l'ectoderme récepteur, mais encore tout l'ectoderme invaginé pour former le système nerveux. C'est donc un peu arbitrairement que nous la plaçons ici.

(2) Ces tumeurs furent d'abord considérées comme des névromes, puis on s'aperçut que le plus souvent l'examen histologique ne permettait pas d'y trouver d'éléments nerveux. On en fit alors des fibromes développés aux dépens de la gaine lamelleuse des nerfs. Mais on a fait très justement observer qu'à l'heure actuelle aucune méthode histologique ne permet d'affirmer dans un tissu l'absence de tout cylindraxe. D'autre part, il est des cas où on peut

des nerfs, quelquefois en chapelets, d'un volume plus ou moins considérable, formant parfois une masse volumineuse molle, dans laquelle la palpation fait sentir comme un paquet de nerfs en plexus (névrome plexiforme); ailleurs dures et résistantes (fibromes).

2° *Tumeurs de la peau*, tantôt sessiles et à peine apparentes, formant comme une petite verrue, tantôt hémisphériques et saillantes, assez souvent pédiculées comme un molluscum. Leur consistance peut être molle, ou au contraire très dure; elles sont quelquefois en partie réductibles. La peau qui les couvre peut être normale, fine et amincie, flasque et ridée, rosée ou violacée, recouverte de poils ou de taches pigmentaires.

3° *Pigmentation en larges plaques*, allongées parallèlement à l'axe des membres, horizontales sur le tronc; d'une teinte plus ou moins foncée; souvent recouvertes de poils ou de nævi vasculaires.

4° *Pigmentation punctiforme* en semis de points plus ou moins foncés, donnant une teinte terreuse, une coloration sale.

II. — *Troubles fonctionnels.*

Sont assez variables et peuvent être d'origine :

a) Périphériques par lésion des nerfs : crampes, fourmillements, arthralgies, plaques d'anesthésie.

b) Médullaires par compression de la moelle. Dans un cas de Zinna (1), on avait cliniquement le tableau de la

démontrer la participation du tissu nerveux (voy. M. K. Knauss, *Arch. f. pathol. Anat. u. Phys.*, CLIII, 1).

Feindel considère la maladie de Recklinghausen comme une malformation congénitale, souvent familiale, de l'ectoderme tout entier : peau et système nerveux (Thèse, Paris, 1896).

Il semble cependant que la malformation porte plutôt sur les enveloppes (gaines lamelleuses) que sur le tissu ectodermique lui-même.

(1) In *Revue neurologique*, 1898, p. 483.

sclérose latérale amyotrophique ; l'autopsie montra des tumeurs multiples développées dans les trous de conjugaison ; l'une d'elles comprimait le bulbe.

Spillmann et Etienne (1) ont observé des symptômes médullaires de même ordre.

c) *Cérébraux*, asthénie, apathie, pauvreté intellectuelle, attaques épileptiques, myoclonies, stigmates de dégénérescence.

Formes frustes. Un ou plusieurs de ces éléments symptomatiques peuvent manquer. La maladie de Recklinghausen peut être réduite à un seul de ses éléments, les tumeurs des nerfs. Lorsqu'on a affaire soit aux tumeurs cutanées seules, soit au lentigo généralisé, soit à la mélanodermie congénitale, le diagnostic reste forcément douteux.

Traitement.

a) Symptomatique.

b) Chirurgical : ablation des tumeurs.

VIII. — Protoneurone sensitif.

DIAGNOSTIC DU TABES

L'examen méthodique, tel que nous l'avons exposé dans la première partie, fait découvrir quelques-uns des symptômes suivants :

I. *Troubles de la motilité : Pas de paralysies*, sauf dans la période ultime où il peut y avoir des paralysies et des atrophies. *Diminution très marquée du tonus musculaire ; mouvements involontaires par ataxie du tonus* (Grasset).

II. *Troubles de la sensibilité :* Sensibilité cutanée faiblement troublée. *Sensibilités profondes très atteintes. Du côté des yeux : paralysies oculaires* passagères et cura-

(1) *Gazette hebdomadaire*, 17 juillet 1898, n° 57, p. 673.

bles à la période de début, permanentes à la période ultime; myosis; *signe d'Argyll Robertson; atrophie de la papille* (une atrophie complète de la papille *avec myosis* est presque pathognomonique).

Diminution de l'acuité auditive, vertiges, troubles de l'olfaction et de la gustation.

III. *Troubles des fonctions de relation* : Assez souvent *ictus* apoplectiforme, plus rarement ictus vertigineux, quelquefois *ictus laryngé. Signe de Romberg. Démarche tabétique. Incoordination* des mouvements commandés. Assez souvent troubles psychiques.

IV. *Troubles des fonctions de la vie organique. Abolition des réflexes* rotuliens, d'Achille, du réflexe plantaire. Troubles trophiques : éruptions, *purpura*, modifications de l'épiderme, des ongles, *mal perforant, arthropathies, ostéopathies, fractures spontanées.* Troubles sécrétoires divers, crises *gastriques*, crises *intestinales*, crises *rectales*, crises *vésicales*, vaginales.

Traitement du tabes (1).

1° En présence d'un tabétique, au début, toujours prescrire le traitement mixte de la syphilis. Il est bien certain que tous les tabes ne sont pas d'origine syphilitique. Il est bien certain, d'autre part, que le traitement mixte est peu efficace sinon inefficace contre les lésions para-syphilitiques. Néanmoins l'expérience démontre que certains tabétiques en retirent un avantage net. D'autre part les trois quarts au moins des tabétiques étant des syphilitiques, il y a avantage à prescrire le traitement, au moins pour prévenir les manifestations ultérieures de la diathèse, la paralysie générale, par exemple.

Le traitement mixte sera suivi au moins pendant trois

(1) Voy. Grasset, *Presse médicale*, 1897. 9 oct., p 217.

mois. Il sera énergique (voy. traitement de la syphilis des centres).

2° Les autres traitements *curateurs* du tabes, l'azotate d'argent, le chlorure d'or, l'ergot de seigle, le cyanure d'or et de potassium ont une valeur plus que douteuse.

L'iodure, à la dose de 1 gr. en lavement dans une infusion de valériane doit être employé « à titre de résolutif général et comme l'altérant de choix destiné à enrayer le traitement de la sclérose » (J. Teissier).

3° L'élongation des nerfs est abandonnée, et a été remplacée par l'élongation de la moelle qui paraît utile dans un grand nombre de cas. Deux procédés pour la pratiquer.

a) La suspension (Motschutkowsky) sera pratiquée de la façon suivante : un appareil de Sayre est solidement suspendu au plafond ; après avoir placé le malade, ajusté les courroies de façon que le poids du corps soit supporté en haut par la nuque et le menton, plus bas par les épaules, tirer sur la poulie jusqu'à ce que le malade ne touche plus terre que par la pointe des gros orteils. Une séance tous les jours, durée 30 secondes au début ; élever peu à peu jusqu'à 4-5 minutes à mesure que la suspension est mieux supportée, régler les courroies de façon à ce que le poids du corps soit supporté davantage par la nuque, moins par les épaules.

La suspension se fera toujours en présence du médecin.

Elle sera contre-indiquée par les troubles cardio-vasculaires, et la tendance aux ictus.

b) Le malade est assis sur une table spéciale (Gilles de la Tourette et Chipault) sur laquelle les jambes sont fixées étendues : le tronc est progressivement fléchi en avant, de façon à innerver fortement la colonne en avant. Ce mouvement est favorisé par l'hypotonie.

4° Les *prescriptions hygiéniques* tiendront une grande place dans le traitement du tabes : elles se résument en quatre mots : *vivre comme un vieux* (Erb). Vie absolument réglée, pas de surmenage d'aucune sorte, pas de veilles, pas de préoccupations, pas d'excès, régime sobre et régulier. Fuir toutes les causes d'excitation.

5º Le *traitement de l'état général* doit aussi préoccuper le médecin. Le tabétique est le plus souvent un arthritique qui a fait de la sclérose un peu partout. Les alcalins, l'arsenic, la lithine, le traitement hydro-minéral auront leurs indications.

6º Enfin s'il ne peut guérir le médecin pourra toujours soulager.

La rééducation, telle que nous l'avons exposée, est presque un traitement curateur, elle procure parfois une véritable guérison clinique. Elle a fait marcher des malades confinés au lit depuis des mois.

Le traitement des douleurs fulgurantes et des crises viscéralgiques n'est pas moins précieux à connaître : opium sous toutes ses formes ; antipyrine, acétanilide, phénacétine, exalgine, lactophénine, pointes de feu, eau chaude, réfrigération locale, etc.

Contre les crises gastriques : repos, diète, bicarbonate chez les hyperpeptiques ; aconitine, hyosciamine, bromure de strontium, extrait de cannabis indica, cocaïne, perles d'éther, salicylate de soude ou de lithine.

IX. — Neurones médullo-cérébelleux.

DIAGNOSTIC DE LA MALADIE DE FRIEDRIECH

1º *Maladie familiale.*

2º *Début presque toujours à 14 ou 16 ans (1).*

3º *Troubles de l'équilibre :* a) de l'équilibre total $=$ ataxie statique (voy. p. 153) ; b) des équilibres partiels (instabilité des membres et de la tête) ; c) marche ébrieuse et ataxique.

(1) Pour le mal de Friedriech à début tardif (1/20 des cas) voy. Bonnus, thèse Paris, 1898.

4º *Troubles des mouvements volontaires* : *a*) démarche ataxique et ébrieuse ; *b*) tremblement intentionnel tenant le milieu entre le tremblement de la sclérose en plaques et l'incoordination tabétique.

5º *Nystagmus.*

6º *Parole lente* et embarrassée, moins scandée que dans la sclérose en plaques.

7º *Abolition des réflexes rotuliens.*

8º *Pied bot et scoliose.*

Symptômes contingents : troubles de la sensibilité subjective (sensation de fatigue), douleurs fulgurantes (Charcot, Brissaud), troubles de sensibilité objective (anesthésie, Soca), paralysies oculaires, névrite optique, troubles de l'intelligence.

Diagnostic : *a*) ne se distingue de l'hérédo-ataxie cérébelleuse que par l'abolition des réflexes.

b) La sclérose en plaques peut donner les mêmes symptômes ; mais n'est pas familiale.

c) La sclérose du cervelet n'est pas familiale, et s'accompagne d'exagération des réflexes.

Traitement. — Un seul, la rééducation.

X. — Cervelet. Atrophie du cervelet.

DIAGNOSTIC DE L'HÉRÉDO-ATAXIE CÉRÉBELLEUSE

Présente à peu près la même symptomatologie que la maladie de Friedriech : un seul symptôme différentiel ayant une valeur absolue = *l'exagération des réflexes* et l'augmentation du tonus (1).

De plus :

a) Début plus tardif (20 à 25 ans).

(1) Dans un cas de Menzel les réflexes d'abord exagérés, diminuèrent puis disparurent = lésions cérébelleuses et médullaires associées.

b) Pas de pied bot.

c) Scoliose dans deux cas (Botkin, Londe) seulement.

d) Troubles visuels plus fréquents (diminution du champ visuel, achromatopsie, atrophie pupillaire).

Diagnostic. — La sclérose en plaques et la sclérose du cervelet peuvent donner les mêmes symptômes, mais ne *sont pas familiales.*

XI. — Lésions systématiques complexes.

1º NÉVRITE INTERSTITIELLE HYPERTROPHIQUE ET PROGRESSIVE DE L'ENFANCE (DÉJERINE)

Anatomiquement : a) atrophie simple des muscles ; *b*) névrite interstitielle monolobulaire, hypertrophique, avec nodosités ; *c*) sclérose hypertrophique des ganglions spinaux ; *d*) sclérose des cordons de Goll et de Burdach.

Cliniquement : a) *Atrophie* débutant par l'extrémité des membres inférieurs ; griffe particulière des orteils : première phalange étendue, les autres fléchies. Contractions fibrillaires, abolition des réflexes, réaction de dégénérescence, intégrité des sphincters.

b) *Symptômes tabétiques :* troubles de la sensibilité (douleurs fulgurantes, abolition des réflexes cutanés, anesthésies, localisation défectueuse). Incoordination motrice très accusée, démarche tabétique modifiée par l'atrophie, s'accompagnant de steppage, signe de Romberg, myosis, signe d'Argyll-Robertson.

c) *Maladie familiale.*

2º AMYOTROPHIE CHARCOT-MARIE

Cliniquement : a) maladie familiale.

b) Début dans l'enfance, par les extrémités des membres inférieurs.

c) Atrophie avec *réaction de dégénérescence.*

Anatomiquement : a) soit lésions des muscles seuls (?) (Oppenheim),

b) soit lésions des muscles et des nerfs (Dubreuilh),

c) soit lésions des muscles, des nerfs et des cordons postérieurs (Virchow, Friedreich, Marinesco).

3o DIAGNOSTIC DES SCLÉROSES COMBINÉES

(Paraplégie ataxo-spasmodique, tabes combiné).

Dans certains cas où durant la vie on avait constaté :

a) *des symptômes de nature spasmodique :* paraplégie, exagération des réflexes, clonus du pied, contractures, démarche spasmodique,

b) *des symptômes de nature tabétique :* incoordination, signe de Romberg, troubles de la sensibilité,

On trouva en effet :

a) de la dégénérescence de FPy,

b) de la dégénérescence des cordons postérieurs.

On conclut à une sclérose systématique combinée des FPy et des cordons postérieurs.

Mais on objecta bientôt qu'il y avait en même temps : a) des lésions du faisceau cérébelleux direct et des colonnes de Clarke ; b) des lésions de l'axe gris ; c) des lésions vasculaires et conjonctives ; d) absence de lésion du faisceau pyramidal direct :

De telle sorte qu'à l'heure actuelle on doit ranger ces cas dans les myélites diffuses, atteignant surtout la moitié postérieure de la moelle.

CHAPITRE III

DIAGNOSTIC ET TRAITEMENT DES LÉSIONS DIFFUSES DU SYSTÈME NERVEUX

Au lieu de former des foyers plus ou moins nettement circonscrits, ou de se localiser sur un *système*, les lésions peuvent être *diffuses*, étendues à tout ou partie du système nerveux, sans limites bien précises.

On peut classer les lésions diffuses de la façon suivante :

1º Les méningites.

2º Les encéphalites : *a*) aiguës, de l'enfance, de l'adulte; *b*) chroniques : la paralysie générale, le cerveau sénile, les encéphalopathies chroniques de l'enfance.

3º Les myélites diffuses : *a*) aiguës, *b*) chroniques.

4º Lésions diffuses encéphalo-médullaires : *a*) syphilis des centres nerveux, *b*) sclérose en plaques.

5º Lésions diffuses du cervelet, sclérose.

I. — Diagnostic et traitement des méningites

1º CLASSIFICATION ET VALEUR DES SYMPTOMES SYNDROME MÉNINGÉ

A. *Symptômes propres. Réaction des méninges. Méningisme* (1).

(1) Le terme de méningisme (Dupré, 1894) ne signifie qu'une chose : réaction traduisant la *souffrance des méninges*. Cette souffrance des méninges peut être le résultat soit d'une infection ou

1º Céphalalgie continuelle avec des exacerbations ; exagérée par la pression et la percussion du crâne ; diffuse, non localisée, arrachant des cris au malade (cris hydrencéphaliques).

2º Constipation opiniâtre, rebelle, avec ventre rétracté en bateau.

3º Vomissements répétés ayant le caractère des vomissements cérébraux, comme dans les tumeurs cérébrales.

B. *Symptômes d'emprunt* (1).

1º *Lésions des nerfs crâniens*, surtout lorsque la méningite est localisée ou a son maximum à la base. Le symptôme le plus fréquent, souvent un des premiers en date, est constitué par les *modifications* des pupilles. Puis peuvent apparaître les symptômes d'excitation ou de paralysie de toutes les paires (anosmie, amaurose, modifications de la papille, hémianopsie, paralysie des muscles oculaires, zona ou anesthésie du trijumeau, etc., etc.)

2º Lésions de l'*écorce cérébrale* : convulsions, paralysies, contractures, troubles de la sensibilité, des organes des sens, du langage, des fonctions psychiques, etc., etc.

3º Symptômes *cérébelleux :* vertige, impossibilité de la station debout, de la marche, contractures de la nuque, opistothonos, nystagmus, tremblement intentionnel, etc.

4º Symptômes *bulbaires :* modifications de la respiration, de la circulation.

5º *Symptômes spinaux*. Se confondent en partie avec

d'une intoxication, sans lésion appréciable à nos moyens d'exploration ; soit d'une lésion anatomique appréciable. Il ne faut donc pas opposer le méningisme à la méningite, comme on a voulu le faire.

(1) Ces symptômes sont dus soit à l'irritation des parties voisines par les méninges enflammées, soit à l'extension des lésions, soit aux troubles circulatoires (ischémie, ramollissement). Les symptômes irritatifs sont plus fréquents, surtout au début, que les phénomènes de déficit.

les symptômes cérébraux (paralysies, contractures, hyperesthésies...)

C'est probablement à cette catégorie qu'il faut rattacher le *signe de Kernig*. Voici d'abord en quoi il consiste : lorsque le sujet est étendu horizontalement, la jambe est étendue sur la cuisse normalement ; si on fait asseoir le malade, la jambe se fléchit sur la cuisse et, immobilisée dans cette position, ne peut plus être étendue.

Considéré d'abord comme pathognomonique de la méningite cérébro-spinale, le signe de Kernig a depuis été trouvé dans diverses affections : hémorrhagie méningée avec inondation du canal rachidien (Vidal et Merklen) ; quelques cas de méningite tuberculeuse (Cipollina et D. Maragliano); hémorrhagie extra dure-mérienne (Herrick) ; arthrite blennorrhagique avec contractures (Herrick) ; fièvre typhoïde sans aucuns symptômes méningés (Cipollina et Maragliano).

Il peut disparaître à la suite de la ponction lombaire (Netter).

Le signe de Kernig semble être en rapport avec l'*irritation des méninges spinales* : voilà pourquoi, sans être absolument caractéristique il constitue un des meilleurs signes de la méningite cérébro-spinale; est très rare au contraire dans la méningite tuberculeuse.

La rachialgie peut être extrêmement intense (méningite cérébro-spinale) ; elle est spontanée ou réveillée par la percussion ou la pression des apophyses épineuses.

6° *Symptômes traduisant l'infection générale* : fièvre, anorexie, abattement, état saburral des voies digestives, albuminurie.

7° *Symptômes de l'affection causale.*

a) *Cause locale :* traumatisme, plaie, furoncles, érysipèle, phlegmon de la face ou du cuir chevelu ; affection septique des os du crâne, otites et mastoïdites ; lésions de l'orbite, du nez, du pharynx.

b) *Cause générale :* maladie infectieuse aiguë : grippe,

pneumonie, fièvre typhoïde, septicémies, fièvres éruptives, etc , etc. Tuberculose, syphilis.

c) *Contagiosité, épidémicité* (méningite cérébro-spinale).

2o PONCTION LOMBAIRE

Imaginée en 1890, par Quincke, elle a été depuis l'objet
d'un grand nombre de travaux.

1° Technique opératoire.

Le malade étant dans le décubitus latéral (1), les cuisses
fortement fléchies ainsi que la colonne lombaire (pour obtenir l'écartement des lames vertébrales) ; rechercher par la
palpation l'espace compris entre la 5e vertèbre lombaire et
la base du sacrum : se rappeler pour cela qu'une ligne horizontale réunissant les deux épines iliaques postérieures et
inférieures, passe au niveau de la 5e vertèbre lombaire. La
ponction doit être pratiquée soit dans cet espace (Chipault),
soit entre la 4e et la 5e vertèbre lombaire, à 1/2 centimètre
de la ligne médiane.

L'aiguille ou le trocart fin (2) est enfoncée obliquement en
haut et en dedans, sur la ligne médiane. La profondeur est
variable avec l'âge (3) et l'embonpoint du malade.

2° Renseignements que l'on peut tirer,

A. *De la pression du liquide.* On peut *l'apprécier* d'après la force du jet. Il vaut mieux la *mesurer* en mettant la
canule en rapport avec un manomètre par un tube de caout-

---

(1) Cependant Furbringer opère dans la position assise ; Weill
aussi.

(2) Calibre 0mm,6 à 1mm (Quincke) — 1 à 2mm (Chipault).

(3) Chez l'enfant : 2cm à 2 1/2 — chez l'adulte : 5-7 cm (Quincke)
— 1 1/2 à 3 cm. chez l'enfant ; 4-6 chez l'adulte (Chipault).

chouc. La pression normale varie de 40 à 150 mm. d'eau dans la position couchée (Quincke) ; dans la position assise elle pourrait s'élever à 400 mm. (Kœnig).

Dans les états pathologiques elle peut s'élever considérablement : 700 mm. dans un cas de méningite tuberculeuse (Naunyn), 500 dans un cas de tumeur cérébrale (1).

B. *De la quantité retirée.* Si la pression est augmentée notablement, si de la ponction on peut espérer un résultat thérapeutique, retirer jusqu'à 50-80 cmc. Si la ponction n'est faite que pour éclairer le diagnostic = 5 à 15 cmc.

Ne laisser écouler le liquide que goutte à goutte. Ne jamais faire d'aspiration.

C. *De l'examen macroscopique des liquides*

1° Normalement il est absolument limpide (2).

2° Liquide louche, contenant des flocons = méningite.

3° Liquide teinté de sang ou même franchement hématique ou constitué par du sang pur : épanchement hémorragique, cérébral ou méningé.

D. *De l'examen microscopique.*

1° Globules de pus = méningite suppurée.

2° Globules sanguins = épanchements sanguins intra-crâniens ou intra-rachidiens : traumatisme, hémorrhagie méningée, cérébrale, hématorachis.

3° Agent infectieux.

a) Le diplocoque intra-cellulaire a été trouvé un grand nombre de fois dans la méningite cérébro-spinale.

b) Dans la méningite tuberculeuse le bacille de Koch est trouvé assez rarement (3).

---

(1) Il semble qu'on doive considérer comme pathologique une pression dépassant 150mm. dans la position couchée.

(2) Il peut rester limpide dans beaucoup d'états pathologiques, souvent dans la méningite tuberculeuse ; quelquefois dans la méningite cérébro-spinale ; très souvent dans les méningites de cause locale.

(3) Furbringer 70 0/0 — Lenhartz 21/46 — Stadelmann 22 0/0.

c) Dans les complications des otites on a trouvé des microcoques pyogènes (Leutert).

E. *De l'examen bactériologique.* 1° *Ensemencement* et culture du liquide. Bezançon et Griffon ont pu obtenir des cultures du bacille de Koch. Mais cette méthode est trop lente pour être utile au diagnostic.

2° *Inoculations* : donnent des résultats très intéressants au point de vue scientifique, mais trop lente pour être utile au diagnostic rapide.

F. *De l'examen chimique.*

a) La présence de l'albumine en quantité notable (1-3 0/00) dans la méningite tuberculeuse (Lenhartz) ; 4 0/00 (Thiele) indique un processus inflammatoire.

En quantité très faible (0,1-0,8 0/00), l'albumine peut exister dans les tumeurs cérébrales, la syphilis, l'hémorrhagie cérébrale (1).

b) Le sucre a été trouvé dans un cas d'hydrocéphalie et dans la méningite cérébro-spinale (Stadelmann).

c) Deniges et Sabrazès ont trouvé dans la méningite tuberculeuse des peptones, de l'urée, des corps réducteurs.

d) Le poids spécifique peut s'élever à 1008 (méningite tuberculeuse, Lenhartz) et même davantage.

3° La ponction lombaire au point de vue thérapeutique.

I. — LES INCONVÉNIENTS

A. *De l'acte opératoire* : 1° La douleur est assez légère et peut être assez facilement supprimée soit par une injection de cocaïne, soit simplement par une pulvérisation de chlorure d'éthyle.

(1) Quincke admet qu'à l'état normal on trouve de 0,2, 0,5 0/00 d'albumine.

2° La canule vient buter contre une vertèbre : la retirer légèrement et la mettre dans la bonne voie.

3° Il s'écoule du sang pur : attendre un instant et si le sang continue à couler, retirer la canule.

4° Piqûre des troncs nerveux de la queue de cheval = sans autres inconvénients que des fourmillements, des crampes et des douleurs passagères dans les membres inférieurs.

B. *Mort subite.* C'est là le seul écueil de la ponction lombaire. Dans un assez grand nombre de cas (Kernig, Furbringer, Braun, Lichtheim, Kronig), le malade succomba peu de temps après l'opération, soit subitement, soit après exacerbation des symptômes.

II. — Les avantages

L'évacuation d'une certaine quantité de liquide diminue la tension intra-crânienne dans les espaces sous-arachnoïliens. Mais pour que cette diminution de pression soit utile et sans danger, il faut que les ventricules communiquent librement avec les espaces sous-arachnoïdiens, sinon il y a dans les ventricules un excès de tension, qui peut être dangereux et à laquelle on a attribué la mort subite (Stadelmann, Furbringer).

La ponction lombaire paraît dangereuse dans les tumeurs cérébrales ; inutile au point de vue thérapeutique dans les méningites aiguës suppurées et dans la méningite tuberculeuse.

Elle paraît avoir donné de bons résultats : a) dans la méningite séreuse (Golscheider, Leyden, Kronig, Frenkel, Oppenheim, Brusch) ; b) dans les accidents cérébraux de la chlorose (1) (Lenhartz, Thièle).

(1) Lenhartz (*Münch. med. Woch.* 1896, nᵒˢ 8 et 9) les a vus cesser presque instantanément à l'extraction de 30-50 cc. Dans ces cas il y avait une augmentation de la tension allant de 360 à 500mm.

Elle agit surtout contre les symptômes qui sont sous la dépendance de l'excès de tension : céphalalgie, vomissements, délire.

Leuhartz a eu un succès dans un cas de fracture du crâne ; Oppenheim dans des symptômes cérébraux compliquant une otite (jet énergique, évacuation de 66 gr.) ; Leyden obtint une amélioration par six ponctions et la soustraction de 189 gr. de liquide chez un hydrocéphale.

Dans l'encéphalopathie saturnienne, Ségelken obtint la disparition du coma par la soustraction de 60 gr. d'un liquide clair pour les premières gouttes, légèrement trouble à la fin, ayant une densité de 1008 et contenant quelques leucocytes.

4° Ponction lombaire avec injection de liquides médicamenteux.

A. *Chez les animaux.*

L'expérimentation chez les animaux a prouvé qu'on pouvait injecter sans inconvénient des liquides divers dans les espaces sous-arachnoïdiens (Sicard (1), P. Jacob (2)).

Il faut pour cela : *a*) que les liquides soient isotoniques au sérum-sanguin, de façon à ne pas provoquer d'échanges osmotiques trop brusques ; *b*) que les liquides ne soient pas irritants. L'injection d'une solution d'iodure de potassium a provoqué des symptômes violents chez l'animal (Jacob) à la dose de 4 0/0. L'injection de 25 c. c. d'une solution à 4 0/00 a été bien supportée ;

c) Que l'injection soit faite d'une façon lente et progressive.

B. *Essais thérapeutiques chez l'homme.*

L'injection de sérum antitétanique a été inefficace dans

(1) Voy. Sicard, *Presse méd.* 1899, 17 mai, p 229
(2) Jacob, *Deutsche Woch.* 1900, nᵒˢ 3 et 4, p. 46 et 64.

le tétanos, ou du moins pas plus efficace que par la voie sous-cutanée (Sicard, Schuster, Schultze, Jacob) mais paraît inoffensive (Jaboulay) même en dehors du tétanos.

L'injection d'air stérilisé n'a donné aucun résultat dans la méningite tuberculeuse, quoique bien supportée (Weill).

L'injection de cocaïne peut anesthésier les membres inférieurs suffisamment pour pratiquer une opération grave (Tuffier...) Dans le tabes elle a atténué les douleurs fulgurantes mais d'une façon passagère.

Jacob a injecté 25 cc. d'une solution à 0,04 0/0 d'iodure de potassium, à 3 cas de syphilis cérébrale : il a eu immédiatement de la céphalalgie, des nausées, des vomissements, une élévation de la température puis consécutivement une amélioration très lente.

3° DIAGNOSTIC DE LA CAUSE DU SYNDROME MÉNINGÉ

Les symptômes que nous venons d'analyser nous apprennent que les *méninges souffrent*. Quelle est la cause de cette souffrance ? Il faudra répondre aux diverses questions suivantes.

1° S'agit-il d'un simple trouble fonctionnel ?
2° S'agit-il de méningite séreuse ?
3°   —   —   suppurée ?
4°   —   —   cérébro-spinale épidémique ?
5°   —   —   tuberculeuse ?
6°   —   —   syphilitique ?

Au lieu d'énumérer les symptômes propres à chacune de ces formes, ce qui nous exposerait à des redites, nous nous placerons au pied du lit du malade et nous montrerons les différents cas qui peuvent se présenter et les différentes hypothèses qu'il faut avoir présentes à l'esprit, et comment on arrive au diagnostic.

I. — Les symptômes méningés ont éclaté au

cours d'une maladie infectieuse : grippe, fièvre typhoïde, pneumonie, fièvre éruptive, etc.

Nous savons que dans ces cas, à l'autopsie : *a*) il peut
n'exister aucune lésion appréciable à nos moyens d'examens;
b) on peut trouver simplement de la congestion des méninges ; *c*) de la méningite séreuse ; *d*) de la méningite purulente.

Nous savons qu'il n'y a pas lieu de créer, pour ces cas,
diverses catégories, qu'ils représentent tous la réaction, à
des degrés divers, des méninges en présence des microbes
ou de leurs toxines, qu'ils doivent simplement être *mis en
série* (1).

Il ne s'agit donc pas de savoir quelle est la nature, mais
quel est le degré de la lésion ?

Pour cela il faudra tenir compte :

a) Des *antécédents du sujet* : un névropathe avéré, un
alcoolique, un nerveux héréditaire pourront faire des symptômes avec un minimum de lésions. C'est pour eux surtout
qu'avait été créé le terme de méningisme.

b) De la *forme* et de l'*intensité des symptômes* : les symptômes d'emprunt (lésions des nerfs crâniens, de l'écorce,
du cervelet, du bulbe...) ont ici une grande importance,
surtout s'il s'agit non plus seulement de symptômes irritatifs
mais de symptômes de déficit = la lésion anatomique est
alors probable.

c) De l'*évolution de la maladie*. Suivant la place occupée par le malade dans la série ascendante que nous avons
indiquée plus haut, les symptômes peuvent être passagers
et fugaces ; permanents pendant un certain temps mais

---

(1) Dans plusieurs cas où il n'y avait aucune lésion appréciable,
l'examen bactériologique fit découvrir la présence de l'agent infectieux causal (pneumocoque, bacille typhique).
Le méningisme infectieux est déjà une méningite.
Pour la bibliographie de ces cas voy. une revue de Romme, *Presse
médicale*, 1897, p. 201.

néanmoins curables ou enfin conduisant à une terminaison fatale.

d) Des *résultats de la ponction lombaire* (V. plus haut).

En résumé, en présence du syndrome méningé survenant au cours d'une maladie infectieuse, *il s'agit moins de faire un diagnostic qu'un pronostic.* A quel degré sont atteintes les méninges ?

II. — *Le syndrome méningé survient brusquement au cours d'une affection locale de l'extrémité céphalique* (otites, mastoïdites, érisypèle, affection chirurgicale des cavités de la face...)

S'agit-il d'une thrombose des sinus, d'un abcès cérébral ou d'une méningite ? Il est rare que le diagnostic puisse être posé d'une façon sûre.

Les symptômes de localisation précise sont en faveur de l'abcès.

L'issue par la ponction lombaire d'un liquide louche ou purulent est en faveur de la méningite.

Dans tous ces cas, d'ailleurs, l'intervention chirurgicale est urgente et ce qu'il s'agit de savoir surtout, c'est si cette intervention doit être dirigée vers la fosse cérébrale moyenne ou vers la fosse postérieure. On se guidera surtout sur les symptômes de lésions localisées (Voy. p. 361).

III. — *Le syndrome survient en pleine santé.*

1° MÉNINGITES TUBERCULEUSES

A. Méningite tuberculeuse de l'enfant = début insidieux, existence de prodromes (lassitude, amaigrissement, modifications du caractère, etc.) chez un enfant suspect de tuberculose (personnellement ou héréditairement). La maladie évolue en trois périodes plus ou moins nettes :

a) céphalalgie, vomissements, constipation, état fébrile = *période de début.*

b) Cris hydrencéphaliques, hyperesthésie des organes des sens et de la sensibilité générale, contractures, convulsions, ventre en bateau, pouls ralenti, respiration irrégulière, tache méningitique, délire = *période d'excitation.*

c) Diminution de la sensibilité et de la céphalalgie, paralysie, hémiplégie, apathie, coma ; la température se relève, pouls rapide, respiration rapide et irrégulière = *période de paralysie.*

Puis coma et mort.

B. *Méningite tuberculeuse de l'adulte.*

Survient plus brusquement ; n'est pas précédée de prodromes ; apparaît souvent à la suite d'une opération chirurgicale ; presque toujours chez un individu ayant eu d'autres manifestations tuberculeuses.

a/ Syndrome méningé moins net, évolution plus irrégulière.

b/ Forme typhoïde où domine l'infection générale.

c/ Forme hémiplégique, où dominent les symptômes des lésions en foyer du cerveau.

d/ Forme apoplectiforme, épileptiforme, délirante et même *choréiforme* (1), suivant le phénomène dominant.

2° MÉNINGITES SÉREUSES (2)

Se montrent le plus souvent dans le cours des états infectieux (Voy. plus haut) ; quelquefois à la suite d'un trau-

---

(1) Boucarut, *Nouveau Montpellier médical,* 1898, 31 juillet.

(2) Simple épanchement séreux ou légèrement séro-fibrineux, sans suppuration et facilement résorbable. On ne s'entend guère sur sa pathogénie : exagération de sécrétion des plexus choroïdes, œdème angioneurotique (Quincke); inflammation au début. Ce qui rend cette dernière opinion probable, c'est que de ce liquide on a pu trouver des agents infectieux. Voy. Lévi, *Arch. de méd. exp. et d'an. path,* 1897, p. 49; Mouisset et Lyonnet, *Soc. science méd.,* 27 oct. 1897 ; Quincke, *Deutsche Zeitschr. f. Nervensystem,* 1896, Band IX, nos 3 et 4 ; J. Boden, *Zeitschr. f. prakt. Arzneikunde,* 1899, n° 8, p. 233.

matisme ou d'une intoxication (alcool, santonine, atropine, urémie) assez souvent sans cause appréciable.

Le diagnostic est très difficile et ne se fait souvent que d'après l'évolution et la guérison rapide. C'est dans ces cas que la ponction lombaire peut rendre des services non seulement au point de vue diagnostique, mais au point de vue thérapeutique.

Habituellement, *la température n'est pas augmentée, souvent même au-dessous de la normale*, lorsqu'il n'y a pas d'infection.

3° MÉNINGITES CÉRÉBRO-SPINALES

A. *Epidémique.* — Les observations qui démontrent sa contagiosité sont nombreuses. Le diagnostic se base :

1° Sur l'existence d'une épidémie et la possibilité d'une contagion.

2° Sur l'existence de phénomènes spinaux très accusés : rachialgie intense, hyperesthésie de la colonne, *signe de Kernig*.

3° Sur les résultats de la ponction lombaire (V. p. haut).

4° Recherche bactériologique du méningocoque dans le mucus nasal, le sang et les urines (Netter).

B. *Sporadique.* — Tandis que la forme épidémique paraît due à un micro-organisme spécial (méningocoque des Allemands) plus ou moins rapproché du pneumocoque (Netter) ; les cas sporadiques sont dus à des micro-organismes variés (pneumocoques, streptocoques, staphylocoques...).

Comme les précédents, ces malades présentent des symptômes spinaux très accusés, mais il n'y a pas de contagion ; souvent, au contraire on retrouve, une infection antérieure générale ou locale.

La ponction lombaire apporte aussi de précieux renseignements.

3° SYNDROMES SIMULANT LA MÉNINGITE

Étant donné qu'il est certainement un assez grand nombre de méningites vraies (1) qui guérissent, il est impossible de se baser sur la curabilité pour affirmer qu'il ne s'agissait pas de méningite.

Il est cependant certains cas où l'absence de lésions paraît très probable, où il s'agit simplement d'une *simulation* de la méningite.

A. — Simulation de la méningite par l'hystérie

Méningisme, pseudo-méningite hystérique.

La ressemblance avec la méningite peut être complète. Cependant : 1° les symptômes sont plus bruyants, à grands fracas; leur intensité contraste avec l'état général qui reste bon, avec l'intégrité des diverses fonctions organiques; 2° le début est brusque, il y a des rémissions complètes; 3° la température reste normale; 4° la névrose était diagnostiquée auparavant ou bien montre le bout de l'oreille : crises convulsives, zones hystérogènes, attitudes cataleptoïdes (Dupré et Rabé), mouvements rythmiques (Charcot).

B. — Simulation de la méningite par des phénomènes nerveux réflexes dus :

1° *A l'évolution dentaire :* leur existence n'est pas encore bien prouvée.

2° *A l'helminthiase intestinale :* l'examen des selles après l'administration d'un purgatif : la recherche microscopique

---

(1) Méningisme et congestion méningée des états infectieux, méningite séreuse, méningite de cause locale (otites, etc.....), peut-être aussi méningite dans certaines intoxications.

des œufs; puis la guérison par l'administration d'un tœnifuge feront faire le diagnostic (1).

C. — SIMULATION DE LA MÉNINGITE PAR LA THROMBOSE DES SINUS

La thrombose des sinus survient presque dans les mêmes cas que la méningite : affection locale de voisinage (traumatisme, otite, érysipèle, affections des cavités de la face, etc...); infection générale (rougeole, coqueluche, fièvre typhoïde, grippe... infection des cachexies, tuberculose, cancer).

Elle présente les mêmes symptômes que la méningite; cependant : leur évolution est plus lente; il y a souvent des symptômes propres :

1° *Thrombose du sinus longitudinal supérieur* = élargissement de la grande fontanelle; dilatation veineuse entre celle-ci et la région temporo-auriculaire (Gerhardt); fréquence des épistaxis (Von Dusch); sueurs localisées à la partie supérieure du corps (Fritsch).

2° *Thrombose des sinus latéraux.* Jugulaire interne affaissée et jugulaire externe moins visible de ce côté; œdème derrière l'oreille (Bennett) (veine émissaire de Santorini); œdème de la région temporale (Moos).

Phlébite de la jugulaire interne (cordon dur et très douloureux); phlébite des veines cervicales profondes (douleur à la pression dans le triangle cervical postérieur) (John Adams) (2).

3° *Sinus caverneux.* Troubles de la circulation veineuse, ou bien phlébites dans le domaine de la veine ophtalmique.

N. B. — Il est rare qu'on puisse faire un diagnostic précis.

(1) Voy. E. Peiper, *Deutsche med. Woch.*, 1897, 25 nov. n° 48, p. 763.

(2) *New-York Medical Journal*, 1896, p. 284.

D. — SIMULATION DE LA MÉNINGITE PAR LES TROUBLES CÉRÉBRAUX DE LA CHLOROSE

Dans certains cas, ces troubles reproduisent le tableau de la méningite, et l'on peut penser non seulement à celle-ci, mais à la thrombose des sinus. Cependant ces cas sont habituellement curables.

La ponction lombaire non seulement apporte des renseignements au diagnostic, mais donne un beau succès thérapeutique (Lenhartz).

4° MÉNINGITES, SANS SYMPTOMES MÉNINGÉS, SE TRADUISANT PAR DES SYMPTOMES DE COMPRESSION

Dans certains cas où le processus inflammatoire est très lent et chronique, les symptômes de réaction méningée peuvent passer presque complètement inaperçus.

1° PACHYMÉNINGITE HÉMORRHAGIQUE

a) Il existe une première période pendant laquelle il y a simplement de la céphalalgie, des lourdeurs de tête, souvent des troubles psychiques.

b) Brusquement il y a un ictus, et le malade présente des symptômes de lésion en foyer : hémiplégie, épilepsie jacksonnienne, aphasie, etc. .

c) Le diagnostic de la nature de la lésion en foyer se fera surtout sur la connaissance de la période prodromique (céphalalgie et troubles mentaux), sur l'alcoolisme antérieur, sur l'existence antérieure de troubles mentaux, sur la douleur localisée à la pression et à la percussion, sur les vomissements.

2° PACHYMÉNINGITE CERVICALE HYPERTROPHIQUE

Ici encore on a des symptômes de lésion en foyer de la

moelle, ordinairement le syndrome radiculo-leucomyélique
(voy. p. 322).

Le diagnostic se basera sur l'existence de la syphilis et de
l'alcoolisme, sur l'évolution lente, le début par des douleurs
vives, l'imprécision des limites du foyer, l'absence d'autres
causes.

3o MÉNINGO-MYÉLITE

(Voy. Myélite diffuse.)

6o TRAITEMENT DES MÉNINGITES

En présence d'une méningite le pronostic n'est pas fatalement désespéré : la méningite séreuse guérit souvent ; la
méningite purulente à pneumocoques guérit quelquefois;
la méningite purulente à staphylocoques et streptocoques
guérit rarement ; la méningite tuberculeuse, exceptionnellement. Même pour cette dernière, la plus grave, il existe
des cas certains de guérison.

1° *Combattre l'infection causale.* Si l'infection est *générale*, le traitement varie suivant sa nature et ses symptômes.
Si l'infection est *locale*, l'intervention chirurgicale est indiquée.

Comme traitement d'urgence de l'infection on se trouvera
bien de l'injection de sérum artificiel, précédée ou non de
saignée ou d'émission sanguine locale (sangsues derrière
les oreilles).

2° Dérivation *du côté du tube digestif* et des *membres
inférieurs*. Purgatifs, par exemple le calomel. Lavements
purgatifs ; sinapismes et bottes de coton sinapisés aux membres inférieurs.

3° *Réfrigération locale*, glace en permanence sur la tête.

4° *Procurer le repos* : analgésiques, opium, hypnotiques
par la bouche et en lavement.

5° Alimenter et surtout faire boire le malade. S'il est nécessaire : lavements froids comme diurétiques.

6° Bains chauds prolongés (Netter).

II. — Diagnostic et traitement
des encéphalites diffuses.

I. — ENCÉPHALITES AIGUES

Elles sont encore très mal connues et on peut dire qu'elles ne sont à peu près jamais diagnostiquées.

Chez l'enfant elles se traduisent par des convulsions, un état fébrile dont on ne découvre pas la cause, puis ou bien l'enfant semble guérir et fera plus tard une encéphalopathie chronique, ou bien tombe dans le coma et meurt.

Chez l'adulte l'encéphalopathie aiguë apparait à peu près toujours dans le cours d'une maladie infectieuse et se confond avec les symptômes de celle-ci : délire diffus, convulsions, coma, mort.

Traitement. Le même que pour les méningites.

II. — ENCÉPHALITES CHRONIQUES

Nous rangeons sous cette rubrique toutes les cérébropathies organiques de l'*enfance*, non pas qu'elles soient toutes dues à de l'encéphalite et à la sclérose consécutive, mais parce qu'il est le plus souvent impossible de faire un diagnostic précis. Qu'il soit dû à un arrêt de développement, à des lésions vasculaires, à des lésions des méninges épendymaires ou à de l'encéphalite, le tableau symptomatique peut être identique.

Chez l'*adulte* l'encéphalite chronique est représentée par la paralysie générale.

Chez le *vieillard* par le cerveau sénile.

A. — Cérébropathies organiques de l'enfance.

Anatomiquement : Arrêts de développement : porencéphalie vraie, développement incomplet du FPy ; lésions vasculaires, hémorrhagies méningées, porencéphalie fausse ; inflammation et sclérose d'origine infectieuse ou toxique : sclérose cérébrale, hydrocéphalie.

Cliniquement : Types cliniques divers, mais avec des formes de transition si nombreuses que l'on ne peut que mettre les cas en série.

a) Rigidité spasmodique généralisée (Maladie de Little).

b) Rigidité avec paralysie des membres inférieurs.

c) Diplégie spasmodique.

d) Hémiplégie spasmodique.

e) Chorée spasmodique.

f) Athétose.

g) Idiotie.

Caractères communs : 1° Troubles moteurs caractérisés surtout par de l'hypertonus, de l'exagération des réflexes dans tous les cas — par des phénomènes parétiques dans les cas (*b c d*) — par des mouvements anormaux dans les cas (*e f*) — par des accès convulsifs pouvant exister ou manquer dans tous les cas (1).

2° Absence totale de troubles de la sensibilité.

3° Troubles intellectuels existant presque toujours, mais variables suivant les cas.

4° *Début* dès la naissance ou dans les premiers mois.

---

(1) Ces accès épileptiformes n'existent pas en général dans la première forme, dans la maladie de Little. Dans les autres cas, ils peuvent exister : d'après Bourneville et Wuillamier, ils se distingueraient de l'épilepsie vulgaire : *a)* l'existence d'une aura est la règle ; *b)* cri initial très rare ; *c)* convulsions souvent partielles ; *d)* pas de perte de connaissance, pas d'écume sanglante, pas d'évacuations involontaires ; *e)* terminaison brusque sans stertor ni coma.

Maladies de la mère, accouchement laborieux, forceps, circulaire du cordon (1), naissance avant terme, maladie infectieuse de la première enfance, etc.

5° Développement physique et intellectuel lent et incomplet. — Arrêt de développement des membres paralysés.

Remarque. — Les lésions sont très variées, la symptomologie aussi. Mais étant donné un type clinique, il est impossible de dire quelle est la lésion. Inversement étant donné la lésion, il est impossible de reconstituer le type clinique.

Traitement des cérébropathies infantiles.

Nous ne pouvons rien sur l'évolution des lésions, sauf dans le cas où elles sont d'origine syphilitique (Voy. plus loin).

Il faut apprendre à l'enfant à se servir le mieux possible de ce qui lui reste de substance cérébrale et pour cela *l'éducation est tout*. Il faut éduquer les fonctions organiques de l'enfant, lui apprendre à manger, à se tenir propre. Il faut une longue patience pour lui apprendre à coordonner quelques mouvements volontaires ; à se tenir debout, à marcher. La parole, les fonctions psychiques pourront aussi s'éveiller lentement. *Le meilleur éducateur c'est la mère*, lorsque celle-ci en est capable et est soutenue par suffisamment d'amour maternel ; le fait est rare.

Le traitement chirurgical pourra souvent être appelé au secours de l'éducation pour enlever les barrières qui s'opposent à celles-ci (contractures, rétractions fibro-tendineuses).

B. — Paralysie générale.

Il existe deux types de paralysie générale : celui qu'on voit dans les hôpitaux, celui qu'on voit dans les asiles d'aliénés.

(1) Voy. P. Tissier, Thèse Paris, 1899.

1° *La paralysie générale qu'on voit dans les hôpitaux* est d'un diagnostic relativement facile : le plus souvent le malade ne se plaint d'aucun trouble psychique, son entourage n'a rien signalé à ce point de vue ; l'attention est surtout attirée vers les troubles moteurs, sensitifs, trophiques. L'examen révèle quelques-uns des signes suivants :

A. *Examen de la motilité*. Affaiblissement général sans paralysie localisée ; tremblement fin et rapide des membres inférieurs, surtout des membres supérieurs ; écriture tremblée caractéristique ; tremblement spasmodique des muscles de la face, tremblement de la langue, embarras de la parole ; quelquefois mouvements pseudo-choréïques.

B. *Examen de la sensibilité*. Troubles subjectifs, paresthésies, fourmillements ; signe de Biernacki ; douleurs fulgurantes ; paralysies oculaires, myosis ; signe d'Arygll ; immobilité complète de la pupille, inégalité pupillaire, atrophie de la pupille. Troubles subjectifs ou objectifs des autres organes des sens.

C. *Fonctions de relation*. Souvent un ou plusieurs ictus suivis ou non d'hémiplégie ; quelquefois troubles tabétiques de la marche et de la station debout; dysarthrie très prononcée, quelquefois paragraphie ; quelquefois aphasie.

D. *Fonctions organiques*. Très grande importance de l'*inégalité* des réflexes rotuliens en l'absence d'hémiplégie ou d'ictus antérieurs ; le plus souvent exagération des réflexes, trépidation épileptoïde, exagération des réflexes du membre supérieur, du réflexe massétérin (1). État variable des réflexes cutanés. Dénutrition souvent énorme. Quelquefois troubles trophiques divers.

E. *Examen psychique*. Ne révèle souvent que la diminution de la mémoire et l'affaiblissement intellectuel.

N. B. — La paralysie générale des hôpitaux évolue rapidement, ne dure guère plus de 3 ans en moyenne.

---

(1) C'est la fréquence de ces symptômes spasmodiques qui a fait dire que la paralysie générale était un *tabes moteur* (Pierret).

2° Je ne connais pas de diagnostic plus difficile que celui de la *paralysie générale des asiles*.

Là, les troubles mentaux dominent la scène au début et se présentent soit comme de l'excitation maniaque, soit comme de la dépression mélancolique, soit comme délire de persécution, beaucoup plus rarement au début comme délire des grandeurs.

Cependant déjà l'atypie de ces tableaux symptomatiques, le mélange de symptômes appartenant à des psychoses diverses, l'absence d'étiologie nette, l'existence de causes de paralysie générale, de la syphilis surtout, éveille l'attention.

C'est alors qu'on doit procéder à un examen absolument complet, à une recherche minutieuse des signes somatiques énumérés plus haut. Bien heureux si on peut en réunir deux ou trois.

L'évolution elle-même ne peut toujours préciser le diagnostic. La paralysie générale la plus légitime peut en effet présenter des rémissions absolument complètes de très longue durée. Si la mort survient dans l'intervalle, dira-t-on qu'il ne s'agissait pas de paralysie générale ?

La paralysie générale des asiles peut durer 15 et 20 ans.

TRAITEMENT DE LA PARALYSIE GÉNÉRALE

Dans tous les cas au début, sans exception, instituer le traitement spécifique et cela pour les mêmes raisons que dans le tabes.

La paralysie générale s'associant souvent au tabes, en tout cas présentant avec lui une parenté étiologique certaine, tout ce que nous avons dit du traitement hygiénique et médicamenteux du tabes, s'applique ici.

Ce n'est pas seulement en instituant un traitement souvent inefficace que le médecin sera le plus utile, c'est en sachant porter un diagnostic et un pronostic exact et en ne *cachant rien* à la famille ; c'est sur ses indications que les proches prendront des mesures de *sauvegarde sociale*. Mais il faut être très sûr de son diagnostic et ne pas perdre de vue la possibilité de très longues rémissions.

La découverte d'une paralysie générale dans une famille impose au praticien une lourde responsabilité.

Il va sans dire que si la paralysie générale paraît s'être développée sous l'influence d'une intoxication (plomb, alcool) il faut tout d'abord supprimer celle-ci.

C. — Cerveau sénile.

Se caractérise par la démence pure et simple, l'abolition progressive et plus ou moins complète de toutes les facultés supérieures, pour aboutir à la vie végétative simple et au gâtisme.

Cette évolution progressive est souvent troublée par des poussées délirantes : un peu d'excitation maniaque, quelques idées de persécution basées sur l'égoïsme le plus féroce, des idées de grandeur enfantines.

Souvent il vient s'y ajouter des symptômes de lésions en foyer dus à des ramollissements multiples.

Traitement. Recueillir le malade, le laisser jouir, dans les meilleures conditions possibles, de l'étincelle de vie qui lui reste.

III. — Diagnostic et traitement des myélites diffuses.

I. — MYÉLITES DIFFUSES AIGUES

A. Débutant par les membres inférieurs, rapidement ascendante, terminée par le bulbe, la myélite diffuse aiguë primitive évolue le plus souvent sous la forme du syndrome de Landry. Elle est difficile à distinguer du syndrome de

Landry dû à des névrites périphériques ou à de la polio-myélite aiguë (Voy. p. 431). Elle possède en propre des douleurs très vives le long de la colonne.

B. *La myélite diffuse aiguë secondaire* apparaît au cours des maladies infectieuses dans les mêmes conditions que la poliomyétite (Voy. p. 431). Elle s'en distingue par l'adjonction de troubles sensitifs, surtout subjectifs.

II. — Myélites diffuses chroniques

1° *Myélite chronique infectieuse*. Le type le mieux connu est celui de la méningo-myélite syphilitique, évoluant le plus souvent sous la forme de tabes combiné, de paraplégie ataxo-spasmodique (Voy. p. 443). Souvent il s'y joint soit des symptômes radiculaires, soit des symptômes poliomyéliques comme dans les lésions en foyer.

2° *Myélite chronique toxique*. Peut être due à des intoxications très diverses :

a) Exogènes : 1° *inorganiques* : plomb, cuivre, arsenic, phosphore ; 2° *organiques* : ergotinisme, pellagre, lathyrisme, CO, CS^2, nicotine.

b) Endogènes : insuffisance thyroïdienne, insuffisance surrénale, anémie pernicieuse, pellagre, cancer, diabète.

Les lésions sont le plus souvent disséminées, mais présentent une prédominance tantôt sur les cornes antérieures (plomb, toxine diphtéritique), tantôt sur les cordons postérieurs (arsenic, phosphore, ergotinisme, pellagre, myxœdème, anémie pernicieuse), tantôt sur les cordons postérieurs et les cordons latéraux (fibres des cordons) (phosphore, antipyrine, diphtérie, pellagre, myxœdème), tantôt sur les vaisseaux.

Ces lésions restent souvent *latentes* ; lorsqu'elles donnent des symptômes, elles peuvent réaliser 4 types cliniques.

a) Type de *poliomyélite antérieure* ex : saturnisme.

b) Type de *pseudo-tabes* ex : ergotinisme, alcool, poison diphtéritique.

c) Type de *tabes combiné* = ex : pellagre.

d) Type de *paralysie spasmodique* = ex : lathyrisme.

TRAITEMENT DES MYÉLITES DIFFUSES

1º Supprimer la cause infectieuse ou toxique.

2º Favoriser l'élimination des toxines.

3º Combattre les symptômes.

IV. — Diagnostic de la syphilis des centres nerveux.

I. — SYPHILIS ACQUISE

A. — De l'encéphale (1)

La syphilis peut frapper l'encéphale de façons très diverses. Elle porte son action tantôt sur les enveloppes : boîte crânienne et méninges ; tantôt sur la substance cérébrale elle-même ; tantôt enfin sur ses vaisseaux. Sur les os elle produit des gommes, des caries, des exostoses ; sur les méninges des gommes et de l'infiltration gommeuse, des lésions inflammatoires banales et de la sclérose ; dans la substance cérébrale encore des gommes, de l'infiltration gommeuse diffuse, de l'encéphalite et de la sclérose, sans compter les lésions para-syphilitiques. Les vaisseaux, enfin, peuvent être simplement comprimés par une lésion de voisinage, ou bien présenter de l'endartérite, de la périartérite, de l'infiltration diffuse de leur paroi, des gommes circonscrites miliaires ; enfin consécutivement des thromboses, des dilatations ané-.

(1) J. Teissier et J. Roux. Essai de diagnostic différentiel entre la syphilis artérielle, la syphilis méningée et la syphilis gommeuse de l'encéphale. (*Arch. neur.* 1er janvier 1897).

vrismales, des ruptures, etc. Et cependant, malgré la diversité de ces lésions, les symptômes sont toujours sensiblement les mêmes, beaucoup plus sous la dépendance de la localisation que de la nature des désordres anatomiques.

La richesse symptomatique de la syphilis cérébrale est très grande ; on s'est ingénié à la dépister dans ses moindres manifestations et à la distinguer des autres affections cérébrales.

1° *Syphilis artérielle.*

Les éléments de son diagnostic se résument dans le tableau suivant :

I. Analyse des symptômes.

- **Caractère général** : Prédominance des phénomènes de *déficit* sur les phénomènes *irritatifs*.
- **Motilité.**
  - a) Fréquences de monoplégies, — flaccidité, abolition des réflexes.
  - b) Rareté de l'épilepsie *partielle*.
- **Sensibilité.**
  - a) Céphalalgie *quelquefois absente*, plus *diffuse* non réveillée par pression ou percussion du crâne.
  - b) Troubles subjectifs de la sensibilité *très passagers*.
  - c) Absence d'hallucinations.
  - d) *Papille le plus souvent intacte.*
  - e) Quelquefois artérite syphilitique rétinienne.
- **Intelligence.**
  - a) Importance de l'*aphasie passagère* intermittente.
  - b) Affaiblissement de toutes les facultés *sans délire actif.*

II. Évolution et groupements symptomatiques.

- **I. Période des accidents curables**
  - 1° Artérites oblitérantes
    - 1° Forme paralytique ;
    - 2° Forme aphasique ;
    - 3° Forme intellectuelle.
  - 2° Artérites ectasiantes : Formes précédentes avec des signes de compression par anévrismes en plus.
- **II. Période des accidents incurables.**
  - Forme apoplectique
    - avec survie
      - 1° Ramollissement cérébral.
      - 2° Hémorragie cérébrale.
    - mortelle
      - 1° Thrombose. (de l'une des artères de la base.)
      - 2° Rupture (des artères de la base.)

2º Syphilis méningée

Avec le tableau précédent comparez le suivant :

I. Analyse des symptômes.	Caractère général.	Prédominance des phénomènes *irritatifs* sur les phénomènes de *déficit*.
	Motilité.	*a)* Rareté des paralysies flasques, les paralysies sont le plus souvent incomplètes, toujours accompagnées de raideurs ou contractures, de contractions involontaires, d'exagération des réflexes. *b)* Fréquence de l'épilepsie partielle.
	Sensibilité.	*a)* Céphalalgie ne manque à peu près jamais, tantôt diffuse (épanchement ventriculaire), tantôt localisée, réveillée par la pression. *b)* Existence dans les membres de douleurs très vives d'origine centrale. *c)* Fréquence des hallucinations. *d)* Neuro-rétinite avec phénomènes inflammatoires très accusés.
	Intelligence.	*a)* Délire·actif violent. *b)* Pas d'affaiblissement notable des facultés intellectuelles.

Évolution et groupements symptomatiques.	Méningite aiguë.	1º de la base. 2º de la convexité.
	Méningite chronique.	1º de la base. 2º de la convexité.

3º Syphilis gommeuse

Évolue comme une tumeur cérébrale dont elle présente tous les symptômes.

B. — Syphilis de la moelle.

1º *Syndrome de poliomyélite antérieure aiguë*, quelquefois foudroyante = est attribué à l'artérite et à la thrombose des artères spinales antérieures et au ramollissement des cornes antérieures (myélomalacie).

2º *Syndrome de tabes dorsal spasmodique:* très fréquent,

c'est la paralysie spinale syphilitique d'Erb = soit lésion en foyer, gomme de la moelle ou de ses enveloppes (Voy. diagnostic des lésions en foyer de la moelle), soit lésion diffuse de méningo-myélite.

3° *Syndrome radiculo-leucomyélique* (Voy. p. 322) = lésion en foyer.

4° *Tabes combiné* = paraplégie spasmodique associée à des troubles tabétiques (incoordination, troubles de la sensibilité).

II. — SYPHILIS HÉRÉDITAIRE

Dans le diagnostic de la syphilis héréditaire il faut distinguer trois ordres de symptômes :

1° Symptômes de lésions spécifiques actuelles.

2° Reliquat ou stigmates de lésions spécifiques anciennes plus ou moins guéries.

3° Stigmates dystrophiques.

I. — Symptômes de lésions spécifiques actuelles (1).

Leur symptomatologie ne diffère guère de ce qu'elle est chez l'adulte : dans les deux cas il s'agit de lésions en foyer ou de lésions diffuses de l'encéphale, de la moelle ou des nerfs.

A. — *Lésions spécifiques des nerfs.*

1° *Appareil visuel* : a) kératite interstitielle ; b) iritis ; c) névrite optique.

2° *Appareil auditif* (2) : a) lésions gommeuses de l'oreille

---

(1) Nous n'étudierons ici que les lésions du système nerveux, mais il est bien entendu qu'on doit rechercher aussi la *syphilis des autres organes.*

(2) Voy. Dreyfus, Syphilis de l'oreille, thèse Paris, 1897.

interne ou de l'oreille moyenne ; *b)* otite moyenne purulente, chronique ; *c) surdité* profonde survenant à la puberté, évoluant très rapidement, quelquefois en une nuit ; sans aucune réaction, sans douleurs, sans bourdonnements et très rapidement incurable (1).

3° Névrites périphériques diverses.

B. — *Lésions médullaires* (2).

Début le plus souvent lent, quelquefois brusque ; quelquefois sans, le plus souvent avec douleurs dans le rachis et dans les membres qui seront paralysés, s'exaspérant fréquemment le soir et la nuit.

1° FORMES DIFFUSES

A. *Avec maximum des lésions dans la moelle cervicale.*

Quadriplégie frappant inégalement les 4 membres, souvent avec phénomènes bulbaires ; troubles de la sensibilité.

B. *Avec maximum des lésions dans la moelle lombo-sacrée.*

Paraplégie spasmodique avec troubles des sphincters et troubles de la sensibilité.

C. *Formes cérébro-médullaires.*

Les symptômes médullaires s'effacent devant les symptômes cérébraux.

(1) On ignore absolument le substratum. Le traitement a peu d'action. Monasi a obtenu un succès avec la pilocarpine (*Bolleté delle malattia dell' orecchio*, 1898, n° 3, p. 64).

(2) Voy. Gasne, Localisations spinales de la syphilis héréditaire, thèse Paris, 1897.

2° Formes pseudo-systématiques

Lorsque le maximum des lésions se localise sur un système.

A. Pseudo-tabes.

B. Forme amyotrophique.

C. Sclérose en plaques.

Remarque. — *a*) La syphilis peut frapper la moelle dès la vie intra-utérine (recherches de Gasne sur fœtus ou morts-nés syphilitiques). On doit peut-être lui attribuer les malformations congénitales.

b) Dans les premières années jusqu'à l'adolescence.

c) Dans l'adolescence et l'âge mûr.

C. — *Syphilis de l'encéphale.*

1° Retard dans le développement — idiotie ou imbécillité — convulsions épileptiques.

2° Pseudo-méningites tuberculeuses curables.

3° Un grand nombre de diplégies cérébrales infantiles.

D. — *Manifestations syphilitiques ailleurs que sur le système nerveux.*

Plaques muqueuses — éruptions cutanées — gommes — lésions osseuses, tibia syphilitique, nez syphilitique, gommes du crâne.

Syphilis du foie, du poumon, etc.

II. — Reliquat ou stigmates de lésions syphilitiques anciennes.

Cicatrices péribuccales, cicatrices fessières de Parrot, cicatrices de la gorge, du voile du palais, exostoses et hype-

rostoses, nez en lorgnettes, stigmates de kératite interstitielle, d'iritis ; cicatrices de l'oreille externe ; cicatrices ou
perforations du tympan.

Remarque. — Ces stigmates, relevant de lésions *spécifi-*
ques, ont une valeur beaucoup plus grande que les suivants.

III. — Stigmates dystrophiques.

La syphilis, comme un grand nombre de maladies (tuberculose, cancer, alcoolisme), peut produire des anomalies
dans le développement, des dystrophies. Ces stigmates dystrophiques n'indiquent qu'une chose, c'est qu'une influence
nocive a agi sur le fœtus. Cette cause nocive est fréquemment la syphilis, mais peut être tout autre. Leur valeur est
donc relative.

Nous reproduisons ici un tableau dressé par Fournier
pour guider dans leur recherche (1).

Technique d'examen pour la recherche de la syphilis
héréditaire tardive

A. — STIGMATES :

I. *Infantilisme*
{ Taille, gracilité de formes.
{ Retard du dévelop- { Croissance, dentition, mar-
{   pement.   { che, parole, puberté tardive,
                      { système pileux, testicule,
                      { seins, règles.

II. *Malformations ou difformités acquises du squelette.*

1. Crâne : bosselures, crâne natiforme, asymétrie, hydrocéphalie.
2. Face : nez écrasé de base, n. en lorgnette, voûte palatine ogivale.
3. Tibia : tibia en lame de sabre.
4. Rachitisme.
5. Stigmates articulaires : hydarthroses chroniques, arthropathies
   déformantes.

(1) A. Fournier, *Presse médicale*, 1898, 2 mars, n° 19. Nous en
avons supprimé les stigmates résultant de lésions spécifiques, exami-
nés au paragraphe précédent.

III. *Testicule* { 1. Infantilisme testiculaire.
{ 2. Sclérose, atrophie sclérosique.

IV. *Triade d'Hutchinson*

1. Œil . . { Stigmates pigmentaires du fond de l'œil.
{ Strabisme.
{ Malformations diverses.

2. Oreille . Malformations du pavillon.

3. Système dentaire .
{ 1. Malformations des maxillaires.
{ 2. Irrégularité d'implantation dentaire
{ 3. Absence permanente de cert. dents.
{ 4. Permanence de dents de lait.

5. Dystrophies dentaires.
{ a. Microdontisme.
{ b. Amorphisme dentaire.
{ c. Dystrophie coronaire (en cupule, en sillon, en nappe).
{ d. Dystrophies cuspidiennes (dents d'Hutchinson).
{ e. Vulnérabilité dent , édentation

V. *Arrêts du développement psychique :* enfants arriérés, imbéciles, idiots.

VI. *Arrêts divers du développement physique .* .
{ Bec-de-lièvre, pied-bot, genu valgum, syndactylie, asymétries.
{ Monstruosités, nanisme, gigantisme.

B. — Signes d'anamnèse :

Le malade : Eruptions du jeune âge, ophtalmie ; écoulements d'oreille, convulsions, épilepsie, pseudo-paralysie de Parrot. douleurs osseuses, etc.

Ses ascendants : Syphilis.

Ses collatéraux directs :
{ Avortement et accouchements avant terme, morts-nés, morts en bas-âge.
{ [Arthrepsie, convulsions, méningite.]

Polymortalité infantile.

3° TRAITEMENT DE LA SYPHILIS DES CENTRES NERVEUX

Dès que le diagnostic est posé il faut agir vite et aussi énergiquement que possible.

Le mercure pourra sans doute être donné sous toutes ses formes ; il faut préférer la méthode la plus énergique.

Faire tout de suite dans l'épaisseur des muscles de la fesse une injection de 1 cc. de :

$$\left\{\begin{array}{ll}\text{Calomel} & 0,50 \\ \text{Orthoforme} & 0,03 \\ \text{Vaseline liquide.} & 10\end{array}\right.\quad\text{gr.}$$

Cette injection n'est pas douloureuse dans la grande majorité des cas : faite antiseptiquement elle ne provoque pas d'abcès, n'a aucun inconvénient (à cette dose d'ortho-forme).

Quatre ou cinq jours après, une seconde injection sera faite, et ainsi de suite tous les 5 jours, en surveillant avec soin la muqueuse buccale et en prescrivant les soins d'usage : lavage à la brosse et au savon, gargarisme au chlorate de potasse, applications de teinture d'iode sur toutes les gencives enflammées.

Si l'on craint l'injection de calomel, on injectera tous les jours 2 ou 3 cc. de la solution suivante :

$$\left\{\begin{array}{ll}\text{Bi-iodure de mercure} & 0,50 \\ \text{Gaiacol synthétique} & 3 \\ \text{Huile stérilisée} & 100\end{array}\right.\quad\text{gr.}$$

Cette injection est absolument *indolore* ; elle paraît moins active que celle de calomel, mais peut-être pourrait-on augmenter la dose (1).

---

(1) Prokhorov injecte à l'adulte autant de fois 0,003 mmg. que le patient pèse de kilos ; soit par exemple 0,24 cg. chez un malade de 80 kil. en une seule fois ; chez l'enfant, dose moitié moindre.

Ces doses énormes ont été expérimentées par Tchevagesky, Taubé, Akatzatov, qui ont confirmé les bons résultats obtenus.

Voici le manuel opératoire de Prokhorov :

Asepsie rigoureuse.

Injecter de la solution suivante :

$$\left\{\begin{array}{ll}\text{Biiodure de mercure} & 0,30 \text{ cg.} \\ \text{Iodure de potassium} & 0,60 \\ \text{Eau distillée } q.\ s. \text{ pour} & 100 \text{ cc.}\end{array}\right.$$

autant de cent. cubes que le sujet pèse de kil.

Faire garder le lit pendant 48 heures.

Renouveler l'injection au bout de 10 jours.

Faire de la suralimentation. (Voy. *Semaine médicale*, 1899, p. 173).

Enfin les frictions faites *énergiquement pendant 10 minutes*, l'injection sous-cutanée d'huile grise et de diverses autres préparations, l'injection des diverses préparations mercurielles, pourront aussi être données, mais seulement dans les cas où il n'y a pas urgence à aller vite.

L'iodure de potassium sera donné d'emblée à fortes doses ; ne pas craindre de commencer par 10 gr. chez un adulte. Dans ces cas de doses massives, il y a avantage à donner moitié par la bouche, moitié en lavement.

Nous répétons que *lorsqu'on est sûr de son diagnostic* il ne faut pas être timide. Malgré l'énergie du traitement, s'il n'est pas précoce, il échouera souvent.

Il faut bien savoir aussi qu'assez souvent le traitement mixte *paraît produire une aggravation*. On se trouve en présence d'une syphilis cérébrale avérée, on prescrit un traitement énergique, tout semble aller pour le mieux, le malade s'améliore très rapidement ; puis, tout d'un coup, au bout de 5, 6, 8 jours, il survient des accidents subits : ictus, délire, hémiplégie, attaques épileptiques. C'est alors la température qui fournit le pronostic ; si elle s'élève, peu d'espoir ; si elle reste normale, on peut espérer la guérison. Dans tous les cas, suspendre le traitement spécifique : faire fonctionner tous les émonctoires et surtout injections de sérum artificiel, qui aideront à passer l'orage. Si ces symptômes aigus cèdent, la guérison est probable, on pourra bientôt reprendre le traitement et l'amélioration sera progressive.

Dans certains cas l'amélioration est presque instantanée, et définitive pourvu qu'on poursuive le traitement, surtout au début des formes artérielles.

Il est bien certain que le traitement ne peut rien sur les lésions destructives, telles que le ramollissement ou l'hémorrhagie.

Le traitement peut améliorer une gomme, faire disparaître les symptômes qui sont dus à la congestion, qui l'entourent ;

il est douteux que la gomme puisse disparaître complètement.

Dans certains cas où la lésion *bien limitée* est rebelle au traitement, on est autorisé à intervenir chirurgicalement.

V. — Diagnostic de la sclérose en plaques.

I. — SYMPTOMES DÉPENDANT DE LA NATURE DE LA LÉSION

A. *Tremblement* caractéristique (1) (Voy. p. 69).

B. *Embarras* de la parole, qui est *lente, saccadée, scandée*, explosive.

C. *Nystagmus* à secousses ordinairement horizontales, existant dans toutes les positions du regard, mais surtout dans les positions extrêmes.

II. — SYMPTOMES DÉPENDANT DE LA LOCALISATION
DES LÉSIONS

A. Type amyotrophique = lésions des cornes antérieures.

B. Type paraplégie spasmodique = lésions des cordons latéraux.

C. Type tabétique = lésions des cordons postérieurs.

D. Type cérébelleux franc = lésions du cervelet.

E. Type cérébello-spasmodique = lésions du cervelet.

F. Type cérébral, hémiplégie, troubles intellectuels, vertiges, ictus = lésions du cerveau.

G. Type bulbaire, paralysie labio-glosso-laryngée = lésions du bulbe.

(1) Sous le nom de « *signe du balancier* » M. Bloch (*Soc. méd. chir.*, 9 octobre 1899) décrit la modalité suivante de tremblement : le malade s'appuyant contre un meuble avec les deux mains et se tenant sur une seule jambe à *demi fléchie* présente une série de mouvements alternatifs de flexion et d'extension.

H. Crises viscérales = lésions du sympathique.

I. Troubles trophiques = lésion de l'axe gris médullaire.

K. Troubles de l'appareil visuel, paralysies oculaires, névrite optique, atrophie.

TRAITEMENT DE LA SCLÉROSE EN PLAQUES

1° Contre l'infection causale on ne peut habituellement rien, car elle a déjà disparu quand le diagnostic est fait. Il faudra néanmoins rechercher et poursuivre tous les symptômes d'intoxication et d'infection.

2° L'iodure de potassium est le meilleur résolutif qu'on puisse prescrire.

3° Combattre les symptômes (tremblement, paralysies, contractures) par les exercices méthodiques.

VI. — Sclérose du cervelet.

La sclérose du cervelet est encore très peu connue, et la plupart des cas publiés ont donné lieu à des erreurs de diagnostic.

La sclérose du cervelet paraît donner les mêmes symptômes que l'hérédo-ataxie cérébelleuse. Comme celle-ci, elle se rapproche donc de la maladie de Friedriech dont la distingue l'*exagération des réflexes rotuliens*.

Le diagnostic se pose le plus souvent entre hérédo-ataxie cérébelleuse, sclérose en plaques, sclérose du cervelet.

a) Si la maladie est familiale = hérédo-ataxie.

b) S'il y a des symptômes nets de localisation médullaire, par exemple des atrophies musculaires (plaques de sclérose sur les cornes antérieures de la moelle) = sclérose en plaques.

c) Si la maladie n'est pas familiale, s'il n'y a aucun symptôme de localisation médullaire; si la maladie a évolué après un traumatisme, ou une maladie infectieuse ; si le cerveau ne paraît pas absolument indemne (crises épileptiformes, affaiblissement de la mémoire et de l'intelligence) ; si les symptômes ne sont pas symétriques, affectent à un moment donné une allure hémiplégique = sclérose du cervelet.

Traitement. — Est purement symptomatique, nous ne pouvons rien sur l'évolution des lésions. L'iodure de potassium est toujours prescrit, mais avec bien peu de chances de succès.

CHAPITRE. IV

DIAGNOSTIC ET TRAITEMENT DES TROUBLES FONCTIONNELS DU SYSTÈME NERVEUX

Généralités et classification.

Ce chapitre est celui qui contient le plus d'incertitudes et le plus d'inconnus. On y range provisoirement un certain nombre d'affections dont nous connaîtrons sans doute un jour le *substratum anatomique*. Il ne faut pas croire cependant que cela se réalisera pour *tous* les troubles aujourd'hui qualifiés de fonctionnels :

1° Au point de vue *anatomique*, les troubles fonctionnels ont pour caractéristique l'absence de modifications *morphologiques* des éléments nerveux ;

2° Au point de vue *pathogénique*, les troubles fonctionnels se divisent en deux grands groupes :

a) Les troubles fonctionnels d'origine chimique. sont dus à une substance anormale, dite toxique, apportée par le milieu intérieur (sang, sérum des espèces organiques), ou produits par l'élément nerveux lui-même, imprégnant celui-ci et altérant ses réactions = troubles nerveux d'origine toxique.

b) Les troubles fonctionnels d'origine dynamique sont dus à une modification de l'état *physique* des éléments nerveux. Ainsi il est vraisemblable que dans les modifications du tonus, l'élément nerveux subit des modifications que l'on peut comparer aux modifications que subit un fil de fer chauffé ou refroidi, traversé ou non par un courant électrique... (1).

3° Au point de vue *clinique*, le seul qui nous occupe ici, la question se pose ainsi :

a) Etant donné un trouble nerveux, y a-t-il lésion organique ou simple trouble fonctionnel, chimique ou dynamique (2)?

Pour répondre à cette question, on se basera d'abord sur les caractères que nous avons indiqués plus haut pour les lésions organiques, circonscrites, systématisées ou diffuses.

b) Après avoir éliminé l'hypothèse de lésion organique, de modifications *morphologiques* des éléments nerveux et conclu à un simple trouble fonctionnel, c'est-à-dire à une modification *physico-chimique* des éléments nerveux, il faudra faire un diagnostic *étiologique* et *pathogénique;* se demander quelles sont les causes de ce trouble fonctionnel.

Tout trouble nerveux est en définitive le produit de deux facteurs : le *terrain*, le *milieu* (3). C'est la *réaction d'un*

---

(1) Les réactions chimiques colorées auxquelles donnent lieu les éléments nerveux permettent d'espérer qu'on trouvera un jour le moyen de déceler leurs modifications purement chimiques, sans altérations morphologiques.

Il parait peu probable, par contre, qu'on puisse jamais reconnaître *après la mort* quel a été l'état *physique* des éléments nerveux *pendant la vie*. Il serait cependant présomptueux de rien affirmer à ce sujet : nous savons bien reconnaître si une barre d'acier a ou non été traversée par un courant électrique.

(2) Cette question est d'autant plus complexe et difficile que nous savons maintenant que des modifications morphologiques (lésions dites organiques) peuvent rapidement succéder aux simples troubles chimiques ou dynamiques (troubles dits fonctionnels). La méthode de Nissl nous a montré ces modifications dans les infections, les intoxications, la section des nerfs, le sommeil, le surmenage, etc.

(3) Le terme de *milieu* est entendu ici dans un sens très large; il comprend le milieu *intérieur* de l'organisme (sang, lymphe) souvent modifié par les infections et les intoxications : le milieu extérieur physique (atmosphère, tous les objets environnants...); le milieu

système nerveux déterminé dans un milieu déterminé : si
la réaction est anormale, c'est que soit le système nerveux,
soit le milieu, soit tous les deux sont anormaux.

Les réactions anormales du système nerveux, c'est-à-dire
ses troubles fonctionnels, peuvent être schématisées de la
façon suivante :

a) Soit système nerveux anormal dans un milieu anormal.

b) Soit système nerveux anormal dans un milieu normal.

c) Soit système nerveux normal dans un milieu anormal.

En présence d'un malade il faudra donc rechercher :

1° *Toutes les causes qui ont pu contribuer à faire un système nerveux anormal.*

a) Hérédités morbides : étudier la vie des ascendants et
collatéraux, et y rechercher non seulement les maladies
nerveuses, mais les maladies constitutionnelles, infectieuses
ou toxiques (tuberculose, goutte, diabète, rhumatisme, impaludisme, alcoolisme, etc., etc...).

b) Incidents de la vie intra-utérine : maladies de la mère,
préoccupations, chagrins, traumatismes, etc., etc.

c) Incidents de l'accouchement.

d) Incidents de la première enfance.

e) Incidents de la seconde enfance et de l'adolescence.

2° *Tous les symptômes qui ont pu traduire une anomalie du système nerveux, antérieurement à la maladie
actuelle.*

a) Quels ont été les symptômes nerveux antérieurs : convulsions de l'enfance, incontinence d'urine, terreurs nocturnes, colères, anomalies du caractère, impulsions, obsessions, etc., etc...

moral, familial, social, en résumé toutes causes susceptibles d'agir
sur le système nerveux.

3º *Toutes les modifications du milieu* susceptibles de produire une réaction anormale même d'un système nerveux normal.

Ce n'est qu'après cette étude approfondie du malade que l'on a sous les yeux que l'on pourra poser un diagnostic précis.

En fait de troubles fonctionnels, il y a autant de maladies différentes qu'il y a de malades.

Les maladies diverses que l'on a décrites, les névroses, par exemple, ne sont que des jalons posés sur une longue série ininterrompue de troubles fonctionnels se rattachant les uns aux autres par des termes de transition multiples.

Nous décrirons successivement :

I. — *Troubles fonctionnels chez les individus non prédisposés* (système nerveux normal, dans un milieu anormal.)

II. — *Troubles fonctionnels chez les individus prédisposés. Les névroses* (système nerveux anormal dans un milieu anormal ; système nerveux anormal dans un milieu normal.)

III. — *Troubles fonctionnels de nature inconnue.*

IV. — *Auto-intoxications spécifiques du système nerveux* (anomalie spécifique du milieu.)

I. — Troubles fonctionnels chez des individus non prédisposés.

Système nerveux normal dans un milieu anormal.

Le système nerveux le plus normal peut être troublé par une modification du milieu. Mais dans ce cas, le diagnostic est habituellement facile, la cause occasionnelle doit être forte, et elle n'échappe pas aux yeux de l'observateur. Il suffit que celui-ci soit prévenu.

A. — Troubles fonctionnels d'origine chimique

Peuvent atteindre toutes les fonctions, motilité (paralysies, contractures, crises convulsives...) sensibilité (anesthésies, douleurs, hallucinations...) fonctions de relations (ictus, troubles de la marche, de la station debout, du langage, délire...)

Leur caractéristique, c'est surtout leur mobilité, leur disparition avec la cause.

Il suffira de rechercher les différentes causes d'intoxication :

a) *Microbiennes* : toutes les maladies infectieuses.

b) *Exogènes* : intoxication alimentaire, alcoolique, accidentelle, médicamenteuse, criminelle.

c) *Endogènes* : auto-intoxications rénale, hépatique, digestive, diabétique, goutteuse...

B. — Troubles fonctionnels d'origine dynamique

Sont rares chez les individus non prédisposés, ou plutôt ne deviennent pas permanents, cessent avec la cause.

Là où un prédisposé fait de la neurasthénie par surmenage, un sujet sain fait de la fatigue simple ; là où un prédisposé fait de la mélancolie ou de la neurasthénie par chagrins violents, un sujet sain fait de la tristesse simple ; un sujet sain se ressent peu d'un schock traumatique, un prédisposé fera de la névrose traumatique...

Les troubles fonctionnels chez les individus non prédisposés sont d'un diagnostic facile, car : 1° il faut une cause intense, et celle-ci passe difficilement inaperçue ; 2° ils disparaissent avec la cause.

Lorsque la cause persiste très longtemps, aux troubles fonctionnels font suite des lésions organiques, et le diagnostic de celles-ci rentre dans le chapitre précédent. Ces lésions

persistent et peuvent même s'accentuer alors que la cause
a disparu.

II. — Troubles fonctionnels chez des individus prédisposés. Névroses.

(Suivant la part du terrain = *système nerveux anormal dans un milieu normal* — *système nerveux anormal
dans un milieu anormal*).

La prédisposition, les modifications du terrain impriment
ici une allure particulière aux troubles nerveux, ce qui a
permis de les grouper en syndromes répondant probablement chacun à des modifications particulières du système
nerveux. Ce sont ces syndromes qui constituent les névroses.

Nous étudierons successivement :

1° L'hystérie.

2° La neurasthénie.

3° L'épilepsie.

4° La chorée.

5° La dégénérescence mentale.

I. — Diagnostic et traitement de l'hystérie.

Le diagnostic comprend trois parties distinctes : 1° La
malade est-elle une hystérique ? 2° Quelle est la cause de la
maladie ? 3° Quelle est la cause des accidents ?

1° La malade est-elle une hystérique ?

Pour répondre à cette question on se basera sur :

A. *L'analyse des symptômes.* L'hystérie peut donner ou
simuler la presque totalité des symptômes étudiés dans la
1re partie. Nous avons indiqué les caractères qui permettent

quelquefois de dire qu'un symptôme appartient à l'hystérie (Voy. 1re partie).

B. La *discordance des symptômes*. Dans les lésions organiques, les symptômes concourent tous vers un même diagnostic. Dans l'hystérie il est fréquent d'observer des symptômes discordants, l'un supposant une lésion d'un système ou d'une région, l'autre supposant l'intégrité de ce système ou de cette région.

C. L'*atypie des syndromes* : l'hystérie peut simuler la plupart des maladies organiques, mais le plus souvent la simulation est incomplète ou grossière ; il manque des symptômes importants ou bien il s'en surajoute qui ne devraient pas exister.

Il y a simulation grossière par exemple lorsqu'un hémispasme facial fait croire à une paralysie faciale du côté opposé.

Il y a simulation incomplète quand, par exemple, avec une amaurose unilatérale complète, la vision binoculaire subsiste (Voy. p. 130).

D. L'*évolution des accidents* : la brusquerie d'apparition ou de disparition ; l'évolution capricieuse, l'absence de tenue des accidents ; la substitution d'un accident à un autre.

E. L'existence des symptômes caractéristiques qu'on appelle *stigmates*.

Nous ne pouvons que les énumérer (1) dans l'ordre où les fait découvrir l'examen.

1º *Motilité*. Paralysies hystériques avec les caractères que nous leur avons assignés (p. 364). Contractures. Tremblement hystérique (p. 69). Hémichorée hystérique. Crises convulsives (p. 73).

2º *Sensibilité*. *a) Générale*. Hypéresthésies, zones hystérogènes. Anesthésies (p. 371), sensations viscérales : boule (spasme du pharynx ou de l'œsophage), fausse angine de poitrine ; gastralgie, ovarie.

____

(1) La plupart ont déjà été décrits dans la première partie.

b) Vision. Tremblement vibratoire des paupières les yeux fermés, spasmes de l'accommodation (macropsie, micropsie, polyopie) ; rétrécissement du champ visuel sans diminution de l'acuité, dyschromatopsie, amblyopie et amaurose.

c) Surdité hystérique.

d) Hémianesthésie sensitivo-sensorielle.

3º *Fonctions de relation.* Ictus, narcolepsie, astasie-abasie, mutisme hystérique, agraphie pure, rêve hystérique continuateur de la crise.

4º *Fonctions de la vie organique.* Réflexes rotuliens exagérés avec absence des réflexes plantaires ; pseudo-trépidation épileptoïde (voy. p. 215) ; anesthésie conjonctivale et pharyngée ; troubles trophiques.

II. — Quelle est la pathogénie de la maladie ?

Il y a toujours deux facteurs : 1º l'hérédité, 2º le milieu, dont il s'agit de déterminer la part respective.

A. *Lorsque l'hystérie est surtout sous la dépendance de l'hérédité morbide,* non seulement celle-ci est très chargée (on trouve chez les ascendants des maladies nerveuses diverses, des intoxications, surtout l'alcoolisme ; des auto-intoxications (diabète, goutte, arthritisme), des infections (tuberculose, syphilis), mais la maladie affecte des allures particulières :

Elle est précoce, débute souvent dans l'enfance.

Les accidents sont multiples, se remplaçant les uns les autres : il n'y a presque jamais de santé parfaite.

Il existe presque toujours de nombreux stigmates. Souvent il y a en même temps des stigmates de dégénérescence.

Pour la pathogénie des accidents on ne trouve que des causes futiles.

Cette maladie est très tenace une fois constituée, résiste à toutes les thérapeutiques, ce qui est facile à comprendre puisque sa formule est : *système nerveux anormal dans un milieu normal*. L'éducation seule est capable de pallier les inconvénients.

B. *Lorsque l'hystérie est sous la dépendance du milieu*, il faut distinguer deux cas.

Si les modifications du milieu (intoxications, infections, mauvaise éducation, traumatismes physiques, traumatismes moraux) ont agi *pendant la période de développement* (vie intra-utérine et enfance) on se trouve en présence d'un tableau clinique presque semblable à celui de l'hystérie héréditaire.

Si les modifications du milieu ont agi sur un *organisme complètement développé*, la maladie diffère un peu :

Elle est tardive.

Les accidents sont peu nombreux, l'hystérie est souvent monosymptomatique.

Il n'y a souvent pas ou peu de stigmates ; pas de stigmates de dégénérescence.

Pour expliquer les accidents on trouve des causes sérieuses : intoxication, infection, traumatismes moraux, traumatismes physiques.

La thérapeutique est souvent très efficace ; il suffit souvent de changer de milieu, ce qui est facile à comprendre puisque la formule est : *système nerveux presque normal dans un milieu anormal*.

III. — *Quelle est la pathogénie des accidents?*

D'une façon générale, la cause des accidents est soit une modification chimique (intoxication, infection), soit une modification physique (traumatisme physique, surmenage, émotions, traumatisme moral).

La *localisation* des accidents est très souvent sous la dépendance d'une *idée fixe*. Pour rechercher celle-ci, on fera une étude minutieuse des circonstances qui ont accompagné les débuts de la maladie. Freud, Breuer, Janet mettant la malade en hypnose obtiennent l'aveu direct de l'idée fixe subconsciente, cause des accidents (1).

I. — Traitement de l'hystérie.

I. — *Prophylactique.*

Dans l'*hystérie héréditaire ou congénitale*, nous ne pouvons rien sur la cause de la maladie. Nous nous trouvons en présence d'un système nerveux anormal qui *réagira* d'une façon anormale en présence du milieu le plus normal. Il n'y a qu'un moyen de supprimer ou diminuer ces réactions anormales, *c'est l'éducation.* Celle-ci doit prendre l'enfant dès l'âge le plus tendre, ne *laisser passer aucun caprice*, apprendre à l'enfant à s'*adapter* aux circonstances les plus diverses; faire par un *entraînement* raisonné l'éducation de sa volonté et de toutes ses activités volontaires. Non seulement les parents doivent ainsi former l'enfant, et chercher à corriger ce qu'ils ont mis en lui de « *péché originel* », mais ils doivent prévenir l'avenir et faire choix d'une carrière qui lui rendra la vie clémente, et ne le mettre en présence d'aucune de ces circonstances de milieu (intoxication, infection, traumatismes moraux, surmenage) auxquelles son système nerveux n'est pas susceptible de s'adapter.

On peut prévenir l'hystérie due à des causes agissant pendant la période de développement : il suffit de les connaître et de les supprimer.

1º Les *intoxications* ne sont pas très fréquentes à cette période de la vie; cependant il faudra toujours les rechercher, et à ce point de vue on ne saurait trop s'élever contre

---

(1) Nous ne pouvons nous prononcer sur cette méthode qui ne nous a jamais donné aucun résultat. Peut-être n'avons-nous pas su l'employer.

l'habitude d'alimenter les enfants trop vite avec des aliments qu'ils ne peuvent utiliser ; contre la croyance trop répandue que le vin et les boissons alcooliques, le café et toutes boissons excitantes ne sont pas nuisibles pour les enfants. Une mauvaise alimentation, une hygiène déplorable, l'habitation trop étroite et sale, la respiration dans un air confiné, l'atmosphère des ateliers, les gaz et les émanations de l'urine... sont autant de causes d'intoxication, facteurs d'hystérie, et qu'il appartient à l'hygiène individuelle ou sociale de faire cesser.

2° Les *infections* sont très fréquentes et leur rôle est probablement considérable ; il est inutile d'insister sur la nécessité de les traiter énergiquement.

3° La *mauvaise éducation*. De même que l'éducation est capable de redresser un système nerveux faussé, de même la mauvaise éducation est capable de fausser un système nerveux sain. C'est encore un chapitre d'hygiène familiale et sociale qu'il faudrait écrire pour montrer comment la promiscuité dans les logements, l'exemple déplorable donné par les parents, les disputes intérieures, le manque d'autorité, l'indifférence, l'indulgence extrême, ou les sévérités injustifiées... *apprennent* au système nerveux malléable de l'enfant à réagir d'une façon anormale.

4° Les *traumatismes physiques*. Il s'agit ici non seulement du grand traumatisme créant la névrose traumatique, mais des petits traumatismes journaliers et répétés : un travail au-dessus des forces de l'enfant, un effort exagéré, un repos et un sommeil troublé, des châtiments physiques, des souffrances physiques non soignées... autant de causes qui altèrent le système nerveux en plein développement.

5° Le *surmenage* agit probablement de multiples façons : auto-intoxication par les produits de déchet, traumatismes légers répétés, respiration dans un air confiné, gêne de toutes les fonctions.

6° Les *traumatismes moraux*, les émotions fortes, la

peur, les chagrins excessifs, les préoccupations continuelles, les émotions d'ordre sexuel (expériences trop précoces, masturbation, excès sexuels, amour contrarié...).

Toutes ces causes agissent aussi chez l'adulte complètement développé. De plus, non seulement ils sont facteurs d'hystérie, c'est-à-dire de la modification plus ou moins permanente du système nerveux; mais aussi ils sont facteurs des accidents hystériques. Ce sont donc toutes ces causes, que, dans tous les cas, il faudra rechercher et faire cesser.

II. — *Traitement curatif.*

1º De la maladie

1° *Supprimer la cause* et pour cela se comporter comme pour la prophylaxie.

2° *Fortifier le système nerveux.* Il ne s'agit pas ici de donner les prétendus toniques dont l'effet est le plus souvent nul, parfois très nuisible. Le fer est très utile s'il y a de l'anémie; s'il est mal supporté, on pourra le remplacer par le bioxyde de manganèse. Surveiller l'alimentation, combattre les troubles digestifs, régulariser les fonctions digestives, au besoin faire de la suralimentation, obtenir que l'hystérique engraisse. Suractiver la nutrition par le massage, l'exercice modéré. Exciter et fouetter le système nerveux par des excitations sensitives, douches froides, frictions au gant de crin.

3° *Régulariser ses réactions.* Les bromures ne seront donnés que s'il y a de l'hyperexcitabilité réflexe. Le bromure chez les hystériques ne semble donner des résultats que dans le cas où il y a de l'exagération des réflexes rotuliens. La valériane et les valérianates sont souvent très utiles dans les mêmes cas.

Pour régulariser les réactions du système nerveux, il faudra beaucoup moins compter sur un traitement médicamenteux que sur un traitement psychothérapique. Dans les cas sérieux, la première chose à faire est de *sortir le malade de son milieu habituel*. En effet, entre le système nerveux anormal du malade et le milieu dans lequel il vit, il se fait une sorte d'*adaptation pathologique*. Les symptômes de la névrose ne sont que la traduction de cette adaptation pathologique : le système nerveux *s'est habitué* à réagir d'une façon propre, anormale, à tous les excitants qui l'environnent. Pour arriver à redresser ces réactions, à corriger l'adaptation pathologique, à la remplacer par une adaptation physiologique ; il faut tout d'abord supprimer les excitants habituels, changer le milieu. Transporté dans un autre milieu, le malade aura à faire une nouvelle adaptation et l'on pourra diriger celle-ci.

Dans un grand nombre de cas, ce changement de milieu est une mesure absolument nécessaire.

Dans le nouveau milieu où sera placé le malade, une *tutelle éducatrice* est nécessaire. Le malade doit être dirigé et soutenu dans la nouvelle éducation qu'il doit faire de tous ses réflexes : cette direction doit s'exercer d'une façon constante. Il ne suffit pas, par exemple, à un aboulique, qui ne peut se lever ni marcher, de lui ordonner avec autorité de se lever et de marcher : même avec le secours de l'hypnotisme, cette façon d'agir échouerait lamentablement : il faut que le médecin par une rééducation méthodique, par un entraînement progressif, lui montre successivement qu'il peut mouvoir ses jambes avec force et les lui fasse mouvoir ; que ses jambes peuvent le supporter et lui faire voir immédiatement que ses jambes peuvent exécuter les mouvements de la marche, etc., etc... Tout cela demande non une suggestion brève et rapide, mais tout un ensemble de pratiques dont la base est la rééducation et l'*entraînement suggestif*, suivant la formule de Bernheim et ses élèves (1).

____

(1) L'espace nous manque pour développer cette psychothérapie.

2º *Des accidents.* Nous ne parlerons pas ici du traitement symptomatique, qui diffère peu de ce qu'il est ailleurs. Le traitement pathogénique pourra s'inspirer de l'idée fixe causale découverte par l'étude des antécédents ou par le sommeil hypnotique. Janet, après avoir découvert cette idée fixe, s'attache à la dissocier, à la faire oublier, à la remplacer par une autre (1).

II. — Diagnostic et traitement de la neurasthénie.

I. — *Diagnostic du syndrome.*

Sous le nom de neurasthénie, on décrit des syndromes assez variables, dont le trait commun est la *prédominance des troubles subjectifs sur les troubles objectifs.*

A. *Interroge-t-on un neurasthénique,* il ne tarit pas dans l'énumération de ses maux et souvent sort de sa poche un *petit papier* tant il a peur d'en oublier quelques-uns (2).

Il a, dit-il, une grande faiblesse, ne peut faire un pas sans être fatigué; souffre partout, surtout de la tête et dans les reins; il ne dort pas, digère très peu, ne peut travailler, est impuissant à fixer son attention, ne peut arriver à prendre une décision.....

Nous croyons que l'avenir est surtout dans la rééducation, telle que la pratique, par exemple, Hartemberg. (Voy. passim. *Revue de Psychologie clinique et thérapeutique*).

(1) Soit que nous n'ayons pas eu affaire au même genre de malade, soit plutôt par une expérience insuffisante de cette méthode, nous devons avouer qu'il nous a été impossible d'obtenir le moindre résultat.

(2) Le diagnostic de neurasthénie se fait souvent aux premières paroles, par l'abondance des malaises qu'il accuse. Lorsqu'il semble avoir fini, dites ces seuls mots : et puis ? Immédiatement il recommence. Vous pouvez renouveler l'expérience 4 ou 5 fois toujours avec le même succès. Dès lors votre diagnostic est fait.

Veut-on lui faire préciser chacun de ses maux, on arrive au diagnostic *symptomatique* suivant : céphalée en casque, plaque sacrée, algies diverses, topoalgie, asthénie, dyspepsie neuro-motrice, névropathie cardiaque, psychasthénie, aboulie, phobie, obsessions... tristesse invincible.

Il va sans dire que ce tableau est rarement complet.

B. *Examine-t-on le malade au point de vue objectif?*

La motilité est intacte ; il y a seulement un peu d'atonie musculaire généralisée.

Pas d'anesthésie, quelquefois zones d'hyperesthésie.

Les réflexes sont normaux, exagérés ou diminués.

Le système nerveux *objectivement* paraît sain.

L'examen somatique seul est un peu plus concluant : il y a une atonie généralisée, non seulement des fibres striées, mais des fibres lisses = tissus flasques, tremblotants, paroi abdominale relâchée, dilatation de l'estomac, atonie de l'intestin, cœur un peu dilaté, hypotension artérielle, dilatations veineuses multiples...

II. — *Diagnostic de la variété clinique.*

Les troubles peuvent porter d'une façon *prédominante* : *a)* sur le sympathique : neurasthénie viscérale ; *b)* sur la moelle : myélasthénie ; *c)* sur le cerveau : cérébrasthénie ; *d)* sur les fonctions supérieures du cerveau : psychasthénie.

A. Neurasthénie viscérale

1° *Cardio-pulmonaire.* La malade se plaint surtout de *palpitations*, *d'essoufflement*, de crises de dyspnée avec angoisse ressemblant à l'angine de poitrine.

L'examen objectif fait simplement découvrir un *cœur irritable*, avec pointe abaissée et déviée en dehors, battant sur une large étendue et donnant à la main la sensation d'un premier bruit claqué. Aucun trouble objectif de la circulation ni de la respiration.

Le diagnostic se base surtout sur la disproportion des troubles subjectifs et des symptômes objectifs.

2° *Neurasthénie abdominale.*

Subjectivement. Troubles dyspeptiques très variés. Sensations douloureuses multiples.

Objectivement. Ptose et atonie de tous les organes. Dilatation de l'estomac, atonie intestinale, souvent entérite muco-membraneuse, rein mobile avec ou sans crises douloureuses, hépatoptose ; dilatation et battements du tronc cœliaque.

3° *Neurasthénie génito-urinaire.*

Subjectivement : Sensations douloureuses multiples, fonctionnement irrégulier.

Objectivement : ptose et atonie : utérus prolabé et déplacé, relâchement du plancher pelvien. Chez l'homme : cremaster relâché, varicocèle.

B. Myélasthénie

Subjectivement. Asthénie : sensations douloureuses multiples.

Objectivement. Hypotonie musculaire avec hyperexcitabilité.

C. Cérébrasthénie

Subjectivement : asthénie, sensations douloureuses multiples ; sensation de fatigue intense ; asthénopie accommodative et de convergence ; insomnie.

Objectivement. Rien.

D. Psychasthénie

Subjectivement : impuissance de fixer l'attention ; fatigue intense au moindre effort intellectuel, diminution *apparente* de la mémoire et de l'intelligence ; besoin de *direc-*

tion, phobies les plus diverses, idées obsédantes avec ou sans angoisse ; aboulies les plus diverses.

Objectivement. Rien que la traduction des états émotifs ci-dessus.

III. — *Diagnostic de la cause.*

Les causes qui déterminent l'apparition de la neurasthénie sont presque les mêmes que pour l'hystérie. Il faut encore distinguer : 1° La prédisposition, l'anomalie apportée en naissant ; 2° l'influence du milieu.

A. — NEURASTHÉNIE CONGÉNITALE.
NEURASTHÉNIE CONSTITUTIONNELLE

Les anomalies du système nerveux sont très précoces : incontinence d'urine, peurs nocturnes, émotivité extrême. Les accidents neurasthéniques apparaissent à la moindre cause, dès la moindre complication de la vie.

Le plus souvent il s'agit soit de *cérébrasthénie*, soit de *psychasthénie.*

La thérapeutique est souvent impuissante.

B. — NEURASTHÉNIES SYMPTOMATIQUES.

Très souvent le syndrome neurasthénique n'est que la traduction d'un état morbide sous-jacent.

En présence de symptômes neurasthéniques survenant chez un adulte, sain jusque-là, ne présentant pas d'antécédents nerveux héréditaires ou personnels, *rechercher :*

1° Une *intoxication* quelconque exogène ou endogène.

2° Une *infection* chronique quelconque, tuberculose, syphilis, blennorrhagie, etc.

3° Une *lésion organique viscérale*, cœur, poumons, tube digestif et annexes, organes génito-urinaires.

4° L'existence d'un *chagrin* ou d'une *préoccupation* ; le surmenage.

Ces neurasthénies symptomatiques sont le plus souvent des *neurasthénies viscérales*.

C. — Neurasthénies acquises

Nous désignons sous ce nom les cas où le syndrome neurasthénique a d'abord été *symptomatique*, mais a survécu à la cause, continuant à évoluer pour son propre compte, même après la disparition de celle-ci.

Le diagnostic est alors très difficile et ne peut se baser que sur les commémoratifs et aussi un peu sur les caractères des symptômes.

1° La *névrose traumatique* apparaît quelques semaines après un violent accident, elle affecte le plus souvent le type myélasthénique. Très souvent elle est presque uniquement constituée par une paraplégie d'apparence spasmodique avec tremblement des membres inférieurs, exagération des réflexes tendineux et trépidation épileptoïde, ou plutôt pseudo-réflexes tendineux, et pseudo-trépidation épileptoïde (Voy. p. 210 et 215). Un grand nombre de ces malades sont considérés comme atteints d'une lésion organique de la colonne ou de la moelle ; ils sont jugés incurables, et le deviennent bientôt en effet, alors qu'un traitement précoce bien dirigé pourrait les rendre à la vie active.

2° Les *neurasthénies toxiques* ou dues à une *lésion organique* sont le plus souvent des neurasthénies viscérales.

3° Les *neurasthénies d'origine émotive* sont le plus souvent des *cérébrasthénies*.

Parmi ces neurasthénies d'origine émotive, la *névrose d'angoisse* tient une place à part. Elle se caractérise par une *angoisse extrême* indéfinissable, avec crainte de mort prochaine, de folie, de paralysie. Cette angoisse accompagne soit une idée obsédante, soit le plus souvent un *état émotif* dépressif : *a) émotion de la peur :* phobies les plus diverses ; *b)* émotion de l'*attente anxieuse* avec palpitations de cœur, constriction précordiale, spasmes du pharynx et de l'œsophage ; *c) émotion de la jalousie,* avec représentation de scènes érotiques pénibles, etc.

Il n'est pas prouvé qu'il faille avec Freud lui attribuer une origine toujours sexuelle.

Traitement de la neurasthénie.

La prophylaxie de la neurasthénie a beaucoup de points communs avec la prophylaxie de l'hystérie parce que l'étiologie en est presque la même. Toutes deux ont pour caractéristique, un *défaut d'adaptation du système nerveux au milieu.*

Le système nerveux de l'hystérique succombe presque d'emblée, c'est un esclave soumis au milieu. Le système nerveux des neurasthéniques est en rébellion constante, de sa lutte avec le milieu résulte un épuisement des forces. L'hystérique se fait une *adaptation pathologique,* par suppression de certaines fonctions, par restriction de son champ d'activité (1). Le neurasthénique reste sur la brèche, s'épuise dans la lutte : la lutte se traduit dans la conscience par une foule de symptômes subjectifs ; l'épuisement se traduit objectivement par une asthénie de toutes les fonctions. Le système nerveux de l'hystérique peut être comparé à un réservoir qui a une fuite et se rétrécit pour conserver le même niveau, le même tonus : le système nerveux du neurasthénique a un réservoir dont le niveau baisse, la caractéristique physiologique du neurasthénique c'est l'hypotonus.

(1) Dont le rétrécissement du champ de la conscience n'est qu'un symptôme.

Nous ne reviendrons pas sur les causes de la neurasthénie : il faut évidemment commencer par les supprimer toutes.

L'éducation de l'enfant et de l'adolescent a une importance plus grande encore pour le candidat neurasthénique que pour l'hystérie. Le choix d'une carrière est capital : il faut que le sujet se trouve dans un milieu auquel l'adaptation ne soit pas trop difficile.

Il n'y a pas de traitement médicamenteux de la neurasthénie : les médicaments ne peuvent s'adresser *qu'aux symptômes*.

Les bromures, trop souvent prodigués, ne s'adressent qu'à certains symptômes résultant de l'hyperexcitabilité du système nerveux : palpitations du cœur très souvent soulagées par le bromure de potassium ; tremblement avec exagération des réflexes ; constriction pharyngée et œsophagienne ; insomnies par idées obsédantes avec angoisses.

Les préparations de valériane (sirop, extrait, infusion ; valérianate d'ammoniaque, de zinc, pilules de Meglin) ont les mêmes indications, et de plus paraissent atténuer le retentissement pénible de toutes les fonctions organiques dans la conscience.

S'inspirant de cette idée que la caractéristique physiologique de la neurasthénie, c'est l'hypotonus, on essaiera de relever celui-ci.

Dans les cas où il y a un certain degré d'anémie, le fer sera très utile, il faudra combattre son action constipante. Le manganèse, et spécialement le bioxyde de manganèse, pourra avantageusement remplacer le fer, dont il n'a pas les inconvénients. Le bioxyde de manganèse paraît en particulier avoir une très heureuse influence sur le vertige neurasthénique. *S'abstenir avec soin de toutes les préparations dites toniques.*

Le tonus nerveux a surtout son origine dans les excitations sensitives périphériques ; en agissant sur celles-ci le massage a souvent une très heureuse influence ; l'électrisation statique ou faradique agit de même.

L'hydrothérapie doit être maniée avec prudence : le neurasthénique supporte souvent très mal la douche froide ; la douche tiède a une heureuse influence sur les algies périphériques. D'une façon générale ce qui est le mieux supporté c'est la douche écossaise : douche tiède suivie d'un seul jet froid ; ou à son défaut l'enveloppement dans un drap mouillé : tremper un drap dans l'eau froide, l'exprimer fortement ; envelopper le sujet des pieds à la tête, puis le rouler dans une épaisse couverture de laine, le laisser étendu jusqu'à ce qu'il sente une douce chaleur avec sensation de bien-être.

Dans le but de déterminer une excitation des extrémités nerveuses sensitives, Cheron et Maurice de Fleury injectent 4 ou 5 cc. du sérum suivant :

Phosphate de soude . . .	
Sulfate de soude.	$\bar{a}\bar{a}$ 1 gr.
Chlorure de sodium . . .	
Ac. phénique neigeux. . .	
Eau distillée	100 gr.

Le meilleur moyen de ramener le tonus nerveux à son taux normal, c'est d'abord de supprimer les pertes par un *repos* aussi absolu que possible et d'augmenter les recettes en activant la nutrition par la *suralimentation*.

Pour que le repos soit aussi absolu que possible il faut sortir le malade du milieu dans lequel il a fait sa neurasthénie, l'*isoler*.

Le repos, la suralimentation et l'isolement sont la base du traitement dit de Weir Mitchell. Le *repos* est évidemment proportionné au degré de neurasthénie ; on peut permettre au malade *tout ce qui ne détermine aucune sensation de fatigue*. La *suralimentation* est souvent très difficile à réaliser, à cause des troubles digestifs ; il ne suffit pas que le sujet mange, il faut qu'il digère, absorbe, assimile : la bascule est un très bon guide. L'*isolement* est très important dans tous les cas où le milieu *moral*, l'action de l'entourage, des soucis, des préoccupations... ont eu une action causale prépondérante. Il faut changer le milieu, pour permettre au système nerveux de s'adapter à un milieu plus clément, et progressivement à toutes circonstances. C'est là d'ailleurs la partie du traitement, de beaucoup la plus difficile à réaliser.

III. — Diagnostic et traitement de l'épilepsie.

1° Diagnostic de l'épilepsie.

Nous ne reviendrons pas sur le diagnostic de la *crise convulsive épileptique* dont nous avons suffisamment indiqué les caractères (Voy. p. 72).

Outre la crise convulsive il y a dans l'épilepsie un grand nombre de symptômes que nous ne pouvons qu'énumérer :

A. *Du côté du système moteur :* tremblement, myoclonie, tics ; paralysies transitoires succédant aux crises ou les remplaçant (paroxysmes paralytiques).

B. *Du côté du système sensitif :* auras sensitives, ou sensorielles précédant les crises ou les remplaçant ; migraines simples ; migraines ophtalmiques ou ophtalmoplégiques ; analgésie du cubital ; amaurose et hémianopsie épileptique, hallucinations.

C. *Du côté de la vie de relation :* absences ; vertiges ; fugues, automatisme ambulatoire ; obsessions ; impulsions diverses ; phobies ; accès de colère ; délire épileptique ; démence : épilepsie marmottante ; accès de rire ; narcolepsie ; amnésie.

D. *Du côté de la vie organique :* anomalies de développement physique, intellectuel ou moral ; stigmates physiques et psychiques de dégénérescence ; malformations crâniennes ; brachycéphalie non expliquée par la race ethnique ; albuminurie post-paroxystique, hypotoxicité urinaire interparoxystique ; mélanodermie épileptique, etc.

2° Diagnostic de la cause.

Dans l'épilepsie comme dans les autres névroses, il y a toujours deux facteurs à considérer : 1° L'anomalie congénitale du système nerveux ; 2° L'influence du milieu, c'est-à-dire des causes provocatrices.

Si l'anomalie congénitale joue le rôle prédominant, que les causes provocatrices soient tellement réduites qu'elles paraissent absentes ; on dit qu'il s'agit d'*épilepsie idiopathique*.

Si l'anomalie congénitale est réduite au minimum, et que les accidents paraissent suffisamment expliqués par des causes provocatrices intenses, on dit qu'il s'agit d'*épilepsie symptomatique*.

En réalité les deux facteurs sont toujours présents à des doses diverses : ce sont ces doses qu'il s'agit de déterminer. Entre l'épilepsie *paraissant* uniquement due à l'anomalie congénitale, et l'épilepsie *paraissant* uniquement due à une cause provocatrice intense il y a toutes les transitions.

La formule étiologique de l'épilepsie est celle-ci :

Anomalie congénitale $\times$ cause provocatrice $=$ accident épileptique.

Chacun de ces facteurs peut s'abaisser vers l'unité, tandis que l'autre grandit de façon à donner toujours le même produit, l'accident épileptique.

Le problème diagnostic consiste à déterminer la valeur relative de chacun de ces facteurs dans chaque cas particulier.

I. — *Epilepsie dite idiopathique*.

La valeur du facteur *anomalie congénitale* s'apprécie d'après :

A) *L'étude des antécédents héréditaires* : épilepsie, alcoolisme, maladies mentales et nerveuses, infections ou intoxications chez les ascendants.

B) *L'étude des antécédents personnels* : incidents pathologiques divers de la vie intra-utérine, de l'accouchement, de la première enfance, *convulsions dans l'enfance*, développement tardif, incontinence d'urine, peurs nocturnes, anomaliesdu développement physique, intellectuel et moral.

C) *L'analyse des symptômes épileptiques*. Crises survenant sans causes provocatrices apparentes, se renouvelant plus ou moins régulièrement, ne s'accompagnant d'aucun trouble de la santé générale saüf dans le cas d'état de mal. En dehors des crises l'interrogatoire et l'examen font découvrir un grand nombre des symptômes énumérés plus haut.

II. — *Epilepsies dites symptomatiques*.

1° L'étude des antécédents héréditaires, des antécédents personnels, ne dénote pas d'anomalie notable du système nerveux ;

2° En dehors des crises convulsives il y a peu ou point de symptômes épileptiques ;

3° En revanche il y a toujours quelques symptômes, non de nature épileptique, mais relevant de la même cause que les crises ;

4° L'examen complet du malade fait découvrir des causes *provocatrices intenses*, par ex. :

a) *Lésions organiques du cerveau* diffuses (encéphalites, méningite, compression, hydrocéphalie) ou circonscrites (tumeurs, abcès, foyer hémorrhagique, etc.

b) *Lésions organiques périphériques* des membres ou

des viscères, agissant par irritation permànente : épilepsies dites réflexes.

c) *Troubles circulatoires du cerveau :* asphyxie, anémie ; maladie de Stokes-Adams ; épilepsies séniles ; thrombose de la basilaire ; artérites syphilitiques, etc...

d) Infections ou intoxications les plus diverses.

Traitement.

Nous avons déjà indiqué le traitement de la crise convulsive (v. p. 82).

Dans toute épilepsie la thérapeutique devra s'adresser aux deux facteurs : anomalie congénitale, et causes provocatrices.

I. — THÉRAPEUTIQUE S'ADRESSANT A L'ANOMALIE CONGÉNITALE

A. Quoique nous ne sachions pas en quoi consiste cette anomalie, nous possédons un médicament précieux : les *bromures*.

Le bromure est indiqué dans tous les cas d'épilepsie, parce que dans tous les cas, il y a un facteur *anomalie congénitale*, si petit qu'il soit. Le succès du bromure est d'autant plus grand, que les causes provocatrices sont moindres, qu'on s'éloigne des épilepsies dites *symptomatiques* pour se rapprocher de l'épilepsie dite *idiopathique*. Même dans le cas où l'épilepsie paraît purement symptomatique, le bromure est utile. Il peut devenir véritablement curatif lorsque l'épilepsie paraît idiopathique.

Le bromure de potassium est le plus efficace ; presque immédiatement après lui vient le bromure de strontium ; bien loin derrière les bromures de sodium et d'ammonium (Féré). Les autres bromures sont infidèles ; le bromure de camphre est utile dans l'épilepsie vertigineuse (Bourneville).

Donc prescrire le bromure de potassium ; le faire prendre au commencement des repas pour qu'il se mélange aux aliments et n'irrite pas l'estomac ; faire nettoyer la bouche après son absorption pour qu'il n'altère pas les dents. Prescrire en même temps des antiseptiques intestinaux, et des lotions antiseptiques cutanées.

Prescrire d'emblée des doses assez fortes 5 ou 6 grammes chez l'adulte; augmenter progressivement la dose (1 gramme chaque semaine) jusqu'à ce que les accidents cessent ou que l'on observe des accidents de saturation. Pour prévoir le moment de saturation, examiner les réflexes rotuliens, et le réflexe pharyngien : s'ils sont abolis, ne pas augmenter la dose. Lorsqu'on a atteint la dose de saturation, on peut diminuer légèrement, pour trouver la dose minima qui fasse cesser les accidents sans altérer la santé. *Cette dose minima une fois trouvée, devra être continuée pendant des années sans interrompre un seul jour.* Lorsque le malade sera resté deux années sans présenter *aucun accident de nature douteuse,* on pourra supprimer le bromure 1 jour par semaine, puis 1 jour sur 3, puis 1 jour sur 2. Le mieux serait de continuer plus longtemps; au moindre accident de retour, revenir à la bromuration continue.

Pour faire cesser les accidents il faut quelquefois arriver à des doses colossales (jusqu'à 30 grammes par jour). Il est évident que ces doses ne seront atteintes qu'avec une très grande prudence. Le plus souvent on réussit avec des doses inférieures à 12 grammes.

Dans le but de réduire ces doses, tout en obtenant les mêmes effets curatifs, Ch. Richet et Toulouse proposent la méthode suivante : ils prescrivent une alimentation très pauvre en chlorure de sodium ; par la privation de ce sel, l'appétence des éléments organiques pour le bromure de potassium est augmentée, ils s'en imprègnent plus facilement : l'effet thérapeutique est obtenu avec des doses moindres; 2 à 4 grammes suffiraient.

Pitres ajoute l'arseniate de soude au bromure de potassium, dans le but de combattre l'action dépressive sur la nutrition.

Le traitement préconisé par Flechsig se prescrit de la

façon suivante : d'abord doses progressivement croissantes d'opium (on s'élève de 0,05 à 1 gramme d'extrait thébaïque)(1) ; puis cesser brusquement l'opium et donner 7 grammes 50 de bromure de potassium pendant deux mois. Il va sans dire que l'action de l'opium doit être étroitement surveillée par le médecin. Cette méthode a reçu en France un accueil plutôt froid.

Bechterew associe le bromure de potassium à la codéine et aux médicaments cardiaques, adonis vernalis ou digitale, il prescrit par exemple :

> Bromure de potassium }
> Bromure de sodium   . } $\tilde{a}a$ 5 gr.
> Infusion avec { 0,5-0,75 de feuilles de digitale.
>   { eau = 180.
> Codéine . .   0,15-0,20
>   4 à 8 cuillerées par jour.

Il n'y aurait pas de phénomènes d'accumulation de la digitale.

B. Un grand nombre d'autres médicaments ont été essayés dans l'épilepsie : aucun n'a donné d'aussi bons résultats que le bromure. Nous ne parlerons que de deux d'entre eux, la belladone et le borate de soude.

Déjà utilisée au siècle dernier, la belladone a surtout été remise en honneur par Trousseau. Elle paraît réussir surtout dans les accidents du petit mal. On peut la donner jusqu'à production de la sécheresse de la gorge (2).

(1) Ziehen prescrit :
Opium brut en poudre — 0,05 cgr. pour une dose. Trois doses par jour.
Tous les deux jours chaque dose est augmentée de 0,01 cgr. ce qui fait 0,03 cgr. pour les 3 doses — jusqu'à ce qu'on atteigne la dose de 0,90 cgr. chez l'adulte (0,60 cgr. entre 12 et 15 ans — 0,40 cgr. entre 9 et 12 — 0,30 cgr. entre 6 et 9).

(2) Pierret a sur l'effet de la belladone des vues très ingénieuses. Lorsque l'épilepsie se manifeste par des accidents psychiques, la belladone ramènerait des crises convulsives et la décharge produite par celles-ci améliorerait l'état psychique.

Le borate de soude est dans quelques cas supérieur au bromure lui-même; ces cas sont très rares et le plus souvent le borate de soude est infidèle. Il peut provoquer des accidents.

II. — Thérapeutique s'adressant aux causes provocatrices

Ces causes sont surtout évidentes dans les épilepsies dites symptomatiques, mais ne sont jamais complètement absentes même dans l'épilepsie dite idiopathique.

A. *Traitement des lésions organiques du cerveau.*

Voy. traitement des lésions diffuses ou circonscrites (p. 392).

B. *Traitement des lésions organiques périphériques* agissant d'une façon réflexe.

On a vu l'épilepsie disparaître à la suite d'extirpation d'un polype du nez ou du larynx, de la correction de la myopie ou de l'astigmatisme, de l'ablation d'un corps étranger de l'oreille, de l'ablation d'ovaires enflammés, de l'élimination de vers intestinaux, etc., etc.

C. *Traitement des troubles circulatoires du cerveau.*

Les crises épileptiques disparaissent lorsque cessent les congestions passives du cerveau de l'ictus laryngé.

L'anémie du cerveau peut disparaître avec l'anémie générale par les ferrugineux. Les douches froides peuvent être utiles dans certains cas. Dans d'autres, les vaso-dilatateurs. Nous ne pouvons envisager ici tous les cas, tout dépend d'un bon diagnostic.

D. *Traitement des infections et intoxications.*

Il n'y a aucune difficulté lorsque l'infection ou l'intoxication saute aux yeux, est évidente : le traitement s'impose.

Mais il est d'autres cas où l'épilepsie paraît idiopathique, semble due uniquement à l'anomalie nerveuse congénitale, et où cependant un examen minutieux montre que des intoxications très légères jouent un grand rôle. Dans tous les cas d'épilepsie il faudra donc examiner avec soin toutes les causes d'intoxication exogène, ou d'auto-intoxication.

L'épileptique devra suivre un régime alimentaire sévère, d'où seront bannies *toutes les substances toxiques.* Le régime lacté peut, dans certains cas, faire disparaître les crises à lui seul. Le tube digestif sera particulièrement surveillé au point de vue des évacuations régulières, et des fermentations possibles. On s'attachera à faire fonctionner tous les émonctoires.

IV. — Diagnostic et traitement de la chorée.

Nous ne reviendrons pas sur le diagnostic des *mouvements choréiques* (v. p. 66).

En présence d'un malade présentant des mouvements choréiques il faut encore rechercher : 1° L'influence de la prédisposition, de l'anomalie nerveuse congénitale ; 2° l'influence des causes provocatrices. Ces deux facteurs sont ordinairement en raison inverse l'un de l'autre. Tantôt la chorée apparaît chez un sujet nerveux, sans cause provocatrice apparente : telles sont par exemple beaucoup de chorées de Sydenham. Tantôt au contraire les causes provocatrices sont intenses, telles sont par exemple les chorées organiques.

Signification des mouvements choréiques.

Ils peuvent se rencontrer dans un grand nombre d'affections différentes.

A. — ILS SONT CONGÉNITAUX

1° *Sans aucun phénomène spasmodique* du côté des membres ; enfant né à terme, accouchement normal ; mais hérédité chargée, quelquefois similaire (Schlesinger, Rieder); enfant débile, développement lent = chorée congénitale chronique (1).

2° *Avec des phénomènes spasmodiques,* chez un enfant né avant terme, accouché laborieusement, atteint d'encéphalopathie infantile = encéphalopathie spasmodique infantile avec mouvements choréiques : *chorée spasmodique.*

B. — Chorée débutant dans l'enfance, curable

1° chez des enfants rhumatisants = *chorée rhumatismale.*

2° *chez des enfants hystériques* = chorée hystérique des enfants (Perret et Devic).

3° A la suite d'une *affection fébrile* = chorée *infectieuse.*

4° A la suite d'une excitation périphérique quelconque = *chorée réflexe.*

Tous ces cas constituent la chorée de Sydenham.

C. — Chorée survenant chez l'adulte

1° Mouvements choréiques localisés à un côté du corps — ou bien mouvements choréiques *rythmiques* — ou bien survenant chez un hystérique avéré = *chorée hystérique.*

2° Mouvements choréiques apparaissant, disparaissant sans causes, très variables dans leur expression, s'accompagnant des stigmates psychiques et physiques de dégénérescence = *chorée variable des dégénérés* (Brissaud) (2).

3° *Chorée héréditaire de Huntington,* survenant habituellement chez des membres de la même famille, *familiale,*

(1) V. Ballet, *Bulletin médical,* 4 mars 1896 et Vignaud Dupuy de Saint-Flaurent, p. 223, th. Paris, décembre 1895.
Ces cas rentrent probablement dans les myoclonies et servent, avec la chorée variable des dégénérés, de termes de transition.
(2) V. Patry, th. Paris, 1897. Cette chorée est très voisine des myoclonies et sert de terme de transition.

chronique et progressive, et s'accompagnant de troubles mentaux.

4° *Chorée gravidique*, atteignant plusieurs femmes ayant eu la chorée de Sydenham dans l'enfance.

5° Mouvements chroniques apparaissant sur un membre hémiplégique = *chorée posthémiplégique*.

Traitement de la chorée

Dans les chorées congénitales l'éducation peut avoir une certaine influence ; s'il y a en même temps des phénomènes spasmodiques, c'est à eux surtout qu'il faut s'adresser.

Dans les chorées de l'enfance, chorée de Sydenham :

a) S'il y a une étiologie rhumatismale nette ou simplement possible = salicylate de soude et surtout antipyrine (à la dose de 5 à 6 gr.).

b) Si la chorée a fait son apparition à la suite d'une maladie infectieuse = toniques, reconstituants, bonne alimentation, arsenic, cacodylate de soude, hydrothérapie.

c) Faire cesser les excitations périphériques de la chorée dite réflexe.

d) En l'absence de cause nette, pour les cas qui semblent liés à l'évolution (Joffroy), à la croissance rapide = toniques, phosphates de chaux, arsenic, cacodylate, bonne alimentation, hydrothérapie.

Le traitement de la chorée hystérique et de la chorée variable des dégénérés est le même que pour l'hystérie. La rééducation, l'entraînement suggestif, l'éducation progressive de la volonté, peuvent être utiles.

Nous ne pouvons rien sur les chorées symptomatiques, ni sur la chorée de Huntington, que combattre les symptômes.

V. — Diagnostic et traitement de la dégénérescence mentale.

La conception de la dégénérescence mentale n'est pas une conception clinique, c'est une conception pathogénique.

Cliniquement tous les symptômes de la dégénérescence mentale peuvent être rattachés soit à l'hystérie, soit à la neurasthénie surtout, soit à l'épilepsie, soit aux vésanies.

Dire que quelqu'un est un dégénéré ce n'est pas faire un diagnostic nosologique, c'est faire un diagnostic étiologique, c'est dire que les troubles hystériques, neurasthéniques, épileptiques, vésaniques, qu'il présente sont dus en grande partie à une anomalie congénitale du système nerveux.

Des deux causes fondamentales de troubles nerveux fonctionnels, l'*hérédité* et le *milieu*, c'est le premier qui est à incriminer surtout chez le dégénéré. Nous avons suffisamment insisté sur la distinction de ces deux ordres de causes pour n'avoir plus à y revenir.

Ajoutons cependant un mot sur les *stigmates physiques de dégénérescence*. On les a multipliés à l'infini et nous ne tenterons pas même une énumération que l'on trouvera partout. On a regardé comme un stigmate de dégénérescence tout ce qui s'écartait de la conformation normale, c'est-à-dire moyenne ; c'est là évidemment une exagération. Même pour les stigmates qui indiquent nettement un trouble dans le développement de l'organisme (ceux par exemple que nous avons indiqués plus haut à propos de l'hérédo-syphilis) leur signification est loin d'être aussi étendue qu'on l'a voulu.

Prenons par exemple la dégénérescence produite par la tuberculose des ascendants : chez les fils de tuberculeux on peut trouver entre autres, outre la dégénérescence mentale, le rétrécissement mitral, l'aplasie artérielle, l'aplasie génitale, la néphrite par aplasie artérielle, la chlorose par apla-

sie des organes hématopoiétiques, etc... Dira-t-on qu'il y a
là autant de stigmates de dégénérescence. Certainement
non, la dégénérescence mentale et les affections énumérées
plus haut, lorsqu'elles coexistent chez le même sujet, sont
des *effets parallèles d'une même cause*. Mais la présence
des unes n'implique pas du tout la présence de l'autre.

Il en est de même de tous les stigmates physiques de la
dégénérescence. Ils indiquent qu'une cause *susceptible de
produire* la dégénérescence a agi sur le germe, ils n'attes-
tent pas que la dégénérescence ait été produite.

III. — Troubles fonctionnels de nature inconnue (1)

Paralysie agitans

Diagnostic du syndrome

En dehors du *tremblement* (voy. p. 68), il existe plusieurs symptômes caractéristiques.

1° *Raideurs musculaires* atteignant tous les muscles, se
traduisant par de l'immobilité des traits de la face, un
masque figé, une attitude caractéristique. Lorsqu'on essaye
de mobiliser passivement les diverses articulations on
éprouve d'abord de la résistance, puis les muscles se laissent assouplir, et les raideurs disparaissent pour un moment.

2° *Une mise en train difficile*, de tous les actes volontaires : commande-t-on un acte quelconque, donner la

(1) Sous ce titre nous devrions décrire un très grand nombre
de syndromes dont l'origine nous échappe. Nous avons déjà indiqué la plupart d'entre eux dans la première partie.

Nous n'y reviendrons pas, car ils ne constituent pas des *espèces
nosologiques* et leur diagnostic s'arrête au diagnostic symptomatique.

main, par exemple, le sujet reste immobile, semble ne pas avoir entendu, puis au bout d'un instant l'acte s'exécute. Il en est de même pour la réponse à une question.

3° *Un besoin constant* de se mouvoir sans cesse contrebalancé par la difficulté de la mise en train et l'effort pénible qu'elle nécessite. Le malade est soulagé non seulement par les mouvements actifs, mais par les mouvements passifs.

4° *Une sensation de chaleur* constante et assez pénible.

5° *Un état psychique* particulier : la caractéristique en est comme pour le système musculaire : la raideur, la difficulté de la mise en train, l'effort pénible qu'elle nécessite. Le Parkinsonien paraît ne s'intéresser à rien parce que son masque immobile ne traduit pas ses émotions ; il paraît ne plus cérébrer que difficilement. C'est à tort qu'on le prend souvent pour un égoïste et un dément.

B. — Diagnostic de la cause

On recherchera s'il n'existe pas une lésion en foyer bilatérale ou unilatérale (forme hémiplégique) (V. diagnostic des lésions en foyer, p. 387). Si on n'en trouve pas, on admettra la paralysie agitans, ce qui est proprement un simple aveu d'ignorance.

Traitement. — Si le tremblement est très intense, on essayera les modérateurs du système nerveux, en particulier l'hyosciamine et la solanine.

Le Parkinsonien riche se payera un domestique pour *déraidir* ses muscles par des mouvements passifs, son cerveau par la lecture et la conversation.

IV. — Auto-intoxications spécifiques du système nerveux.

La plupart des substances toxiques circulant dans le sang

produisent par leur action sur le système nerveux des symptômes d'ordre banal, dépendant beaucoup plus de la prédisposition du sujet que de la nature de la substance toxique.

Cependant il est un grand nombre de substances toxiques exogènes exerçant une action *spécifique* sur le système nerveux : leur étude relève de la pharmacodynamie (strychnine, morphine, atropine, bromure, etc., etc...).

Nous n'examinerons ici que les *auto-intoxications spécifiques.*

1° Liées au fonctionnement du corps thyroïde.

A. Myxœdème

B. Goître exophtalmique.

2° Liées au fonctionnement du corps pituitaire.
Acromégalie.

3° Liées au fonctionnement des capsules surrénales.
Maladie d'Addison.

I. — Troubles dans le fonctionnement du corps thyroïde.

1° DIAGNOSTIC ET TRAITEMENT DU MYXŒDÈME. INSUFFISANCE THYROIDIENNE

L'insuffisance thyroïdienne se traduit différemment suivant qu'elle survient dans la période de développement ou chez l'adulte.

I. — MYXŒDÈME INFANTILE

A. *Arrêt de développement physique.* — Taille petite (0^m,80 à 1 mètre) volume normal de la tête.

B. *Arrêt de développement psychique.* — Idiotie myxœdémateuse.

C. *Infiltration myxœdémateuse des téguments*, avec

lésions diverses de l'ectoderme et des tissus ectodermiques (poils, cheveux, ongles...)

D. La *radiographie* peut montrer jusqu'à un âge assez avancé la persistance du cartilage de conjugaison (Springer et Serbanesco.)

E. L'examen du sang peut montrer la persistance dans le sang de globules rouges nucléés.

II. — Myxœdème de l'adulte

A. *Infiltration myxœdémateuse* des téguments avec aspect spécial de la face et des membres ; lésions de l'ectoderme et des tissus ectodermiques.

B. *Troubles intellectuels.* — Mémoire obnubilée, torpeur psychique, insomnie, cauchemars, quelquefois délire.

C. *Suppression* opératoire, anatomique ou fonctionnelle du corps thyroïde.

III. — Types frustes d'insuffisance thyroidienne

1° Infiltration myxœdémateuse sans troubles intellectuels — ou au contraire troubles intellectuels sans infiltration myxœdémateuse.

Brissaud a essayé de rattacher la première de ces formes à l'insuffisance thyroïdienne, la seconde à l'insuffisance parathyroïdienne.

2° L'infantilisme, quelle qu'en soit la forme, serait toujours dû, d'après Hertoghe, à l'insuffisance thyroïdienne.

3° L'athyroïdie chirurgicale peut se traduire par des phénomènes convulsifs : tétanie strumiprive.

4° Certaines formes de lipomatose, en particulier l'adiposis dolorosa de Dercum, paraissent dues à l'insuffisance thyroïdienne.

IV. — Traitement de l'insuffisance thyroïdienne

Un seul, restituer à l'économie les principes qui lui manquent. Soit :

a) Ingestion de corps thyroïde frais : choisir le mouton, commencer par 1/2 ou 1 lobe par jour, puis deux lobes; ingestion en nature coupée en petits morceaux, roulés dans du sucre, haché menu ou rapé et mélangé à du bouillon, de la confiture, une purée de légumes, etc., etc... ; légèrement frit à la poêle.

b) Ingestion de tablettes de corps thyroïde : il existe actuellement un très grand nombre de préparations ; les plus sûres paraissent être celles préparées suivant la formule donnée par Baumann = thyroïdine de Baumann, commencer par une tablette, puis élever progressivement jusqu'à 6 ou 7 et plus.

c) Injection sous-cutanée d'extrait thyroïdien : c'est le procédé le plus sûr, mais d'une application difficile en dehors de l'hôpital.

N. B. — Pendant toute la durée du traitement, surveiller étroitement le malade, surtout aux points de vue suivants : *a*) rapidité du cœur au repos et après un léger exercice; *b*) élimination de l'azote urinaire (désassimilation des albuminoïdes).

S'il se produit de la tachycardie avec ou sans autres symptômes basedowiens (tremblement, exophtalmie, troubles vaso-moteurs, etc., etc.); s'il y a une désassimilation exagérée des albuminoïdes, cesser le traitement.

2º DIAGNOSTIC ET TRAITEMENT DU GOITRE EXOPHTALMIQUE. PERVERSION THYROIDIENNE (1).

1º Syndrome basedowien

A. *Augmentation de volume du corps thyroïde*, qui est mou, très vasculaire, animé de battements, en partie réductible.

B. *Exophtalmie* le plus souvent bilatérale, en partie réductible. Signe de De Grafe : asynergie des mouvements du releveur de la paupière et du droit supérieur. Signe de Joffroy : asynergie des deux muscles précédents avec le muscle frontal, dans l'acte de regarder au plafond. Signe de Mœbius : insuffisance de convergence. Signe de Ballet : ophtalmoplégie.

C. *Tachycardie* souvent considérable ; P = 120, 140 et plus. Quelquefois dilatation du cœur. Exceptionnellement asystolie.

D. *Tremblement en masse* des bras étendus, rapide, menu, fin.

2º Types cliniques.

A. — Syndrome basedowien symptomatique

a) *d'une lésion thyroïdienne locale :* basedowisme secondaire au cours d'un goitre, et même avec myxœdème ;

b) *d'une lésion locale à distance :* syndrome de basedow guéri par une intervention sur le nez (Hack), ou sur les voies lacrymales (Berger), par la guérison de lésion utérine (Picqué), ou annexielle (Bouilly), survenue au cours d'une aortite (Potain) ;

(1) Nous disons perversion thyroïdienne et non hyperthyroïdisme, car l'excès de sécrétion n'est pas démontré.

c) d'une lésion nerveuse : syndrome de basedow dans le tabes, dans la sclérose en plaques (voy. p. 340);

d) d'une maladie générale : syndrome de basedow dans la chlorose.

B. — GOITRE EXOPHTALMIQUE NÉVROSE

En dehors des symptômes cardinaux énumérés plus haut, il y a un grand nombre d'autres symptômes.

Ces symptômes paraissent dus à une substance toxique spécifique d'origine inconnue portant successivement son action :

1° *Sur le système nerveux de la vie organique* (dénutrition), les vaso-moteurs (vaso-dilatations, hypotension artérielle, dilatation des vaisseaux du cou et du corps thyroïde), les nerfs splanchniques (tachycardie, troubles des sécrétions digestives, rénales, hépatiques).

2° *Sur les centres médullaires :* hyperesthésies, névralgies, effondrement des jambes, paraplégie basedowienne.

3° *Sur le bulbe :* tachycardie, glycosurie, albuminurie, ophtalmoplégie, etc.

4° *Sur l'encéphale :* hémiplégie, troubles psychiques.

3° Traitement du goître exophtalmique

1° S'il s'agit d'un syndrome basedowien symptomatique, supprimer la cause.

2° Contre la maladie de Basedow, névrose, le traitement médical est assez restreint.

L'hydrothérapie froide prudemment maniée a donné de bons résultats et c'est par elle qu'il faut commencer.

L'iodure est donné à très faibles doses par Potain (0,10 à 0,20 cg.) ; à doses plus élevées par S. I. Tchiriev de Kiev (0,75 à 1,50) qui prescrit en même temps tous les jours ou tous les deux jours : badigeonner à la teinture d'iode la face antérieure et les faces latérales du cou, puis appliquer une large compresse humide recouverte d'une toile imperméable.

Dieulafoy conseille l'ipécacuanha (0,12-0,18 cgr. de poudre) associé à la digitale.

G. Sée donne le veratrum viride (10 gouttes de teinture).

Les bromures, l'arsenic (Renaut), les toniques généraux associés au repos peuvent avoir leurs indications.

Malgré quelques succès (Voisin, Bruns, Reinhold, Beclère, Bogroff, Devay, Eulenburg, Odilon Martin, Weiller), la médication thyroïdienne n'est pas à essayer.

L'intervention chirurgicale est justifiée dans un grand nombre de cas, lorsque le traitement médical a échoué ou qu'il existe des symptômes immédiatement menaçants.

Les opérations sur le corps thyroïde (thyroïdectomie partielle, enucléation des kystes, exothyropexie...) ne sont plus conservées que pour les cas où il s'agit de syndrome basedowien secondaire, de goîtres basedowifiés.

Les opérations sur le sympathique cervical (section ou résection) ont donné un grand nombre de succès. Leur action sur l'exophtalmie est incontestable et constante ; leur indication est urgente dans les cas ou l'exophtalmie est considérable, et le globe oculaire menacé de troubles trophiques, et de fonte purulente. Leur action sur les autres symptômes, quoique moins constante, est cependant assez nette pour justifier leur indication : *a*) lorsque le traitement médical s'est montré impuissant ; *b*) lorsqu'il s'agit d'une forme grave immédiatement menaçante ; *c*) lorsque le malade réclame lui-même l'intervention.

II. — Troubles dans le fonctionnement du corps pituitaire.

Les fonctions du corps pituitaire sont encore très obscures. Depuis 1885 on admet avec Marie que l'acromégalie est due à un trouble dans ce fonctionnement.

Il est très probable que l'acromégalie est due à un hyper-fonctionnement de la pituitaire. Lorsque la pituitaire est détruite (anévrysme, gomme, métastase néoplasique) il n'y a pas d'acromégalie. Chez les acromégaliques on trouve l'hypertrophie simple, l'adénome, des néoplasmes primitifs, tous cas s'accompagnant d'une augmentation de la sécrétion interne. Cependant dans cinq cas on trouva des lésions des-tructives (kystes, dégénération colloïde, atrophie des folli-cules, nécroses, ramollissement), mais ces processus destruc-tifs étaient *secondaires*, avaient fait suite à une lésion hy-pertrophique (voir à ce sujet Ferruccio Schupfer, *Ann. di med. navale*, 1898, juillet, p. 688-717 et Tamburini, Congrès de Bruxelles, fasc. 3, p. 18.

Si l'acromégalie est due à un hyperfonctionnement, à quels symptômes répond l'hypofonctionnement? Strumpell (*Deutsch. Zeitschrift f. Nerv.* XI, 1-2) croit que l'antago-niste de l'acromégalie est la *sclérodermie* (atrophie au lieu d'hypertrophie de la peau du tissu cellulaire sous-cutané, des extrémités osseuses, de la face).

Si l'on veut établir une comparaison l'acromégalie et la sclérodermie seraient au corps pituitaire ce que la maladie de Basedow et le myxœdème sont au corps thyroïde.

1° Acromégalie

1° *Acromégalie survenant chez l'adulte*

I. — SYMPTOMES CARDINAUX

A. *Hypertrophie des mains* : épaisses et larges, non aug-mentées de longueur, non déformées ; exagération des plis nor-maux, aspect capitonné. L'hypertrophie s'arrête au poignet.

B. *Hypertrophie des pieds*, élargis et épaissis sans aug-mentation de longueur comme les mains.

C. *Hypertrophie de la face*, surtout du maxillaire inférieur et du menton, du nez, de la langue, des maxillaires supérieurs, des apophyses zygomatiques.

D. *Déformations du tronc* : cyphose cervico-dorsale — sternum saillant en avant et hypertrophie —aplatissement latéral du thorax = d'où double bosse de polichinelle.

E. *Plus rarement* : hypertrophie du larynx, des organes génitaux externes.

II. — Symptomes secondaires

a) Symptômes de lésion du chiasma (voy. p. 356).

b) Amyotrophie par compression radiculaire, par hypertrophie des vertèbres.

c) Troubles sécrétoires : polyurie, glycosurie, albuminurie.

D. Faim et soif exagérées.

E. Asthénie.

F. Troubles mentaux.

2° *Survenant dans la période de développement*

Gigantisme. Lorsque la maladie se développe avant l'ossification des cartilages de conjugaison = prolifération et accroissement en longueur (Brissaud).

2° Sclérodermie.

Caractérisée anatomiquement par la sclérose et l'atrophie de la peau, du tissu cellulaire sous-cutané, des os, la sclérodermie présente des aspects cliniques assez variables, surtout dans ses périodes de début.

Au début la peau est dure, résistante, non élastique, ne se laisse pas pincer, donne la sensation de *peau congelée.* L'épiderme présente souvent des anomalies de coloration (morphée).

Plus tard la peau s'est amincie, le tissu cellulaire s'est résorbé, le tissu osseux s'est raréfié. Les mains sont squelettiques, la peau s'est collée sur les os, les tissus semblent momifiés. A la face les traits sont immobiles, la peau recouvre le squelette comme d'un voile rigide, les paupières ne peuvent plus se fermer, les lèvres amincies sont collées sur les gencives, laissant les dents à découvert... Tout le corps est comme emprisonné dans une cuirasse inextensible, donne l'impression d'une momie.

Traitement.

On a obtenu quelques guérisons par la médication thyroïdienne. Il faudra essayer l'ingestion de glande pituitaire.

III. — Troubles dans le fonctionnement des capsules surrénales.

1° *Hypofonctionnement, insuffisance capsulaire maladie d'Adison.*

I. — SYMPTOMES CARDINAUX

A. *Pigmentation bronzée* des téguments d'abord par larges plaques, puis généralisée, plus accentuée dans les endroits découverts, aux plis articulaires, sur les organes génitaux, *atteignant la muqueuse buccale.*

B. *Asthénie intense*, le malade est capable d'un effort brusque, et ne peut le soutenir, s'épuise rapidement.

C. *Troubles digestifs*, anorexie, vomissements.

D. *Douleurs dorso-lombaires.*

II. — TYPES CLINIQUES (1)

A. Asthénie précoce, pigmentation tardive.

B. Asthénie sans pigmentation.

(1) Voy. Dr Joanny Roux, *Prov. Médicale*, 1893, p. 401.

C. Pigmentation précoce avec asthénie tardive.

D. Pigmentation sans asthénie.

Traitement.

L'ingestion de capsules surrénales ne donne rien. L'injection sous-cutanée d'extrait, les greffes sont dangereuses.

2º *Hyperfonctionnement surrénal.*

Chez certains malades ordinairement qualifiés de neurasthéniques on observe le syndrome suivant :

A. *Subjectivement* : troubles dyspeptiques, sensations variées du côté de l'abdomen, irritabilité extrême.

B. *Objectivement* : 1º *battements épigastriques violents;* lorsque la paroi se laisse facilement déprimer, on se rend compte nettement que ces battements ne sont dus ni au cœur (doigts enfoncés sous le rebord costal gauche ne sentent rien), ni à l'aorte (on la sent battre normalement un peu plus bas). Ces battements sont dus au *trépied cœliaque :* il y a dans tout son domaine une vaso-dilatation qui rappelle la vaso-dilatation des vaisseaux du cou dans le goître exophtalmique.

2º La tension artérielle est plutôt augmentée.

3º Au lieu d'abattement et de prostration comme dans la neurasthénie, il y a plutôt de l'énervement et de l'agacement.

Il est permis de supposer qu'il y a *peut-être* là un syndrome qui serait aux capsules surrénales ce que le goître exophtalmique est au corps thyroïde.

FIN

TABLE DES MATIÈRES

PREMIÈRE PARTIE
DIAGNOSTIC ET TRAITEMENT DES SYMPTOMES

CHAPITRE PREMIER
Troubles de la Motilité.

I. — Le symptome paralysie.

CHAPITRE II

Troubles de la sensibilité.

J. Roux. — Maladies nerveuses 30

CHAPITRE III

Fonctions de relation.

CHAPITRE IV

Troubles des fonctions de la vie organique.

CHAPITRE II

Diagnostic des lésions nerveuses systématiques.

CHAPITRE III

Diagnostic et traitement des lésions diffuses du système nerveux

CHAPITRE IV

Diagnostic et traitement des troubles fonctionnels du système nerveux.

J. ROUX. — Maladies nerveuses 31..

FIN DE LA TABLE ALPHABÉTIQUE

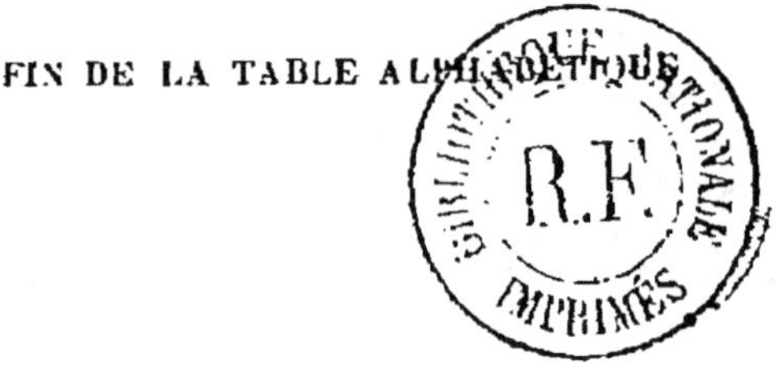

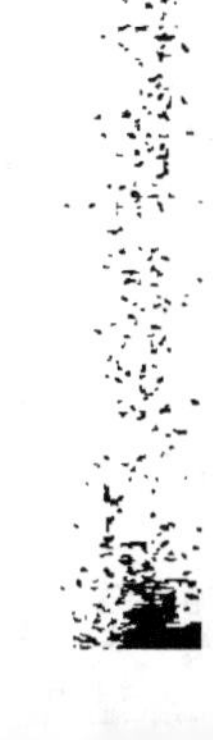

Traité de Médecine et de Thérapeutique

Par P. BROUARDEL, doyen de la Faculté de Médecine de Paris, et A. GILBERT, professeur agrégé à la faculté de médecine, 1899-1901. — 10 vol. in-8 de 800 à 900 pages, illustrés de figures. Prix de chaque volume : 12 fr.

TOMES I et II. — **Maladies microbiennes.** — I. — *Variole*, par AUCHÉ. — *Vaccine*, par SURMONT. — *Varicelle*, par GALLIARD. — *Scarlatine*, par WURTZ. — *Rougeole*, par GRANCHER. — *Rubéole, Grippe*, par NETTER. — *Diphtérie*, par GRANCHER et BOULLOCHE. — *Coqueluche, Oreillons*, par LEGROUX et HUDELO. — *Erysipèle et Streptococcie*, par WIDAL. — *Pneumococcie*, par LANDOUZY. — *Staphylococcie*, par COURMONT. — *Coli-bacillose*, par GILBERT. — *Fièvre typhoïde*, par BROUARDEL et THOINOT. — II. — *Typhus*, par NETTER. — *Peste*, par DESCHAMPS. — *Fièvre jaune*, par MOSNY. — *Choléra*, par THOINOT. — *Dysenterie, Tétanos*, par VAILLARD. — *Rhumatisme articulaire aigu*, par WIDAL. — *Tuberculose*, par STRAUS. — *Lèpre*, par HALLOPEAU. — *Syphilis, Chancre*, par BALZER. — *Morve, Charbon, Rage, Actinomycose*, par MÉNÉTRIER.

TOME III. — **Maladies parasitaires. — Intoxications. — Affections constitutionnelles. — Maladies de la peau.** — *Maladies parasitaires*, par GIRODE. — *Trichinose*, par BROUARDEL. — *Paludisme*, par LAVERAN. — *Intoxications*, par LETULLE. — *Alcoolisme*, par LANCEREAUX. *Empoisonnements*, par WURTZ. — *Obésité, goutte, diabète*, par RICHARDIÈRE. — *Cancer*, par GOMBAULT. — *Rhumatismes*, par TEISSIER et ROQUE. — *Rachitisme*, par MARFAN. — *Maladies de la peau, pellagre, myxœdème*, par GAUCHER et BARBE.

TOME IV. — **Maladies du Tube digestif et du Péritoine.** — *Maladies de la bouche et du pharynx*, par J. TEISSIER et ROQUE. — *Maladies de l'estomac*, par HAYEM et LION. — *Maladies de l'œsophage et de l'intestin*, par GALLIARD. — *Dyspepsie et diarrhée chez les enfants*, par HUTINEL. — *Maladies du péritoine*, par E. DUPRÉ.

TOME V. — **Maladies du Foie, de la Rate, du Pancréas, des Reins, de la Vessie et des organes génitaux.** — *Glandes salivaires*, par DUPRÉ. — *Pancréas*, par RICHARDIÈRE et CARNOT. — *Foie*, par GILBERT. *Rate*, par LAUNOIS. — *Reins*, par A. CHAUFFARD et JEANSELME. — *Organes génitaux de l'homme*, par L. GUINON. — *Organes génitaux de la femme*, par SIREDEY.

TOME VI. — **Maladies de l'Appareil circulatoire.** — *Cœur*, par MERKLEN. — *Artères*, par ROGER et GOUGET. — *Veines*, par WIDAL et BEZANÇON. — *Lymphatiques*, par BEZANÇON. — *Sang*, par PARMENTIER.

TOME VII. — **Maladies de l'Appareil respiratoire.** — *Nez*, par CARTAZ. — *Larynx*, par CASTEX et BARBIER. — *Sémiologie de l'appareil respiratoire*, par BARTH. — *Bronchites*, par CLAISSE. — *Broncho-pneumonie*, par MOSNY. — *Pneumoconiose*, par CLAISSE. — *Tuberculose pulmonaire*, par GRANCHER et BARBIER. — *Pneumonie*, par LANDOUZY. — *Asthme*, par LENOIR.

TOME VIII. — **Maladies de l'Appareil respiratoire et du Système nerveux.** — *Pleurésies*, par LANDOUZY. — *Cancer pulmonaire*, par MÉNÉTRIER. — *Pneumothorax*, par GALLIARD. — *Médiastin*, par BOINET. — *Apoplexie, Délire, Céphalalgie, Vertiges, Convulsions, Contractures*, par ACHARD. — *Paralysies, Hémiplégie, Paraplégie, Hémorragie, Embolie, Ramollissement*, par MARIE. — *Aphasie*, par BALLET. — *Syphilis, Tumeurs, Abcès*, par KLIPPEL. — *Encéphalite*, par BOURNEVILLE.

TOMES IX et X. — **Maladies du Système nerveux.** — *Paralysie générale*, par RAYMOND. — *Psychoses*, par MOTET. — *Méningites*, par HUTINEL et KLIPPEL. — *Maladies de la moelle épinière*, par DÉJERINE. — *Syphilis médullaire*, par GILBERT et LION. — *Maladies des nerfs périphériques*, par PITRES. — *Névroses, Hystérie*, par GILLES DE LA TOURETTE. — *Epilepsie, Paralysie agitante*, par GRASSET. — *Migraine, Neurasthénie*, par BRISSAUD. — *Myopathies*, par MARINESCO. — *Insolation*, par VAILLARD.

BOUVERET. *La neurasthénie* (épuisement nerveux), *2ᵉ édition*. 1891, 1 vol. in-8 de 600 pages. . . . 6 fr.

CHAIROU. *Etudes sur l'Hystérie*. 1870, in-8, 143 p. . . . . 3 fr.

CULLERRE. *Nervosisme et Névroses*. Hygiène des énervés et des névropathes. 1892, 1 vol. in-16 de 352 pag. . . . . 3 fr. 50

— *Magnétisme et Hypnotisme*, au point de vue clinique, physiologique et médico-légal, 1895, 1 vol. in-16. 3 fr. 50

— *La Thérapeutique suggestive* et ses applications aux maladies nerveuses et mentales, à la chirurgie, à l'obstétrique et à la pédagogie. 1893, 1 vol. in-16 de 318 pages. . . . . 3 fr. 50

GAJKIEWICZ. *Syphilis du système nerveux*. 1892, in-8. . . . . 1 fr. 50

GARNIER (P.) et **COLOLIAN**. *Traité de thérapeutique des Maladies mentales et nerveuses*. 1900, in-8, sous presse.

GELIBERT. *Des Vomissements de Sang chez les Hystériques*. 1898, 1 vol. in-8 de 224 pages . . 5 fr.

GELINEAU. *Traité des Epilepsies*. 1901, 1 vol. in-8, ... 15 fr.

GEREST. *Les Affections nerveuses systématiques*, et la théorie des neurones. 1898, gr. in-8, 355 pages avec 13 figures . . . . 7 fr.

GILLES DE LA TOURETTE. *Les Etats neurasthéniques*. 1898, 1 vol. in-16 de 96 p., cart. . . . . 1 fr. 50

— *Les Myélites syphilitiques*. 1899, 1 vol. in-16 de 96 pages, cartonné. . . . . 1 fr. 50

GRASSET. *Diagnostic des Maladies de la moelle épinière*. 1899, 1 vol. in-16 de 96 p. avec fig. cart. 1 fr. 50

— *Anatomie clinique des Centres nerveux*. 1900, 1 vol. in-16 de 95 pages avec fig., cart. . 1 fr. 50

GUILLON. *Les Maladies de la Mémoire*. 1897, gr. in-8 . . . . 5 fr.

HAMMOND et LABADIE-LAGRAVE. *Traité des Maladies du Système nerveux*. 1890, 1 vol. gr. in-8 de 1300 pages . . . . 20 fr.

HERZEN (A.). *Le Cerveau et l'Activité cérébrale*. 1887, 1 vol in-16 de 312 pages . . . . 3 fr. 50

JAKOB et RÉMOND. *Atlas manuel du Système nerveux*, 2ᵉ *édition* française. 1900, 1 vol. in-16 de 364 pag., avec 84 pl. coloriées, rel. mar. souple, tête dorée . 20 fr.

LAVERAN et TEISSIER. *Nouveaux Eléments de Pathologie médicale*, 4ᵉ *édition*. 1894, 2 vol. in-8 de 1866 pages, avec 125 figures. . . . . 22 fr.

LECLERC. *Les Traitements du Tabes*. 1899, in-8. . . . . 6 fr.

LEFERT. *Aide-mémoire de Neurologie*. 1900, 1 vol. in-18 de 300 pages, avec figures, cartonné . . . 3 fr.

— *La Pratique des Maladies du Système nerveux dans les Hôpitaux de Paris*. 1894, 1 vol. in-18 cartonné . . . . 3 fr.

LEGRAND du SAULLE. *Les Hystériques*, actes insolites, délictueux et criminels, 3ᵉ *édition*. 1891, 1 vol. in-8, 625 pages . . . . 8 fr.

LEYDEN. *Traité clinique des Maladies de la Moelle épinière*. 1879, 1 vol. gr. in-8 de 850 pages . . 14 fr.

LUYS (J.). *Iconographie photographique des Centres nerveux*. 1890, 2 vol. gr. in-4 avec 70 photograph. et 65 lithographies, cartonné . . . . 100 fr.

LUYS (J.). *Petit Atlas photographique du Système nerveux. Le Cerveau.* 1888, 1 vol. in-18, avec 24 pl. cart. . . . . 12 fr.

PAULY. *Du Réveil des Affections anciennes du Système nerveux.* 1895, gr. in-8, 147 p., 2 pl. 3 fr. 50

PHILIPPE. *Le Tabes dorsalis.* 1897, gr. in-8, 200 p. . . . . 5 fr.

RICHE. *L'Ataxie des Tabétiques.* 1899, in-8. 4 fr.

ROUX (Joanny). *Psychologie de l'Instinct sexuel.* 1899, 1 vol. in-16 carré, 96 pages et fig., cart. . 1 fr. 50

Étude où, sous une forme concise, sont abordés quelques-uns des problèmes essentiels qui se rattachent à l'instinct sexuel.

Après avoir montré facilement le déterminisme des phénomènes sexuels chez les-êtres les plus simples, l'auteur étudie les phénomènes les plus compliqués de l'amour supérieur.

Sans qu'on puisse oublier le but général de la démonstration, on trouve toute une suite d'observations fines et concises qui donnent le plaisir intense des choses vécues.

Pour arriver à son but final, qui est de démontrer que tout phénomène psychologique est un réflexe cortical, il détermine les relations de l'instinct sexuel avec les divers modes d'excitation périphérique.

SIMON (P.-MAX). *Les Maladies de l'Esprit.* 1892, 1 vol. in-16 de 350 pages . . . . 3 fr. 50

— *Le Monde des Rêves.* Le rêve, l'hallucination, le somnambulisme et l'hypnotisme, etc., 1888, 1 vol. in-16. . . . . 3 fr. 50

VIRES. *L'Hystéro-Tabes.* 1896, gr. in-8, 189 p. 3 fr. 50

VOISIN (Aug.). *Leçons cliniques sur les maladies mentales et sur les maladies nerveuses,* in-8. 15 fr.

MAYET (F.-O.) *Traité de Diagnostic médical et de Séméiologie.* 1898-1899. 2 volumes in-8 de 1600 pag., avec 191 figures. . . . . 24 fr.

« Il est impossible de donner une idée exacte, dans une courte analyse, d'une œuvre de cette importance ; je désirerais seulement attirer l'attention sur les chapitres les plus remarquables. Ce qui donne à l'ouvrage de M. le professeur Mayet un très grand intérêt, et ce qui contribuera à lui faire valoir de la part du public médical un accueil très favorable, c'est le luxe de développement avec lequel sont exposées certaines notions diagnostiques, très écourtées même dans les meilleurs traités, par exemple la sémiologie du sang, celle de l'œil, ou encore celle du système nerveux qui représente, tant par son étendue que par le nombre des documents amassés et judicieusement critiqués, un véritable traité spécial.

L'ouvrage commence par des *Notions générales*, puis vient un résumé très méthodique des *Éléments de Bactériologie.* Les modifications de la température, l'hyperthermie, l'hypothermie viennent ensuite accompagnées de nombreux tracés.

Le livre III est consacré tout entier à la *Sémiologie du Sang*, c'est une des parties les plus originales de cet ouvrage, et elle est traitée avec toute la compétence que faisait attendre le nom de l'auteur. Toute l'hématologie y est condensée, une place spéciale est accordée à l'étude des variations de la densité du sang, méthode d'investigation relativement récente, et qui, dans une certaine mesure, peut suppléer à la numération des globules et à l'évaluation de la quantité d'hémoglobine. L'auteur a contrôlé par lui-même dans son laboratoire, au moyen du procédé de Hammerschleg, les résultats avancés par Lloyd Jones, Lyonnet, etc. Les modifications de l'alcalinité du sang, dont on a montré l'importance au point de vue de la pathogénie du coma diabétique, sont aussi indiquées avec chiffres à l'appui.

Abordons maintenant la *Sémiologie du Système nerveux*, l'auteur a été très heureusement inspiré en donnant aux 600 pages qui suivent et qui constituent un véritable « Traité de diagnostic des maladies nerveuses » une base anatomique solide ; 40 pages de petit texte avec figures et schémas contiennent un exposé de la structure des centres nerveux.

Les descriptions cliniques sont concises et frappantes ; mais là n'est pas l'unique qualité du livre : M. Mayet, qui a beaucoup vu dans sa carrière médicale déjà longue, aurait pu se contenter de consigner dans ce traité les résultats de son expérience clinique, il a voulu faire encore mieux, et a pensé que la science du diagnostic devait bénéficier de la nouvelle orientation de la médecine, et devait être la résultante de toute les données histologiques, cliniques, bactériologiques, anatomiques, etc. En les mettant à contribution, il n'a pas fait une compilation stérile, mais une œuvre utile à tous ceux qui voudront faire de la médecine vraiment scientifique. »

LES ACTUALITÉS MÉDICALES

BARBIER (H.) et **G. ULMANN**. *La Diphtérie. Nouvelles recherches bactériologiques et cliniques, prophylaxie et traitement.* 1 vol. . . . . 1 fr. 50

BÉCLÈRE. *Les rayons Rœntgen et le diagnostic de la tuberculose.* 1 vol. . . . . 1 fr. 50

BOUFFE DE SAINT-BLAISE. *Les auto-intoxications de la grossesse* 1 vol. cart. . . . . . . 1 fr. 50

BRAQUEHAYE. *La Gastrostomie.* 1899. 1 v. 1 fr. 50

BROCA. *L'Appendicite.* 1 vol. . . . . 1 fr. 50

CARNOT (P). *Les régénérations d'organes.* 1 volume . . . . 1 fr. 50

CLAUDE. *Cancer et tuberculose.* 1 vol. . 1 fr. 50

CLAUDE et **BALTHAZARD**. *La Cryoscopie,* application à l'étude des affections du cœur et des reins. 1 vol. 1 fr. 50

DOR. *La fatigue oculaire* et le surmenage visuel. 1 vol. . . . . 1 fr. 50

COURMONT (J.) et **M. DOYON**. *Le Tétanos.* 1 volume . . . . 1 fr. 50

EMERY (E.). *Traitement de la syphilis.* 1 volume. . . . . 1 fr. 50

GALLIARD (L). *La Grippe.* 1 vol. . . . 1 fr. 50

GAREL. *Le rhume des foins.* 1 vol. . . 1 fr. 50

GILLES DE LA TOURETTE. *Les myélites syphilitiques, formes cliniques et traitement.* 1 vol. . 1 fr. 50

— *Les états neurasthéniques, formes cliniques, diagnostic, traitement.* 1 vol. . . . . . . 1 fr. 50

— *Traitement pratique de l'épilepsie.* 1 volume . . . . 1 fr. 50

GRASSET. *Diagnostic des maladies de la moelle.* 1 vol. . . . . 1 fr. 50

LÉPINE (R.). *Le Diabète.* 1 vol. . . . . 1 fr. 50

LIPPMANN (A.) *Le pneumocoque et les pneumococcies.* 1 vol. . . . . 1 fr. 50

PAUCHET (V.). *Chirurgie des voies biliaires.* 1 vol. . . . . 1 fr. 50

RÉGNIER. *La Mécanothérapie.* 1 vol. cart. 1 fr. 50

— *La Radiographie et la radioscopie cliniques.* 1 vol. . . . . 1 fr. 50

ROQUE. *Les Glycosuries non diabétiques.* 1 volume . . . . 1 fr. 50

DIJON, IMPRIMERIE DARANTIERE, RUE CHABOT-CHARNY, 65.